Randzonen des Willens

PRAKTISCHE PHILOSOPHIE *KONTROVERS*

Herausgegeben von Christina Schües

BAND 6

PETER LANG
EDITION

Thorsten Moos / Christoph Rehmann-Sutter /
Christina Schües (Hrsg.)

Randzonen des Willens

Anthropologische und ethische Probleme von Entscheidungen in Grenzsituationen

PETER LANG
EDITION

Bibliografische Information der Deutschen Nationalbibliothek
Die Deutsche Nationalbibliothek verzeichnet diese Publikation in der Deutschen Nationalbibliografie; detaillierte bibliografische Daten sind im Internet über http://dnb.d-nb.de abrufbar.

ISSN 1610-157X
ISBN 978-3-631-66211-3 (Print)
E-ISBN 978-3-653-05216-9 (E-Book)
DOI 10.3726/978-3-653-05216-9

Peter Lang Edition ist ein Imprint der Peter Lang GmbH.

Peter Lang – Frankfurt am Main · Bern · Bruxelles · New York · Oxford · Warszawa · Wien

Diese Publikation wurde begutachtet.

www.peterlang.com

Inhalt

Thorsten Moos, Christoph Rehmann-Sutter, Christina Schües
Zur Analyse des Willens an seinen Randzonen ... 11

I. Beschreibungshinsichten
A) Der Wille aus der Perspektive der Ersten Person

Thomas Fuchs
Wollen können. Wille, Selbstbestimmung und psychische Krankheit ... 43

Gertrud Nunner-Winkler
Wissen und Wollen beim Kind und in der Nähe des Todes ... 63

Christoph Rehmann-Sutter
„Ich möchte jetzt sterben." Über Sterbewünsche am Lebensende ... 91

Diana Tietjens Meyers
Psychokorporeität, autonomer Wille und Lebendorganspende ... 113

B) Systemstellen des Willens

Gesa Lindemann
Die kommunikative Konstruktion des verkörperten Willens ... 135

Adrian Schmidt-Recla
Das Recht als Willensgenerator. Juristische
Konstruktionen zu Wille und Wollen ... 147

Manuel Trachsel, Tanja Krones, Verina Wild
Zwangsernährung oder *palliative care* bei chronischer *Anorexia nervosa*?
Behandlungsstrategien aus medizinethischer Sicht ... 171

C) Praktiken des Willens

Thorsten Moos
Wollen machen. Die Rolle von Klinikseelsorgenden in
Praktiken des Willens ... 189

Cheryl Mattingly
‚Der Wille' als eine verkörperte, soziale und narrative Praktik 215

Monica Heintz
Der Wille in Fällen moralischer Devianz. Auf dem Wege zur Neueinschätzung eines vernachlässigten Begriffs? 241

II. Entscheidungskonstellationen
A) Die Gewebespende Minderjähriger

Matthias Eyrich
Praxisbericht 263

Christina Schües, Alexander Bagattini, Gertrud Nunner-Winkler
Kommentare 270

Thorsten Moos
Zusammenfassung der Diskussion 286

B) Willensäußerungen dementiell Erkrankter

Ralf J. Jox
Praxisbericht 293

Christoph Rehmann-Sutter, Theda Rehbock, Adrian Schmidt-Recla
Kommentare 300

Christina Schües
Zusammenfassung der Diskussion 316

C) Informierte Einwilligung bei klinischen Studien

Kurt Racké
Praxisbericht 325

Bert Heinrichs, Simone Aicher, Theda Rehbock
Kommentare 329

Christoph Rehmann-Sutter
Zusammenfassung der Diskussion 347

Thorsten Moos, Christoph Rehmann-Sutter, Christina Schües
Ausblick auf weiterführende Forschungsfragen 351

Personenverzeichnis.. 361

Autorenverzeichnis.. 369

Vorwort

Kinder, die in die Teilnahme an Studien oder in die Durchführung medizinischer Maßnahmen einwilligen sollen; Menschen am Lebensende, die sich zu anstehenden Therapieentscheidungen nicht mehr klar artikulieren können, und deren mutmaßlicher Wille ermittelt wird; psychisch Kranke, die sich gegen eine Behandlung zur Wehr setzen, aber als nichteinwilligungsfähig gelten; potentielle Teilnehmerinnen und Teilnehmer einer klinischen Studie, die durch deren Komplexität überfordert sind, aber gleichwohl ihren *informed consent* leisten sollen – die Medizin führt Menschen in Grenzsituationen, in denen ‚ihr Wille' in vielerlei Hinsichten problematisch ist. Dieser Band untersucht anthropologische, psychologische, rechtliche und ethische Probleme des Willenskonzepts. Er fokussiert bewusst auf die „Randzonen", in denen nicht klar ist, was ein Wille ist und ob eine Willensäußerung vorliegt; denn dort wird besser als in seinen Kernzonen sichtbar, was Idee und Praxis des Willens leisten und was sie verdecken. Bei näherer Betrachtung der Erfahrungen und Phänomene, die wir mit dem Wort Willen benennen, entpuppt sich die anthropologische Figur des Willens als in keiner Weise selbstverständlich. Daraus ergeben sich eine Reihe neuer Fragen zur Problematik des Entscheidens und der Einwilligung in Grenzsituationen.

Die Beiträge zu diesem Band gehen zurück auf das internationale Symposion „Randzonen des Willens. Entscheidung und Einwilligung in Grenzsituationen der Medizin: Anthropologie, Psychologie, Recht und Ethik" in Hannover (Herrenhausen) vom 2. bis zum 5. April 2014, das von der Forschungsstätte der Evangelischen Studiengemeinschaft (FEST), Institut für interdisziplinäre Forschung, Heidelberg (Dr. Thorsten Moos) und dem Institut für Medizingeschichte und Wissenschaftsforschung (IMGWF), Universität zu Lübeck (Prof. Dr. Christina Schües und Prof. Dr. Christoph Rehmann-Sutter) veranstaltet und von der VolkswagenStiftung finanziert wurde. Mehr als 40 Expertinnen und Experten unterschiedlicher Disziplinen aus dem In- und Ausland verhandelten über die Konzeption von Willen, Entscheidung und Einwilligung. Philosophische Ausführungen über Wünschen und Wollen, soziologische oder kulturelle Analysen über kommunikative Willenskonstruktionen, juristische Erörterungen über das Verhältnis von Recht und Willen oder psychologische Einsichten in Willensbildungsprozesse wie Falldiskussionen aus ethisch brisanter medizinischer und psychiatrischer Praxis trugen bei zur Klärung der Grundfrage nach dem Umgang mit dem Willen in medizinischen Grenzsituationen wie auch zur Prüfung der These, dass sich aus diesen „Randzonen des Willens" etwas über die Anthropologie des Willens im Allgemeinen lernen lässt.

Neben Vorträgen, Kommentaren und Diskussionsbeiträgen wurden auf der Tagung auch Poster präsentiert, in denen Nachwuchswissenschaftlerinnen und Nachwuchswissenschaftler ihre Forschung zum Thema vorstellten. Da diese in einem Buch nicht sinnvoll reproduziert werden können, sind sie stattdessen im Internet unter http://www.fest-heidelberg.de/index.php/arbeitsbereiche-und-querschnittsprojekte/religion-recht-und-kultur?id=312 abrufbar.

Wir danken herzlich den Teilnehmenden, Referentinnen und Referenten der Tagung, die durch ihr Engagement in Wort und Schrift diesen Band möglich gemacht haben. Den Übersetzerinnen der englischen Beiträge, Dr. Ilse Tödt (Heidelberg) und Angelika Oppenheimer (Hamburg), danken wir für die klare und einsichtsvolle Übertragung der Texte ins Deutsche.

Ebenso danken wir der VolkswagenStiftung für die großzügige Förderung und insbesondere Frau Dr. Vera Szöllösi-Brenig, Silke Aumann, Margot Jädick-Jäckel und Tina Walsweer für die hervorragende Kooperation und die Begleitung der Tagung. In der FEST haben Anke Muno und Dorothea Kumpf die Tagung mit großem Engagement organisatorisch ermöglicht, Nina Grube, Philipp Offermann und Simeon Prechtel haben diesen Band redaktionell betreut. Schließlich danken wir Herrn Dr. Benjamin Kloss und Andrea Kolb vom Lang-Verlag für die gute Betreuung der Publikation.

Heidelberg und Lübeck, im Oktober 2015
Thorsten Moos, Christoph Rehmann-Sutter, Christina Schües

Thorsten Moos, Christoph Rehmann-Sutter, Christina Schües

Zur Analyse des Willens an seinen Randzonen

Die Geschichte des Willens in der Medizin ist eine Erfolgsgeschichte. Der Patientenwille hat in Abwehr eines ärztlichen Paternalismus immer stärker Berücksichtigung gefunden und ist sowohl in der ärztlichen Ethik wie auch im Medizinrecht fixiert. Es gilt als Recht der Patientinnen und Patienten, dass ihr Wille in ihrer Behandlung Gehör und Befolgung findet. Dasselbe gilt für Teilnehmende klinischer Studien. Eine medizinische Maßnahme gegen den ausdrücklichen Willen der oder des Betroffenen gilt als strafbare Körperverletzung, auch wenn sie zur Gesundheit oder sogar zum Überleben beiträgt. In der Einbeziehung des Patientenwillens bei der Entscheidung über eine medizinische Maßnahme wird der Respekt für die Autonomie der zu Behandelnden realisiert.[1]

Es ist seit einiger Zeit zu beobachten, dass die Kategorie des Willens im zunehmenden Maße auf Personengruppen erweitert wird, die vorher als Nichteinwilligungsfähige allein Objekt der Entscheidung Anderer waren. Dies gilt zum einen für Patientinnen und Patienten, die, etwa bei Therapien am Lebensende, nicht mehr fähig sind, sich zu äußern. Um das Therapiegeschehen dennoch an ‚ihrem Willen' auszurichten, sind in jüngerer Zeit in Rechtsprechung und Gesetzgebung zwei Instrumente etabliert worden: die proleptische Niederlegung ‚des Willens' in einer Patientenverfügung, sowie, falls eine solche nicht vorliegt oder nicht einschlägig ist, die Ermittlung des ‚mutmaßlichen Willens' der Patientin in der Kommunikation zwischen Behandelnden, Angehörigen und Betreuern.

Noch weitergehend sind die Ausweitungen des Willenskonzeptes, die derzeit diskutiert werden. Sie beziehen sich auf den *aktualen* Willen von in rechtlichem Sinn als nichteinwilligungsfähig geltenden Menschen, der gleichwohl im medizinischen Kontext Beachtung finden soll: In Entscheidungen, die sie höchstpersönlich betreffen, sollen etwa Kinder und Jugendliche im Maße ihrer Einsichts- und

---

1 In der klassischen Darstellung der Prinzipien der biomedizinischen Ethik von Tom Beauchamp und James Childress ist „Respect for Autonomy" das erste von vier ethischen „Prinzipien" (Beauchamp, Tom L. / Childress, James F.: *Principles of Biomedical Ethics*. New York 2009). Zur Übersicht über die Diskussion cf. Schöne-Seifert, Bettina: *Grundlagen der Medizinethik*. Kröner Taschenbuch: Stuttgart 2007, 39–50; O'Neill, Onora: *Autonomy and Trust in Bioethics*. Cambridge University Press: Cambridge 2005; Quante, Michael: *Menschenwürde und personale Autonomie*. Felix Meiner Verlag: Hamburg 2010.

Selbstbestimmungsfähigkeit einbezogen werden. Dies ist insbesondere der Fall bei Entscheidungen über Therapien am Lebensende, bei der Teilnahme an Forschungen oder der Spende von Blut oder Gewebe. Neben das Kindeswohl tritt immer deutlicher der Kindeswille.[2] Auch die Selbstbestimmung Demenzkranker – vor einiger Zeit behandelt vom deutschen Ethikrat[3] – und psychisch kranker Menschen, deren Zwangsbehandlung jüngst vom BGH untersagt und dann vom Gesetzgeber neu geregelt wurde,[4] sind in den Fokus der Aufmerksamkeit getreten.

Die hinter diesen Erweiterungen des Willenskonzeptes stehende Intention, die Würde auch von bisher als nicht einwilligungsfähig klassifizierten Patienten- und Probandengruppen zu achten, ist in hohem Maße begrüßenswert. Gleichwohl zeigen sich hier einige gravierende anthropologische und ethische Probleme des Willensbegriffs. Denn es ist in keiner Weise selbstverständlich, in welchen Lebenslagen begründet von einer „freien" – das heiße hier zunächst nichts anderes als: für die Findung und Rechtfertigung einer Behandlungsentscheidung belastbaren – Willensbildung gesprochen werden kann, und wo dies eben nicht (mehr) der Fall ist. Anders als in der rechtlichen Zu- und Aberkennung von „Einwilligungsfähigkeit" vorausgesetzt,[5] dürfte hier gerade nicht eine binäre Merkmalsalternative (liegt vor – liegt nicht vor), sondern eine graduelle, kontextsensitive

---

2 Cf. etwa Coester-Walten, Dagmar: „Reichweite und Grenzen der Patientenautonomie von Jungen und Alten – Ein Vergleich". *Medizinrecht* 30, 2012, S. 553–560; Wiesemann, Claudia et al. (Hrsg.): *Das Kind als Patient, Ethische Konflikte zwischen Kindeswohl und Kindeswille*. Campus: Frankfurt a. M. 2003; Dettenborn, Harry: *Kindeswohl und Kindeswille. Psychologische und rechtliche Aspekte*. Reinhardt: München 2007; Schües, Christina / Rehmann-Sutter, Christoph: „Hat ein Kind eine Pflicht, Blutstammzellen für ein krankes Geschwisterkind zu spenden?". *Ethik in der Medizin,* Online first, 2012, DOI 10.1007/s00481-012-0202-z; Jox, Ralf J.: „Bewusstlos, aber autonom?! Ethische Analyse stellvertretender Entscheidungen für einwilligungsunfähige Patienten". *Ethik in der Medizin* 16(4), 2004, S. 401–414. Schües, Christina. „Dem Willen des Kindes folgen? Das Kindeswohl zwischen Gegenwart und Zukunft". In: id. / Rehmann-Sutter, Christoph (Hrsg.): *Rettende Geschwister. Ethische Aspekte der Einwilligung in der pädiatrischen Stammzelltransplantation*. Mentis: Münster 2015, S. 215–239.

3 Deutscher Ethikrat: *Demenz und Selbstbestimmung*. Stellungnahme. Berlin 2012.

4 Gesetz zur Regelung der betreuungsrechtlichen Einwilligung in eine ärztliche Zwangsmaßnahme, Bundesrat Drucksache 26/13, 18.1.2013.

5 Zu den Schattierungen der Beachtlichkeit des Willens Minderjähriger im Recht cf. Weilert, Katarina: „Das Kindeswohl und die Knochenmarkspende Minderjähriger aus verfassungsrechtlicher Perspektive". *Rechtswissenschaft* 3, 2012, S. 292–329; Taupitz, Jochen: „Medizinische Forschung an jungen und alten Patienten". *Medizinrecht* 30, 2012, S. 583–588. Cf. auch Pearce, John: "Consent to Treatment during Childhood. The Assessment of Competence and Avoidance of Conflict". *British Journal of Psychiatry*

und zudem zeitliche Variabilität einbeziehende Beschreibung angemessen sein. Daher schließt sich sofort die Frage nach den sozialen und institutionellen Voraussetzungen und Hemmnissen einer belastbaren Willensbildung an.

Solche anthropologischen und ethischen Probleme des Willenskonzepts sind keineswegs nur auf spezifische Gruppen von bedingt einwilligungsfähigen Patienten und Teilnehmenden an Forschungen beschränkt, auch wenn sie bei diesen Personen besonders deutlich hervortreten. Auch dann, wenn klinische Situationen Betroffene stark belasten oder überfordern (z. B. bei Entscheidungen über Operationen und Behandlungen in der Situation von Angst und existenzieller Verunsicherung, aber auch bei der Einwilligung in genetische Tests und/oder klinische Studien), ist zu fragen, inwieweit hier begründet von einer selbstbestimmten Willensbildung gesprochen werden kann. Das Willenskonzept kommt also nicht erst dann an seine Grenze, wenn es um die Ränder selbstbestimmten Lebens geht (etwa in der Kindheit/Jugend oder bei Altersdemenz); vielmehr droht eine situative Überlastung auch bei unzweifelhaft als einwilligungsfähig eingestuften Personen. In diesem doppelten Sinne werden im vorliegenden Band die anthropologischen und ethischen Aspekte des Willens *an seinen Randzonen* im Kontext medizinischer Entscheidungssituationen untersucht und interdisziplinär diskutiert. Folgende Entscheidungskonstellationen stellen – neben anderen – in diesem Sinne *Randzonen des Willens* dar:

A. Der Wille von Kindern soll etwa dann beachtet werden, wenn sie als gewebespendende Geschwister oder als Teilnehmende an Medikamentenstudien vorgesehen sind. Neben das Kindeswohl tritt, auch bei jüngeren Kindern, der Kindeswille.
B. Die rechtlichen Instrumente der Patientenverfügung und des „mutmaßlichen Willens“ wurden etabliert, um die Berücksichtigung des Patientenwillens auch dann zu ermöglichen, wenn Patienten ihren Willen nicht mehr klar artikulieren können. Gleichwohl kann ein vorab verfügter Wille zum Behandlungsabbruch, etwa bei Demenzkranken, mit aktualen Äußerungen des Lebenswillens in Konflikt kommen.[6]
C. Wenn potentielle Probanden in medizinischen Forschungsstudien ihre Einwilligung in die Teilnahme geben (*informed consent*), so ist nicht nur die Studie

165(6), 1994, S. 713–716; American Academy of Pediatrics: “Policy statement, Children as Hematopoietic Stem Cell Donors”. In: *Pediatrics* 5, 2010, S. 982–984.

6 Auch hinsichtlich psychisch Kranker ist nach jüngeren Gerichtsurteilen die Einsicht gewachsen, dass diese selbst im Stadium der Nichteinwilligungsfähigkeit nicht einfach gegen ihre Willensbekundungen behandelt werden dürfen.

oftmals so komplex, dass sie für Laien kaum zu durchschauen ist. Vielmehr sind Studien zunehmend auch mit Unsicherheiten hinsichtlich noch unbekannter Implikationen des in ihnen generierten Wissens (etwa über das Genom des Probanden) behaftet.

Die Frage nach den Randzonen des Willens hat deskriptive und normative Momente. *Deskriptiv* gilt es, die ‚Praxis des Willens' in den genannten Fällen präzise zu beschreiben. Soziologische und entwicklungspsychologische Aspekte gehen hier ebenso ein wie der historische und medizinanthropologische Blick auf das Praxisfeld der Klinik sowie Aspekte des geltenden Rechts und des ärztlichen Standesrechts. Dabei sind insbesondere die Kontexte der Beratung und Aufklärung, des Umgangs mit professionsspezifischem Wissen, der Entscheidungsfindung sowie der sozialen Einbindung der Betroffenen zu berücksichtigen. *Normativ* ist zu fragen, mit welchen Gründen und in welchen Grenzen Behandlungsentscheidungen in den genannten Konstellationen auf den Patientenwillen gestützt werden können. Inwieweit ist die Zuschreibung des Willens, inwieweit sind die Praktiken der Willensermittlung angemessen, und wo müssen diese ergänzt oder ersetzt werden? Insbesondere ist zu fragen, welche spezifischen Beziehungs- und Verantwortungskonstellationen zu berücksichtigen sind, wenn belastbar vom Willen des Einzelnen gesprochen werden soll. Es ist also die alte Frage nach der Freiheit des Willens, die angesichts neuerer Entwicklungen in der Medizin und einer sich wandelnden Aufmerksamkeit für die Belange verwundbarer Patientengruppen neu gestellt werden muss.

I. Deskription

Der Wille ist eine komplexe anthropologische Konfiguration. Die Willensbegriffe der philosophischen Tradition sind hoch voraussetzungsreich und wenig konsensfähig;[7] keiner von ihnen soll für das Folgende normativ vorgegeben werden. Vielmehr kommt es darauf an, einen heuristischen Zugang zu finden, der deskriptive und normative Perspektiven auf das Thema zueinander ins Verhältnis setzt und geeignet ist, als interdisziplinäre Plattform verschiedenste Disziplinen einzubinden. Zu diesem Zweck liegt der Konzeption dieses Bandes ein heuristisches Schema von drei Beschreibungshinsichten zugrunde, unter denen der Wille

7 Cf. dazu etwa Mittelstraß, Jürgen: „Der arme Wille. Zur Leidensgeschichte des Willens in der Philosophie". In: Heckhausen, Heinz / Gollwitzer, Peter M. / Weinert, Franz E. (Hrsg.): *Jenseits des Rubikon. Der Wille in den Humanwissenschaften*. Springer: Berlin 1987, S. 33–48; ferner id.: *Der Flug der Eule. Von der Vernunft der Wissenschaft und der Aufgabe der Philosophie*. Suhrkamp: Frankfurt a. M. 1989, 142–163.

zunächst deskriptiv in den Blick genommen wird. Jede der drei Beschreibungshinsichten erfordert die Einbeziehung mehrerer Disziplinen; das gewählte Thema führt mithin von selbst auf einen interdisziplinären Zugang. Damit geht einher, dass in den drei Beschreibungshinsichten unterschiedliche, zum Teil kategorial differente Voraussetzungen impliziert sind. Sie führen denn auch zu Ergebnissen, die nicht ohne Weiteres in ein bruchloses Gesamtbild des Willens zusammenfließen. Wie diese aufeinander bezogen werden können, wird im Anschluss zu diskutieren sein. Die drei Beschreibungshinsichten, nach denen auch der erste Hauptteil des vorliegenden Bandes strukturiert ist, sind: A) Die Erste-Person-Perspektive, B) die Systemstelle des Willens und C) die Praktiken des Willens.

A) *Die Erste-Person-Perspektive*: Was Willen ist, erschließt sich zunächst aus der Selbstbetrachtung. Dass ein Mensch fähig ist, auf unterschiedliche, ihn in verschiedene Richtungen drängende Strebensmomente zu antworten[8] und diese *von sich aus* zu einem einzigen, gerichteten Willensentschluss zu bündeln, der aus dem Raum möglicher Handlungsoptionen eine herausgreift, zu deren Realisierung ansetzt und ihn damit zum Urheber einer Handlung macht, ist das Grundphänomen des Willens aus der Perspektive der ersten Person. Erst nach der klassischen griechischen Philosophie entwickelt sich die Einsicht, dass mit dieser Fähigkeit zum Entschluss ein von Gefühl und Neigung, aber auch von vernünftiger Abwägung zu unterscheidendes Vermögen vorliegt.[9] An dieser Stelle setzt etwa die subjektivitätstheorische Rekonstruktion des Willens bei Immanuel Kant an; aber auch entwicklungspsychologische Forschungen zur Genese des Willens oder theologische Reflexionen zu den Selbstverstrickungen des Wollens beziehen sich auf diese Erste-Person-Perspektive.[10]

Immanuel Kant und John Locke haben die Willensfreiheit als anthropologisches und ethisches Phänomen verstanden. Nach Locke „besteht die Freiheit also darin, daß wir imstande sind, zu handeln oder nicht zu handeln, je nachdem wie wir wählen oder wollen".[11] Handlungsfreiheit in diesem Sinn ist Voraussetzung für die moralische

---

8 Zur Responsivität des menschlichen Selbstverhältnisses cf. Micali, Stefano: „Genetische Phänomenologie der Person". In: Römer, Ingo / Wunsch, Matthias (Hrsg.): *Person: Anthropologische, phänomenologische und analytische Perspektiven*. Mentis Verlag: Münster 2014, S. 81–100.

9 Cf. Seebaß, Gottfried et al.: „Wille / Willensfreiheit". *Theologische Realenzyklopädie* 36, Berlin et al. 2004, S. 55–107.

10 Cf. die Darstellung einer kompatibilistischen Position in Bieri, Peter: *Das Handwerk der Freiheit. Über die Entdeckung des eigenen Willens*. Fischer: Frankfurt a. M. 2003.

11 Locke, John: *Essay über den menschlichen Verstand*, herausgegeben von Udo Thiel. Akademie-Verlag: Berlin 1997, Buch II, Kap. 21, Abschn. 27.

Zuschreibung von Verantwortlichkeit. Man kann jemanden für sein Handeln nur verantwortlich machen, wenn man davon ausgehen kann, es läge an der handelnden Person und ihrer Eigenständigkeit, ob sie eine bestimmte Handlung unternimmt oder nicht. Im Unterschied zur Handlungsfreiheit definierte Kant die Willensfreiheit in der *Kritik der reinen Vernunft* als „Unabhängigkeit der Willkür von der Nötigung durch Antriebe der Sinnlichkeit".[12] Das Vermögen, von unseren Sinnen und Begehren zu abstrahieren, ermöglicht es, nach Gründen der Vernunft zu handeln. Die anthropologische Beobachtung, dass der Mensch Wünsche und Begehrlichkeiten suspendieren kann, um zu beurteilen, inwieweit sie als Handlungsmotiv *gut* sind, macht die Willensfreiheit zum zentralen Anker für Einwilligung und Entscheidung im ethischen Verantwortungszusammenhang. Auch Locke betonte die Fähigkeit der Menschen, vor Handlungen innezuhalten und zu überlegen, was man in einer bestimmten Situation tun solle, und welche Alternative und Gründe für die eine oder andere Entscheidung sprechen könnten. An die von Locke und Kant beschriebene Suspendierung und Sondierung von Wünschen hat Harry Frankfurt mit seiner Unterscheidung von Volitionen (*volitions*) erster und zweiter Ordnung angeschlossen.[13] Dieser „voluntaristische Selbstbezug"[14] des Menschen, in dem man die Willensfreiheit verorten kann, verdankt sich einerseits der Fähigkeit, bessere Argumente zu finden, eigene Motive zu überdenken, eventuell die Wünsche anderer Menschen einzubeziehen und nach vernünftigen Gründen zu handeln, und andererseits dem Zukunftsbewusstsein und einem auf das persönliche Wohl gerichteten Wunsch, diese Zukunft zu gestalten.

Einen etwas anderen Ausgangsort haben die *Verantwortungsethiken* des 20. Jahrhunderts. Die Möglichkeit der Nichtexistenz, der Auslöschung der Erde durch unumkehrbare, alles zerstörende Handlungen, ist der Grund des Sollens. Es ist ein Sollen, das Hans Jonas in Analogie zum Kant'schen Kategorischen Imperativ formuliert: „Handle so, dass die Wirkung deiner Handlung verträglich sind mit der Permanenz echten menschlichen Lebens auf Erden!"[15] Es sind die Bedingungen der Möglichkeit menschlicher und biologischer Existenz, die handlungsorientierend werden. An die Stelle von Kants Gedankenexperiment der Verallgemeinerung der eigenen Maxime zur Prüfung der Universalität einer moralischen Pflicht durch die logische Widerspruchsfreiheit eines freien Willens tritt bei Jonas die konkrete Universalität einer realen Verträglichkeit mit einer für die Zukunft vorgestellten Existenz. Somit verbindet er Kants Theorie der Möglichkeit eines guten Willens mit der Idee der Folgekalkulation eines Mill'schen Utilitarismus. Verantwortung wird aber nur übernommen, wenn der Wille

12 Kant, Immanuel: *Werke*. Herausgegeben von Wilhelm Weischedel. Suhrkamp: Frankfurt a. M. 1974ff, B 562.

13 Frankfurt, Harry: *Freiheit und Selbstbestimmung. Ausgewählte Texte*. Herausgegeben von Monika Betzler und Barbara Guckes. Akademie Verlag: Berlin 2001.

14 Tugendhat, Ernst: *Anthropologie statt Metaphysik*. Beck: München 2007, 54ff.

15 Jonas, Hans: *Das Prinzip Verantwortung – Versuch einer Ethik für die technologische Zivilisation*. Suhrkamp: Frankfurt a. M. 1984, 36.

konkret ausreicht, um sich motiviert der (globalen) Verantwortung zu stellen. Damit wird neben dem Problem der Bestimmtheit des Willens das Problem der Motivation zum Kernproblem von Anthropologie und Ethik.

Für die Behandlung des Willens in der *Psychologie* sind Wilhelm Wundts Analysen des „Willenserlebnisses" grundlegend geworden.[16] Unter dem Stichwort der „Volitionspsychologie" werden kognitive, emotionale und motivationale Prozesse der Realisierung einer Handlung untersucht.[17] Aus der Entwicklungspsychologie sind die klassischen Studien zur Entwicklung des moralischen Urteils und des Moralbewusstseins zu nennen,[18] die zwar vielfach kritisiert worden sind, aber deren Programm für die Frage nach den Randzonen des Willens insbesondere bei Kindern und Jugendlichen unverzichtbar ist.[19] Carol Gilligan und die Care-Ethik kritisieren zwar die Annahmen, die hinter der Kohlberg'schen Messskala stehen, aber nicht den Forschungsansatz selbst. Damit ist eine der fruchtbarsten Grundsatzdebatten der philosophischen Ethik der letzten Jahrzehnte ausgelöst worden, die gezeigt hat, dass sich die anthropologischen Voraussetzungen des Willensverständnisses und die Entwicklung des Moralbewusstseins nicht getrennt voneinander diskutieren lassen.

Aus der *Medizinsoziologie* der letzten Jahre sind eine Reihe von Studien zur Soziologie und Anthropologie von schwierigen Entscheidungen und Willensbildung entstanden, die weit über die Medizin hinaus von Bedeutung sind. Es wird deutlich, dass Patienten/-innen, Angehörige, Pflegende und Ärzte/-innen hochgradig kontextuell entscheiden und in diesen Entscheidungen und Willensbildungen oft den Erwartungen, die von einer rationalistischen Moralphilosophie (in Gestalt des Kantianismus und Utilitarismus) geäußert werden, nicht entsprechen.[20] Es entsteht das Problem,

---

16 Wundt, Wilhelm: *Grundriß der Psychologie*. 15. Auflage. Verlag Wilhelm Engelmann: Leipzig 1922[1896].

17 Petzold, Hilarion G. (Hrsg.): *Wille und Wollen*. Vandenhoeck und Ruprecht: Göttingen 2001.

18 Piaget, Jean: *Das moralische Urteil beim Kinde*. Klett-Cotta: Stuttgart 1983; Kohlberg, Lawrence: *Die Psychologie der Moralentwicklung*. Suhrkamp: Frankfurt a. M. 1996; Goldstein, Joseph et al.: *Das Wohl des Kindes. Grenzen des professionellen Handelns*. Suhrkamp: Frankfurt a. M. 1988.

19 Cf. Gilligan, Carol: *Die andere Stimme. Lebenskonflikte und Moral der Frau*. München 1982; Conradi, Elisabeth: *Take Care. Grundlagen einer Ethik der Achtsamkeit*. Campus: Frankfurt a. M. 2001.

20 Scully, Jackie L. / Porz, Rouven C. / Rehmann-Sutter, Christoph: "'You Don't Make Genetic Test Decisions from One Day to the Next': Using Time to Preserve Moral Space". *Bioethics* 21(4), 2007, S. 208–217; Kalitzkus, Vera: *Biomedizin und Gesellschaft. Ein ethnologischer Blick auf die Biomedizin*. Band 2 von Institut Mensch, Ethik und Wissenschaft: Berlin 2003; Konrad, Monica: *Nameless Relations. Anonymity, Melanesia, and Reproductive Gift Exchange between British Ova Donors and Recipients*. Berghahn Books: New York 2005.

wie die Theorie des guten Willens (die Ethik) mit der Praxis des Willens überhaupt vermittelbar ist.

Für die *Theologie* ist der Wille immer eine der wichtigsten Kategorien gewesen, menschliche Endlichkeit und Relationalität zu reflektieren. So gelten Begriff und Problem der Willensfreiheit in der Neuzeit eher als theologisches denn als philosophisches Erzeugnis.[21] Die Konkurrenz zwischen dem menschlichen und dem (diesen begrenzenden) göttlichen Willen in der Gotteslehre, die Kritik eines selbstsüchtigen Willens in der Sündenlehre,[22] der Begriff der Theonomie im Gegenüber zur menschlichen Autonomie[23] oder auch die Parallelisierung von Individualität und Sozialität sowie der Begriff der Kultur in der theologischen Ethik[24] sind klassische theologische Orte, an denen Probleme und Aporien des Willens behandelt werden. Viele Aspekte dieser Lehrstücke sind vormodernen Ursprungs und müssen entsprechend transformiert werden, beinhalten dann jedoch durchaus Einsichten, die anthropologisch, ethisch und rechtlich von Belang sind. Das gilt etwa für die klassischen Auseinandersetzungen um die Freiheit des Willens, wie sie Augustinus gegen Pelagius und Luther gegen Erasmus von Rotterdam geführt haben.[25] Auch die weniger bekannte Auseinandersetzung zwischen Nikolaus Graf Zinzendorf und John Wesley gehört in diese Reihe.[26] Gerade die letzte Auseinandersetzung lässt sich heute rekonstruieren als Gegenüberstellung eines empirisch orientierten Konzepts von Autonomie, das Abstufungen sowie Entwicklungsmöglichkeiten kennt, und der Zuschreibung eines autonomen Willens, die – wie später Kant gezeigt hat – mit der Logik von Abstufungen nicht verträglich ist und daher kontrafaktisch sein muss. Aus den genannten Auseinandersetzungen wird deutlich, dass sich die Theologie keinesfalls immer auf die Seite der Unfreiheit des menschlichen Willens geschlagen, aber versucht hat, die Aporien des endlichen Willens aus der Perspektive der Ersten Person präzise zu for-

---

21 Cf. Pesch, Otto H.: „Wille / Willensfreiheit I. Philosophisch". *Theologische Realenzyklopädie* 36, Berlin at al. 2004, S. 55–97, 56.

22 Cf. Axt-Piscalar, Christine: *Ohnmächtige Freiheit. Studie zum Verhältnis von Subjektivität und Sünde*. Mohr: Tübingen 1993.

23 Cf. Graf, Friedrich W.: *Theonomie. Fallstudien zum Integrationsanspruch neuzeitlicher Theologie*. Gütersloher Verlagshaus Mohn: Gütersloh 1987.

24 Cf. Schleiermacher, Friedrich: *Ethik*. Herausgegeben von Hans Joachim. Hamburg 1981 [1812/13].

25 Cf. Augustinus, Aurelius: *Schriften gegen die Pelagianer*. Augustinus-Verlag: Würzburg 1955; Luther, Martin: *De servo arbitrio Martini Lutheri ad D. Erasmum Roterodamum*. Wittenberg 1562.

26 Cf. Vogt, Peter: „‚Keine innewohnende Vollkommenheit in diesem Leben!' Zinzendorfs Einspruch gegen die Heiligungslehre John Wesleys". *Theologie für die Praxis* 30, 2004, S. 68–82.

mulieren[27] und insbesondere den Willen des Menschen in den Kontext der „historisch determinierten Wirklichkeit des Religiösen, Kulturellen und Sozialen" zu setzen.[28]

B) *Die Systemstelle des Willens*: Von der Ersten-Person-Perspektive zu unterscheiden ist die Funktion, die der Wille im Recht bzw. im Medizinsystem erhält. In der Berücksichtigung des Willens des Einzelnen (d. h. hier: des „fremden" Willens) wird dessen unhintergehbarer Subjektqualität Rechnung getragen. Wer wollen kann, hat einen Anspruch darauf, dass sein Wollen beachtet wird. Gleichzeitig wird Verantwortung zugewiesen. Wer sich aus freien Stücken und in Kenntnis der Konsequenzen für etwas entschieden hat, kann dafür auch zur Rechenschaft gezogen werden. Dass es bei Behandlungsentscheidungen neben der medizinischen Indikation und der ärztlichen Kunst auf den Patientenwillen ankommt, bezieht also den Patienten als eigenständiges Subjekt in ärztliche Abläufe ein und entlastet gleichzeitig die Behandelnden, die die letzte Entscheidung über eine Therapie nicht selbst fällen müssen. Hier sind die Verschiebungen und Ausweitungen der Systemstelle des Willens in der jüngeren Zeit soziologisch, juristisch wie medizinethisch in den Blick zu nehmen.

Die Herausbildung willensförmiger Selbstbestimmung ist, wie etwa Richard van Dülmen gezeigt hat, mit der *Sozialgeschichte* neuzeitlicher Individualität unmittelbar verbunden. Die Einsicht, dass nicht mehr ein und dasselbe für alle gut ist, und die zunehmende Begründungsbedürftigkeit von Verfahren der Handlungskoordination sind Manifestationen selbstbewusster Bürgerlichkeit.[29] Dies findet seinen Reflex im medizinischen Feld: Je ausgeprägter die Individualisierung und Pluralisierung wurde, desto deutlicher wurde die Systemstelle des Willens ausgestaltet und damit Entscheidungskompetenz und Verantwortung von der Position des Behandlers auf den zu Behandelnden übertragen.

Dies ist nicht unwidersprochen geblieben. In den vergangen zwei Jahrzehnten wurden die Diskussionen um den Patientenwillen in der *Medizinethik* vor allem um den Begriff der Autonomie geführt.[30] Dabei ist vielfach Kritik an einem isolierten und kognitivistisch verengten Konzept von Autonomie laut geworden. Unter dem

---

27 Für das 19. und 20. Jahrhundert cf. nur Herrmann, Wilhelm: *Ethik* (5. Auflage). Mohr: Tübingen 1913; Tillich, Paul: *Der Mut zum Sein*. De Gruyter: Stuttgart 1953.

28 So Gisel, Pierre: „Wille / Willensfreiheit IV: Systematisch-Theologisch". *Theologische Realenzyklopädie 36*, Berlin et al. 2004, S. 97–104, hier 103, zu Ernst Troeltsch.

29 Dülmen, Richard van: *Die Entdeckung des Individuums*. Fischer: Frankfurt a. M. 2002.

30 Zum Paradigma der Autonomie cf. etwa die Dritte Tagung der Medizinrechtslehrerinnen und -lehrer, 17.–19.5.2012 (Kühn, Anna-Lisa: „Tagungsbericht ‚Die Autonomie vulnerabler Patienten'". *Medizinrecht* 30, 2012, S. 512–513).

Stichwort „relationale Autonomie" wurden insbesondere die sozialen Voraussetzungen individueller Autonomie thematisiert.[31] Doch sind dabei die konkreten sozialen Orte „autonomer" Einwilligung und Entscheidung in der Medizin zu wenig in den Blick gekommen. Insbesondere die Empirie der organisationalen Umsetzung von Einwilligungsprozessen ist hier eingehender zu analysieren.[32]

Im deutschen *Medizinrecht* hat hinsichtlich des Patientenwillens in jüngerer Zeit seinerseits eine Individualisierungsbewegung stattgefunden: Die Änderung des Betreuungsrechts im Patientenverfügungsgesetz[33] von 2009 hat das bislang gültige Schema der substitutiven Ermittlung des Patientenwillens an entscheidender Stelle modifiziert: Wenn der Patient nicht einwilligungsfähig ist, eine Patientenverfügung nicht vorliegt und keine Anhaltspunkte für den mutmaßlichen Willen gegeben sind, war früher entsprechend „allgemeinen Wertvorstellungen"[34] zu handeln. Diese Konstruktion eines vernünftigen allgemeinen Willens ist nun aufgegeben, sodass in diesem Falle nur noch die Auffangbestimmung „in dubio pro vita" greift.[35]. Höchstpersönliche Entscheidungen über Behandlungsoptionen sind, so die dahinterstehende Überzeugung, so individuell, dass von einer allgemein geteilten Position nicht mehr

---

31 Cf. etwa McLeod, Carolyn / Sherwin, Susan: "Relational Autonomy, Self-Trust, and Health Care for Patients Who Are Oppressed". In: MacKenzie, Catriona / Stoljar, Natalie (Hrsg.): *Relational Autonomy: Feminist Perspectives on Automomy, Agency, and the Social Self*. Oxford University Press: Oxford 2000, S. 259–279; MacKenzie, Catriona: "Relational Autonomy, Normative Authority and Perfectionism". *Journal of Social Philosophy* 39(4), 2008, S. 512–533; Benhabib, Seyla: *Situating the Self: Gender, Community and Postmodernism in Contemporary Ethics*. Routledge: New York 1992; O'Neill, Onora: *A Question of Trust. The BBC Reith Lectures 2002*. Cambridge University Press: Cambridge 2002; Vollmann, Jochen: „Einwilligungsfähigkeit als relationales Modell. Klinische Praxis und medizinethische Analyse". *Nervenarzt* 9, 2000, S. 709–714; Illhardt, Franz-Josef (Hrsg.): *Die ausgeblendete Seite der Anatomie. Kritik eines bioethischen Prinzips*. LIT: Münster 2008.

32 Cf. dazu etwa die Beiträge auf der Jahrestagung der Akademie für Ethik in der Medizin vom 28.9.–1.10.2011 („Die Selbstbestimmung des Patienten und die Medizin der Zukunft").

33 §§ 1901a ff. BGB (cf. BGBl. I., 2286).

34 So noch der BGH 1994 im Kemptener Fall (BGHSt 40, 257, 263, Leitsatz). Allerdings betont schon die Urteilsbegründung: „Objektive Kriterien, insbesondere die Beurteilung einer Maßnahme als gemeinhin ‚vernünftig' oder ‚normal' sowie den Interessen eines verständigen Patienten üblicherweise entsprechend, haben keine eigenständige Bedeutung; sie können lediglich Anhaltspunkte für die Ermittlung des individuellen hypothetischen Willens sein."

35 Cf. dazu die Bundestagsdrucksache 16/13314, S. 4 (Rechtsausschuss) sowie B. Braun: *Mutmaßlicher Wille*, retrieved 11.03.2013, from http://www.palliativecare.bbraun.de/cps/rde/xchg/om-palliativecare-de-de/hs.xsl/7912.html.

ausgegangen werden kann. Der Wille wurde gleichsam aus einem Gegenkonzept zu der Kantischen Position gefunden: Als „frei“ im Sinne von „normativ belastbar“ gilt der Wille nicht erst dann, wenn er auf allgemeinen Gründen ruht.

Im Kontext der Regelung von Patientenverfügungen ergeben sich hieran anschließend eine Reihe von Fragen, die geklärt werden müssen: In welchem Verhältnis steht das ärztliche Urteil, das die Aspekte Lebensverlängerung und Lebensqualität integriert, zur früher gefällten Entscheidung des Patienten, seinen Willen im Voraus zu verfügen oder nicht? Ist die alte Rechtsfigur des „vernünftigen allgemeinen Willens“ ganz verloren gegangen, oder kommt sie in der hypothetischen Zuschreibung dessen, was für einen Patienten „wünschbar“ ist, wieder vor? Wie kann überhaupt von einem mutmaßlichen „Willen“ gesprochen werden, wenn er aktuell nicht besteht? Um welche Konfiguration von Zuschreibung handelt es sich dabei?[36]

C) *Die Praktiken der Willensformung*: Der Wille wird in differenzierten institutionellen Arrangements und Prozeduren einzelnen Individuen zugeschrieben. Prozeduren der Aufklärung, der Beratung und der Kommunikation, versehen mit spezifischen Zeitregimes, eingebettet in Dokumentationssysteme und in die räumliche Topografie einer Klinik oder Arztpraxis – es sind hochkomplexe Praktiken, die sich insbesondere dem medizinanthropologischen Blick zeigen.[37] Die Perspektive der Praktiken unterläuft das traditionelle Gegenüber handlungstheoretischer und strukturalistischer Ansätze in den Sozialwissenschaften;[38] damit vermag sie auch zwischen der Ersten-Person-Perspektive und der Systemstelle des Willens zu vermitteln. Insbesondere diese dritte Perspektive ist im Kontext der Diskussion um Willen und Patientenautonomie noch wenig entfaltet.

In jüngster Zeit hat in dieser Hinsicht die *Kulturanthropologie* Begriff und Phänomen des Willens entdeckt. Der 2010 unter dem programmatischen Titel „Anthopology of the Will“ erschienene Sammelband bündelt einige Ergebnisse dieser Forschungsrichtung.[39] Die Kulturanthropologie des Willens kann jedoch profitieren von kulturwissenschaftli-

---

36 Cf. etwa Jox. Nur in Andeutungen wird die Frage diskutiert bei Wiesemann et al. Cf. auch Ross, Lainie: *Children, Families and Health Care Decision Making*. Oxford University Press: Oxford 1998.

37 Cf. dazu Levinson, Jack: *Making Life Work*. University of Minnesota Press: Madison 2010.

38 Cf. Reckwitz, Andreas: „Grundelemente einer Theorie sozialer Praktiken. Eine sozialtheoretische Perspektive“. *Zeitschrift für Soziologie* 32, 2003, S. 282–301.

39 Murphy, Keith M. / Throop, Jason (Hrsg.): *Toward an Anthropology of the Will*. Stanford University Press: Stanford 2010.

chen Studien zu Entscheidungsprozessen und zur Logik von Entscheidungen.[40] Anders als die in unserem Zusammenhang ebenfalls wichtigen Studien zur Gouvernementalität[41] haben diese Forschungen einen primär deskriptiv gerichteten Schwerpunkt und sind weniger an der ideologiekritischen „Enttarnung" von Praktiken interessiert, die das individuelle Wollen als Resultat einer Inkorporation extern bestimmten Sollens verstehen lässt.

An dieser Stelle können auch Ergebnisse des Forschungsprojekts „Ethik und Seelsorge" an der FEST, in dem der Umgang von Krankenhausseelsorgenden mit medizinethischen Fragestellungen untersucht worden ist, einbezogen werden. Ein zentrales Ergebnis der Studie ist, dass Krankenhausseelsorgende sich einerseits an der Praxis der Zuschreibung von Patientenwillen in klinischen Entscheidungsprozessen beteiligen, andererseits aber auch die Möglichkeit, dass eine Willensbildung gerade nicht möglich ist, offenhalten.[42] Das durch die theologische Tradition der Reflexion auf den Willen geprägte Berufsethos der Seelsorgenden trägt also zu einem bestimmten Umgang mit den Randzonen des Willens bei. Auch haben die Diskussionen aus dem am IMGWF der Universität zu Lübeck eingerichteten Projekt zum Kindeswohl im medizinethischen Kontext, speziell zur Blutstammzellspende zwischen Geschwisterkindern, wertvolle Einsichten über die zentrale Bedeutung der konkreten Gestalt von Prozessen der Findung und Rechtfertigung von Entscheidungen für die Willensproblematik erbracht.[43]

II. Von der Deskription zur normativen Betrachtung

Die hier skizzierte Heuristik der Analyse des Willensphänomens mit Hilfe der drei genannten Beschreibungshinsichten stellt eine entscheidende Perspektivverschiebung gegenüber der Frage nach der Patientenautonomie dar. Damit lassen sich auch die normativen Probleme des Willens in neuer Weise in den Blick nehmen. Denn entgegen dem traditionellen Schwerpunkt auf der Zuschreibung von

---

40 Cf. Mol, Annemarie: *The Logic of Care. Health and the Problem of Patient Choice*. Routledge: London 2011.

41 Zur Gouvernementalität cf. etwa Bröckling, Ulrich / Krasmann, Susanne / Lemke, Thomas: *Gouvernementalität in der Gegenwart*. Suhrkamp: Frankfurt a. M. 2000.

42 Cf. Moos, Thorsten et al.: *Ethik in der Klinikseelsorge. Empirie, Theologie, Ausbildung*. Vandenhoek & Ruprecht: Göttingen 2016.

43 Cf. Schües, Christina / Rehmann-Sutter, Christoph (Hrsg.): *Rettende Geschwister. Ethische Aspekte der Einwilligung in der pädiatrischen Stammzelltransplantation*. Mentis: Münster 2015.

Einwilligungsfähigkeit[44] und den Bedingungen autonomer Willensbestimmung[45] wird in den drei entfalteten Beschreibungshinsichten vor allem die *Aktualität des Wollens* und das Phänomen des *Gewollthabens* (der Behaftung auf einem vergangenen Willensentschluss) in philosophischer sowie kultur- und sozialwissenschaftlicher Hinsicht in den Vordergrund gerückt.

So ist die *Aktualität des Wollens* der kultur- und sozialwissenschaftlichen Deskription gut zugänglich. Hinsichtlich der Potentialität des Willens sind es vor allem die (aktualen) Praktiken der Zuschreibung von Einwilligungsfähigkeit, die für die vorliegenden Fragestellungen unmittelbar interessant sind. Der damit gewählte Ansatz liegt jenseits der Kontroverse, ob Willensfreiheit mit einem Kausalzusammenhang der Natur zu vereinen ist, also ob die sogenannte Entscheidungsfreiheit im Rahmen eines Determinismus oder Indeterminismus, Kompatibilismus oder Inkompatibilismus zu verorten ist. Diese Kontroverse hat jahrhundertelang die Diskussionen bestimmt und tut dies bis heute. Friedrich Nietzsches Auffassung vom Willen als einer folgenschweren psychologischen Täuschung ist jüngst in den Neurowissenschaften wieder aufgelebt.[46] Im vorliegenden Band geht es hingegen nicht um eine objektive Existenzversicherung des freien Willens zwischen Biologie und Philosophie, sondern um die Klärung der Frage, was unter Willensfreiheit im Sinne normativer Belastbarkeit des Willens

---

44 Für die Zuschreibung von Einwilligungsfähigkeit im Rahmen des Respekts für den Patientenwillen werden als Voraussetzungen häufig die Urteilsfähigkeit (Kompetenz), das Verstehen (Aufgeklärtheit), die Freiwilligkeit und die Wohlüberlegtheit (Authentizität) der Patienten/-innen (oder ihrer Vertreter) genannt. Cf. Beauchamp / Childress 2009.

45 In vier Jahrzehnten der Debatte zum Verhältnis von Autonomie und Paternalismus und zur Emanzipation des mündigen Patienten in der Beziehung zum Arzt und im Behandlungsverhältnis hat der Begriff der aufgeklärten Einwilligung (*informed consent*) eine zentrale Rolle erhalten. Zentral sind die Elemente der Aufklärung, nämlich die Erläuterung (der relevanten Informationen), die Empfehlung (einer Vorgehensweise) und das Verstehen, sowie die Elemente der Einwilligung selbst, also die Entscheidung (für eine Vorgehensweise) und die Erteilung eines Behandlungsauftrags. Cf. Faden, Ruth / Beauchamp, Tom L.: *A History and Theory of Informed Consent*. Oxford University Press: New York 1986.

46 Zur neueren Diskussion cf. Köchy, Kristian / Stederoth, Dirk (Hrsg.): *Willensfreiheit als interdisziplinäres Problem*. Verlag Karl Alber: Freiburg 2006; Fuchs, Thomas / Schwarzkopf, Grit: *Verantwortlichkeit – nur eine Illusion?* Schriften des Marsilius-Kollegs 3, Heidelberg 2010. Klein, Andreas: *Ich bin so frei. Willensfreiheit in der philosophischen, neurobiologischen und theologischen Diskussion*. Neukirchener Verlagsgesellschaft: Neukirchen-Vluyn 2012.

im Kontext von Einwilligung und Entscheidung in der modernen Medizin zu verstehen ist.

Eine Bewährungsprobe für die normative Belastbarkeit des Willens stellt insbesondere die Perspektive des *Gewollthabens* dar. Die bekannten Experimente des Neurowissenschaftlers Benjamin Libet haben den bewussten Willensentschluss auf neurobiologischer Ebene als retrospektive Selbstzuschreibung einer Handlung als „gewollt" verstehen gelehrt.[47] Interessant ist dabei weniger die behauptete Enttarnung der Willensfreiheit als Illusion als die Retrospektionsperspektive auf den Willen selbst. Die Medizinanthropologin Cheryl Mattingly zeigt, wie biographische Kontingenzen über die Selbstzuschreibung als gewollt *ex post* narrativ integriert werden.[48] Die Verflechtung von personaler Identität und Willen wird hier empirisch zugänglich. Dies dürfte auch für die Erweiterung des Willenskonzepts auf bisher als nichteinwilligungsfähig Klassifizierte, wie es im vorliegenden Band thematisiert wird, medizinethisch bedeutsam sein. Mit dem (Patienten-, Probanden-, Spender-)Willen steht immer auch die narrative Integrierbarkeit der kontingenten Behandlungsfolgen für die Betroffenen in Frage; dies ist zunächst einmal unabhängig davon, ob der Einzelne die Konsequenzen der Handlungsoptionen *ex ante* wirklich erfassen und gegeneinander abwägen kann. Ein Kind muss mindestens die Chance erhalten, eine schwerwiegende Therapieentscheidung später als selbstgewollt zum Teil der eigenen Biographie machen zu können. Dies setzt voraus, dass die Subjektqualität des Kindes – sein Verstehen, Streben, Fühlen und Wollen sowie der Umstand, dass es im Begriff ist, zu einer einwilligungsfähigen Person heranzureifen – in der Entscheidung tatsächlich berücksichtigt wurde. Allerdings könnte der Eindruck entstehen, dass die Unterstellung eines Selbstgewollten auch instrumentalisiert werden kann. Deshalb ist eine Präzisierung der Bedingungen gefordert, unter denen nichtideologisch und nicht instrumentalisierend vom Kindeswillen gesprochen werden kann.[49]

---

47 Cf. Libet, Benjamin et al.: "Time of Conscious Intention to Act in Relation to Onset of Cerebral Activity (Readiness-Potential)". *Brain* 106, 1983, S. 623–642; Libet, Benjamin: "Unconscious Cerebral Initiative and the Role of Conscious Will in Voluntary Action". *Behavioral and Brain Sciences* 8, 1985, S. 529–566.

48 Mattingly, Cheryl: "Moral Willing As Narrative Re-Envisioning". In: Murphy, Keith M. / Throop, Jason (Hrsg.): *Toward an Anthropology of the Will*. Stanford University Press: Stanford 2010, S. 50–68; überarbeitet und in deutscher Übersetzung in diesem Band.

49 Cf. dazu Moos, Thorsten: „Nicht ohne seinen Willen. Theologisch-ethische Überlegungen zur Gewebespende eines Geschwisterkindes". In: Schües, Christina / Rehmann-Sutter, Christoph: *Rettende Geschwister. Ethische Aspekte der Einwilligung in der pädiatrischen Stammzelltransplantation*. Mentis: Paderborn 2015, S. 189–213.

Angesichts der Bedeutung, die es für ein Individuum haben kann, etwas gewollt zu haben, ist die organisationale Umsetzung von Einwilligungsprozessen eingehend zu analysieren. Inwieweit werden hier neben „vernünftigen" Entscheidungsgründen auch Emotionen, identitäre Narrative oder das Bedürfnis einer authentischen *Einstimmung mit sich selbst* eingebunden und beachtet? Denn solche liegen nicht erst bei Patienten vor, denen eine kognitiv bestimmte „Einwilligungsfähigkeit" attestiert werden kann. Hier öffnet sich die Möglichkeit, die rechtlich geforderte Beachtlichkeit des Willens auch bei kognitiv beeinträchtigten Patientengruppen inhaltlich zu füllen.[50]

Auch in anderer Hinsicht erlauben die drei vorgestellten Beschreibungsperspektiven des Willens den Übergang zu einer normativen Betrachtungsweise. Eine adäquate Beachtung des Willens, insbesondere bei verwundbaren Patientengruppen, erfordert, dass ein mindestens rudimentäres Passungsverhältnis zwischen den Aspekten des Willens, die unter den drei Beschreibungshinsichten sichtbar werden, besteht. Die Perspektive der ersten Person, etwas zu wollen bzw. gewollt zu haben, die Funktion, die der Wille in Medizin und Recht hat, und die Praktiken der Willensformung müssen zumindest soweit zusammenstimmen, dass das mit „Achtung der Würde" bzw. „Respekt vor der Autonomie des Einzelnen" gegebene Versprechen als eingelöst betrachtet werden kann. Insbesondere dürfen die in die Praktiken der Willensformung eingegossenen Annahmen über den Willen mit der ‚Willenserfahrung' der Ersten-Person-Perspektive sowie mit den Bedingungen der dem Willen zugewiesenen Systemstelle nicht gänzlich inkompatibel sein. Liegt eine solche minimale Passung nicht vor – sind also etwa die Aufklärungsprozeduren so gestaltet, dass der Einzelne sich nicht als Urheber einer eigenen Willensentscheidung verstehen kann, obwohl die ganze Last der Verantwortung

---

50 Damit tritt das Willensproblem in den Kontext der methodologischen Diskussion um die Relevanz von beschreibenden Aussagen für normative Konklusionen (cf. Rehmann-Sutter, Christoph / Porz, Rouven / Scully, Jackie L.: "How to Relate the Empirical to the Normative. Toward a Phenomenologically Informed Hermeneutic Approach to Bioethics". *Cambridge Quarterly of Healthcare Ethics* 21, 2012, S. 436–447. DOI 10.1017/S0963180112000217.) Es drängt sich auf, die Situation, in der eine ethische Klärung erfolgen soll, in unterschiedliche Perspektiven zu differenzieren. Wenn Menschen erklären, welche Gründe für sie für eine bestimmte Entscheidung relevant sind und warum sie ihnen in ihrer Situation einleuchten, kann dies im Rahmen einer allgemeinen normativ-ethischen Beurteilung wichtig sein, die reflexiv und nicht deduktiv verfährt. Dazu e.g. Walker, Margaret U.: *Moral Understandings. A Feminist Study in Ethics*. Oxford University Press: Oxford 2007.

auf ihn gelegt wird – so ist die Grenze des legitimen Gebrauchs des Willensbegriffs im Bereich der Behandlungsentscheidungen erreicht.

Hinsichtlich des Passungsverhältnisses von subjektivitätstheoretischer Reflexion und Praktiken der Willensbestimmung ist die Position Hannah Arendts von Interesse.[51] Arendt problematisiert Kants Lösung einer Vernunftbestimmtheit des Willens. Die Bindung an den Universalisierungstest des Kategorischen Imperativs mittels derer der Einzelne seinen Willen, präziser, die der Bestimmung des Willens zugrundeliegenden Maximen in allgemeingültiger Weise prüfen kann, hält sie für unzureichend. Sie reduziert den Allgemeinheitsstatus der Willensbestimmung, ohne sich dabei auf Präferenzen oder Wünsche, die aus der individuellen Biographie ableitbar wären, zu beschränken. Vielmehr rekonstruiert sie das Willensurteil in Analogie zum Kant'schen Geschmacksurteil.[52] In dieser Analogie kann auch ein Moralurteil nicht als Resultat einer Subsumption unter ein gegebenes Allgemeines gedacht werden, sondern als ein auf Zustimmungsfähigkeit gerichtetes, im Horizont eines kommunikativ generierten Gemeinsinns gefälltes, von Beispielen und dem Besonderen geleitetes Urteil. Der Wille bedarf mithin nicht nur der virtuellen Einbeziehung der Anderen im Modus einer vernünftigen Universalisierungsprüfung, sondern der aktualen Kommunikationsgemeinschaft, in der über die Zustimmungsfähigkeit seiner Urteile verhandelt wird. Für den Patientenwillen lässt sich mit Arendt fragen, welche *kommunikative Einbettung* der Willensbestimmung – über die als Sachinformation gedachte Patientenaufklärung hinaus – erforderlich ist. Das Konzept der partizipativen Entscheidungsfindung (*shared decision making*)[53] unterscheidet sich von dem des *informed consent* durch eine andere kommunikative Struktur des Arzt-Patienten-Verhältnisses. In dieser Richtung, gleichwohl darüber hinausgehend, ist auch die Berücksichtigung des Willens Nichteinwilligungsfähiger zu denken. Hier sind Präzisierungen vonnöten, zu denen der vorliegende Band beitragen soll.

An dieser Stelle sind auch Einsichten aus der *Soziologie* fruchtbar zu machen. Die kritische Theorie hat auf die ungerechtfertigte „Subjektivierung" des Willens hingewiesen.[54] Auf spezifisch moderne Wahlzwänge und die damit einhergehenden

51 Cf. dazu Arendt, Hannah: *Über das Böse. Eine Vorlesung zu Fragen der Ethik*. Piper: München et al. 2012.

52 Arendt, Hannah: *Vom Leben des Geistes. Band 2: Das Wollen*. Piper: München 1989.

53 Coulter, Angela / Magee, Helen: *The European Patient of the Future*. Open University Press: Maidenhead 2003.

54 Cf. dazu Gisel, 98.

Heraus- und Überforderungen für den Einzelnen stellen insbesondere Peter L. Berger und Ulrich Beck ab.[55]

Gleichsam als Testfrage für die entfaltete Heuristik der Deskription wie auch für die normative Betrachtung fungiert die Frage: Wie verhalten sich Wollen und Nichtwollen zueinander? Wie sind Willensentschlüsse einerseits und Phänomene des Nichtwollens andererseits zu verstehen?[56] Unter „Nichtwollen" fallen auf subjektiver Seite Phänomene der Diffusität, des Schwankens oder der Unfähigkeit, einen Willen zu bilden, sowie auf der Seite der Systemstelle die fehlende oder reduzierte Anschlussfähigkeit des Medizin- oder Rechtssystems für den Willen von Individuen. Auf der Ebene der Praktiken wären solche zu nennen, die nicht einen Willen des Individuums hervorbringen, sondern alternativen Modellen (Entscheidung der Erziehungsberechtigten oder Betreuer; *logic of care*) folgen. Zwischen diesen und den klassischen „Willenspraktiken" der aufgeklärten Einwilligung bzw. des *informed consent* sind solche Prozeduren einzuordnen, die zwar einen Patientenwillen hervorbringen, dabei aber die Aporien einer isoliert gedachten autonomen Willensbestimmung des Patienten umgehen sollen (*empowerment; shared decision making; informed assent*).[57]

Auch der augustinische Willensbegriff weist auf ein Grundproblem hin, das im vorliegenden Kontext von Bedeutung ist. Wenn die Unfreiheit bzw. Ohnmacht des Willens darin besteht, dass dieser in sich noch einmal in verschiedene „Willen" gespalten ist,[58] dann ist die Abschlussfunktion, die dem Patientenwillen zukommt, gefährdet: Der Patientenwille soll ja insbesondere in einer Situation der Multioptionalität, ggf. des Dilemmas, Eindeutigkeit generieren, indem er für eine Behandlungsmöglichkeit (oder für die Unterlassung einer Behandlung) optiert.

---

55 Berger, Peter L.: *Der Zwang zur Häresie. Religion in der pluralistischen Gesellschaft*. Herder: Frankfurt a. M. 1980; Beck, Ulrich: *Risikogesellschaft*. Suhrkamp: Frankfurt a. M. 2007, S. 211–219.

56 „Nichtwollen" bezeichnet das Nichtvorliegen eines Willens (und nicht etwa den Willen, etwas solle nicht geschehen).

57 Doch auch hier ist wichtig zu bedenken, dass jeder dieser Begriffe von einem ihn assoziativ leitenden historischen Hintergrund und gesellschaftlichen Kontext geprägt ist. So gehört der Begriff *empowerment* in den Kontext der Individualisierung und ist mit der Absicht verbunden, die Verantwortung für die ‚richtige Entscheidung' dem einzelnen Patienten zu übertragen. Somit bleibt auch das Konzept des *empowerment* in einer Verantwortungskonstellation, die die Belastung einer zugemuteten Entscheidung allein beim betroffenen Individuum belässt. Auch setzt der Begriff *empowerment* voraus, dass eine Person als willens- und verhandlungsschwach charakterisiert wird.

58 Augustinus, Aurelius: *Confessiones*. Übersetzung von Wilhelm Thimme. Sammlung Tusculum: Düsseldorf et al. 2004, 8.

Wenn diese Eindeutigkeit durch die Patientin/den Patienten (oder diejenigen, die mit der Ermittlung des Willens betraut sind, also Betreuer oder Ethikkomitees) nicht erbracht werden kann, klaffen die Systemstelle des Willens und die Erste-Person-Perspektive des Willens auseinander.

Insgesamt stellt sich die Frage nach den Randzonen des Willens mithin insbesondere als Frage nach ergänzenden bzw. alternativen Praktiken und Institutionen der Zuschreibung und Formung von Willen. Besonders virulent werden diese Alternativen angesichts der zunehmenden Komplexität der Medizin und ihrer schwierigen Entscheidungsprozesse. Was geschieht, wenn selbst bei „mündigen" Patienten die Praktiken der Willenszuschreibung scheitern, weil Patienten sich nicht entscheiden können oder in ihren Willenskundgebungen stark schwanken? Umgekehrt: Auch Kinder oder Erwachsene mit kognitiven Beeinträchtigungen sind Patienten mit Präferenzen, Authentizitätsbedürfnissen und jeweils individuellen Kompetenzen von Abwägung und Urteilsfähigkeit. Wie können Weichformeln wie die der „Beachtlichkeit" des Willens Minderjähriger praktisch untersetzt werden? Müssen Entscheidungs- und Einwilligungsprozesse deutlicher in Beziehungen, also relational gedacht werden? Es geht um Praktiken des Willens, die der Ersten-Person-Perspektive ebenso gerecht werden wie der normativen Last, die der Wille im Kontext des Medizinsystems, in Ethik und Recht zu tragen hat.

III. Analyse des Willens: Die Beiträge des Bandes

Die Beiträge dieses Bandes dienen dazu, die Heuristik der drei Beschreibungshinsichten zu entfalten und diese auf die einleitend genannten Fallkonstellationen des Willens in seinen Randzonen zu beziehen. Der Band teilt sich entsprechend in zwei thematische Blöcke auf:

I. *Beschreibungshinsichten:* Im ersten Teil werden die genannten Beschreibungshinsichten auf den Willen (A: Perspektive der ersten Person; B: Systemstelle des Willens; C: Praktiken des Willens) nacheinander in je drei bis vier Beiträgen systematisch entfaltet. Die meisten der Beiträge beziehen bereits Fallkonstellationen aus den „Randzonen des Willens" im medizinischen Feld ein.
II. *Entscheidungskonstellationen:* Die entfalteten Beschreibungshinsichten werden im zweiten Teil auf die eingangs genannten drei paradigmatischen Konstellationen des Willens (A: Gewebespende Minderjähriger; B: Willensäußerungen dementiell Erkrankter; C: informierte Einwilligung bei klinischen Studien) angewandt. Jeder Konstellation ist eine Folge von Kurzbeiträgen gewidmet, die sich an einleitend beschriebenen Fällen aus der Praxis orientieren. Die Fälle werden aus der Perspektive unterschiedlicher Disziplinen reflektiert, wobei die im ersten Teil entfalteten Beschreibungshinsichten auf den Willen in

die Betrachtung einbezogen werden. Die Kurzbeiträge waren Bestandteil von Paneldiskussionen auf der Tagung, die jeweils im Anschluss kurz zusammengefasst sind.

I. *Beschreibungshinsichten:* Die Perspektive der Ersten Person (A) wird durch vier Beiträge vertreten. Sie verdanken sich verschiedenen disziplinären Zugängen, legen unterschiedliche Willenskonzepte zugrunde und haben zudem verschiedene Randzonen des Willens im Blick. Gemeinsam erzeugen sie ein dichtes Tableau von Beschreibungshinsichten auf den Willen aus der Perspektive dessen, der will.

In seinem Beitrag „Wollen können. Wille, Selbstbestimmung und psychische Krankheit" entfaltet der Psychiater und Philosoph *Thomas Fuchs* Grundzüge einer Phänomenologie des Willens. Er unterscheidet drei Komponenten des Willens: die Konation, die Inhibition und die Volition. Diese Phänomenologie ist wesentlich informiert durch die Kenntnis psychischer Störungen des Willens, die im Beitrag detailliert dargestellt werden. Was der Wille ist, erschließt sich in dieser an die negative Anthropologie Theunissens erinnernden Unternehmung gerade aus dessen „Randzonen", in denen konstitutive Elemente der komplexen Dynamik des Willens im Schwinden begriffen sind bzw. fehlen. Aus dieser psychiatrisch-phänomenologischen Perspektive erscheint die Willensfreiheit als hoch voraussetzungsreiches Bündel von Fähigkeiten, die im Laufe der Lebensgeschichte erworben werden und wieder verloren gehen können.

Auf den Erwerb der Fähigkeit zu wollen konzentriert sich die Psychologin *Gertrud Nunner-Winkler* in ihrem Beitrag „Wissen und Wollen beim Kind und in der Nähe des Todes". Den Kontext für ihre Betrachtung des Willens in der lebensgeschichtlich ersten, kindlichen „Randzone" ist die entwicklungspsychologische Beschreibung kindlicher Moralentwicklung. Wichtig ist dabei die Unterscheidung des Wollens erster Stufe, also des Vorliegens intentional zielgerichteter Handlungen, und des Wollens zweiter Stufe, also der Fähigkeit, sich von seinen unmittelbaren Impulsen zu distanzieren. Von hier aus lassen sich die individuell höchst differenten Verläufe in der Entwicklung moralischer Motivation nachzeichnen. Von diesen Einsichten aus nimmt die Autorin im Vorgriff auf den zweiten Hauptteil des Bandes (II.) bereits die erste Fallkonstellation (A) in den Blick, die Gewebespende Minderjähriger. Inwieweit und in welchem Alter sind Kinder in der Lage, die Konsequenzen ihrer Entscheidung kognitiv einzuschätzen und sich darüber hinaus zu einer eigenen Entscheidung für oder gegen eine Spende zu bestimmen?

Die entgegengesetzte „Randzone des Willens" nimmt der Bioethiker *Christoph Rehmann-Sutter* in den Blick. Sein Beitrag „‚Ich möchte jetzt sterben.' Über Sterbewünsche am Lebensende" diskutiert Ergebnisse aus einer qualitativen Interviewstudie mit schwer kranken Patientinnen und Patienten, die dem Tode nahe sind. Grundlegend ist für ihn die Unterscheidung von Wollen und Wünschen. Gegenüber der konzeptionellen Depotenzierung des Wünschens als eines bloß irrationalen Begehrens rekonstruiert er das Wünschen als ethisch relevanten Handlungsraum, in dem Aktivität und Passivität verschränkt sind. Während das Wünschen sich auf eine Vorstellung richtet, deren Realisierung erhofft wird, ist das Wollen unmittelbar auf eine Handlung gerichtet. Wiewohl es einen Überlappungsbereich zwischen Wollen und Wünschen gibt, kann doch ein Sterbewunsch etwas ganz anderes sein als der Wille, das Sterben handelnd herbeizuführen. So trägt die Unterscheidung von Wünschen und Wollen zu einer differenzierteren Hermeneutik von Patientenäußerungen im medizinischen Kontext bei.

Diana Tietjens Meyers weist in ihrem Beitrag „Psychokorporeität, autonomer Wille und Lebendorganspende" gegenüber kognitivistischen oder mentalistischen Verkürzungen auf die Körperlichkeit des Willens hin. Kognition, Handlungsfähigkeit wie auch personale Identität sind wesentlich körperlich konstituiert. Die Körperlichkeit des Willens kommt insbesondere dann zum Austrag, wenn sich, wie im Fall der Lebendorganspende, der Wille auf den „eigenen" Körper richtet. Mit der Körperlichkeit des Willens ist auch eine Verbindung gegeben zur Materialität von Willenspraktiken, die weiter unten betrachtet wird.

Drei Beiträge erschließen das Feld der Systemstellen des Willens (B). In ihrem Text „Die kommunikative Konstruktion des verkörperten Willens" untersucht die Soziologin *Gesa Lindemann* die sozialen Voraussetzungen dafür, dass überhaupt gesellschaftliche „Systemstellen" des Willens entstehen. Es ist historisch wie kulturell kontingent, dass Individuen als Alter Ego mit freiem Willen auftreten, und dass zudem nur Menschen in dieser Stellung anerkannt werden. Es sind soziokulturelle Kontexte bekannt, in denen auch Tiere oder Geister als Alter Ego fungieren. Auf der anderen Seite gibt es auch Konstellationen, in denen eine zentrale Voraussetzung der Zuschreibung eines freien Willens nicht besteht: in denen soziale Akteure nicht als dauerhafte, für sich bestehende Einheiten konzipiert sind, denen ein solcher Wille zugeschrieben werden kann. Gegenüber individualisierenden Konstellationen weist Lindemann auf solche Konstellationen einer „Dividualisierung" hin, in denen gerade die Beziehung und nicht die Relate der Beziehung als dauerhafte Einheit betrachtet werden. Im Vordergrund steht dann nicht der Wille des Einzelnen, sondern die aus der Beziehung resultierende Verpflichtung.

Die rechtlichen Anschlusspunkte für den Willen kartiert der Jurist *Adrian Schmidt-Recla* in seinem Beitrag „Das Recht als Willensgenerator. Juristische Konstruktionen zu Wille und Wollen". Das Recht verdankt sich nicht nur selbst Willensentschlüssen und übt eine gewisse Steuerungswirkung auf den Willen aus, sondern macht den Willen zum Gegenstand, wenn es Personen Herrschaftsbefugnisse über Sachen bzw. Personen zumisst. Wiederum erschließt sich auch hier der Wille erst von seinen Randzonen her: Dann, wenn sich eine Person nicht in einer juristisch definierten Randzone befindet, die durch Alter oder Krankheit bestimmt ist, wird sie rechtlich als willentlich und insofern verantwortlich handelnd in Anspruch genommen. Innerhalb der „Randzonen" wirft insbesondere der Begriff des „natürlichen Willens" als Interpretament für körperliches Verhalten nichteinwilligungsfähiger Menschen erhebliche Probleme auf, weswegen der Autor dafür plädiert, ihn aufzugeben. Damit ist, wiederum im Vorgriff auf den zweiten Hauptteil des Buches, bereits die Fallkonstellation des Umgangs mit den Willensäußerungen Demenzkranker (B) im Blick.

Auch die Medizinethik bietet eine Systemstelle für den Willen, indem dieser die Legitimation von Körperverletzungen als medizinische Behandlungen bereitstellt. Inwieweit aber sind bei Störungen des Willensvermögens (siehe dazu den Beitrag von Thomas Fuchs) bestimmte Verhaltensweisen von Patienten ethisch noch als Willensäußerungen aufzufassen? Und darf eine vehement vorgetragene Absichtsäußerung einer Patientin unter bestimmten Bedingungen um ihres (von Anderen) definierten Wohles willen missachtet werden? Diese Fragen diskutieren *Manuel Trachsel, Tanja Krones* und *Verina Wild* in ihrem Beitrag „Zwangsernährung oder *palliative care* bei chronischer *Anorexia nervosa*? Behandlungsstrategien aus medizinethischer Sicht". Ausgangspunkt ist eine fiktive Fallkonstellation, die auf realen Erfahrungen beruht: Eine junge Erwachsene mit lebensbedrohlicher Anorexie lehnt medizinische Eingriffe dezidiert ab. Kann im Sinne eines starken medizinischen Paternalismus hier eine Zwangsernährung gerechtfertigt werden? Eine prinzipienethische Diskussion führt zu keinem generalisierbaren Ergebnis, sondern verweist auf die komplizierte Topographie des Willens an seinen „Randzonen", der eine ebenso differenzierende Ethik und Praxis zu entsprechen haben.

Ethisch wie rechtlich trägt der Wille also erhebliche Lasten, indem er Leistungen der Handlungssteuerung und Handlungslegitimation erbringt. In dem Maße, in dem dies an den „Randzonen des Willens" thematisch wird, richtet sich der Blick auf die konkreten Kontexte, in denen der Wille abgefragt, zum Ausdruck gebracht, geprüft und zur Geltung gebracht wird. Dies betrachten die drei Beiträge der dritten Sektion (C) näher. Der Beitrag „Wollen machen. Die Rolle von Klinikseelsorgenden in Praktiken des Willens" von *Thorsten Moos* untersucht Prozeduren der Willensabforderung in der Klinik im praxistheoretischen Kontext. In einer Zweitauswertung von Daten einer Studie zum Umgang von Klinikseelsorgenden mit ethischen Fragestellungen zeigt er, wie Seelsorgende in die Erzeugung von Patientenwillen einbezogen sind und dabei etwa Routinen des seelsorglichen Gesprächs zu Willenspraktiken umcodiert werden. An anderer Stelle konterkarieren Seelsorgende die Zuschreibung eines Willens an Patienten und bringen dabei willensskeptische Positionen der theologischen Tradition zur

Geltung. In allen Willenspraktiken erscheint die Voraussetzung, die Patientin habe einen Willen, der nur noch ermittelt werden müsse, als hochgradig stabile Voraussetzung, der die Patienten und die mit ihnen Befassten kaum zu entgehen vermögen. Angesichts dessen ist zu fragen, ob die ethische Zentrierung der Achtung der Person eines Patienten auf die Achtung des Willens nicht in manchen Fällen eine ungebührliche Reduzierung darstellt.

Einen Gegenpol bildet der Beitrag „‚Der Wille' als eine verkörperte, soziale und narrative Praktik" der Kulturanthropologin *Cheryl Mattingly*, der hier erstmals in deutscher Übersetzung vorliegt.[59] Während der in der Klinik abgeforderte Wille durch Eindeutigkeit, zugeschriebene Urheberschaft, individuelle Stimmigkeit und relative Dauerhaftigkeit ausgezeichnet ist, sind Willenspraktiken im familiären Kontext ganz anders beschaffen. Aus einer Feldforschung mit afroamerikanischen Familien in Los Angeles, in denen Kinder mit schweren Erkrankungen oder Behinderungen leben, erhebt Mattingly ein Willensmodell, das vom Willen als Wahlhandlung deutlich abweicht. Der Wille zeigt sich eher als Refokussierung von Aufmerksamkeit und interne Reorientierung; er ist narrativ verfasst und auf ein Konzept des Selbst bezogen. Anstelle einer punktförmigen Wahlhandlung zeigt sich der Wille als verkörperte Praxis mit komplexer sozialer Einbettung und zeitlicher Struktur.

Der dritte Zugang zu den Willenspraktiken erfolgt vom theoretischen Kontext einer Anthropologie der Moral her. Im Beitrag „Der Wille in Fällen moralischer Devianz. Auf dem Wege zur Neueinschätzung eines vernachlässigten Begriffs?" nähert sich die Kulturanthropologin *Monika Heintz* einem Fall von milder sozialer Devianz in einer rumänischen Nichtregierungsorganisation. Dies tut sie in doppelter Perspektive: Aus der Sicht eines methodischen Individualismus scheint das Verhalten des jungen Angestellten, der die hohen Erwartungen an Arbeitsbereitschaft und „Selbstaufopferung" in der Organisation zwar akzeptiert, sich davon aber unter allerlei nicht sehr plausiblen Rechtfertigungsgründen distanziert, als Versuch eines Individuums, sich im Kontext divergierender moralischer Modelle einer postsozialistischen Gesellschaft zu positionieren und äußeren Druck und internen Antrieb zum Ausgleich zu bringen. Vom Standpunkt eines Interaktionismus, der soziale Interaktionen mikrosoziologisch analysiert, wird der Gegensatz zwischen gegebenen moralischen Modellen einerseits und individueller Positionierung andererseits überwunden. Im Kontext einer locker geführten sozialen Organisation wird ein Beziehungsgefüge moralischer Verhandlungen sichtbar. Die hochmotivierte Arbeit der anderen wird zu einer

59 Es handelt sich um eine überarbeitete Version von Mattingly 2010.

Willensäußerung, angesichts derer sich der ‚deviante' Angestellte einem beständigen Rechtfertigungsdruck gegenüber sieht. Der Wertehorizont der Organisation und so etwas wie ein ‚kollektiver Wille' sind das Resultat einer beständigen Praxis der Versicherung und Wiederverhandlung der interagierenden Akteure. Eine solche konzeptionelle Rahmung des Willens im Kontext mikrosoziologisch zugänglicher sozialer Interaktionen dürfte wiederum auch für die Analyse des Willens an seinen Randzonen fruchtbar sein.

II. *Paradigmatische Entscheidungskonstellationen:* Im zweiten Teil des vorliegenden Bandes werden drei exemplarische Fallkonstellationen konkret, praxisbezogen und in dialogischer Form verhandelt. Jeweils werden zunächst einer oder mehrere Fälle aus der medizinischen Praxis vorgestellt und dann in drei kurzen Beiträgen aus verschiedenen Perspektiven diskutiert. Ein fünfter Beitrag zur jeweiligen Fallkonstellation fasst die Diskussion, die auf der Tagung stattfand, zusammen.

Die erste Fallkonstellation (A) ist die der Spende von Blutstammzellen durch Minderjährige, die der Pädiater *Matthias Eyrich* anhand von drei Fällen mit Kindern und Jugendlichen unterschiedlicher Altersgruppen vorstellt. Im Zentrum der folgenden Diskussion steht der Fall einer Neunjährigen, die für ihren lebensbedrohlich erkrankten Bruder Stammzellen spenden soll, aber vor dem Eingriff Angst hat und von der Familie dazu gedrängt wird. Die Philosophin *Christina Schües* diskutiert verschiedene Rechtfertigungsmodelle, die in der Literatur für die Zulässigkeit eines medizinisch nicht indizierten Eingriffs an Minderjährigen gegeben werden. Ihre Diskussion der dargestellten Fälle widmet sich insbesondere dem Dilemma, dass bei älteren Kindern eine Nichtbeachtung des Kindeswillens als unangemessen angenommen wird, andererseits die Ablehnung durch das Spenderkind aufgrund der vorliegenden Konstellation (lebensbedrohliche Erkrankung des einen Geschwisters; relativ geringes Risiko für das andere) als undenkbar erscheint. Angesichts dieses Dilemmas richtet sich die Aufmerksamkeit auf die konkrete Verfasstheit der Kommunikation innerhalb der Familie und nach außen. In kritischer Auseinandersetzung mit den von Schües genannten Rechtfertigungsmodellen diskutiert der Philosoph *Alexander Bagattini* insbesondere den Begriff des Kindesinteresses. Auch die Psychologin *Gertrud Nunner-Winkler* bezieht sich auf die Rechtfertigungsmodelle und diskutiert diese vor dem Hintergrund der jeweiligen psychischen Konstellationen. Ethisch plädiert sie dafür, von einer Pflicht zur Spende auszugehen. Doch wie kann dem sich entwickelnden Willensvermögen des Kindes ethisch wie praktisch Rechnung getragen werden, ohne dem Kind untragbare Verantwortungslasten aufzubürden oder es allein zum Objekt der Entscheidungen anderer zu machen? Um diese Frage kreiste auch die anschließende Diskussion, in der insbesondere zwischen einer nichtgraduierbaren Achtung der Subjektqualität des Kindes einerseits und einer abgestuften Achtung des aktualen Willens andererseits zu unterscheiden versucht wurde. Jedenfalls wurde deutlich, dass das Problem des Umgangs mit den Willen in dieser „Randzone" nicht allein durch ein geschicktes Rechtfertigungsmodell zu lösen ist (das ohnehin von konkreten Willenspraktiken in der Regel unterlaufen wurde). So erlaubt seit 2007 das Medizinrecht erstmalig die geschwisterliche Stammzelltransplantation bei Minderjährigen und schreibt dabei eine bestimmte Vorgehensweise vor, die allerdings in der Praxis weitgehend außer Acht gelassen wird.

Im Fokus der zweiten Fallkonstellation (B) stehen brisante Lebensentscheidungen am Lebensende in der Situation der Demenz. Entscheidungskonstellationen sind brisant, wenn es um existentielle Fragen in der medizinischen Praxis geht. Denn wenn Menschen neuropsychiatrisch und somatisch erkrankt sind, ist oft auch ihre Fähigkeit, eine Willensentscheidung zu treffen, eingeschränkt. Die Herausforderung ist dann, die Würde der Menschen zu achten, das Leben zu schützen und ihren Willen zu respektieren. Diese drei Eckpfeiler der Therapieentscheidungen im medizinischen Kontext sind nicht immer belastbar, wie anhand zweier Fälle diskutiert wird. Der Mediziner und Medizinethiker *Ralf Jox* stellt erstens den berühmten Fall des Intellektuellen Walter Jens vor, der auch in der Presse diskutiert wurde. Walter Jens hatte in seiner Patientenverfügung deutlich gemacht, dass er im Falle der Demenz nicht weiterleben wolle. Doch als er tatsächlich in diese Lebenssituation geriet, war ihm plötzlich der Intellekt fern und die körperlichen Sinnesfreuden viel näher. Er empfand Lebensfreude an Dingen, die ihn vorher nie interessiert hatten. Die damals gemachte Patientenverfügung war vor dem Hintergrund des aktuellen Verhaltens zweifelhaft geworden. Zweitens stellt Jox den Fall der Balletttänzerin Frau D. vor. Sie wurde mit diagnostizierter Demenz ins Krankenhaus eingeliefert und verweigerte Pflegezuwendungen und Nahrungsangebote. Die Anlegung einer PEG-Sonde, einer künstlichen Ernährung mittels einer Magensonde, wurde vom Oberarzt angeordnet. Es lag keine Patientenverfügung vor. Kann aus dem Verhalten von Frau D. ein Wille hergeleitet werden, der hilfreich für oder gegen die Entscheidung der künstlichen Ernährung gewertet werden könnte? Die Diskussion über diese Fälle wird aus medizin- und bioethischer, phänomenologischer und juristischer Perspektive geführt. Der Bioethiker *Christoph Rehmann-Sutter* fragt vorrangig nach den zugrundeliegenden Bewertungsgrundlagen eines eigentlichen Willens; die Philosophin *Theda Rehbock* stellt ein Modell des leiblichen Ausdrucksverhaltens dar und arbeitet die Asymmetrien eines Lebenswillens und Sterbewillens, des Essens und Nicht-Essens heraus; und der Rechtswissenschaftler *Adrian Schmidt-Recla* gibt juristische Gründe an für die Unmöglichkeit, eine Patientenverfügung nachträglich zu *widerrufen*, und

Gründe für den Vorrang des aktuellen Verhaltens des Rechtssubjekts Walter Jens. Rechtlich gesehen ist der Arzt im Fall der Frau D. verpflichtet, im Zweifelsfalle – also weil der mutmaßliche Wille nicht ermittelt werden kann – eine künstliche Ernährung zu veranlassen. Die vielschichtigen Fragedimensionen der Tagungsdiskussion fasst *Christina Schües* zusammen.

Die dritte Fallkonstellation (C) richtet sich auf die freiwillige Teilnahme an einer klinischen Studie in Fällen, in denen die potentiell teilnehmende Person in ihrer Entscheidungs- oder Handlungsfähigkeit eingeschränkt ist. Der *informed consent* ist nicht nur ein Instrument der Ermittlung eines bestehenden Willens, sondern auch ein Instrument zur Willensgenerierung in einem Grenzbereich, wo die Willensabforderung selbst fragwürdig werden kann. Der Forschungsethiker *Kurt Racké* stellt zwei realistische Fälle vor, wie sie einer Forschungsethikkommission vorgelegt worden sein könnten. Im einen Fall sollen Patienten/-innen mit Symptomen eines Herzinfarkts freiwillig in eine Studie zum Vergleich zweier Behandlungsprotokolle eingeschlossen werden, im zweiten geht es um eine Studie zur anti-dementiven Wirkung eines neuen Medikaments bei Patienten/-innen mit Demenz. In einem ersten Kommentar diskutiert der Bioethiker *Bert Heinrichs* den Ansatz von Neil Manson und Onora O'Neill als eine Neuinterpretation der Kommunikation, die im Kontext des *informed consent*-Verfahrens eine Rolle spielt. Auf dieser Grundlage analysiert er die Veränderungen in der Zuschreibung von Rechten und Pflichten, die mit einer Einwilligung verbunden sind. Die Ethikerin *Simone Aicher* argumentiert, dass es auch darum gehe, die Entscheidungsfähigkeit in solchen Situationen zu fördern. Dazu sieht sie im zweiten Fall (Demenzmedikament) eher die Möglichkeiten gegeben als im ersten Fall, wo die Patienten/-innen ihren Ärzte/-innen ausgeliefert sind und kaum in der Lage sein können, die fürsorgende Rolle von der forschenden Rolle ihrer ärztlichen Vertrauensperson zu unterscheiden. Die Philosophin *Theda Rehbock* eröffnet schließlich eine Perspektive der Menschenwürde auf Grundlage der Philosophie von Immanuel Kant und kritisiert die pragmatische Legitimation mittels angepasster Zustimmungsverfahren in beiden Szenarien als ungültig.

Die Diskussionen der drei Fallkonstellationen aus der Praxis zeigen sehr deutlich die Schwierigkeiten, dass einerseits auf der Grundlage des bestehenden Werte- und Normsystems eine Willensäußerung gefordert ist, dass es aber andererseits in der Praxis zuweilen hochgradig diffus und unsicher bleibt, was als Wille zählt, und vor allem, wie er in den Randzonen gefunden, erkannt und gedeutet werden kann.

In einem abschließenden *Ausblick* werden einige Forschungsdesiderate und offene Fragen formuliert, die sich ausgehend von den Beiträgen dieses Bandes abzeichnen.

IV. Literatur

American Academy of Pediatrics: "Policy statement, Children as Hematopoietic Stem Cell Donors". In: *Pediatrics* 5, 2010, S. 982–984.

Arendt, Hannah: *Über das Böse. Eine Vorlesung zu Fragen der Ethik*. Piper: München et al. 2012.

Arendt, Hannah: *Vom Leben des Geistes. Band 2: Das Wollen*. Piper: München 1989.

Augustinus, Aurelius: *Confessiones*. Übersetzung von Wilhelm Thimme. Sammlung Tusculum: Düsseldorf et al. 2004.

Augustinus, Aurelius: *Schriften gegen die Pelagianer*. Augustinus-Verlag: Würzburg 1955.

Axt-Piscalar, Christine: *Ohnmächtige Freiheit. Studie zum Verhältnis von Subjektivität und Sünde*. Mohr: Tübingen 1993.

Beauchamp, Tom L. / Childress, James F.: *Principles of Biomedical Ethics*. New York 2009.

Beck, Ulrich: *Risikogesellschaft*. Suhrkamp: Frankfurt a. M. 2007.

Benhabib, Seyla: *Situating the Self: Gender, Community and Postmodernism in Contemporary Ethics*. Routledge: New York 1992.

Berger, Peter L.: *Der Zwang zur Häresie. Religion in der pluralistischen Gesellschaft*. Herder: Frankfurt a. M. 1980.

Bieri, Peter: *Das Handwerk der Freiheit. Über die Entdeckung des eigenen Willens*. Fischer: Frankfurt a. M. 2003.

Bröckling, Ulrich / Krasmann, Susanne / Lemke, Thomas: *Gouvernementalität in der Gegenwart*. Suhrkamp: Frankfurt a. M. 2000.

Coester-Walten, Dagmar: „Reichweite und Grenzen der Patientenautonomie von Jungen und Alten – Ein Vergleich". *Medizinrecht* 30, 2012, S. 553–560.

Conradi, Elisabeth: *Take Care. Grundlagen einer Ethik der Achtsamkeit*. Campus: Frankfurt a. M. 2001.

Coulter, Angela / Magee, Helen: *The European Patient of the Future*. Open University Press: Maidenhead 2003.

Dettenborn, Harry: *Kindeswohl und Kindeswille. Psychologische und rechtliche Aspekte*. Reinhardt: München 2007.

Deutscher Ethikrat: *Demenz und Selbstbestimmung*. Stellungnahme. Berlin 2012.

Dülmen, Richard van: *Die Entdeckung des Individuums*. Fischer: Frankfurt a. M. 2002.

Frankfurt, Harry: *Freiheit und Selbstbestimmung. Ausgewählte Texte*. Herausgegeben von Monika Betzler und Barbara Guckes. Akademie Verlag: Berlin 2001.

Faden, Ruth / Beauchamp, Tom L.: *A History and Theory of Informed Consent*. Oxford University Press: New York 1986.

Fuchs, Thomas / Schwarzkopf, Grit: *Verantwortlichkeit – nur eine Illusion?* Schriften des Marsilius-Kollegs 3, Heidelberg 2010.

Gilligan, Carol: *Die andere Stimme. Lebenskonflikte und Moral der Frau*. Piper: München 1982.

Gisel, Pierre: „Wille / Willensfreiheit IV: Systematisch-Theologisch". *Theologische Realenzyklopädie 36*, Berlin et al. 2004, S. 97–104.

Goldstein, Joseph et al.: *Das Wohl des Kindes. Grenzen des professionellen Handelns*. Suhrkamp: Frankfurt a. M. 1988.

Graf, Friedrich W.: *Theonomie. Fallstudien zum Integrationsanspruch neuzeitlicher Theologie*. Gütersloher Verlagshaus Mohn: Gütersloh 1987.

Herrmann, Wilhelm: *Ethik* (5. Auflage). Mohr: Tübingen 1913.

Illhardt, Franz-Josef (Hrsg.): *Die ausgeblendete Seite der Anatomie. Kritik eines bioethischen Prinzips*. LIT: Münster 2008.

Jonas, Hans: *Das Prinzip Verantwortung – Versuch einer Ethik für die technologische Zivilisation*. Suhrkamp: Frankfurt a. M. 1984.

Jox, Ralf J.: „Bewusstlos, aber autonom?! Ethische Analyse stellvertretender Entscheidungen für einwilligungsunfähige Patienten". *Ethik in der Medizin* 16(4), 2004, S. 401–414.

Kalitzkus, Vera: *Biomedizin und Gesellschaft. Ein ethnologischer Blick auf die Biomedizin*. Band 2 von Institut Mensch, Ethik und Wissenschaft: Berlin 2003.

Kant, Immanuel / Weischedel, Wilhelm (Hrsg.): *Werke*. Suhrkamp: Frankfurt a. M. 1974ff.

Klein, Andreas: *Ich bin so frei. Willensfreiheit in der philosophischen, neurobiologischen und theologischen Diskussion*. Neukirchener Verlagsgesellschaft: Neukirchen-Vluyn 2012.

Köchy, Kristian / Stederoth, Dirk (Hrsg.): *Willensfreiheit als interdisziplinäres Problem*. Verlag Karl Alber: Freiburg 2006.

Kohlberg, Lawrence: *Die Psychologie der Moralentwicklung*. Suhrkamp: Frankfurt a. M. 1996.

Konrad, Monica: *Nameless Relations. Anonymity, Melanesia, and Reproductive Gift Exchange between British Ova Donors and R*. Berghahn Books: New York 2005.

Kühn, Anna-Lisa: „Tagungsbericht ‚Die Autonomie vulnerabler Patienten'". *Medizinrecht* 30, 2012, S. 512–513.

Levinson, Jack: *Making Life Work*. University of Minnesota Press: Madison 2010.

Libet, Benjamin: "Unconscious Cerebral Initiative and the Role of Conscious Will in Voluntary Action". *Behavioral and Brain Sciences* 8, 1985, S. 529–566.

Libet, Benjamin et al.: "Time of Conscious Intention to Act in Relation to Onset of Cerebral Activity (Readiness-Potential)". *Brain* 106, 1983, S. 623–642.

Locke, John: *Essay über den menschlichen Verstand*, herausgegeben von Udo Thiel. Akademie-Verlag: Berlin 1997.

Luther, Martin: *De servo arbitrio Martini Lutheri ad D. Erasmum Roterodamum*. Wittenberg 1562.

MacKenzie, Catriona: "Relational Autonomy, Normative Authority and Perfectionism". *Journal of Social Philosophy* 39(4), 2008, S. 512–533.

Mattingly, Cheryl: "Moral Willing As Narrative Re-Envisioning". In: Murphy, Keith M. / Throop, Jason (Hrsg.): *Toward an Anthropology of the Will*. Stanford University Press: Stanford 2010, S. 50–68.

McLeod, Carolyn / Sherwin, Susan: "Relational Autonomy, Self-Trust, and Health Care for Patients Who Are Oppressed". In: MacKenzie, Catriona / Stoljar, Natalie (Hrsg.): *Relational Autonomy: Feminist Perspectives on Automony, Agency, and the Social Self*. Oxford University Press: Oxford 2000, S. 259–279.

Micali, Stefano: „Genetische Phänomenologie der Person". In: Römer, Ingo / Wunsch, Matthias (Hrsg.): *Person: Anthropologische, phänomenologische und analytische Perspektiven*. Mentis Verlag: Münster 2014, S. 81–100.

Mittelstraß, Jürgen: „Der arme Wille. Zur Leidensgeschichte des Willens in der Philosophie". In: Heckhausen, Heinz / Gollwitzer, Peter M. / Weinert, Franz E. (Hrsg.): *Jenseits des Rubikon. Der Wille in den Humanwissenschaften*. Springer: Berlin 1987, S. 33–48.

Mol, Annemarie: *The Logic of Care. Health and the Problem of Patient Choice*. Routledge: London 2011.

Moos, Thorsten et al.: *Ethik in der Klinikseelsorge. Empirie, Theologie, Ausbildung*. Vandenhoek & Ruprecht: Göttingen 2016.

Moos, Thorsten: „Nicht ohne seinen Willen. Theologisch-ethische Überlegungen zur Gewebespende eines Geschwisterkindes". In: Schües, Christina / Rehmann-Sutter, Christoph: *Rettende Geschwister. Ethische Aspekte der Einwilligung in der pädiatrischen Stammzelltransplantation*. Mentis: Paderborn 2015, S. 189–213.

Murphy, Keith M. / Throop, Jason (Hrsg.): *Toward an Anthropology of the Will*. Stanford University Press: Stanford 2010.

O'Neill, Onora: *Autonomy and Trust in Bioethics*. Cambridge University Press: Cambridge 2005.

O'Neill, Onora: *A Question of Trust*. The BBC Reith Lectures 2002. Cambridge University Press: Cambridge 2002.

Pearce, John: "Consent to Treatment during Childhood. The Assessment of Competence and Avoidance of Conflict". *British Journal of Psychiatry* 165(6), 1994, S. 713–716.

Pesch, Otto H.: „Wille / Willensfreiheit I. Philosophisch". *Theologische Realenzyklopädie* 36, Berlin et al. 2004, S. 55–97.

Petzold, Hilarion G. (Hrsg.): *Wille und Wollen*. Vandenhoeck und Ruprecht: Göttingen 2001.

Piaget, Jean: *Das moralische Urteil beim Kinde*. Klett-Cotta: Stuttgart 1983.

Quante, Michael: *Menschenwürde und personale Autonomie*. Felix Meiner Verlag: Hamburg 2010.

Reckwitz, Andreas: „Grundelemente einer Theorie sozialer Praktiken. Eine sozialtheoretische Perspektive". *Zeitschrift für Soziologie* 32, 2003, S. 282–301.

Rehmann-Sutter, Christoph / Porz, Rouven / Scully, Jackie L.: "How to Relate the Empirical to the Normative. Toward a Phenomenologically Informed Hermeneutic Approach to Bioethics". *Cambridge Quarterly of Healthcare Ethics* 21, 2012, S. 436–447. DOI 10.1017/S0963180112000217.

Ross, Lainie: *Children, Families and Health Care Decision Making*. Oxford University Press: Oxford 1998.

Schleiermacher, Friedrich: *Ethik*. Herausgegeben von Hans Joachim. Hamburg 1981 [1812/13].

Schöne-Seifert, Bettina: *Grundlagen der Medizinethik*. Kröner Taschenbuch: Stuttgart 2007.

Schües, Christina. „Dem Willen des Kindes folgen? Das Kindeswohl zwischen Gegenwart und Zukunft". In: id. / Rehmann-Sutter, Christoph (Hrsg.): *Rettende Geschwister. Ethische Aspekte der Einwilligung in der pädiatrischen Stammzelltransplantation*. Mentis: Münster 2015, S. 215–239.

Schües, Christina / Rehmann-Sutter, Christoph (Hrsg.): *Rettende Geschwister. Ethische Aspekte der Einwilligung in der pädiatrischen Stammzelltransplantation*. Mentis: Münster 2015.

Schües, Christina / Rehmann-Sutter, Christoph: „Hat ein Kind eine Pflicht, Blutstammzellen für ein krankes Geschwisterkind zu spenden?". *Ethik in der Medizin*, Online first, 2012, DOI 10.1007/s00481-012-0202-z.

Scully, Jackie L. / Porz, Rouven C. / Rehmann-Sutter, Christoph: "'You Don't Make Genetic Test Decisions from One Day to the Next': Using Time to Preserve Moral Space". *Bioethics* 21(4), 2007, S. 208–217.

Seebaß, Gottfried et al.: „Wille / Willensfreiheit". *Theologische Realenzyklopädie* 36, Berlin et al. 2004, S. 55–107.

Taupitz, Jochen: „Medizinische Forschung an jungen und alten Patienten". *Medizinrecht* 30, 2012, S. 583–588.

Tillich, Paul: *Der Mut zum Sein*. De Gruyter: Stuttgart 1953.

Tugendhat, Ernst: *Anthropologie statt Metaphysik*. Beck: München 2007.

Vogt, Peter: „‚Keine innewohnende Vollkommenheit in diesem Leben!' Zinzendorfs Einspruch gegen die Heiligungslehre John Wesleys". *Theologie für die Praxis* 30, 2004, S. 68–82.

Vollmann, Jochen: „Einwilligungsfähigkeit als relationales Modell. Klinische Praxis und medizinethische Analyse". *Nervenarzt* 9, 2000, S. 709–714.

Walker, Margaret U.: *Moral Understandings. A Feminist Study in Ethics.* Oxford University Press: Oxford 2007.

Weilert, Katarina: „Das Kindeswohl und die Knochenmarkspende Minderjähriger aus verfassungsrechtlicher Perspektive". *Rechtswissenschaft* 3, 2012, S. 292–329.

Wiesemann, Claudia et al. (Hrsg.): *Das Kind als Patient, Ethische Konflikte zwischen Kindeswohl und Kindeswille.* Campus: Frankfurt a. M. 2003.

Wundt, Wilhelm: *Grundriß der Psychologie.* 15. Auflage. Verlag Wilhelm Engelmann: Leipzig 1922[1896].

I. Beschreibungshinsichten

A) Der Wille aus der Perspektive der Ersten Person

Thomas Fuchs

Wollen können

Wille, Selbstbestimmung und psychische Krankheit

Ein Patient verharrt stundenlang gebannt vor einer Jacke oder einem Glas Wasser, bevor er das eine oder das andere zu ergreifen vermag. Eine andere Patientin versucht am Morgen aufzustehen und ins Bad zu gehen, liegt aber gegen Mittag noch immer im Bett, obgleich sie sich deshalb schwerste Vorwürfe macht. Ein Angestellter soll eine Vertriebskostenaufstellung anlegen, verliert sich aber in stundenlangen Überlegungen darüber, welches Ordnungsprinzip er der Aufstellung zugrunde legen sollte. Ein renommierter Autor hat sein Werk fast vollendet, kapituliert aber vor den letzten Zeilen und bringt es schließlich niemals zum Druck.

Wie es scheint, haben wir es hier mit unterschiedlichen, aber doch gravierenden Störungen des Willens oder willentlichen Handelns zu tun. Allerdings spielt der Begriff des Willens, vor 100 Jahren noch ein bedeutsames Konzept der Psychopathologie, in der gegenwärtigen Psychiatrie kaum noch eine Rolle.[1] Unter dem Einfluss der Psychoanalyse und des Behaviorismus, die beide – wenn auch aus unterschiedlichen Gründen – mit dem Willensbegriff nichts anfangen konnten, geriet er in der ersten Hälfte des letzten Jahrhunderts in Misskredit. In den neueren Kognitionswissenschaften ist der Komplex der sogenannten ‚exekutiven Funktionen' an seine Stelle getreten. Erst die Debatte um die Willensfreiheit hat in den letzten Jahren die Aufmerksamkeit wieder vermehrt auf die Frage gelenkt, ob und unter welchen Bedingungen wir willentlich und frei handeln können, d. h. aber auch, welche psychischen Störungen diese Freiheit beeinträchtigen oder aufheben. Die folgenden Untersuchungen gelten nicht der philosophischen Frage nach der Möglichkeit oder Unmöglichkeit der Willensfreiheit, sondern den Bedingungen, unter denen sich Menschen als frei Handelnde erleben oder aber in ihrer Entscheidungs- und Handlungsfähigkeit beeinträchtigt sind. Ich werde dazu zunächst den Begriff des Willens phänomenologisch beschreiben und seine hauptsächlichen Komponenten herausarbeiten. Auf dieser Grundlage untersuche

---

1 Eine Ausnahme bildet der von Hilarion Petzold und Johanna Sieper herausgegebene Sammelband: Petzold, Hilarion G. / Sieper, Johanna: *Der Wille, die Neurobiologie und die Psychotherapie. Band I: Zwischen Freiheit und Determination; Band II: Psychotherapie des Willens. Theorie, Methoden und Praxis.* Edition Sirius: Bielefeld et al. 2008.

ich dann die hauptsächlichen Formen der Willensstörungen in der Psychopathologie. Ein kurzer Ausblick gilt den Fragen der Einwilligungsfähigkeit.

I. Phänomenologie des Willens

Der Begriff des Willens ist nicht leicht zu fassen, da er ähnlich wie andere Substantivbildungen – „Ich", „Seele", „Bewusstsein" usw. – eine eigene psychische Instanz oder Entität zu bezeichnen scheint, die sich aber recht besehen in der Erfahrung so nicht finden lässt. Unbestreitbar ist nur, dass wir Dinge tun *wollen* – z. B. will ich an einem schönen Tag gerne einen Spaziergang machen, ich spüre die Lust dazu, überlege mir, wann und wohin ich gehen möchte und realisiere dann schließlich mein Vorhaben, indem ich meine Schuhe anziehe und aus dem Haus gehe. Aber wo in diesen Abläufen finden wir „den Willen"? Besser erscheint es wohl, mit dem Begriff eine Gesamtheit von zunehmend deutlichen und bewussten psychischen Funktionen zu bezeichnen: Er umfasst dann

- zunächst einen elementaren, noch ungerichteten *Antrieb oder Drang;*
- dann *Triebe, Bedürfnisse oder Strebungen*, die auf ein erwünschtes Ziel gerichtet sind;
- weiter den Prozess der Willensbildung in einer Entscheidungssituation, der über die Phase des Abwägens bis zum Entschluss verläuft;
- die dem Entschluss entsprechende Willenshandlung oder Folge von Handlungen, die auf dem Wissen um Ziele und Mittel beruht;
- und schließlich die oft als *Willensstärke* bezeichnete Fähigkeit, an einem einmal getroffenen Entschluss gegen innere und äußere Widerstände festzuhalten.

Als *Wille im engeren Sinn* lässt sich dann die Fähigkeit bezeichnen, zwischen verschiedenen Verhaltensmöglichkeiten und ihnen entsprechenden Wünschen eine überlegte und freie Wahl zu treffen. Ergebnis dieser Willensbildung ist der Wille als Entschluss und die ihm entsprechende Einstellung, die man auch schriftlich niederlegen kann, sei es als Vertrag, Willensverfügung, letzten Willen usw. Eng mit dem freien Willen verknüpft ist der Begriff der *Selbstbestimmung*, verstanden als die Fähigkeit, in einer Wahlsituation einen nicht durch äußere Einflüsse oder Zwänge bestimmten, somit autonomen Willen zu bilden und in die Tat umzusetzen.

All dies setzt verschiedene höhere kognitive Funktionen voraus, etwa eine hinreichende Introspektionsfähigkeit, Situationsübersicht, Urteils- und Kritikvermögen – also Fähigkeiten, die zu einer grundsätzlichen Rationalität und damit Nachvollziehbarkeit der Entscheidungsbildung beitragen. Nicht vorausgesetzt ist hingegen eine Art metaphysischer Wille oder eine autonome psychische Instanz, die zu gegebener Zeit auf den Plan tritt und eine Entscheidung herbeiführt oder gar den Körper in Bewegung setzt. Einen solchen substanzialisierten Willen werden wir in der Analyse der Prozesse von Willensbildung, Entschluss und Handlung nirgendwo finden.

Um nun die Phänomenologie des Willens näher zu analysieren, unterscheide ich zwischen drei hauptsächlichen Momenten, nämlich der *Konation*, der *Inhibition* und der *Volition*.

- Unter *Konation* verstehe ich die Gesamtheit von Antrieb, Bedürfnissen und Motiven (‚Bewegkräften'), die zu einer Handlung führen können;
- *Inhibition* ist die Fähigkeit zur Hemmung von spontanen Triebimpulsen oder Bedürfnissen, eine wesentliche Voraussetzung für Willensbildung und Willensfreiheit;
- *Volition* schließlich bezeichnet den Prozess der eigentlichen Willensbildung und Willenshandlung.

1. Konation/Motivation

Beginnen wir mit der Konation, abgeleitet vom lateinischen *conatus* = Drang, Trieb, Streben. Dazu gehört zunächst der *Antrieb* als dynamisch-vitale Grundenergie des Organismus, die sich in der gespürten Vitalität, Frische, Energie oder Tatkraft manifestiert. Spezifischer gerichtet sind die *Triebregungen* wie etwa Hunger, Durst, Sexualtrieb oder Bewegungsdrang, sodann die Vielfalt menschlicher *Bedürfnisse und Strebungen* wie Nähe- und Zugehörigkeitsbedürfnis, Leistungs-, Geltungs- und Machtstreben, Neugier, Interesse, usw. Die Grundbedürfnisse eines Menschen sind unterschiedlich ausgeprägt und gehören zu seiner dauerhaften Persönlichkeitsstruktur. Noch konkreter ausgerichtet sind die *Motive* als anhaltende Dispositionen, Neigungen und Wünsche, die Beweggründe für Handlungen darstellen, etwa der Wunsch, eine Familie zu gründen, ein Instrument zu erlernen o. ä. Unter der *Motivation* können wir dann die Gesamtheit der jeweils aktuellen Triebe, Bedürfnisse und Motive verstehen, die zunächst die Ausrichtung und Auswahl des Verhaltens in einer gegebenen Situation begründen, im weiteren Verlauf dann auch zur Konsequenz und Zielstrebigkeit der Handlungsumsetzung beitragen. *Affekte* und *Impulse* schließlich bezeichnen momentane, meist rasch abklingende emotionale Regungen, die durch besondere Merkmale einer Situation hervorgerufen werden und ein eher spontanes Handeln induzieren.

2. Inhibition

Die ungehinderte Umsetzung eines Triebs oder Impulses wäre keine willentliche Handlung im eigentlichen Sinn, denn es fehlte ihr das Moment der Selbstkontrolle und Selbstbestimmung. Damit sie geschehen kann, muss eine *Hemmung* einsetzen, die dem Überlegen und Entscheiden Raum gibt. Diese für die Willensfreiheit zentrale *Suspension* primärer Impulse ist bereits von Locke beschrieben worden:

> Da der Geist, wie die Erfahrung zeigt, in den meisten Fällen die Kraft besitzt, bei der Verwirklichung und Befriedigung irgendeines Wunsches *innezuhalten* und mit allen andern Wünschen der Reihe nach ebenso zu verfahren, so hat er auch die Freiheit, ihre Objekte zu betrachten, sie von allen Seiten zu prüfen und gegen andere abzuwägen. Hierin besteht die Freiheit, die der Mensch besitzt … [Wir haben] die Kraft, die Verfolgung dieses oder jenes Wunsches zu unterbrechen, wie jeder täglich bei sich selbst erproben kann.[2]

Erst durch diese Hemmung ergibt sich die zeitliche Verzögerung, das Moratorium, das den Raum der Freiheit eröffnet. Vielfach entsteht dieses Moratorium auch aufgrund einer *Offenheit* der Situation, die mehrere Handlungsoptionen zulässt, also ambivalent oder polyvalent ist, so dass die Handlungsausrichtung erst durch eine Entscheidung bestimmt werden kann. Damit bedeutet das Auftreten polyvalenter Situationen auch eine vorübergehende Desorientierung, einen Konflikt, der gelöst werden muss. Das ist die Aufgabe der Willensbildung, die schon zum Komplex der *Volition* gehört.

3. Volition

Die *Volition* bezeichnet den Übergang von der *Konation* zur Handlung, und zwar in einer Situation von alternativen Möglichkeiten, die eine Wahl und Entscheidung erfordern. In der *Volition* bildet die Person selbst ihren Willen, von der Abwägung (*Deliberation*) bis zum Entschluss (*Dezision*), und das ist die Voraussetzung für das Freiheitserlebnis bei der schließlich resultierenden Handlung. „Ich habe das gewollt" bedeutet: Ich habe es mir, und sei es auch nur kurz, überlegt und mich dafür entschieden.

Die Willensbildung ist also zunächst ein Prozess der Überlegung, des Mit-sich-zu-Rate-Gehens, der Artikulation und Klärung von Motiven und Gründen. In virtuellen Probebewegungen nimmt die Person künftige Möglichkeiten vorweg, bedenkt ihre Vorteile, Risiken oder Hindernisse, und fühlt sich gewissermaßen in die künftigen Situationen ein, um so eine innere Stimmigkeit oder *Kohärenz* und damit eine Orientierung in der offenen Situation zu finden.[3] Dazu gehören auch

---

2 Locke, John: *Versuch über den menschlichen Verstand. Band 1.* Meiner: Hamburg 1981, 4, § 47.

3 Hans Thomae hat dies treffend als „Vorahmung" bezeichnet, worin „Vorahnung" ebenso wie „Nachahmung" anklingen und so das intuitiv-mimetische Moment der Antizipation zum Ausdruck bringen (Thomae, Hans: Der Mensch in der Entscheidung.

Überlegungen, die die Situation aus einer übergeordneten Perspektive beurteilen, etwa indem die Person die Interessen anderer oder moralische Gesichtspunkte miteinbezieht. Deutlich erkennbar wird hier der Zusammenhang von *Wollen* und *Denken:* Willensakte entstehen erst auf der Basis von Überlegungen und Denkprozessen, die zumindest ein gewisses Maß von Auffassungsvermögen, Situationsüberblick, Selbstdistanz und Rationalität erfordern. Die Autonomie der Person beruht nach der klassischen, vor allem auf Kant zurückgehenden Konzeption wesentlich auf der *Freiheit* und auf der *Rationalität* der Willensbildung.

Allerdings erfolgt diese Willensbildung in der Praxis keineswegs auf rein rationale oder streng systematische Weise. Vielmehr stellt sie eher einen dynamisch-kreativen Prozess dar, in dem bewusste und unbewusste Komponenten, Gefühle, Wünsche, Vorstellungen, Erwartungen, Überlegungen und Gründe einander wechselseitig beeinflussen. Die Intuition oder, wie man auch sagt, das „Bauchgefühl" spielen bei der Willensbildung eine wesentliche und häufig ausschlaggebende Rolle. Entscheidungen lassen sich daher nicht ausrechnen und auch nicht voraussehen. Kein psychologisches oder neurobiologisches Verfahren ist in der Lage, das freie Handeln einer Person mit absoluter Sicherheit vorherzusagen.

Bei hinreichender Klärung stellt sich im Abwägungsprozess schließlich ein Gefühl der Stimmigkeit oder Kohärenz ein: „Das ist das Richtige für mich", „das mache ich jetzt" – ein Gefühl, das nun in die *Entscheidung* oder den *Entschluss* mündet: Der Prozess der Abwägung muss aktiv zu einem Abschluss gebracht werden, der die möglichen Alternativen bis auf eine verwirft. Anderenfalls entsteht ein zunehmend unangenehmer, quälender Zustand der Entschlusslosigkeit bei gleichzeitigem Entscheidungsdruck, die bekannte „Qual der Wahl". Aber auch nach der getroffenen Entscheidung kann ein Gefühl mangelnder Selbstkongruenz bleiben, nämlich wenn sich die Person über zentrale Motive hinweggesetzt, zu keiner inneren Klärung und Stimmigkeit gefunden hat, so dass sie sich mit ihrer Entscheidung nicht wirklich identifizieren kann. Die Klärung und Artikulation des eigenen Wollens ist daher eine oft nicht leichte Aufgabe; sie setzt Introspektionsfähigkeit, Selbstkenntnis und nicht zuletzt Geübtheit und Erfahrung voraus, weshalb Peter Bieri treffend vom „Handwerk der Freiheit" gesprochen hat.[4]

Barth: München 1960). Cf. hierzu auch Fuchs, Thomas: „Was heißt ‚sich entscheiden'?" In: id. (Hrsg.): *Leib und Lebenswelt. Neue philosophisch-psychiatrische Essays*. Die Graue Edition: Kusterdingen 2008, S. 328–351.

4 Bieri, Peter: *Das Handwerk der Freiheit. Über die Entdeckung des eigenen Willens.* Hanser: München 2001.

Im sogenannten *Rubikon-Modell* der Willensbildung nach Heckhausen und Gollwitzer[5] bedeutet der Rubikon die psychische und zeitliche Schwelle im Entscheidungsprozess, die im Entschluss überschritten wird, abgeleitet vom Angriff Caesars auf Rom in der entscheidenden Situation des römischen Bürgerkrieges. Von diesem Moment an geht es nicht mehr um die Abwägung verschiedener Möglichkeiten in einer Haltung der Offenheit, sondern vielmehr um die *Schließung* des Möglichkeitsraums: Jetzt müssen alternative Optionen möglichst konsequent ausgeblendet oder zumindest in ihrem Wert gemindert werden, damit man sich ganz auf die Planung und Umsetzung der gewählten Handlung konzentrieren kann, von der ersten erforderlichen Körperbewegung bis zum Erreichen des eigentlichen Handlungsziels. Der *Willensakt,* also die aus der freien Entscheidung resultierende Handlung, ist eine körperliche Aktion, in der sich die Person, anders als bei reinen Trieb- oder Impulshandlungen, als selbst aktiv und frei erlebt. Häufig realisiert sich der gebildete Wille aber auch erst in einer Folge von Handlungen, die nur miteinander verbunden zu dem gewünschten Ziel führen – etwa wenn man sich entschließt, ein Essen zu kochen, eine Party zu veranstalten oder auch ein Studium zu absolvieren.

Zu solchen länger hingezogenen Willensäußerungen bedarf es in besonderem Maße der Intentionalität oder gerichteten Aktivität des Subjekts: zum einen in der Vorwegnahme des Ziels *(Antizipation)*, zum anderen in der sinnvollen Anordnung der geeigneten Handlungsschritte *(Sequenzierung),* dann aber auch wiederum in der Hemmung oder Ausblendung abweichender oder störender Impulse und Einfälle *(Inhibition).*[6] Je eindeutiger und folgerichtiger das Handeln, desto mehr ist die Person dabei mit sich im Einklang. Es geht darum, den *intentionalen Bogen* der Handlung bis zum Ziel hin zu spannen und aufrechtzuerhalten, was einer Verbindung aus Antizipation, Aufmerksamkeit und Beharrlichkeit bedarf, d. h. einer fortwährenden Steuerungs- und zugleich Hemmungsleistung – Funktionen, die in der kognitiven Psychologie auch unter dem Begriff der „exekutiven Funktionen". zusammengefasst werden.

Willensstärke ist die alltagspsychologische Bezeichnung für diese im Prozess der Handlung erforderte komplexe Fähigkeit. Sie setzt zum einen eine geklärte, also zumindest nicht mit hoher Ambivalenz getroffene Entscheidung voraus – anderenfalls

5 Heckhausen, Heinz / Gollwitzer, Peter M.: "Thought Contents and Cognitive Functioning in Motivational versus Volitional States of Mind". *Motivation and Emotion* 11, 1987, S. 101–120.

6 Mit Janzarik kann man auch von einer Desaktualisierung divergierender Gerichtetheiten sprechen (Janzarik, Werner: „Autopraxis, Desaktualisierung, Aktivierung und die Willensthematik". *Der Nervenarzt* 75, 2004, S. 1053–1060).

wird die Handlung immer wieder vertagt, oder abweichende Impulse lassen sich nicht unterdrücken, so dass der Betreffende womöglich seine Entscheidung ganz in Frage stellt und damit gewissermaßen an das Ufer vor dem Rubikon zurückkehrt. Zum anderen bedarf es einer Geübtheit und Festigkeit im Umgang mit entsprechenden Handlungsbögen, die wir auch dem persönlichen Charakter zuschreiben – man spricht in diesem Sinn auch von willensstarken oder –schwachen Persönlichkeiten –, die freilich auch durch kognitive und andere psychische Störungen vielfältig beeinträchtigt sein können.

Schließlich spielt für die Konsequenz und Beharrlichkeit der Willensumsetzung auch die unter 1. bereits erwähnte *Motivation* eine zentrale Rolle: Wie wichtig ist es mir, das konkrete Ziel zu erreichen, wie sehr identifiziere ich mich damit? Nach den „Erwartung-mal-Wert"-Modellen[7] ist die Motivation dabei einerseits abhängig vom Wert der erwarteten Befriedigung, andererseits von der Erfolgswahrscheinlichkeit der Handlung. So kann ein hoher Wert des Ziels geringe Erfolgsaussichten kompensieren, oder umgekehrt eine hohe Erfolgschance einen eher geringen Befriedigungswert ausgleichen. Hier können z. B. kognitive und verhaltenstherapeutische Interventionen ansetzen, die die Einschätzung der Situation modifizieren, die Verkoppelung von Motiv und Handlungsziel stärken und so die beabsichtigte Handlung erleichtern. Die erfolgreich ausgeführte Handlung mit ihren Resultaten in der Umwelt wird abschließend bewertet und hat als solche Auswirkungen auf die künftige Motivation, sei es im Sinne einer Zufriedenheit, Belohnung und Verstärkung, oder aber im Sinne einer Enttäuschung und entsprechenden Dämpfung der Motivation.

II. Psychopathologie der Willensstörungen

Auf dieser phänomenologischen Grundlage lässt sich nun auch die Psychopathologie der Willensstörungen in drei Gruppen gliedern, wobei es im Einzelnen auch Kombinationen und Überschneidungen gibt:

1. Störungen der Konation (Antriebsmangel oder –überschuss)
2. Störungen der Inhibition (Hemmungsmangel oder –überschuss)
3. Störungen der Volition (Störungen der Willensbildung, Ambivalenz, Intentionalitätsstörung, „Willensschwäche")

---

7 Etwa bei Lawler, Edward E. / Porter, Lyman W.: "The Effect of Performance on Job Satisfaction". *Industrial Relations: A Journal of Economy and Society* 7, 1967, S. 20–28; Wigfield, Allan / Eccles, Jacquelynne S.: "The Development of Achievement Task Values: A Theoretical Analysis". *Developmental Review* 12, 1992, S. 265–310.

Im Folgenden werde ich diese drei Gruppen von Willensstörungen anhand von psychopathologischen Beispielen darstellen. Vorweg sei bemerkt, dass die dabei zugrunde liegenden Erkrankungen von sehr verschiedener Art sind; es kann sich um psychogen-neurotische Störungen, funktionelle Erkrankungen wie etwa Psychosen und organische Hirnschädigungen handeln. Die Einteilung folgt also grundsätzlich der Phänomenologie des Willens, innerhalb der drei Gruppen können jedoch ätiologisch ganz unterschiedlich geartete Krankheiten auftreten. Die psychopathologischen Phänomene sind andererseits geeignet, die in Teil I anhand normalpsychologisch ablaufender Willenstätigkeiten gewonnenen Einsichten durch den Kontrast zu schärfen.

1. Störungen der Konation

Zu den Störungen der Konation gehören zunächst Antriebsverlust auf der einen, Antriebssteigerung auf der anderen Seite, wie sie sich vor allem in der Depression bzw. in der Manie manifestieren können. So geht vor allem die schwere, gehemmte Depression mit einem Verlust des Antriebs einher, der selbst alltägliche Handlungen zu einem schier unüberwindlichen Hindernis werden lässt.

> Am Morgen wollte ich aufstehen und mich duschen, aber es dauerte drei Stunden, bis ich mich auch nur aufraffen konnte, ins Bad zu gehen (Patientin der eigenen Klinik).

> Ich sage mir: Du musst etwas tun; aber während ich es sage, setze ich mich trotzdem auf den nächsten Stuhl und starre vor mich hin. Sowie ich allein war, machte ich es so, und dabei spürte ich, wie dies Hin und Her zwischen Wollen und Nicht-Wollen an meinen Nerven riss.[8]

Die Patientin im ersten Beispiel vermag also den bereits konkret gefassten Entschluss nicht in die Handlung umzusetzen, da ihr gleichsam der ‚Wind in den Segeln' fehlt. Im zweiten Fall bleibt es bei einem allgemeinen Entschluss, der sich aber nicht zu einem bestimmen Handlungsziel konkretisiert und so erst recht wirkungslos bleibt. Einsichtig wird, wie quälend die Aufforderung, sich ‚zusammenzureißen', für den Depressiven sein muss – die Antriebshemmung lässt alle solchen Appelle oder Vorsätze ins Leere laufen, denn das bloße Wollen oder Sollen auf einem gedanklichen Niveau bleibt wirkungslos, solange der erforderliche vitale Antrieb dazu fehlt, zumal sich die bleierne Schwere und Erstarrung des Leibes

---

8 Tellenbach, Hubertus: *Melancholie. Problemgeschichte, Endogenität, Typologie, Pathogenese, Klinik*. Springer: Berlin et al. 1983, 152.

in der Depression diesem Wollen geradezu widersetzt.[9] Die vermeintlich selbst verursachte Willensschwäche verstärkt nur die Selbstvorwürfe und Schuldgefühle der Patienten, denn sie erleben ihr Nicht-Können als moralisches Versagen: „Wenn ich nur wirklich wollte, könnte ich schon."

Als *Aboulie* oder krankhafte Willensschwäche bezeichnet man in der Psychopathologie allgemein das Unvermögen, einen gefassten Willen, Vorsatz oder Entschluss zur Ausführung zu bringen, sei es aufgrund von Antriebs-, Kraft- und Initiativlosigkeit, psychomotorischer Hemmung oder allgemeiner Apathie. Es kann in der Folge zum völligen Verlust von Willenskraft und Interesse kommen, so dass die Betroffenen an ihrer Umwelt nicht mehr teilnehmen und schließlich in soziale Isolation geraten. Ursachen sind nicht nur Depressionen, sondern auch chronische Schizophrenien oder diffuse und lokale Hirnschädigungen (v. a. das Frontalhirn, die Basalganglien oder den Thalamus betreffend). So beschreibt Conrad das schwere Antriebsdefizit bei chronisch Schizophrenen treffend als „Syndrom der gebrochenen Feder":

> Der Kranke vermag überhaupt keine Bedürfnisspannung mehr auszubilden, und bleibt, wohin man ihn auch stellt, stehen, wie eine Uhr mit gebrochener Feder. Sobald man aber von außen den fehlenden Antrieb ersetzt, ihn antreibt, etwas zu tun, dann vermag er jede beliebige Tätigkeit eine kurze Weile auszuführen, bleibt aber sehr bald wieder stehen, wie jene Uhr, die ein paar Schläge macht, wenn man sie schüttelt.[10]

Einen *Überschuss der Konation* finden wir auf der anderen Seite bei der Manie. Sie ist gekennzeichnet durch eine allgemeine Antriebssteigerung und grundlos gehobene Stimmung, durch ein Übermaß an Initiative, Einfallsreichtum und Wagemut bis zur bedenkenlosen Draufgängerei. Maniker stehen sehr früh am Tag auf, um verschiedenste Projekte zu beginnen, die sie aber dann ebenso rasch wieder fallen lassen; sie reden viel, laut und gestikulierend; sie reisen herum und mischen sich in alles Mögliche ein, was sie nichts angeht. Dabei sind sie kaum ermüdbar, brauchen nur ein Minimum an Schlaf und geben sich jünger und vitaler, als es ihren Jahren entspricht. Ihr Taten- und Bewegungsdrang ist schier unbezähmbar, was aber auch bedeutet, dass sie sich selbst keine Hemmungen und Beschränkungen auferlegen können. Manien beeinträchtigen insofern die freie Willensbestimmung und können durchaus mit dem Verlust der Geschäftsfähigkeit einhergehen.

---

9 Fuchs, Thomas: "Corporealized and Disembodied Minds. A Phenomenological View of the Body in Melancholia and Schizophrenia". *Philosophy, Psychiatry & Psychology* 12, 2005, S. 95–107.

10 Conrad, Klaus: *Die beginnende Schizophrenie. Versuch einer Gestaltanalyse des Wahns.* Thieme: Stuttgart 1992, 127.

Betrifft die Manie den Antrieb und die von ihm gespeisten Triebe insgesamt, so finden wir eine *Übermacht einzelner Triebregungen* in allen Formen der Sucht oder Abhängigkeit (seien es von Drogen, Alkohol, Medikamenten, Glücksspiel oder anderem Verhalten). Der Süchtige wird buchstäblich ein Getriebener: Periodisch oder dauerhaft leidet er unter einem meist unüberwindbaren Verlangen, das zu Kontrollverlust, zwanghaftem Konsum und einer fortschreitenden Vernachlässigung anderer Aktivitäten oder Verpflichtungen führt. Kraftlos gleiten alle Überlegungen, Einsichten und guten Vorsätze am süchtigen Verlangen ab, weshalb die Abhängigkeitserkrankungen erneut die Ohnmacht des rein verstandesmäßigen Wollens deutlich machen, anders als bei der Depression aber nicht angesichts fehlenden vitalen Antriebs, sondern vielmehr gegenüber massiven leiblichen Triebregungen. Der Süchtige ist daher im Sinne Frankfurts[11] unfrei, insofern er zwar zu „Volitionen zweiter Ordnung" *(second-order volitions)* gelangt – „Ich will diese Sucht nicht haben bzw. ihr nicht nachgeben" – diese jedoch nicht wirksam zu machen vermag. Die gegenläufigen Richtungen und Motive des Wollens und Nicht-Wollens sind gewissermaßen auf verschiedenen Niveaus der Person angesiedelt, wobei sich die vital-triebhafte Schicht in der Regel als überlegen erweist.

2. Störungen der Inhibition

Auch bei den Störungen der Inhibition können wir wieder eine *Enthemmung* auf der einen und eine *übermäßige Hemmung* auf der anderen Seite unterscheiden. Geht ein Trieb oder Impuls ungehemmt und ohne eine wenigstens kurzdauernde Überlegung in eine Aktion über, sprechen wir nicht von einer Willens-, sondern von einer *Trieb- oder Impulshandlung*, die subjektiv mit dem Gefühl des Getrieben- oder Überwältigtwerdens erlebt wird. Hier ist also die Inhibition gegenüber der Konation so geschwächt, dass die Impulskontrolle oder Selbstbeherrschung nicht mehr gelingt. Eine eigentliche Entscheidung zur Handlung kommt daher gar nicht zustande, vielmehr kann sie willentlich gar nicht oder doch nur schwer verhindert werden. Störungen der Inhibition finden sich häufig in hochgradig affektgeladenen Zuständen, aber auch bei impulsiv-unbeherrschten Persönlichkeiten, denen man in der klassischen Temperamentenlehre einen „cholerischen" Charakter zusprach.

Die Fähigkeit zur Hemmung spontaner Impulse wird in der Neuropsychologie den sogenannten *exekutiven Kontrollfunktionen* zugeschrieben, die im Verlauf

---

11 Frankfurt, Harry G.: "Freedom of the Will and the Concept of a Person". *The Journal of Philosophy* 68, 1971, S. 5–20.

der Kindheit erworben werden.[12] Dabei bilden sich durch Einübung von Impulsunterdrückung und Verhaltensaufschub – nicht zuletzt unter erzieherischem Einfluss – hemmende Bahnen vom Frontalhirn zum limbischen System heraus, die den Fähigkeiten der Selbstkontrolle entsprechen.[13] Psychopathologisch zeigen sich Inhibitionsstörungen etwa bei der Aufmerksamkeits-Hyperaktivitätsstörung (ADHS) oder bei Borderline-Persönlichkeitsstörungen vom impulsiven Typus, in denen aufgrund von massiven negativen Affekten und Spannungszuständen die Einübung von Impulskontrolle bereits von Kindheit an nicht gelingt. Die Formen impulsiver Verhaltensweisen reichen von Fressanfällen (Bulimie) über zwanghaftes Kaufen, Spielen oder Stehlen (Kleptomanie) bis zu Aggressionsdurchbrüchen, Selbstverletzungen oder Suizidversuchen.

Eine *übermäßige Hemmung* kennzeichnet auf der anderen Seite sogenannte schizophrene Bannungszustände bis hin zum katatonen Stupor: Die Patienten können keinen Willensentschluss mehr umsetzen, aber nicht aus Antriebsverlust, sondern weil sie sich wie gebannt oder gelähmt fühlen:

> Die Patientin lag im Bett, hörte Gerumpel an der Tür; es kam ‚etwas' herein, bis ans Bett. Sie fühlte es wie eine Hand den Körper bis zum Hals heraufkommen und konnte sich nicht rühren, nicht einmal schreien, sie war wie gebannt.[14]

Ähnliche Hemmungszustände lassen sich bei organischen Hirnläsionen wie etwa Schädigungen des orbitofrontalen Kortex beobachten, mit verlangsamten Bewegungen, Sprachverarmung, Interessenverlust und Entschlussunfähigkeit.

3. Störungen der Volition

Gehen wir nun über zu den Störungen der eigentlichen Volition, also der Willensbildung und Willensumsetzung, die wiederum eine Reihe von Ursachen haben können. Dazu gehören

---

12 Hommel, Bernhard: „Planung und exekutive Kontrolle von Handlungen". In: Müsseler, Jochen / Prinz, Wolfgang (Hrsg.): *Allgemeine Psychologie.* Spektrum: Heidelberg 2002, S. 797–863; Müller, Sandra V.: *Störungen der Exekutivfunktionen – Wenn die Handlungsplanung zum Problem wird.* Hogrefe: Göttingen 2013.

13 Grundsätzlich lassen sich neurophysiologische Beschreibungen als komplementär zu den phänomenologisch bzw. psychopathologisch erfassbaren Willensleistungen und -störungen begreifen, also im Sinne eines Aspekt- oder Perspektivendualismus (cf. Fuchs 2005, 103ff.). Die neurophysiologischen Strukturen und Prozesse werden dabei nicht als kausal verursachend, sondern als Ermöglichungsbedingungen für die subjektiv und intersubjektiv erfassbaren Phänomene verstanden.

14 Jaspers, Karl: *Allgemeine Psychopathologie.* Springer: Berlin et al. 1973, 99.

- kognitive Störungen, die die Reflexionsfähigkeit, Situationsübersicht und Handlungsplanung beeinträchtigen (z. B. Demenz)
- Intentionalitätsstörungen (dysexekutives Syndrom)
- Ambivalenz (schizophren, depressiv, neurotisch)
- „Willensschwäche", z. B. Prokrastination (Erledigungsblockade, Aufschieben)

Zur Störung der Intentionalität des Wollens, dem sog. *dysexekutiven Syndrom*, kommt es bei einer Schädigung des dorsolateralen frontalen Kortex. Die Patienten/-innen lassen typischerweise die Zielgerichtetheit und Beharrlichkeit des Handelns vermissen, bei Ablenkungen oder Hindernissen geben sie rasch auf. Problemlösendes Denken und vorausschauende Handlungsplanung sind zum Teil massiv gestört, das handlungsleitende Konzept geht verloren. Stattdessen haften die Patienten/-innen an irrelevanten Details oder verfallen in sinnlose Wiederholungshandlungen (Perseverationen). Hingegen haben sie bei Routinehandlungen wie beim alltäglichen Einkaufen oder Essenszubereiten in der Regel keinerlei Probleme. Der Neurologe Antonio Damásio beschreibt einen Patienten mit entsprechender Läsion:

> Er war unfähig, einen Zeitplan einzuhalten. Wenn er eine Tätigkeit abbrechen und sich einer anderen zuwenden musste, blieb er oft bei der ersten und schien sein eigentliches Ziel aus den Augen zu verlieren. Manchmal unterbrach er auch eine Tätigkeit, weil ihn in diesem Augenblick etwas anderes mehr interessierte. Oder er überlegte den ganzen Nachmittag, welches Ordnungsprinzip er einem Sortiervorgang zugrunde legen sollte: das Datum, die Größe des Dokuments, seine Bedeutung für den Fall? So geriet der Arbeitsfluss ins Stocken. Man könnte sagen, dass er den Arbeitsschritt, an dem er hängen blieb, zu sorgfältig ausführte, und zwar auf Kosten des übergeordneten Ziels.[15]

Damásio kommt zu dem Schluss, dass „die Gefühllosigkeit seines Denkens E. [Elliot] daran hinderte, verschiedenen Handlungsmöglichkeiten unterschiedliche Werte zuzuordnen, so dass seine Entscheidungslandschaft völlig abflachte"[16]. Nur noch zu rationalen Überlegungen bezüglich der möglichen Alternativen in der Lage, und unfähig, sie auch emotional zu bewerten, verlieren sich Elliot und vergleichbare Patienten/-innen in den Verästelungen ihrer Berechnungen und gelangen nicht mehr zu einem Abschluss ihrer Entscheidungsprozesse.[17] Hier zeigt sich deutlich eine kombinierte Störung der *Volition,* also der Fähigkeit, einen übergreifenden intentionalen Bogen des Handelns zu spannen, und der *Inhibition,*

15 Damásio, António R.: *Descartes' Irrtum. Fühlen, Denken und das menschliche Gehirn.* List: München 1995, 66f.

16 Op. cit., 85.

17 Op. cit., 236.

nämlich der Desaktualisierung störender Gerichtetheiten oder Einfälle; beides ist auf die organische Ursache zurückzuführen.

Anders verhält es sich bei der *neurotisch bedingten Ambivalenz,* auch wenn sie sich in ähnlicher Weise manifestieren kann. Hier kommt es zu einer Entscheidungs- und Handlungslähmung durch gegenläufige Motive oder Strebensrichtungen (meist im Sinne eines *Appetenz-Appetenz-* oder *Appetenz-Aversions*-Konflikts), deren Widerstreit sich aufgrund neurotischer Fixierungen nicht auflösen lässt. Die Ambivalenz äußert sich in Entschlusslosigkeit, Zaudern, Schwanken, Aufschieben, in unablässiger Selbstbeobachtung, Zweifel- und Grübelsucht (Hyperreflexivität). In der Weltliteratur ist Hamlet sicher der bekannteste Protagonist des lähmenden Zweifels, mit dem das reflektierende Bewusstsein die Entschlusskraft infizieren kann.

> So macht Gewissen Feige aus uns allen;
> Der angebornen Farbe der Entschließung
> Wird des Gedankens Blässe angekränkelt;
> Und Unternehmungen voll Mark und Nachdruck
> Durch diese Rücksicht aus der Bahn gelenkt,
> Verlieren so der Handlung Namen.[18]

Von den verschiedenartigen neurotischen Willensstörungen seien zwei besonders prägnante genannt, nämlich die *Akrasie* und die *Prokrastination.* – Unter *Akrasie* (griechisch *akrasía,* von *krátos* = Stärke; „Willensschwäche“, „Handeln wider besseres Wissen“) versteht man das Phänomen, dass eine Person eine Handlung A ausführt, obwohl sie eine alternative Handlung B eigentlich für besser hält. Es handelt sich um ein bereits der antiken Moralphilosophie bekanntes Problem, das von Augustinus in seinen „Bekenntnissen“ ausführlich geschildert wird, geht es doch dabei um den im Christentum besonders virulenten Konflikt zwischen Trieb und Moral. Anlässlich der sexuellen Begierde beschreibt Augustinus seine innere Zerrissenheit:

> So stritten in mir zwei Willen miteinander, ein alter und ein neuer, der eine fleischlich, der andere geistig, und ihr Hader zerriss meine Seele. [...] Also nicht unfasslich ist es, teils zu wollen, teils nicht zu wollen, sondern eine Krankheit des inneren Menschen, weil er nicht ganz sich aufrichtet ...Also sind es zwei Willen, denn der eine von ihnen ist nicht ganz, und was dem einen fehlt, das hat der andere.[19]

Hier haben wir es also mit einem klassischen Willens- und Strebungskonflikt zu tun, einem Widerstreit von Motiven auf unterschiedlichen Niveaus der Person –

---

18 Cf. Shakespeare, William. Hamlet, III, 1.
19 Augustinus, Aurelius: *Confessiones/Bekenntnisse.* Kösel: München 1955, VIII, 9, 21.

einem Konflikt, dem wir natürlich auch bei heutigen Patienten vielfach begegnen, und in dem es therapeutisch meist um die grundsätzliche Klärung der persönlichen Motive, Wertorientierungen und Lebensentwürfe geht.

Schließlich sei noch eine auch in akademischen Kreisen verbreitete Form der Willens- und Arbeitsstörung erwähnt, nämlich die *Prokrastination* (von lat. *crastinus* = morgig). Das Wort ist weniger bekannt, das Problem durchaus: Vorhaben werden nicht begonnen oder abgeschlossen, es wird verschoben und verschoben, meist verbrämt mit vielfältigen Beschönigungen oder Rationalisierungen. Der Weg zur Hölle ist auch hier mit guten Vorsätzen gepflastert, eine Konzentration auf das eigentliche Vorhaben wird aber vermieden. Im Hintergrund der Störung stehen meist unrealistische Ansprüche an sich selbst, Versagensängste, Autoritäts- und andere Konflikte. In ihrem Verlauf kann es zum nahezu völligen Verlust der Willenskraft und schließlich zur sozialen Isolation kommen, wenn die sich auftürmenden Rückstände die Alltagsbewältigung bedrohen. Hier ein literarisches Beispiel:

> Wäre ich weniger entschlossen gewesen, mich endgültig an die Arbeit zu machen, hätte ich vielleicht einen Versuch unternommen, gleich damit anzufangen. Da aber mein Entschluss in aller Form gefasst war und noch vor Ablauf von vierundzwanzig Stunden im leeren Rahmen des morgigen Tages (…) meine guten Vorsätze sich leichthin verwirklichen würden, war es besser, nicht einen Abend, an dem ich schlecht aufgelegt war, für den Beginn zu wählen, dem die folgenden Tage sich jedoch leider ebenfalls nicht günstiger zeigen sollten. Aber ich riet mir selbst zur Vernunft. Von dem, der Jahre gewartet hatte, wäre es kindisch gewesen, wenn er nicht noch einen Aufschub von drei Tagen ertrüge. In der Gewissheit, dass ich am übernächsten Tag bereits ein paar Seiten geschrieben haben würde, sagte ich meinen Eltern nichts mehr von meinem Entschluss; ich wollte mich lieber noch ein paar Stunden gedulden und dann meiner getrösteten und überzeugten Großmutter das im Entstehen begriffene Werk vorweisen. Unglücklicherweise war der folgende Tag auch nicht der weit offen vor mir liegende Zeitraum, den ich fieberhaft erwartet hatte. War er zu Ende gegangen, hatten meine Trägheit und mein mühevoller Kampf gegen gewisse innere Widerstände nur vierundzwanzig Stunden länger gedauert. Und als dann nach mehreren Tagen meine Pläne nicht weiter gediehen waren, hatte ich nicht mehr die gleiche Hoffnung auf baldige Erfüllung…[20]

Es ist niemand anderes als Marcel Proust, dessen Ich-Erzähler in „Auf der Suche nach der verlorenen Zeit“ mit seinem Projekt, einen Roman zu schreiben, nicht vorankommt, und damit die typischen Symptome der Prokrastination beschreibt: das Verschieben mit der Tendenz zur einfallsreichen Selbstrechtfertigung und Beschönigung, die Ausblendung von Konflikten, die Neigung zur Selbstüberschätzung,

20 Proust, Marcel: *Auf der Suche nach der verlorenen Zeit. Band 2: Im Schatten junger Mädchenblüte*. Suhrkamp: Frankfurt a. M. 2011, II, 220f.

verknüpft mit gleichzeitiger Angst vor dem möglichen Versagen. Proust litt selbst viele Jahre unter einer Trägheit und Schreibhemmung, die er als krankhafte Willensschwäche auffasste, und auf die er in seinen Werken immer wieder anspielt. Es mag die Betroffenen trösten, dass sein eigener Roman am Ende über 4000 Seiten umfasste – Prokrastination ist also offensichtlich überwindbar, und solange sie begrenzt bleibt, vielleicht sogar eine Voraussetzung für Kreativität.

III. Ausblick: Einwilligungsfähigkeit

Im letzten Abschnitt will ich kurz die medizinethischen Probleme skizzieren, die sich aufgrund von Störungen der Willensbildung und Willensfreiheit stellen.

Zentrale ethische und rechtliche Begriffe wie die Zuschreibung von Verantwortlichkeit, Schuldfähigkeit, Geschäfts- oder Einwilligungsfähigkeit sind an die Voraussetzung freier Willensbildung und Entscheidung gebunden. Das Strafrecht ebenso wie das bürgerliche Recht definieren Willensfreiheit in der Regel als eine Verbindung von *Einsichts- und Steuerungsfähigkeit*, entsprechend den zwei Bedingungen von Rationalität und Freiheit, die dem autonomen Willen zugrunde gelegt werden.[21] *Einsicht* bedeutet dann die Fähigkeit, die jeweilige Situation angemessen zu beurteilen, etwa Erlaubtes und Verbotenes, Recht und Unrecht einer Handlung unterscheiden zu können. Das *Steuerungsvermögen* bezeichnet die Fähigkeit, das eigene Handeln an solchen Einsichten und Entschlüssen auszurichten, und nicht einem triebhaften oder wahnhaften Impuls zu unterliegen. Wer sich hingegen „in einem die freie Willensbestimmung ausschließenden Zustand krankhafter Störung" der geistigen Funktionen befindet (§ 104 BGB), also seine Einsichts- oder Steuerungsfähigkeit eingebüßt hat, der kann für schuld-, geschäfts- oder einwilligungsunfähig erklärt werden.

Die *Einwilligungsfähigkeit* bezeichnet dabei die Fähigkeit eines Betroffenen, in eine medizinische Behandlung einzuwilligen bzw. diese abzulehnen. Einwilligungsfähig ist nach der Rechtsprechung, „wer Art, Bedeutung und Tragweite bzw. Risiken der ärztlichen Maßnahme erfassen kann".[22] Nun wird das Prinzip der Autonomie oder der Selbstbestimmung inzwischen so weit ausgedehnt, dass es auch künftige eigene Zustände umfassen soll, in denen Menschen bisher als Nichteinwilligungsfähige allein Objekt der Entscheidung anderer waren. Das Mittel dazu ist die vorab verfügte Willenserklärung, deren rechtlich bindende Wirkung allerdings umstritten ist. Ein im Voraus erklärter Wille zum Behandlungsabbruch,

---

21 Cf. Boetticher, Axel et al.: „Mindestanforderungen für Schuldfähigkeitsgutachten". *Forensische Psychiatrie, Psychologie, Kriminologie* 1, 2007, S. 3–9.

22 BGH: *Neue juristische Wochenschrift* 1972, 335.

etwa bei Demenzkranken, kann nämlich später mit gegenwärtigen Äußerungen des Lebenswillens in Konflikt geraten.

Ein inzwischen schon klassisches medizinethisches Dilemma schildert einen demenzkranken Patienten, der zu Beginn seiner Erkrankung eine Patientenverfügung verfasst hat, wonach er alle lebenserhaltenden Maßnahmen ablehne für den Fall, dass er bei fortgeschrittener Krankheit seine Angehörigen nicht mehr erkennen könne.[23] Nun tritt dieses Stadium ein, der Patient freut sich aber erkennbar seines Lebens, hört gerne Musik und genießt die Zuwendung der Pflegekräfte. Als er nun wegen einer Lungenentzündung im Krankenhaus behandelt werden soll, lehnen die Angehörigen die Antibiotika-Therapie unter Verweis auf seine Patientenverfügung ab. Die Heimleitung und die Ärzte jedoch plädieren für die Behandlung, da der Patient ja deutlich seinen Lebenswillen zeige. Wie soll nun verfahren werden – gemäß dem früher geäußerten autonomen Willen oder gemäß dem jetzt erkennbaren, dem sogenannten „natürlichen Willen"?

Der *natürliche Wille* ist ein Begriff des deutschen Rechts, der die gegenwärtig vorhandenen Neigungen, Wünsche und Wertungen eines Menschen umfasst, auch wenn ihm die Fähigkeiten zur freien und autonomen Willensbildung fehlen. Dieser natürliche Wille kann sich verbal oder non-verbal, durch Mimik, Gestik oder Verhalten äußern. Welches Gewicht er gegenüber einer früheren Patientenverfügung haben soll, ist wie gesagt umstritten. Auf der einen Seite stehen Positionen, wonach eine Vorabverfügung niemals durch spätere natürliche Willensäußerungen außer Kraft gesetzt werden darf, auf der anderen Seite die Gegenposition, wonach ein solcher Lebenswille immer den Vorrang genießen solle. Dazwischen finden sich vermittelnde Positionen, die etwa eine unterschiedlich gewichtete Berücksichtigung beider Willensäußerungen befürworten.[24]

Wie immer sich die Gerichte oder die Betroffenen entscheiden mögen – dieses Dilemma bleibt im Grunde unauflösbar. Denn einerseits betrachten wir es als Bestandteil unserer unveräußerlichen Autonomie, auch für unser zukünftiges Leben verbindliche Entscheidungen treffen zu können. Andererseits gehen wir dabei meist davon aus, dass wir eine solche Entscheidung unter Umständen auch

---

23 Cf. Jox, Ralf J.: „Der ‚natürliche Wille' als Entscheidungskriterium: rechtliche, handlungstheoretische und ethische Aspekte". In: Schildmann, Jan / Fahr, Uwe / Vollmann, Jochen (Hrsg.): *Entscheidungen am Lebensende in der modernen Medizin: Ethik, Recht, Ökonomie und Klinik*. LIT Verlag: Berlin 2006, S. 69–86.

24 Cf. etwa Bundesärztekammer: „Empfehlungen der Bundesärztekammer und der Zentralen Ethikkommission bei der Bundesärztekammer zum Umgang mit Vorsorgevollmacht und Patientenverfügung in der ärztlichen Praxis". *Deutsches Ärzteblatt* 107(A), 2010, S. 879–882.

selbstbestimmt revidieren könnten. Die Patientenverfügung jedoch betrifft gerade eine Zukunft, in der wir zu einer solchen Revision nicht mehr in der Lage sein werden. Mehr noch: Wir können nicht wirklich wissen, wie es sich anfühlen wird, in dieser künftigen Lage zu sein – hier liegen schlicht Grenzen des Vorstellungsvermögens.

Freilich kann man den Versuch machen, einen künftigen natürlichen Willen selbst noch einmal zum Gegenstand der eigenen Vorabverfügung machen, sei es zustimmend oder ablehnend. Es stellt sich aber doch die Frage, ob hier das Prinzip der individuellen Autonomie nicht an seine Grenzen stößt, und ob ihm nicht das Prinzip der *konstitutiven Bezogenheit* des Individuums auf andere an die Seite zu stellen ist. Wie kaum eine andere Erkrankung konfrontiert uns ja die Demenz mit den Grenzen der Selbstverfügung und macht deutlich, wie wir letztlich in unserem Leben, Leiden und Sterben auf unsere Mitmenschen angewiesen sind, nach den Worten des Paulus im Römerbrief (14, 7): „Keiner von uns lebt sich selbst, und keiner stirbt sich selbst." Aus dieser Einsicht heraus mag es leichter fallen, das Leben nicht bis zum Tod unter der eigenen Kontrolle und Planung zu halten, sondern stattdessen die Menschen zu benennen, deren Obhut und Fürsorge man sich dann anvertrauen möchte.

IV. Resümee

Der Überblick zur Psychopathologie der Willensstörungen hatte zum Ziel, die Phänomene zu sichten und den drei dargestellten Komponenten willentlicher Handlungen zuzuordnen. Diese Komponenten lassen sich zunächst als Widerstreit eines *konativen*, vorwärtstreibenden, und eines *inhibitorischen,* retardierenden Moments auffassen. Im gesunden Zustand halten diese beiden Momente einander so die Waage, dass ein sinnvoller Aufschub des Handelns, ein Moratorium für die Überlegung möglich wird. Dieser Schwebezustand wird dann von der eigentlichen *Volition,* der Willensbildung, und schließlichen Entscheidung wieder aufgelöst. Nun kann die Handlung freigegeben werden und ihren Lauf nehmen, allerdings nicht mehr auf blind-triebhafte Weise, sondern vermittelt über eine fortlaufende Planung, Anordnung und Steuerung. In dieser Phase des eigentlichen willentlichen Handelns wirken intentionale, zielgerichtete und inhibierend-desaktualisierende Funktionen zusammen.

Diese gesamte komplexe Dynamik ist anfällig für vielfältige Störungen, von denen ich Störungen der *Konation*, der *Inhibition* und der *Volition* unterschieden habe. Sie gehen auf organische, psychotische und neurotische Störungen zurück, die den klinischen Phänomenen ihr unterschiedliches Gepräge geben und psychopathologisch insbesondere bei der forensischen Begutachtung der

Schuldfähigkeit sorgfältig zu differenzieren sind. Wollen zu können, in Freiheit handeln zu können ist keine Selbstverständlichkeit, sondern eine komplexe Fähigkeit, die von der frühen Kindheit an bis ins Erwachsenenalter hinein erworben und lebenslang geübt wird. Es ist damit eine Errungenschaft, die wir auch wieder einbüßen können, sei es zeitweise oder dauerhaft. Umso wichtiger erscheint es für unser Leben, das Handwerk und die Spielräume der Freiheit zu nutzen, solange wir dies vermögen, und uns hilfreichen Menschen dort anzuvertrauen, wo wir diese Freiheit zu verlieren im Begriff sind.

V. Literatur

Augustinus, Aurelius: *Confessiones/Bekenntnisse*. Kösel: München 1955.

Bieri, Peter: *Das Handwerk der Freiheit. Über die Entdeckung des eigenen Willens*. Hanser: München 2001.

Boetticher, Axel et al.: „Mindestanforderungen für Schuldfähigkeitsgutachten". *Forensische Psychiatrie, Psychologie, Kriminologie* 1, 2007, S. 3–9.

Bundesärztekammer: „Empfehlungen der Bundesärztekammer und der Zentralen Ethikkommission bei der Bundesärztekammer zum Umgang mit Vorsorgevollmacht und Patientenverfügung in der ärztlichen Praxis". *Deutsches Ärzteblatt* 107(A), 2010, S. 879–882.

Conrad, Klaus: *Die beginnende Schizophrenie. Versuch einer Gestaltanalyse des Wahns*. Thieme: Stuttgart 1992.

Damásio, António R.: *Descartes' Irrtum. Fühlen, Denken und das menschliche Gehirn*. List: München 1995.

Frankfurt, Harry G.: "Freedom of the Will and the Concept of a Person". *The Journal of Philosophy* 68, 1971, S. 5–20.

Fuchs, Thomas: "Corporealized and Disembodied Minds. A Phenomenological View of the Body in Melancholia and Schizophrenia". *Philosophy, Psychiatry & Psychology* 12, 2005, S. 95–107.

Fuchs, Thomas: „Was heißt ‚sich entscheiden'"? In: id. (Hrsg.): *Leib und Lebenswelt. Neue philosophisch-psychiatrische Essays*. Die Graue Edition: Kusterdingen 2008, S. 328–351.

Heckhausen, Heinz / Gollwitzer, Peter M.: "Thought Contents and Cognitive Functioning in Motivational versus Volitional States of Mind". *Motivation and Emotion* 11, 1987, S. 101–120.

Hommel, Bernhard: „Planung und exekutive Kontrolle von Handlungen". In: Müsseler, Jochen / Prinz, Wolfgang (Hrsg.): *Allgemeine Psychologie*. Spektrum: Heidelberg 2002, S. 797–863.

Janzarik, Werner: „Autopraxis, Desaktualisierung, Aktivierung und die Willensthematik“. *Der Nervenarzt* 75, 2004, S. 1053–1060.

Jaspers, Karl: *Allgemeine Psychopathologie.* Springer: Berlin et al. 1973.

Jox, Ralf J.: „Der ‚natürliche Wille‘ als Entscheidungskriterium: rechtliche, handlungstheoretische und ethische Aspekte“. In: Schildmann, Jan / Fahr, Uwe / Vollmann, Jochen (Hrsg.): *Entscheidungen am Lebensende in der modernen Medizin: Ethik, Recht, Ökonomie und Klinik.* LIT Verlag: Berlin 2006, S. 69–86.

Lawler, Edward E. / Porter, Lyman W.: “The Effect of Performance on Job Satisfaction”. *Industrial Relations: A Journal of Economy and Society* 7, 1967, S. 20–28.

Locke, John: *Versuch über den menschlichen Verstand. Band 1.* Meiner: Hamburg 1981.

Müller, Sandra V.: *Störungen der Exekutivfunktionen – Wenn die Handlungsplanung zum Problem wird.* Hogrefe: Göttingen 2013.

Petzold, Hilarion G. / Sieper, Johanna: *Der Wille, die Neurobiologie und die Psychotherapie. Band I: Zwischen Freiheit und Determination; Band II: Psychotherapie des Willens. Theorie, Methoden und Praxis.* Edition Sirius: Bielefeld et al. 2008.

Proust, Marcel: *Auf der Suche nach der verlorenen Zeit. Band 2: Im Schatten junger Mädchenblüte.* Suhrkamp: Frankfurt a. M. 2011.

Tellenbach, Hubertus: *Melancholie. Problemgeschichte, Endogenität, Typologie, Pathogenese, Klinik.* Springer: Berlin et al. 1983.

Thomae, Hans: *Der Mensch in der Entscheidung.* Barth: München 1960.

Wigfield, Allan / Eccles, Jacquelynne S.: “The Development of Achievement Task Values: A Theoretical Analysis”. *Developmental Review* 12, 1992, S. 265–310.

Gertrud Nunner-Winkler

Wissen und Wollen beim Kind und in der Nähe des Todes

Die Knochenmarkspende von Kindern zur Rettung eines lebensbedrohlich erkrankten Geschwisterkindes bietet Anlass, sich über das kindliche Moralbewusstsein, das moralische Wissen und das kindliche Wollen vertieft Gedanken zu machen.[1]

Zunächst sind unterschiedliche Perspektiven zu unterscheiden, in denen die Knochenmarktransplantation thematisiert werden kann: Im *juristischen Diskurs* gilt die Knochenmarkspende als „eine fremdnützige, nicht notwendige, den Spender schädigende, kontraindizierte Handlung".[2] Im *ethischen Diskurs* gilt sie als Versuch, gravierenden Schaden von einem erkrankten Kind abzuwenden. Aus dieser Perspektive ist die Spendenbereitschaft eine moralisch relevante Handlung. Sie kann als Erfüllung unterschiedlich verbindlicher Pflichten verstanden werden – der allgemeinen Pflicht, in einer akuten Notsituation in zumutbarem Umfang Hilfe zu leisten (§ 223c StGB), der speziellen Pflicht, im Familienkontext einander beizustehen oder der *supererogatorischen* Pflicht, Gutes zu tun, deren Befolgung Lob, deren Nichterfüllung jedoch keinen Tadel nach sich zieht.[3] Aus *psychologischer Sicht* lässt sich zeigen, dass die Handlung auch im (wohlverstandenen) Eigeninteresse des Spenders liegen kann.

Im Folgenden geht es zunächst um die Frage: Was wissen Kinder über moralische Regeln (I.1) und wie bauen sie die Bereitschaft auf, diese auch unter Inkaufnahme persönlicher Kosten zu befolgen (I.2–I.4)? Im zweiten Teil geht es sodann um die Anwendung moralischer Regeln in konkreten Situationen – „in der Nähe des Todes" (II.1) – sowie um mögliche Kosten der Spendenverweigerung (II.2). In der Schlussbemerkung wird das moralische Dilemma nochmals explizit formuliert (III).

---

1 Cf. die Beiträge in „Die Gewebespende Minderjähriger" in diesem Band sowie Schües, Christina / Rehmann-Sutter, Christoph (Hrsg.): *Rettende Geschwister. Ethische Aspekte der Einwilligung in der pädiatrischen Stammzelltransplantation.* Mentis: Paderborn 2015.

2 Schmidt-Recla, Adrian: „Kontraindikation und Kindeswohl. Die ‚zulässige' Knochenmarkspende durch Kinder. *GesR* 11, 2009, S. 566–572.

3 Für eine Kritik der Nutzung des Pflichtbegriffs in dieser Frage cf. Schües, Christina / Rehmann-Sutter, Christoph: „Hat ein Kind eine Pflicht, Blutstammzellen für ein krankes Geschwisterkind zu spenden?" *Ethik Med* 25, 2013, S. 89–102.

I. Wissen und Wollen

1. Das kindliche Moralwissen

Lange Zeit dominierte Kohlbergs Theorie der Moralentwicklung.[4] Danach entwickelt sich das moralische Bewusstsein als irreversible Abfolge qualitativ unterschiedlicher, je ganzheitlich strukturierter Stadien, wobei auf jeder Stufe die Begründung der Normen und das Motiv ihrer Befolgung strukturgleich sind (kognitiv-affektiver Parallelismus) und höhere Stufen moralisch bessere Lösungen erlauben (Entwicklungslogik). Kritik entzündete sich insbesondere an Kohlbergs Beschreibung des frühkindlichen Moralverständnisses als rein instrumentell orientiert. Danach glauben *präkonventionelle* Kinder (bis ca. zehn bis elf Jahre), Normen gälten, weil sie von Autoritäten gesetzt und mit Sanktionen ausgestattet sind und würden befolgt, um Bestrafung zu vermeiden oder Belohnungen zu erringen. In Bezug auf die *motivationale Dimension* zeigt die Altruismusforschung jedoch: Schon früh trösten Kinder andere, helfen und teilen uneigennützig.[5] Und in Bezug auf die *kognitive Dimension* zeigt die Bereichstheorie[6]: Schon Vorschulkinder unterscheiden klar zwischen konventionellen (z. B. „Erwachsenen darf man nicht mit Vornamen ansprechen!") und moralischen Regeln (z. B. „Ein anderes Kind darf man nicht schlagen!") und nutzen dazu sowohl formale wie inhaltliche Kriterien. *Moralischen Regeln* schreiben sie eine autoritätsunabhängige und unabänderliche universelle Gültigkeit zu (z. B. „Auch wenn der König, der Schuldirektor,

---

4 Kohlberg, Lawrence: *Essays on Moral Development: Vol. 1. The Philosophy of Moral Development. Moral stages and the Idea of Justice*. Harper & Row: San Francisco 1981 sowie id. / Candee, Dan: "The Relationship of Moral Judgement to Moral Action". In: Kohlberg, Lawrence (Hrsg.): *Essays on Moral Development: Vol. 2. The Psychology of Moral Development. The Nature and Validity of Moral Stages*. Harper & Row: San Francisco 1984, S. 498–581.

5 Eisenberg, Nancy / Fabes, Richard A.: "Prosocial Development". In: Damon, William / Eisenberg, Nancy (Hrsg.): *Handbook of Child Psychology, Vol. 3. Social, Emotional and Personality Development*. Wiley: New York 1998, S. 701–862.

6 Smetana, Judith G.: "Socio-Cognitive Domain Theory: Consistencies and variations in children's moral and social judgements". Killen, Melanie / Smetana, Judith G. (Hrsg.): *Handbook of Moral Development*. Erlbaum: Mahwah, N.J. 2006, S. 119–154; Turiel, Elliot: *The Development of Social Knowledge. Morality and Convention*. Cambridge University Press: Cambridge 1983; id.: "The Development of Morality: Reasoning, Emotions, and Resistence". In: Overton, William F. (Hrsg.): *The Handbook of Life-Span Development*. John Wiley & Sons: Hoboken, N. J. 2010, S. 554–583; Nucci, Larry P. / Turiel, Elliot: "God's Word, Religious Rules, and Their Relation to Christian and Jewish Children's Concepts of Morality." *Child Development* 64 1993, S. 1475–1491.

der Vater es erlaubten – ein anderes Kind schlagen darf man nicht. Nicht einmal der liebe Gott darf das!"). *Konventionelle Regeln* hingegen begreifen sie als autoritativ gesetzt oder konsensuell vereinbart, veränderbar und nur für Zugehörige bindend. Inhaltlich geht es bei Moral um Schadensvermeidung und Fairness, um Rechte und Pflichten. Konventionen hingegen betreffen die Koordination von Interaktionen und die Sicherung der sozialen Ordnung.

Die widersprüchlichen Beschreibungen des kindlichen Moralverstehens könnten durch Unterschiede in den *Erhebungsverfahren* bedingt sein: Die Bereichstheorie exploriert moralisches Wissen. Die Altruismusforschung beobachtet spontanes Verhalten. Kohlberg erfragt Handlungsempfehlungen in moralischen Dilemmata. Nun könnte es sein, dass Kinder zwar – wie die Bereichstheorie zeigt – Normen kennen und angemessen verstehen. Bevor es ihnen aber wichtig geworden ist, diese Normen auch im eigenen Handeln zu befolgen, d. h. bevor sie moralische Motivation aufgebaut haben, mögen sie die von Kohlberg erfragten Handlungsempfehlungen rein pragmatisch an Nützlichkeitserwägungen orientieren. Auch könnte es sein, dass sie – wie die Altruismusforschung belegt – durchaus zu selbstlosen Handlungen fähig und bereit sind – aber nur solange diese ihren spontanen Bedürfnissen entsprechen. Will man diese möglichen Deutungen überprüfen, muss man moralisches Wissen und moralische Motivation getrennt erheben und zwar in Situationen, in denen spontane Bedürfnisse und Normen kollidieren.

Diese Überlegungen suchte ich im Kontext einer Längsschnittstudie[7] umzusetzen, in der ich die Moralentwicklung von ursprünglich 200 repräsentativ ausgewählten Vierjährigen bis zum Alter von 22 Jahren (n=156) untersuchen konnte.[8] Im Alter von vier, sechs, acht Jahren wurden den Kindern Bildgeschichten vorgelegt, in denen ein (geschlechtsgleicher) Protagonist sich in einem moralischen Konflikt befindet (die begehrten Süßigkeiten eines Spielkameraden zu entwenden; das eigene Getränk nicht mit einem Bittsteller bzw. einen zu Unrecht

7 LOGIK; cf. Weinert, Franz E.: Entwicklung im Kindesalter. Beltz – Psychologie Verlags Union: Weinheim 1998; Schneider, Wolfgang (Hrsg.): Entwicklung von der frühen Kindheit bis zum frühen Erwachsenenalter: Befunde der Münchner Längsschnittstudie LOGIK. Beltz – Psychologie Verlags Union: Weinheim 2008.

8 Nunner-Winkler, Gertrud: „Zum Verständnis von Moral – Entwicklungen in der Kindheit". In: Weinert, Franz E. (Hrsg.): *Entwicklung im Kindesalter*. Beltz Psychologische Verlags Union: Weinheim 1998, S. 133–152; Nunner-Winkler, Gertrud: „Die Entwicklung moralischer Motivation von der Kindheit bis zum frühen Erwachsenenalter". In: Schneider, Wolfgang (Hrsg.): *Entwicklung vom frühen Kindes- bis zum frühen Erwachsenenalter. Befunde der Längsschnittstudie LOGIK*. Beltz Psychologische Verlagsunion: Weinheim 2008.

erhaltenen Preis nicht mit dem benachteiligten Kind zu teilen, oder in einem Wettbewerb einem anderen Kind die berechtigte Bitte um Hilfe abzuschlagen). In der Versuchungssituation wurde das moralische Wissen exploriert. („Darf man die Süßigkeiten nehmen? Soll man das eigene Getränk mit einem durstigen Bittsteller/den zu Unrecht erhaltenen Preis mit dem benachteiligten Kind teilen/ einem anderen Kind in einem Wettbewerb helfen – oder braucht man das nicht? Warum/Warum nicht?"). Dann wurde gezeigt, dass (Protagonist) die Regel übertritt (er/sie entwendet die Süßigkeiten, teilt und hilft nicht) und eine begründete Emotionszuschreibung zu dem hypothetischen Übeltäter erbeten („Wie fühlt sich (Protagonist)? Warum fühlt er/sie sich so?"). Diese Operationalisierung ist aus einem kognitivistischen Emotionsverständnis abgeleitet. Danach sind Emotionen zwar globale und rasche, gleichwohl kognitiv gehaltvolle Urteile und zwar über die subjektive Bedeutsamkeit eines Sachverhalts.[9] Für den Geschichtenheld sind zwei Sachverhalte zutreffend: er/sie hat eine Regel übertreten und sein/ihr Bedürfnis befriedigt. Mit ihrer Emotionszuschreibung können die Kinder anzeigen, welchem dieser beiden Sachverhalte sie persönlich höheres Gewicht beimessen. Jüngere Kinder schreiben anderen die gleichen Emotionen zu, die sie selbst in der entsprechenden Situation zu empfinden erwarten.[10]

Wie steht es um das moralische Wissen? Bereits im Alter von 4 Jahren wussten 98 % der Kinder, dass man nicht stehlen darf und spätestens mit sechs bis acht Jahren urteilten die allermeisten (zwischen 85–95 %) auch, dass man in den vorgelegten Situationen teilen und helfen sollte. Über alle Geschichten und Messzeitpunkte hinweg benannten nur wenige (maximal 12 %) Vor- oder Nachteile, die dem Täter aus seinem Tun erwachsen (z. B. „Mutter/Kindergärtnerin schimpft/lobt; die anderen Kinder mögen Protagonisten/mögen ihn nicht; die andern teilen das nächste Mal auch/auch nicht"). Mit überwältigender Mehrheit trugen sie *deontologische* Begründungen vor: Sie verwiesen auf die Tatsache, dass es eine verpflichtende Norm gibt oder gaben eine negative Bewertung der Tat oder des Täters (z. B. „Stehlen darf man nicht"; „Man sollte teilen/helfen"; „Das ist Diebstahl"; „Der/die ist geizig/unfair"). Nur in der Getränkegeschichte führten über zwei Drittel der jüngeren und ein Drittel der älteren Kinder die Bedürfnisse des Bittstellers an (z. B. „Sonst verdurstet der"). Diese Ergebnisse zeigen: Schon

9 Montada, Leo: „Moralische Gefühle". In: Edelstein, Wolfgang / Nunner-Winkler, Gertrud / Noam, Gil (Hrsg.): *Moral und Person*. Suhrkamp: Frankfurt a. M. 1993, S. 259–277; Solomon, Robert C.: *The Passions*. Anchor Press: Garden City, N. Y 1976.

10 Barden, R. Christopher et al.: "Children's Consensual Knowledge about the Experiential Determinants of Emotion." *Journal of Personality and Social Psychology* 39, 1980, S. 968–976.

früh haben Kinder ein nicht-instrumentelles Normverständnis. Dies widerspricht Kohlberg, stimmt aber mit der Bereichstheorie überein. Besonders wichtig im vorliegenden Kontext ist der Befund, dass bereits Vorschulkinder mehrheitlich eine aus der Not und den Bedürfnissen Anderer erwachsende allgemeine Hilfeleistungspflicht anerkennen.

2. Die Entwicklung des Wollens

Wie ist es nun um das Wollen, speziell um das moralische Wollen bestellt? Über Jahre hin haben Hirnforscher mit der provokativen These Furore gemacht, Willensfreiheit sei nur „eine Illusion"[11], Entscheidungen entstünden „im Gehirn als Resultat von Selbstorganisationsprozessen"[12], Menschen könnten „nichts für das, was sie wollen und wie sie sich entscheiden"[13], Selbstbestimmung sei allein eine Frage sozialer „Zuschreibung"[14]. Im Gegensatz zu diesen umfassend deterministischen Thesen möchte ich Stufen des Wollens unterscheiden. Die erste betrifft das unmittelbare Wollen – die Fähigkeit, zu tun, was man will. Die zweite, für moralische Motivation erforderliche, Stufe betrifft die Fähigkeit, zu wollen, was man will – die Fähigkeit, zu seinem unmittelbaren Wollen Stellung zu nehmen und zu entscheiden, ob man wirklich will, was man unmittelbar will.[15] Dabei gibt es Unterschiede im Grad der Autonomie und in der Art der inhaltlichen Ausrichtung. Diese zeigen sich an den Gründen, die die Stellungnahme zum unmittelbaren Wollen anleiten: Wurden sie als extern vorgegebene dem Individuum aufgezwungen oder infiltriert, oder werden sie von ihm aus Einsicht willentlich bejaht? Geht es um die Befolgung moralischer Gebote oder die Verfolgung persönlicher Ziele?

a. Wollen erster Stufe

Die Willensentfaltung beginnt früh.[16] Bereits der Säugling vollzieht willentliche, d. h. intentional zielgerichtete, Handlungen. So etwa strampelt er im Bettchen,

11 Wuketis, Franz M.: „‚Das Konzept von Schuld und Sühne ist überholt'. Interview mit dem Biologen Franz Wuketis von der Uni Wien". *Süddeutsche Zeitung* 4. Juli 2012.

12 Singer, Wolfgang: *Der Beobachter im Gehirn*. Suhrkamp: Frankfurt a. M. 2002, 169.

13 Roth, Gerhard: *Fühlen, Denken, Handeln*. Suhrkamp: Frankfurt a. M. 2003, 541.

14 Prinz, Wolfgang: *Selbst im Spiegel*. Suhrkamp: Berlin 2013, 429.

15 Frankfurt, Harry G.: *The Importance of what we Care about. Philosophical Essays*. Cambridge University Press: Cambridge et al. 1988.

16 Thompson, Ross A.: "The Development of the Person: Social Understanding, Relationships, Conscience". In: Eisenberg, Nancy (Hrsg.): *Handbook of Child Psychology. Vol. 3: Social, Emotional and Personality Development*. John Wiley & Sons: Hoboken, N. J. 2006.

um das darüber hängende Mobile in Bewegung zu setzen.[17] Und schon im ersten Lebensjahr beginnt er, *eigene Bestrebungen* aktiv gegenüber anderen durchzusetzen – so etwa stößt er den Löffel weg, weil er den Brei nicht essen will. Mit dem Laufen lernen, erweitert sich das Verhaltensrepertoire und der auf Exploration gerichtete kindliche Wille gerät in Konflikt mit sorgender elterlicher Kontrolle. Gegen Ende des zweiten Lebensjahrs entwickelt sich ein rudimentäres Selbstkonzept, das sich durch den Rouge-Test erfassen lässt: Man bringt heimlich einen Fleck am Gesicht des Kindes an und führt es vor einen Spiegel. Versucht es den Fleck abzuwischen, so zeigt dies, dass es sich im Spiegel erkennt, sich seiner selbst als Objekt bewusst wird. Nun begreift es das eigene Ich als Ausgangspunkt von Handlungen und Wünschen, als „Urheber-Ich“[18], und will alles selber, alles alleine machen. Diese gesteigerten Autonomieansprüche führen dann – in der sogenannten Trotzphase zwischen zwei und vier Jahren – häufig zu Konflikten und kleineren Machtkämpfen mit den Bezugspersonen.

Aber Kinder wollen nicht nur selbstbezogene Bedürfnisse durchsetzen. Sie nehmen auch Anteil an Anderen. Schon früh gibt es Gefühlsansteckung – die Übernahme der Stimmung des Anderen. So etwa weinen Babys, wenn sie andere weinen hören. Während jüngere Kinder auf Notlagen anderer mit Unbehagen (Gefühlsansteckung, Angst) reagieren, zeigen sie – nachdem sie sich selbst erkennen können – *Empathie*, d. h ein Mitempfinden, in dem bewusst bleibt, dass das nachempfundene Gefühl dem Anderen zugehört. Ihre Hilfeversuche sind nun genuin auf den Anderen bezogen (so etwa holen sie die Mutter zum schreienden Baby, bringen der frierenden Großmutter eine Jacke[19]). Empathie ist eine universell angelegte Kompetenz, die sich im zweiten Lebensjahr entfaltet. Sie ist die Basis für prosoziales Handeln, für soziale Kooperation, für Mitfreude und Rücksichtnahme.[20] Allerdings kann sie auch unmoralisches Verhalten anleiten

---

17 Piaget, Jean: *Das Erwachen der Intelligenz beim Kinde*. Klett: Stuttgart 1936.

18 Bischof-Köhler, Doris: Soziale Entwicklung in Kindheit und Jugend. W. Kohlhammer: Stuttgart 2011, 159.

19 Zahn-Waxler, Carolyn / Radke Yarrow, Marian / King, Robert A.: “Child Rearing and Children's Prosocial Initiations Toward Victims of Distress”. *Child Development* 50, 1979, S. 319–330; Zahn-Waxler, Carolyn / Radke-Yarrow, Marian: “The Development of Altruism: Alternative Research Strategies”. In: Eisenberg, Nancy (Hrsg.): *The Development of Prosocial Behavior*. Academic Press: New York et al. 1982, S. 109–138;

20 Radke Yarrow, Marian / Zahn-Waxler, Carolyn / Chapman, M.: “Children's Prosocial Dispositions and Behavior”. In: Hetherington, E.M. (Hrsg.): *Handbook of Child Psychology. Vol. IV: Socialization, Personality and Social Development*. Wiley: New York 1983, S. 469–545.

(etwa die geschickten Verführungsstrategien des Heiratsschwindlers) oder unerwünschte Emotionen speisen, z. B. Schadenfreude.[21]

Schließlich gibt es auch schon früh *freiwillige Gehorsamsbereitschaft* (*committed compliance*): Kinder sind bereit, mütterliche Anforderungen und Regelvorgaben auch dann zu befolgen, wenn sie nicht kontrolliert, überwacht oder explizit ermahnt werden. Einige Autoren sehen darin eine Vorform der Gewissensbildung oder frühes moralisches Verhalten.[22] Diese Interpretation ist umstritten: Es bleibt offen, ob die beobachteten Kinder den Anweisungen deshalb folgen, weil sie überzeugt sind, dass es gut sei, so zu handeln. Von genuin moralischem Handeln – so der Einwand – lasse sich erst sprechen, wenn die eigenen Impulse reflektiert werden, das Handeln sich an bewusst anerkannten Standards orientiert und durch ein Gefühl innerer Verpflichtung motiviert ist.[23] Dies setzt ein Wollen zweiter Stufe voraus.

Auf der ersten Stufe des Wollens sind also unterschiedliche Handlungsweisen möglich – die Durchsetzung selbstbezogener Bedürfnisse, altruistische Hilfeleistung, freiwilliges Befolgen elterlicher Erwartungen. Wie das Kind sich verhält, hängt stark von seinen *Beziehungserfahrungen* ab.[24] So ist die Bereitschaft zu prosozialem Handeln oder freiwilligem Gehorsam deutlich höher bei Kindern, die in ihrem ersten Lebensjahr eine sichere Bindung zu ihrer Bezugsperson, zumeist der Mutter, aufgebaut haben.[25] Entscheidende Vorbedingung dafür ist deren Einfühlsamkeit, d. h. ihre Fähigkeit, rasch und angemessen auf die Bedürfnisse

---

21 Bischof-Köhler.

22 Kochanska, Grazyna / Aksan, Nazan / Koenig, Amy L.: "A Longitudinal Study of the Roots of Preschoolers' Conscience: Committed Compliance and Emerging Internalization". *Child Development* 66, 1995, S. 1752–1769; Kochanska, Grazyna: "Committed Compliance, Moral Self, and Internalization: A Mediational Model." *Developmental Psychology* 38(3), 2002, S. 399–351.

23 Blasi, Agosto: „Was sollte als moralisches Verhalten gelten? Das Wesen der ‚frühen Moral' in der kindlichen Entwicklung. In: Edelstein, Wolfgang / Nummer-Winkler, Gertrud (Hrsg.): *Moral im sozialen Kontext*. Suhrkamp: Frankfurt a. M. 2000, S. 116–145, 132f.

24 National Scientific Council of the Developing Child: "Young Children Develop in an Environment of Relationships. Working Paper 1". 2004, retrieved 11.12.2015, from http://www.developingchild.net.; Harris, Paul L.: „Social Cognition". In: Damon, William et al. (Hrsg.): *Handbook of Child Psychology*. John Wiley & Sons: New York 2006, S. 811–858; Thompson.

25 Ainsworth, Mary D. Salter et al.: *Patterns of Attachment: A Psychological Study of the Strange Situation*. Erlbaum: Hillsdale, N. J. 1978; Hopf, Christl: *Frühe Bindungen und Sozialisation*. Juventa: Weinheim et al. 2005; id. / Nunner-Winkler, Gertrud (Hrsg.): *Frühe Bindungen und moralische Entwicklung*. Juventa: Weinheim et al. 2007, 14ff.

ihres Kindes zu reagieren, an seinen Nöten und Problemen Anteil zu nehmen und induktive Erziehungsmethoden zu nutzen, also Verbote nicht einfach zu setzen, sondern durch Verweis auf die Schädigung des Opfers und auf daraus erwachsende (auch emotionale) Folgen zu begründen.[26]

b. Wollen zweiter Stufe

Ein entscheidender Entwicklungsschub vollzieht sich etwa im Alter von vier bis fünf Jahren: Das Kind entwickelt die Fähigkeit, in Distanz zu seinen unmittelbaren Impulsen zu treten. Nun kann es nicht nur bestimmen, was es will, sondern auch, was es wollen will.[27] Beim Erwerb dieser zweiten Stufe des Wollens spielen kognitive und volitionale Lernprozesse zusammen: Kinder erweitern ihre Rollenübernahmefähigkeiten und begreifen *false beliefs*, sie entwickeln ein explizites Zeitverständnis und es entfalten sich die exekutive Funktionen, die Impulskontrolle sowie Emotions- und Handlungssteuerung ermöglichen.[28] Ich will dies an einigen Experimenten illustrieren.

Rollenübernahme – False beliefs. Struktureller Kern der soziokognitiven Entwicklung ist die Erweiterung der Rollenübernahmefähigkeit (auf der Kohlbergs Stufenabfolge basiert): Auf die objektive Rollenübernahme der Drei- bis Vierjährigen („Die Welt ist so, wie ich sie sehe“) folgt im Alter von vier bis fünf Jahren die subjektive („Ich sehe die Welt so, du siehst sie anders“), mit acht bis neun Jahren die reflexive Rollenübernahme („Ich weiß, dass du weißt, dass ich die Welt so und du sie anders siehst“) und mit zehn bis dreizehn Jahren der Erwerb der Dritten-Person-Perspektive („Ich sehe die Sache so, du siehst sie anders und aus der Unparteilichkeitsperspektive stellt sie sich nochmals anders dar“). Im weiteren Verlauf können Heranwachsende ab etwa 15 Jahren die Systemperspektive

---

26 Hoffman, Martin L.: *Empathy and Moral Development: Implications for Caring and Justice*. Cambridge University Press: Cambridge 2000.

27 Frankfurt.

28 Schwartz, Norbert H. / Scott, Brianna M. / Holzberger, Doris: “Metacognition: A Closed-Loop Model of Biased Competition-Evidence from Neuroscience, Cognition, and Instructional Research”. In: Azevedo, Roger / Aleven, Vincent (Hrsg.): *International Handbook of Metacognition and Learning Technologies*. Springer Science+Business Media: New York 2013, S. 79–94; Geldhof, G. John et al.: “Self-regulation across the Life Span”. In: Lamb, Michael E. / Freund, Alexandra M. (Hrsg.): *The Handbook of Life Span Development. J. 2: Social and Emotional Development*. John Wiley & Sons: Hoboken, N.J. 2010; Lewis, Marc D. / Todd, Rebecca / Xu, Xiaowen: “The Development of Emotional Regulation: A Neuropsychological Perspective”. In: Lamb, Michael E. / Freund, Alexandra M. (Hrsg.): op. cit., S. 51–78.

einnehmen, also nicht nur Motive und Intentionen Handelnder sondern auch die Funktionserfordernisse übergreifender Systeme in Rechnung stellen (so verstehen sie beispielsweise, dass der Richter auch einen wohlmeinenden Übeltäter bestrafen muss, sollen Gesetze nicht erodieren). Das (etwa ab 19 Jahren erreichbare) höchste Niveau erlaubt, gegebene Verhältnisse aus der Sicht von Vernunftwesen überhaupt zu beurteilen, d. h. zu vorfindlichen gesellschaftlichen Arrangements im Lichte allgemeiner Prinzipien Stellung zu nehmen; so etwa wird erkennbar, dass die herrschende Praxis einer Diskriminierung von Schwarzen oder von Frauen einem universellem Gleichachtungsgebot widerspricht.[29] In der *Theory of Mind* wurde der Übergang von der objektiven zur subjektiven Stufe der Rollenübernahme detailliert exploriert[30], und zwar anhand von Geschichten der folgenden Art: „Maxi legt seine Schokolade in den blauen Schrank und geht spielen. Die Mutter braucht Schokolade. Sie nimmt sie heraus und legt den Rest in den daneben stehenden grünen Schrank. Maxi kommt zurück und will die Schokolade. Wo sucht er sie?“ Kinder unter dreieinhalb Jahren zeigen mehrheitlich auf den grünen Schrank – dort ist die Schokolade ja. Ab etwa vier Jahren können Kinder Maxis Informationsdefizit berücksichtigen und geben an, er werde da nachschauen, wo er sie hingelegt hat. Nun entwickeln sie auch die Fähigkeit, zwischen Wirklichkeit und Schein, zwischen Lüge und Täuschung[31] zu unterscheiden.

Zeitverständnis. Bereits das Baby verfügt über ein unreflektiertes Zeitempfinden: Wenn es sieht, dass die Mutter das Fläschchen vorbereitet, hört es auf zu schreien. Im zweiten Lebensjahr werden (insbesondere kausal vermittelte) Handlungsabfolgen verstanden (z. B.: Man muss erst das Wasser einlaufen lassen, bevor man baden kann). Ab etwa vier Jahren können Kinder Zeit explizit in Rechnung stellen – sie entwickeln ein Verständnis von Dauer. Dies lässt sich durch Vorgaben der folgenden Art erfassen: „Die Jungen möchten Fußball spielen und schicken einen nach Hause, um den Ball zu holen. Dieser aber ist zu faul; er wartet kurz hinter der nächsten Ecke und erklärt dann, er habe den Ball nicht

---

29 Selman, Robert L.: *Die Entwicklung des sozialen Verstehens. Entwicklungspsychologische und klinische Untersuchungen*. Suhrkamp: Frankfurt a. M. 1984; Selman, Robert L. / Byrne, Diane F.: “A Structural-Developmental Analysis of Levels of Role Taking in Middle Childhood”. *Child Development* 45, 1974, S. 803–806.

30 Perner, Josef / Wimmer, Hans: “'John Thinks that Mary Thinks that'. Attribution of Second-Order Beliefs by 5- to 10-Year-Old Children”. *Journal of Experimental Child Psychology* 39, 1985, S. 437–447.

31 Sodian, Beate: „Entwicklung begrifflichen Wissens“. In: Oerter, Rolf / Montada, Leo (Hrsg.): *Entwicklungspsychologie*. Beltz Psychologische Verlags Union: Weinheim 2002, S. 443–368.

gefunden." Kinder, die über ein explizites Zeitverständnis verfügen, durchschauen den Schwindel – die Zeit, die er abwesend war, reichte nicht hin, um nach Hause zu laufen. Nun sind sie zu „mentalen Zeitreisen" fähig: Sie können jetzige und künftige Vorstellungen einander gegenüberstellen. Damit wird die Vorausplanung für künftige Bedürfnisse möglich und auch die Vergegenwärtigung vergangener Motive, die die Basis für Rache, Vergeltung oder reziproken Altruismus bilden. Vor allem können sie sich nun konkurrierende Motive auf einer Zeitachse aneinandergereiht vorstellen und gegebenenfalls nacheinander abarbeiten.[32]

Exekutive Kontrolle. Unter exekutiven Funktionen werden Fähigkeiten verstanden, die emotionale Selbstregulation und willentliche Handlungssteuerung ermöglichen, z. B. Aufmerksamkeitskontrolle, Erkennen und Befolgen von Regeln, Hemmung von Handlungsimpulsen, Fehlerkontrolle und Fehlerkorrektur.[33] Die Fähigkeit zur willentlichen Hemmung von spontanen Impulsen tritt besonders anschaulich in Mischels berühmtem Experiment zum Belohnungsaufschub zutage: Man verspricht Kindern ein größeres Stück Schokolade, wenn sie eine Weile der Versuchung widerstehen, ein kleineres sogleich zu essen. Natürlich wissen bereits Kindergartenkinder, dass es klüger ist zu warten. Aber viele wählen doch die kleinere sofortige Belohnung. Im Laufe des Vorschulalters nimmt die Zahl der Kinder zu, die sich für den Aufschub entscheiden. Sie nutzen explizite Ablenkungsstrategien – sie schauen weg von der Schokolade, denken nicht an deren konkrete Eigenschaften (z. B. „Sie ist süß, schmilzt so lecker auf der Zunge") sondern an abstrakte Merkmale (z. B. „Sie ist viereckig").[34]

Die Entwicklung von Rollenübernahmefähigkeiten, Zeitverstehen und Selbstkontrolle basiert auf der (vermutlich auch der Reifung des Gehirns verdankten) Fähigkeit, zum je Vorgegebenen – der eigenen Weltsicht, der Augenblickserfahrung, den unmittelbaren Impulsen – in Distanz treten zu können. Das Kind kann nun der Standortgebundenheit der eignen Sichtweise, zukünftigen Bedürfnissen, längerfristigen und übergreifenden Zielvorstellungen Rechnung tragen. Die Entwicklung dieser kognitiven und *volitionalen* Fähigkeiten ist eine notwendige – wenngleich

---

32 Bischof-Köhler, 355.

33 Fox, Nathan A. / Calkins, Susan D.: "The Development of Self-Control of Emotion: Intrinsic and Extrinsic Influences". *Motivation and Emotion* 27(1), 2003, S. 7–26; Holodynski, Manfred / Oerter, Rolf: „Emotion". In: Schneider, Wolfgang / Lindenberger, Ulman (Hrsg.): *Entwicklungspsychologie*. Beltz: Weinheim et al. 2012, S. 497–520; Kray, Jutta / Schneider, Wolfgang: „Kognitive Kontrolle, Selbstregulation und Metakognition". In: Schneider, Wolfgang / Lindenberger, Ulman: op. cit., S. 457–476.

34 Mischel, Walter / Ebbesen, Ebbe B.: "Attention in Delay of Gratification". *Journal of Personality and Social Pschology* 16, 1970, S. 329–337.

nicht hinreichende – Bedingung für den Aufbau moralischer Motivation, d. h. der Bereitschaft, das Rechte auch unter persönlichen Kosten zu tun.

3. Aufbau moralischer Motivation

Wie sieht nun die Entwicklung moralischer Motivation aus? Wie oben berichtet, wussten 98 % bereits der Vierährigen, dass Stehlen falsch ist. Gleichwohl gaben fast 80 % bei der Folgefrage an, der Geschichtenheld werde sich gut fühlen (z. B. „Die Süßigkeiten schmecken klasse, verstehst du"). Dieses überraschende Ergebnis ist kein methodisches Artefakt: Jüngere Kinder erwarten, es werde sich gut fühlen, wer erfolgreich tut, was er will (z. B. die Süßigkeiten, die er haben will, entwendet) und schlecht, wer tut, was er nicht will (z. B. der Versuchung widersteht, die begehrten Süßigkeiten zu nehmen) oder nicht tut, was er will (z. B. ein anderes Kind versehentlich verletzt).[35] Diese Emotionserwartungen sind am Wollen der ersten Stufe orientiert. Eine explizite Distanzierung von diesem Wollen erster Stufe wird indiziert durch eine negative Emotionszuschreibung zu einem Übeltäter (er fühlt sich schlecht, obwohl er sein unmittelbares Bedürfnis befriedigt hat – weil er eine Norm übertrat). Moralische Motivation setzt zweierlei voraus: die Fähigkeit zum Wollen zweiter Stufe und eine Bedeutungszuweisung an Moral (*moral second order desire*). An den Antworten zur Helfer-Geschichte sei dies erläutert. Nachdem der Protagonist die Hilfe verweigert hatte, wendet sich der Bittsteller an ein anderes Kind; dieses hilft. Emotionszuschreibungen wurden nun sowohl zum Helfer wie zum Nicht-Helfer erfragt. Im Alter von sechs Jahren produzierte knapp ein Fünftel (19 %) ein moralisches Zuschreibungsmuster (Helfer fühlt sich gut, weil er half; Nicht-Helfer fühlt sich schlecht, weil er nicht half, weil er hätte helfen sollen) und etwa ein Viertel (26 %) ein unmoralisches (Nicht-Helfer fühlt sich gut, weil er eine hohe Leistung erbracht hat, Helfer fühlt sich schlecht, weil seine Leistung gering ist). Beide Gruppen verfügen über die Fähigkeit, die widerstreitenden Bestrebungen zu hierarchisieren, aber sie differieren in dem Inhalt ihres *second order desire*: Die einen geben dem moralischen Motiv, die anderen dem Leistungsmotiv den Vorrang. Die restlichen (auswertbaren) Antworten (32 %) zeigen ein ‚heile-Welt-Muster': Jeder fühlt sich gut, weil er tut, was er will – der Helfer hilft, der Nicht-Helfer erbringt eine hohe Leistung. Dies entspricht dem Wollen erster Stufe.

Dass Emotionszuschreibungen zu einem Übeltäter in der Tat die *Stärke moralischer Motivation* indizieren, ist zwischenzeitlich gut belegt: Probanden, die

---

35 Nunner-Winkler, Gertrud / Sodian, Beate: "Children's Understanding of Moral Emotions". *Child Development* 59, 1988, S. 1323–1338.

erwarten, es werde sich einer nach einer Regelübertretung wohl fühlen, zeigen signifikant häufiger aggressives, abweichendes, delinquentes Verhalten.[36] Insofern können die Begründungen negativer Emotionserwartungen Aufschluss darüber geben, wie Kinder moralische Motivation verstehen. In der Literatur werden unterschiedliche Motive für Normbefolgung diskutiert: Orientierung an physischen, sozialen oder inneren Sanktionen (Kohlbergs Stufen 1, 2, 3, 4; Behaviorismus; *rational choice* Ansatz; Freud), Mitleid (Schopenhauer; Altruismusforschung), Achtung vor dem Gesetz und Einsicht in die universelle Rechtfertigbarkeit moralischer Prinzipien (Kohlberg Stufe 6; Kant). Welche Erwägungen motivieren aus Sicht der Kinder die Normbefolgung? Weder Sanktionsangst noch bloße Nutzenkalküle haben eine große Bedeutung. Über alle Geschichten und Messzeitpunkte hinweg benannten höchstens 18 % der Kinder Konsequenzen für den Täter (Strafe/Belohnungen) bzw. für das Opfer (Mitleid). Geschichtenunabhängig gaben die meisten eine rein deontologische Begründung: Der Übeltäter fühlt sich schlecht, weil, was er tat, unrecht oder falsch war, weil er anders hätte handeln sollen, weil er sich als Bösewicht erwies. Diesen Ergebnissen zufolge ist moralische Motivation also *intrinsisch:* Es ist ein Bestreben, das Rechte zu tun, nicht um Nachteile zu vermeiden (z. B. Strafe, Ablehnung, Vergeltung mit Gleichem, Gewissensbisse) oder Vorteile zu erringen (z. B. Lob, soziale Akzeptanz bzw. Reputation, Gegenleistungen), sondern weil es das Rechte ist. Und sie ist *formal*: Was in moralischen Konflikten das Rechte ist, muss in einem abgetrennten, konkret kontextbezogenen Urteilsprozess je situativ ermittelt werden. In der Getränke-Geschichte etwa sollte man teilen, weil der Bittsteller sonst Schaden litte, in der Preis-Geschichte hingegen, weil Ungerechtigkeit intolerabel ist. Diese inhaltlichen Unterschiede in der Begründung für das moralisch Gebotene spiegeln sich aber in der Motivstruktur nicht wider: Auch in der Getränke-Geschichte ist Teilen nicht durch Mitleid oder

---

36 Asendorpf, Jens B. / Nunner-Winkler, Gertrud: "Children's Moral Motive Strength and Temperamental Inhibition Reduce Their Immoral Tendencies in Real Moral Conflicts". *Child Development* 63, 1992, S. 1223–1235; Arsenio, William F. / Gold, Jason / Adams, Erin: "Children's Conceptions and Displays of Moral Emotions". In: Killen, Melanie / Smetana, Judith G. (Hrsg.): *Handbook of Moral Development*. Lawrence Erlbaum Associates: Mahwah, N. J. et al. 2006, S. 581–609; Krettenauer, Tobias / Malti, Tina / Sokol, Bryan: "The Development of Moral Emotion Expectancies and the Happy Victimizer Phenomenon: A Critical Review and Application". *European Journal of Developmental Science* 2(3), 2008, S. 221–235; Nunner-Winkler, Gertrud: "Happy Victimizer and Moral Motivation". In: Heinrichs, Karin / Oser, Fritz / Lovat, Terence (Hrsg.): *Handbook of Moral Motivation. Theories, Models, Applications*. Sense Publishers: Rotterdam 2013, S. 265–286.

Empathie motiviert, sondern durch die Anerkennung der Verbindlichkeit des Gebotenen – Kantisch gesprochen: durch Achtung vor dem Gesetz.

4. Grade der Autonomie moralischer Motivation

Nach diesem Verständnis können moralisch motivierte Entscheidungen als autonome Entscheidungen gelten – sie korrespondieren einer ich-nahen *Verankerung von Moral in der Person.* Verhalten ist nicht – wie im behavioristischen Konditionierungsmodell unterstellt – durch *äußere Zwänge* oder *Zufälligkeiten* (Strafen, Belohnungen) kontrolliert. Es ist auch nicht durch *innere Zwänge* bestimmt, die über die Gefühle von Stolz, Scham, Schuld wirken, wie dies im psychoanalytischen Modell von Überichkontrollen oder einer frühen kulturellen Es-Überformung beschrieben wird. Moralische Motivation ist zu einem *second order desire* geworden. Damit treten Freiwilligkeit und Wahlmöglichkeiten an die Stelle von Zwängen und Kontrollen: Normbefolgung ist nicht durch zufällige spontane Neigungen bestimmt, nicht durch die Androhung äußerer Sanktionen erzwungen, nicht durch Angst vor Gewissensbissen oder Schamgefühlen diktiert, sondern durch den Wunsch motiviert, im Einklang mit den eigenen Überzeugungen zu handeln – sie ist Korrelat einer *willentlich bejahten Selbstbindung* an Moral.[37] Deci & Ryan[38] beschreiben eine vergleichbare Typologie einer zunehmend autonomen Aneignung vorgegebener Erwartungen.

Eine solch ich-nahe Motivstruktur ist typisch für heute aufwachsende Kinder. Bei den vorauslaufenden Generationen ist Normbefolgung eher – wie im psychoanalytischen Modell beschrieben – durch Angst vor Gewissensbissen oder eine früh geprägte Konformitätsneigung motiviert.[39] Dieser Wandel ist durch zwei Entwicklungen ermöglicht: durch den *Wandel im Moralverständnis* und durch *Veränderungen in den Erziehungspraktiken.* Mit der Eingrenzung einer rein innerweltlich begründeten Moral auf rational einsichtige Normen, deren Unabdingbarkeit für ein gedeihliches Zusammenleben schon Kindern verständlich gemacht werden kann, erübrigen sich viele Restriktionen, die Eltern gemäß traditionalen (religiös oder naturrechtlich begründeten) Moralvorstellungen aufzuerlegen und notfalls mit Zwang durchzusetzen hatten. Und in der Erziehungspraxis sind Mitbestimmung

37 Nunner-Winkler, Gertrud: „Ethik der freiwilligen Selbstbindung". *Erwägen Wissen Ethik* 14(4), 2003, S. 579–589.

38 Deci, Edward L. / Ryan, Richard M.: "The 'What' and 'Why' of Goal Pursuits: Human Needs and the Self-Determination of Behavior". *Psychological Inquiry* 11(4), 2000, S. 227–268.

39 Nunner-Winkler 2003.

und Aushandlung an die Stelle autoritär erlassener Befehle getreten und „Selbstständigkeit und freier Wille" haben die vormaligen Erziehungsziele „Gehorsam und Unterordnung" abgelöst.[40] Von früh an erfahren Kinder heute mehrheitlich Gleichachtung (wie dies auch die UN-Konvention der Kinderrechte fordert) und begreifen, dass die Nutzung eigener Freiheitsspielräume mit den gleichen Freiheitsrechten anderer verträglich sein muss. So wird eine freiwillige Selbstbindung an Moral möglich.

Im Verlaufe der Entwicklung nimmt die *Stärke der moralischen Motivation* im Schnitt stetig zu: Der Prozentsatz von Probanden, die der Moral keine Bedeutung zuweisen, sinkt von fast 70 % bei den Vierjährigen auf unter 20 % bei den 22-Jährigen. Dem kontinuierlichen Anstieg des Mittelwerts moralischer Motivation entsprechen allerdings die Individualverläufe nicht. Diese weisen erhebliche Einbrüche und Diskontinuitäten auf. Unterschiedliche *Kontextbedingungen* beeinflussen die Stärke moralischer Motivation: Frühe Gewalterfahrung und extreme Vernachlässigung in der *Familie* erhöhen das Risiko für delinquentes Verhalten.[41] Im Normalbereich ist die Vorhersagekraft früher Messungen moralischer Motivation auf spätere allerdings eher gering – die Qualität früher Familienerfahrungen scheint keinen signifikanten Erklärungsbeitrag zu liefern.[42] Gute *Freundschaftsbeziehungen* erleichtern die Erarbeitung zustimmungsfähiger, also moralisch angemessener, Konfliktlösungen.[43] Sie können jedoch auch zur Bildung abweichender Cliquen führen. Werden *Schulen* demokratisch organisiert (*just community*), nehmen Gewalt und Vandalismus ab, wechselseitige Verantwortlichkeit zu.[44] In normativ gut integrierten *Gemeinden* ist die Delinquenzrate

---

40 Reuband, Karl Heinz: „Aushandeln statt Gehorsam. Erziehungsziele und Erziehungspraktiken in den alten und neuen Bundesländern im Wandel". In: Böhnisch, Lothar / Lenz, Karl (Hrsg.): F*amilien. Eine interdisziplinäre Einführung*. Juventa: Weinheim et al. 1997, S. 129–153; Dornes, Martin: *Die Modernisierung der Seele: Kind – Familie – Gesellschaft*. S. Fischer: Frankfurt a. M. 2012.

41 Wetzels, Peter: Gewalterfahrung in der Kindheit. Sexueller Missbrauch, körperliche Misshandlung und deren langfristige Folgen. Nomos: Baden-Baden 1997.

42 Nunner-Winkler, Gertrud: „Frühe emotionale Bindungen und Selbstbindung an Moral". In: Hopf, Christl / Nunner-Winkler, Gertrud (Hrsg.): *Frühe Bindungen und moralische Entwicklung*. Juventa Verlag: Weinheim et al. 2007.

43 Krappmann, Lothar: „Die Sozialwelt der Kinder und ihre Moralentwicklung". In: Edelstein, Wolfgang / Oser, Fritz / Schuster, Peter (Hrsg.): *Moralische Erziehung in der Schule*. Beltz: Weinheim et al. 2001, S. 155–174.

44 Kohlberg / Candee 1984; Kohlberg, Lawrence: „Der ‚Just Community'-Ansatz der Moralerziehung in Theorie und Praxis". In: Oser, Fritz / Fatke, Reinhard / Höffe, Otfried (Hrsg.): *Transformation und Entwicklung. Grundlagen der Moralerziehung*. Suhrkamp:

niedriger.[45] Schließlich schreiben in unserer *Kultur* die kollektiv geteilten Geschlechterstereotypen Männern eher moralabträgliche Eigenschaften zu. In der Tat finden sich bei männlichen Heranwachsenden niedrigere Werte moralischer Motivation[46] und zwar vor allem bei hoch mit ihrer Geschlechtszugehörigkeit identifizierten[47], die – so zeigen längsschnittliche Analysen – im Jugendalter einen Abbau moralischer Motivation erfahren.[48]

II. Im Angesicht des Todes

Negative Pflichten sind vollkommene Pflichten. Sie gebieten Unterlassungen, die im Regelfall von allen überall und gegenüber jedermann ohne weitere Situationskenntnis eingehalten werden können.[49] Wohltätigkeit ist hingegen eine unvollkommene Pflicht: „Denn mit der Aufopferung seiner eigenen Glückseligkeit (seiner wahren Bedürfnisse) anderer ihre zu befördern, würde eine an sich selbst widerstreitende Maxime sein, wenn man sie zum allgemeinen Gesetz machte. – Also ist diese Pflicht nur eine weite; sie hat einen Spielraum, ohne dass sich die Grenzen davon bestimmt angeben lassen."[50] Die Prüfung der Verbindlichkeit einer unvollkommenen, positiven Pflicht, wie sie das Hilfeleistungsgebot darstellt, erfordert somit eine detaillierte Kenntnis relevanter Kontextaspekte, insbesondere der Folgen der Handlung, wie ihrer Unterlassung für die eigene und die fremde Glückseligkeit. Diese Folgen gilt es gegeneinander abzuwägen und dafür bedarf es nach Kant der Urteilskraft.

Frankfurt a. M. 1986, S. 21–55; Oser, Fritz / Althof, Wolfgang: „Die Gerechte Schulgemeinschaft: Lernen durch Gestaltung des Schullebens". In: Edelstein, Wolfgang / Oser, Fritz / Schuster, Peter (Hrsg.): *Moralische Erziehung in der Schule*. Beltz: Weinheim et al. 2001, S. 233–268.

45 Damon, William: The Youth Charter: How Communities Can Work Together to Raise Standards for All Our Children. Free Press: New York 1997.

46 Doering, Bettina: "The Development of Moral Identity and Moral Motivation in Childhood and Adolescence". In: Heinrichs, Karin / Oser, Fritz / Lovat, Terence (Hrsg.): *Handbook of Moral Motivation: Theories, Models, and Applications*. Sense Publishers: Rotterdam 2013, S. 289–307.

47 Nunner-Winkler, Gertrud / Meyer-Nikele, Marion / Wohlrab, Doris: *Integration durch Moral. Moralische Motivation und Ziviltugenden Jugendlicher*. VS Verlag für Sozialwissenschaften: Wiesbaden 2006.

48 Nunner-Winkler 2008.

49 Gert, Bernard: *Morality. A New Justification of the Moral Rules*. Oxford University Press: New York et al. 1988.

50 Kant, Immanuel: *Die Metaphysik der Sitten*. Suhrkamp: Frankfurt a. M. 1968[1797], 324, A 27.

1. Folgen für den Anderen – die Entwicklung des Todesverständnisses

In der Situation der Knochenmarkspende zwischen Geschwisterkindern droht dem erkrankten Kind ohne Spende der Tod. Eine realitätsgerechte Abschätzung der Folgen der Verweigerung setzt also ein Verständnis des Todes voraus. Dessen Entwicklung ist aus psychoanalytischer und kognitivistischer Perspektive sowie im Kontext biologischer Alltagstheorien untersucht worden, wobei diese verschiedenen Ansätze in einer relativ konsistenten Beschreibung konvergieren. Folgende *Wissenskomponenten* werden unterschieden: Irreversibilität (Tote kehren nicht ins Leben zurück); Universalität (alle Lebewesen sind sterblich); persönliche Sterblichkeit (auch ich sterbe); Unvermeidlichkeit (alle Lebewesen müssen irgendwann sterben); Non-Funktionalität (körperliche und geistige Prozesse enden nach dem Tod); Kausalität (Tod wird durch den Zusammenbruch der Körperfunktionen verursacht); Unvorhersehbarkeit (der Todeszeitpunkt ist unbekannt). Zuerst – etwa mit vier bis fünf Jahren – werden Universalität und Irreversibilität, zuletzt – nicht vor sieben bis zehn Jahren – Non-Funktionalität und Kausalität verstanden. Jüngere Kinder sehen den Tod als temporären, reversiblen Zustand und beschreiben ihn anhand beobachtbarer Anzeichen (z. B. ruhig liegen, geschlossene Augen) oder konkreter Analogien (z. B. fortgehen). Allmählich begreifen sie, dass der Tod irreversibel ist und alle Lebewesen betrifft, aber sie sehen ihn nicht als natürlichen Teil des Lebenszyklus, sondern glauben, er werde durch äußere Einwirkungen verursacht. Schließlich verstehen sie den Tod – wie die Erwachsenen – als unvermeidliches, universelles, letztes Stadium im Lebenszyklus aller Lebewesen, das durch das Ende aller körperlichen Funktionen gekennzeichnet ist.[51] Der Erwerbsprozess ist an kognitive Reifung gebunden, wobei konkrete Erfahrungen die Entwicklung beschleunigen können. So etwa begreifen Kinder, die in ihrem Umfeld Tod erlebt haben, das Konzept der Universalität früher und Kinder, die langwierige gravierende Krankheiten erlitten haben, erwerben die Konzepte von Irreversibilität und Kausalität, d. h. ein medizinisch-biologisches Verständnis, früher. Auch eine (relativ kurze) Unterrichtung Drei- bis Fünfjähriger über Körperfunktionen kann erhebliche Fortschritte im Todesverständnis bewirken.[52] Insgesamt gilt also: Jüngere

---

51 Slaughter, Virginia: "Young Children's Understanding of Death". *Australian Psychologist* 40(3), 2005, S. 179–186; Reuter, Stephanis: „Herausbildung des Todeskonzepts bei Kindern". In: Wittwer, Hector (Hrsg.): *Sterben und Tod. Geschichte -Theorie – Ethik. Ein interdisziplinäres Handbuch*. Metzler: Stuttgart 2010, S. 137–141.

52 Slaughter, Virginia / Lyons, Michelle: "Learning about life and death in early childhood". *Cognitive Psychology* 46, 2003, S. 1–30.

Kinder vermögen rein kognitiv die Konsequenzen einer Spendenverweigerung für Andere nicht angemessen einzuschätzen.

Doch selbst ein zureichendes Wissen um Irreversibilität und Kausalität des Todes verbürgt nicht unbedingt ein auch *affektiv angemessenes Verständnis*. Heranwachsende scheinen weniger am Leben zu hängen: Suizid ist (nach Unfall) die zweithäufigste Todesursachen unter Jugendlichen.[53] Die Zahl versuchter Suizide übersteigt die Zahl der vollendeten um ein vielfaches und fast jeder zweite Jugendliche hat Suizid schon einmal erwogen. Dafür gibt es unterschiedliche Erklärungsansätze. Eine hohe Suizidneigung findet sich bei Jugendlichen mit stark belasteten konflikthaften Familienerfahrungen;[54] bei Jugendlichen mit unzureichend entfalteter Zeitperspektive, die aktuell erlebte Widrigkeiten als hinreichende Auslöser erleben, sofern sie konjunkturelle Stimmungsschwankungen noch nicht in Rechnung stellen können;[55] bei Jugendlichen, die die eigene Zukunft nicht affektiv besetzen, weil sie noch keine angemessene Strategie entwickelt haben, trotz rapider und massiver Veränderungen an der eigenen Kontinuität festzuhalten.[56] Dabei kreisen die Todesphantasien häufig um Harmonie, Ruhe, Geborgenheit sowie um die Freiheit von Belastungen. Vermutlich können erst im weiteren Vollzug des eigenen Lebens die Kosten eines frühen Todes voll ermessen werden: Das Geschwisterkind wird keinen Lebensplan verfolgen, kein Werk schaffen, keine Partnerbeziehung eingehen, keine Kinder erziehen, keine Enkel erleben können.

53 Ellsäßer, Gabriele: Unfälle, Gewalt, Selbstverletzung bei Kindern und Jugendlichen 2013. Ergebnisse der amtlichen Statistik zum Verletzungsgeschehen 2011. Fachbericht. Statistisches Bundesamt: Wiesbaden 2013.

54 Noam, Gil / Chandler, Michael / Lalonde, Chris: "Clinical Developmental Psychology: Constructivism and Social Cognition in the Study of Psychological Dysfunctioning". In: Cichetti, Dante / Cohen, Donald J. (Hrsg.): *Developmental Psychopathology*. John Wiley & Sons: New York 1995, S. 424–464.

55 Döbert, Rainer / Nunner-Winkler, Gertrud: "Commonsense Understanding about Suicide as a Resource for Coping with Suicidal Impulses". In: Noam, Gil / Borst, Sophie (Hrsg.): *New Directions for Child Development: Child, Youth, and Suicide. Developmental Perspectives*. Jossey-Bass Publishers: San Francisco 1994, S. 23–38.

56 Chandler, Michael et al.: *Personal Persistence, Individual Develoment and Suicide*. Blackwell Publisher: Oxford et al. 2003; id. / Proulx, Travis: "Changing Selves in a Changing World: Youth Suicide on the Fault-Lines of Colliding Cultures". *Archives of Suicide Research* 10(2), 2006, S. 125–140.

2. Folgen für den Spendenentscheider

Unter der – medizinisch zu sichernden – Annahme, dass die Spende mit hoher Wahrscheinlichkeit das Leben des erkrankten Kindes retten wird, hat der potentielle Spender zwei Arten von Folgen gegeneinander abzuwägen – die der Spendenbereitschaft und die der Verweigerung.

a. Folgen der Spendenbereitschaft

Die gesundheitlichen Risiken der Knochenmarkspende werden von den Medizinern als nicht sehr hoch eingeschätzt. Es gibt (nur) das allgemeine Narkoserisiko, eine eher geringe Infektionsgefahr durch die Punktion und kurzzeitige grippeähnliche Beschwerden.[57] Allerdings könnte es mit einer einmaligen Spende nicht getan sein – Wiederholungen könnten notwendig werden. So mag das Spenderkind die Befürchtung aufbauen, dass es mehrmals zur Verfügung zu stehen habe. Auch mag es das Gefühl entwickeln, dass es für das Wohl des erkrankten Kindes instrumentalisiert wird.

b. Folgen der Spendenverweigerung

Familiendynamik. Es ist offensichtlich, dass das verweigernde Kind mit seinem Geschwister einen vertrauten und allzeit präsenten Spielgefährten verliert. Aber darüber hinaus löst die Verweigerung auch eine unheilvolle Familiendynamik aus. Wie einschlägige Studien zeigen, ist von allen Todesfällen der Tod des eigenen Kindes am schwersten zu verarbeiten: Ein zentraler Aspekt der Lebensführung – die Rolle als Elternteil – entfällt, die Lebensplanung wird umgeworfen, die in modernen Gesellschaften selbstverständliche Erwartung, dass Kinder ihre Eltern überleben und die Generationenabfolge fortsetzen, wird hinfällig. Auf den Tod ihres Kindes reagieren Eltern vielfach mit starken Schuldgefühlen und schweren Beziehungskrisen. Es kommt zwar nicht öfter zu Scheidungen, aber bis zu zwei Jahre lang treten Konflikte, Missverständnisse, Entfremdung, sexuelle Enthaltsamkeit häufiger auf.[58] Nicht zuletzt liegt dies auch an geschlechtsspezifischen Unterschieden im Umgang mit dem Verlust: Frauen neigen dazu, ihrer

---

57 Schmidt-Recla; Styczynski, Jan et al.: "Risk of Complications during Hematopoetic Stem Cell Collection in Pediatric Siblinng Donors: a Prospective European Group for Blood and Marrow Transplantation Pediatric Diseases Working Party Study". *Blood* 119(12), 2012, S. 2935–2706.

58 Singg, Sangeeta: "Parents and the Death of a Child". In: Bryand, Clifton D. (Hrsg.): *Handbook of Death and Dying 2*. Sage Publications: Thousand Oaks et al. 2003, S. 880–888.

Trauer explizit Ausdruck zu verleihen, während sich Männer eher verschließen und verstärkt ihren beruflichen Aufgaben zuwenden. Das deuten Frauen dann als mangelnde Betroffenheit.[59] Diese hohen Belastungen durch den Verlust eines Kindes werden im Fall der Spendenverweigerung erheblich verschärft. Vermutlich werden die Eltern sich das Scheitern des Versuchs, das Geschwisterkind zu einer Spende zu bewegen, als eigenes Versagen zurechnen: Sie werden Schwierigkeiten haben damit umzugehen, dass ihr Kind sich in einer Weise verhalten hat, die sie fast unvermeidlich als egoistisch verstehen müssen und sie werden sich fragen, was sie bei dessen Erziehung falsch gemacht haben. Die schon vorher aufgrund der lebensbedrohlichen Erkrankung eines Kindes angespannte Familiensituation dürfte sich dramatisch verschlechtern. Leidtragender des zumindest temporären Familienzerfalls und möglicher elterlicher Ambivalenzen ist nicht zuletzt auch das potentielle Spenderkind.

Identität im Lebenslauf. Die Bedeutung der Verweigerung dürfte sich im Verlaufe des Lebens verändern: Mit der Erweiterung der Zeitperspektive und mit zunehmender Lebenserfahrung verschieben sich Gewichtungen und Bewertungen. Mit hoher Wahrscheinlichkeit wird das Wissen um die Unterlassung der (potentiell) lebensrettenden Hilfeleistung den Erwachsenen lebenslang belasten. Die kindlichen Ängste – vor dem physischen Eingriff, vor Wiederholungsrisiken, vor einer Instrumentalisierung der eigenen Person – dürften in dem Maße an Gewicht verlieren, in dem die Kosten des abgeschnittenen Lebens klarer erkennbar werden. Auch können Schuldgefühle aus der Erinnerung an frühere Gefühle von Neid, Eifersucht, Konkurrenz, vielleicht gar an einen Todeswunsch gegen das Geschwisterkind erwachsen. Solch negative Gefühle treten schon im Normalfall unter Geschwistern häufig auf und sind noch plausibler in einer Situation, in der die Eltern stark von der Sorge um das kranke Kind absorbiert sind und sich ihm besonders intensiv zuwenden.

III. Das Handlungsdilemma

Die kindliche Spendenbereitschaft kann unterschiedlich motiviert sein: Auf der ersten Stufe des Wollens kann sie Korrelat der Gehorsamsbereitschaft gegenüber elterlichen Erwartungen oder eine durch spontanes Mitleid und Empathie motivierte prosoziale Handlung sein. Zu beiden Handlungsweisen sind Kinder ab zwei bis drei Jahren fähig. Ab etwa sechs bis sieben Jahren kann sie auch eine durch ein

---

59 Crockett, Lisa J.: "Agency in the Life Course: Concepts and Processes". In.: id. (Hrsg.): *Agency, Motivation and the Life Course.* Nebraska Symposium on Motivation 48. University of Nebraska Press: Lincoln 2002, S. 1–30.

moralisches Verpflichtungsgefühl motivierte Handlung darstellen, die ein Wollen zweiter Stufe voraussetzt. Moralische Motivation stiftet eine verlässlichere Basis, sofern sie auf Einsicht in die Verbindlichkeit des Gebotenen basiert und nicht von kontingenten Bedingungen, etwa einer sicheren Bindung oder hoher Empathie, abhängt. In der Tat hat sich gezeigt, dass die Hilfsbereitschaft von Probanden mit hoher moralischer Motivation nicht, die von Probanden mit niedriger moralischer Motivation hingegen stark an Empathie gebunden ist.[60]

Die Ausgangslage für eine konformistische oder spontan altruistische Entscheidung eines *jüngeren Spenderkindes* ist ungünstig. Sowohl freiwillige Gehorsamsbereitschaft wie die Neigung zu prosozialem Handeln sind höher, wenn das Kleinkind eine sichere Bindung zu der feinfühligen Mutter aufbauen konnte. Dies ist jedoch weniger wahrscheinlich, wenn die Familie durch die lebensbedrohliche Krankheit eines ihrer Kinder belastet ist. Das Risiko ist hoch, dass die Mutter sich in Ängste oder depressive Verstimmungen verstrickt, sich insbesondere um das kranke Kind kümmert und den Bedürfnissen ihres gesunden Kindes weniger Aufmerksamkeit schenkt. Auf mangelnde mütterliche Responsivität reagiert das Kleinkind mit Rückzug und entwickelt eher eine unsicher-vermeidende Bindung. Bei *älteren Kindern* mag die Bereitschaft, auch einer als verbindlich anerkannten Hilfeleistungsnorm nachzukommen, abgeschwächt sein, falls sie starke Eifersucht und Gefühle der Zurücksetzung empfinden oder gar den Wunsch verspüren, das kranke Kind möge ihnen nicht länger im Wege stehen.

Eltern sind gefangen in einem Dilemma: Sie fühlen sich nicht nur aufgrund ihrer Fürsorgeverantwortung moralisch verpflichtet, das Leben ihres kranken Kindes zu retten – es ist dies auch ihr dringlichster Wunsch. Da sie den Tod ihres kranken Kindes als irreversibel begreifen und den Verlust als unerträglich schmerzhaft einschätzen, neigen sie vermutlich dazu, die dem potentiellen Spenderkind drohenden Belastungen als eher geringfügig einzuschätzen. In ihrem Versuch, dessen Bereitschaft zu gewinnen, wird, auch wenn sie sich zu kontrollieren suchen, die Dringlichkeit der eigenen Bedürfnisse und Interessenlage so stark durchscheinen – Kinder nehmen extraverbale Kommunikationen sehr sensibel und zutreffend wahr – dass sie in ihrem Kind eher Reaktanz als Verständnis hervorrufen mögen.[61]

---

60 Malti, Tina / Gummerum, Michaela / Buchmann, Marlis: "Contemporaneous and One-Year Longitudinal Prediction of Children's Prosocial Behaviour from Sympathy and Moral Motivation". *Journal of Genetic Psychology* 168, 2007, S. 277–299.

61 Brehm, Jack W.: *Theory of Psychological Reactance*. Acadamic Press: New York 1966; Wicklund, Robert A.: *Freedom and Reactance*. Wiley: New York et al. 1974.

In Schweden schreibt der Gesetzgeber für Transplantationsentscheidungen von Kindern die Hinzuziehung eines neutralen Dritten vor. In der Tat scheint es empfehlenswert, eine Person, die mit entwicklungspsychologischen und familiendynamischen Erkenntnissen und Problemen der Trauerbewältigung vertraut ist, zu Rate zu ziehen. Gelingt es dem Vermittler, das Vertrauen der Beteiligten zu gewinnen, so können die Eltern die eigenen Besorgnisse offen darlegen – auch ihre Verzweiflung über ein Zögern ihres gesunden Kindes. Für dessen Reaktionen kann der Vermittler Verständnis in den Eltern wecken. Das Kind kann medizinische Erklärungen und psychologische Erwägungen, die auch das eigene (künftige) Wohlergehen betreffen, eher annehmen, wenn sie von einer neutralen Person vorgebracht werden – deren Unparteilichkeit macht sie glaubwürdiger. Auch kann ein Außenstehender die Sorgen und Ängste des Kindes offen – ohne implizite Abwehrreaktionen – anhören. Dies ist wichtig. Denn entgegen der Meinung von Eltern und Erzieherinnen, Kinder wollten in Konflikten zwischen eigenen Wünschen und der Kindeswohleinschätzung durch Erwachsene vor allem die eigenen Interessen durchsetzen, kommt es ihnen faktisch primär darauf an, dass sie angehört und ernst genommen werden und dass der Prozess der Entscheidungsfindung transparent und fair abläuft.[62]

IV. Literatur

Ainsworth, Mary D. Salter et al.: *Patterns of Attachment: A Psychological Study of the Strange Situation*. Erlbaum: Hillsdale, N. J. 1978.

Arsenio, William F. / Gold, Jason / Adams, Erin: "Children's Conceptions and Displays of Moral Emotions". In: Killen, Melanie / Smetana, Judith G. (Hrsg.): *Handbook of Moral Development*. Lawrence Erlbaum Associates: Mahwah, N. J. et al. 2006, S. 581–609.

Asendorpf, Jens B. / Nunner-Winkler, Gertrud: "Children's Moral Motive Strength and Temperamental Inhibition Reduce Their Immoral Tendencies in Real Moral Conflicts". *Child Development* 63, 1992, S. 1223–1235.

Barden, R. Christopher et al.: "Children's Consensual Knowledge about the Experiential Determinants of Emotion". *Journal of Personality and Social Psychology* 39, 1980, S. 968–976.

Bischof-Köhler, Doris: *Soziale Entwicklung in Kindheit und Jugend*. W. Kohlhammer: Stuttgart 2011.

62 Thomas, Nigel / O'Kane, Claire: "When Children's Wishes and Feelings Clash With Their 'Best Interests'". *The International Journal of Children's Rights* 6, 1998, S. 137–154.

Blasi, Agosto: „Was sollte als moralisches Verhalten gelten? Das Wesen der ‚frühen Moral' in der kindlichen Entwicklung". In: Edelstein, Wolfgang / Nunner-Winkler, Gertrud (Hrsg.): *Moral im sozialen Kontext*. Suhrkamp: Frankfurt a. M. 2000, S. 116–145.

Brehm, Jack W.: *Theory of Psychological Reactance*. Acadamic Press: New York 1966.

Chandler, Michael et al.: *Personal Persistence, Individual Develoment and Suicide*. Blackwell Publisher: Oxford et al. 2003.

Chandler, Michael / Proulx, Travis: "Changing Selves in a Changing World: Youth Suicide on the Fault-Lines of Colliding Cultures". *Archives of Suicide Research* 10(2), 2006, S. 125–140.

Crockett, Lisa J.: "Agency in the Life Course: Concepts and Processes". In.: id. (Hrsg.): *Agency, Motivation and the Life Course*. Nebraska Symposium on Motivation 48. University of Nebraska Press: Lincoln 2002, S. 1–30.

Damon, William: *The Youth Charter: How Communities Can Work Together to Raise Standards for All Our Children*. Free Press: New York 1997.

Deci, Edward L. / Ryan, Richard M.: "The 'What' and 'Why' of Goal Pursuits: Human Needs and the Self-Determination of Behavior". *Psychological Inquiry* 11(4), 2000, S. 227–268.

Döbert, Rainer / Nunner-Winkler, Gertrud: "Commonsense Understanding about Suicide as a Resource for Coping with Suicidal Impulses". In: Noam, Gil / Borst, Sophie (Hrsg.): *New Directions for Child Development: Child, Youth, and Suicide. Developmental Perspectives*. Jossey-Bass Publishers: San Francisco 1994, S. 23–38.

Doering, Bettina: "The Development of Moral Identity and Moral Motivation in Childhood and Adolescence". In: Heinrichs, Karin / Oser, Fritz / Lovat, Terence (Hrsg.): *Handbook of Moral Motivation: Theories, Models, and Applications*. Sense Publishers: Rotterdam 2013, S. 289–307.

Dornes, Martin: *Die Modernisierung der Seele: Kind – Familie – Gesellschaft*. S. Fischer: Frankfurt a. M. 2012.

Eisenberg, Nancy / Fabes, Richard A.: "Prosocial Development". In: Damon, William / Eisenberg, Nancy (Hrsg.): *Handbook of Child Psychology, Vol. 3. Social, Emotional and Personality Development*. Wiley: New York 1998, S. 701–862.

Ellsäßer, Gabriele: *Unfälle, Gewalt, Selbstverletzung bei Kindern und Jugendlichen 2013. Ergebnisse der amtlichen Statistik zum Verletzungsgeschehen 2011. Fachbericht*. Statistisches Bundsamt: Wiesbaden 2013.

Fox, Nathan A. / Calkins, Susan D.: "The Development of Self-Control of Emotion: Intrinsic and Extrinsic Influences". *Motivation and Emotion* 27(1), 2003, 7–26.

Frankfurt, Harry G.: *The Importance of what we Care about. Philosophical Essays.* Cambridge University Press: Cambridge et al. 1988.

Geldhof, G. John, et al.: "Self-Regulation across the Life Span". In: Lamb, Michael E. / Freund, Alexandra M. (Hrsg.): *The Handbook of Life Span Development. J. 2: Social and Emotional Development.* John Wiley & Sons: Hoboken, N. J. 2010.

Gert, Bernard: *Morality. A New Justification of the Moral Rules.* Oxford University Press: New York et al. 1988.

Harris, Paul L.: "Social Cognition". In: Damon, William et al. (Hrsg.): *Handbook of Child Psychology.* John Wiley & Sons: New York 2006, S. 811–858.

Hoffman, Martin L.: *Empathy and Moral Development: Implications for Caring and Justice.* Cambridge University Press: Cambridge 2000.

Holodynski, Manfred / Oerter, Rolf: „Emotion". In: Schneider, Wolfgang / Lindenberger, Ulman (Hrsg.): *Entwicklungspsychologie.* Beltz: Weinheim et al. 2012, S. 497–520.

Hopf, Christl: *Frühe Bindungen und Sozialisation.* Juventa: Weinheim et al. 2005.

Hopf, Christl / Nunner-Winkler, Gertrud (Hrsg.): *Frühe Bindungen und moralische Entwicklung.* Juventa: Weinheim et al. 2007.

Kant, Immanuel: *Die Metaphysik der Sitten.* Suhrkamp: Frankfurt a. M. 1968[1797].

Kochanska, Grazyna: "Committed Compliance, Moral Self, and Internalization: A Mediational Model". *Developmental Psychology* 38(3), 2002, S. 399–351.

Kochanska, Grazyna / Aksan, Nazan / Koenig, Amy L.: "A Longitudinal Study of the Roots of Preschoolers' Conscience: Committed Compliance and Emerging Internalization". *Child Development* 66, 1995, S. 1752–1769.

Kohlberg, Lawrence: „Der ‚Just Community'-Ansatz der Moralerziehung in Theorie und Praxis". In: Oser, Fritz / Fatke, Reinhard / Höffe, Otfried (Hrsg.): *Transformation und Entwicklung. Grundlagen der Moralerziehung.* Suhrkamp: Frankfurt a. M. 1986, S. 21–55.

Kohlberg, Lawrence: *Essays on Moral Development: Vol. 1. The Philosophy of Moral Development. Moral stages and the Idea of Justice.* Harper & Row: San Francisco 1981.

Kohlberg, Lawrence / Candee, Dan: "The Relationship of Moral Judgement to Moral Action". In: Kohlberg, Lawrence: *Essays on Moral Development: Vol. 2. The Psychology of Moral Development. The Nature and Validity of Moral Stages.* Harper & Row: San Francisco 1984, S. 498–581.

Krappmann, Lothar: „Die Sozialwelt der Kinder und ihre Moralentwicklung". In: Edelstein, Wolfgang / Oser, Fritz / Schuster, Peter (Hrsg.): *Moralische Erziehung in der Schule.* Beltz: Weinheim et al. 2001, S. 155–174.

Kray, Jutta / Schneider, Wolfgang: „Kognitive Kontrolle, Selbstregulation und Metakognition". In: Schneider, Wolfgang / Lindenberger, Ulman (Hrsg.): *Entwicklungspsychologie*. Beltz: Weinheim et al. 2012, S. 457–476.

Krettenauer, Tobias / Malti, Tina / Sokol, Bryan: "The Development of Moral Emotion Expectancies and the Happy Victimizer Phenomenon: A Critical Review and Application". *European Journal of Developmental Science* 2(3), 2008, S. 221–235.

Lewis, Marc D. / Todd, Rebecca / Xu, Xiaowen: "The Development of Emotional Regulation: A Neuropsychological Perspective". Lamb, Michael E. / Freund, Alexandra M. (Hrsg.): *The Handbook of Life-Span Development*. John Wiley & Sons: Hoboken, N. J. 2010, S. 51–78.

Malti, Tina / Gummerum, Michaela / Buchmann, Marlis: "Contemporaneous and One-Year Longitudinal Prediction of Children's Prosocial Behaviour from Sympathy and Moral Motivation". *Journal of Genetic Psychology* 168, 2007, S. 277–299.

Mischel, Walter / Ebbesen, Ebbe B.: "Attention in Delay of Gratification". *Journal of Personality and Social Pschology* 16, 1970, S. 329–337.

Montada, Leo: „Moralische Gefühle". In: Edelstein, Wolfgang / Nunner-Winkler, Gertrud / Noam, Gil (Hrsg.): *Moral und Person*. Suhrkamp: Frankfurt a. M. 1993, S. 259–277.

National Scientific Council of the Developing Child: "Young Children Develop in an Environment of Relationships. Working Paper 1". 2004, retrieved 11.12.2015, from http://www.developingchild.net.

Noam, Gil / Chandler, Michael / Lalonde, Chris: "Clinical Developmental Psychology: Constructivism and Social Cognition in the Study of Psychological Dysfunctioning". In: Cichetti, Dante / Cohen, Donald J. (Hrsg.): *Developmental Psychopathology*. John Wiley & Sons: New York 1995, S. 424–464.

Nucci, Larry P. / Turiel, Elliot: "God's Word, Religious Rules, and Their Relation to Christian and Jewish Children's Concepts of Morality". *Child Development* 64 1993, S. 1475–1491.

Nunner-Winkler, Gertrud: "Happy Victimizer and Moral Motivation". In: Heinrichs, Karin / Oser, Fritz / Lovat, Terence (Hrsg.): *Handbook of Moral Motivation. Theories, Models, Applications*. Sense Publishers: Rotterdam 2013, S. 265–286.

Nunner-Winkler, Gertrud: „Die Entwicklung moralischer Motivation von der Kindheit bis zum frühen Erwachsenenalter". In: Schneider, Wolfgang (Hrsg.): *Entwicklung vom frühen Kindes- bis zum frühen Erwachsenenalter. Befunde der Längsschnittstudie LOGIK*. Beltz Psychologische Verlags Union: Weinheim 2008.

Nunner-Winkler, Gertrud: „Frühe emotionale Bindungen und Selbstbindung an Moral". In: Hopf, Christl / Nunner-Winkler, Gertrud (Hrsg.): *Frühe Bindungen und moralische Entwicklung*. Juventa Verlag: Weinheim et al. 2007.

Nunner-Winkler, Gertrud: „Ethik der freiwilligen Selbstbindung". *Erwägen Wissen Ethik* 14(4), 2003, S. 579–589.

Nunner-Winkler, Gertrud: „Zum Verständnis von Moral – Entwicklungen in der Kindheit". In: Weinert, Franz E. (Hrsg.): *Entwicklung im Kindesalter*. Beltz Psychologische Verlags Union: Weinheim 1998, S. 133–152.

Nunner-Winkler, Gertrud / Meyer-Nikele, Marion / Wohlrab, Doris: *Integration durch Moral. Moralische Motivation und Ziviltugenden Jugendlicher*. VS Verlag für Sozialwissenschaften: Wiesbaden 2006.

Nunner-Winkler, Gertrud / Sodian, Beate: "Children's Understanding of Moral Emotions". *Child Development* 59, 1988, S. 1323–1338.

Oser, Fritz / Althof, Wolfgang: „Die Gerechte Schulgemeinschaft: Lernen durch Gestaltung des Schullebens". In: Edelstein, Wolfgang / Oser, Fritz / Schuster, Peter (Hrsg.): *Moralische Erziehung in der Schule*. Beltz: Weinheim et al. 2001, S. 233–268.

Perner, Josef / Wimmer, Hans: "'John Thinks that Mary Thinks that'. Attribution of Second-Order Beliefs by 5- to 10-Year-Old Children". J*ournal of Experimental Child Psychology* 39, 1985, S. 437–447.

Piaget, Jean: *Das Erwachen der Intelligenz beim Kinde*. Klett: Stuttgart 1936.

Prinz, Wolfgang: *Selbst im Spiegel*. Suhrkamp: Berlin 2013.

Radke Yarrow, Marian / Zahn-Waxler, Carolyn / Chapman, M.: "Children's Prosocial Dispositions and Behavior". In: Hetherington, E.M. (Hrsg.): *Handbook of Child Psychology. Vol. IV: Socialization, Personality and Social Development*. Wiley: New York 1983, S. 469–545.

Reuband, Karl Heinz: „Aushandeln statt Gehorsam. Erziehungsziele und Erziehungspraktiken in den alten und neuen Bundesländern im Wandel". In: Böhnisch, Lothar / Lenz, Karl (Hrsg.): F*amilien. Eine interdisziplinäre Einführung*. Juventa: Weinheim et al. 1997, S. 129–153.

Reuter, Stephanis: „Herausbildung des Todeskonzepts bei Kindern". In: Wittwer, Hector (Hrsg.): *Sterben und Tod. Gesschichte -Theorie – Ethik. Ein interdisziplinäres Handbuch*. Metzler: Stuttgart 2010, S. 137–141.

Roth, Gerhard: *Fühlen, Denken, Handeln*. Suhrkamp: Frankfurt a. M. 2003.

Schmidt-Recla, Adrian: „Kontraindikation und Kindeswohl. Die ‚zulässige' Knochenmarkspende durch Kinder". *GesR* 11, 2009, S. 566–572.

Schneider, Wolfgang (Hrsg.): *Entwicklung von der frühen Kindheit bis zum frühen Erwachsenenalter: Befunde der Münchner Längsschnittstudie LOGIK*. Beltz Psychologische Verlags Union: Weinheim 2008.

Schües, Christina / Rehmann-Sutter, Christoph (Hrsg.): *Rettende Geschwister. Ethische Aspekte der Einwilligung in der pädiatrischen Stammzelltransplantation*. Mentis: Paderborn 2015.

Schües, Christina / Rehmann-Sutter, Christoph: „Hat ein Kind eine Pflicht, Blutstammzellen für ein krankes Geschwisterkind zu spenden?" *Ethik Med* 25, 2013, S. 89–102.

Schwartz, Norbert H. / Scott, Brianna M. / Holzberger, Doris: "Metacognition: A Closed-Loop Model of Biased Competition-Evidence from Neuroscience, Cognition, and Instructional Research". In: Azevedo, Roger / Aleven, Vincent (Hrsg.): *International Handbook of Metacognition and Learning Technologies*. Springer Science+Business Media: New York 2013, S. 79–94.

Selman, Robert L.: *Die Entwicklung des sozialen Verstehens. Entwicklungspsychologische und klinische Untersuchungen*. Suhrkamp: Frankfurt a. M. 1984.

Selman, Robert L. / Byrne, Diane F.: "A Structural-Developmental Analysis of Levels of Role Taking in Middle Childhood". *Child Development* 45, 1974, S. 803–806.

Singer, Wolfgang: *Der Beobachter im Gehirn*. Suhrkamp: Frankfurt a. M. 2002.

Singg, Sangeeta: "Parents and the Death of a Child". In: Bryand, Clifton D. (Hrsg.): *Handbook of Death and Dying 2*. Sage Publications: Thousand Oaks et al. 2003, S. 880–888.

Slaughter, Virginia: "Young Children's Understanding of Death". *Australian Psychologist* 40(3), 2005, S. 179–186.

Slaughter, Virginia / Lyons, Michelle: "Learning about Life and Death in Early Childhood". *Cognitive Psychology* 46, 2003, S. 1–30.

Smetana, Judith G.: "Socio-Cognitive Domain Theory: Consistencies and Variations in Children's Moral and Social Judgements". Killen, Melanie / Smetana, Judith G. (Hrsg.): *Handbook of Moral Development*. Erlbaum: Mahwah, N. J. 2006, S. 119–154.

Sodian, Beate: „Entwicklung begrifflichen Wissens". In: Oerter, Rolf / Montada, Leo (Hrsg.): *Entwicklungspsychologie*. Beltz Psychologische Verlags Union: Weinheim 2002, S. 443–368.

Solomon, Robert C.: *The Passions*. Anchor Press: Garden City, N. Y 1976.

Styczynski, Jan et al.: "Risk of Complications during Hematopoetic Stem Cell Collection in Pediatric Siblinng Donors: a Prospective European Group for Blood and Marrow Transplantation Pediatric Diseases Working Party Study". *Blood* 119(12), 2012, S. 2935–2706.

Thomas, Nigel / O'Kane, Claire: "When Children's Wishes annd Feelings Clash With Their 'Best Interests'". *The International Journal of Children's Rights* 6, 1998, S. 137–154.

Thompson, Ross A.: "The Development of the Person: Social Understanding, Relationships, Conscience". In: Eisenberg, Nancy (Hrsg.): *Handbook of Child Psychology. Vol. 3: Social, Emotional and Personality Development*. John Wiley & Sons: Hoboken, N. J. 2006.

Turiel, Elliot: "The Development of Morality: Reasoning, Emotions, and Resistence". In: Overton, William F. (Hrsg.): *The Handbook of Life-Span Development*. John Wiley & Sons: Hoboken, N. J. 2010, S. 554–583.

Turiel, Elliot: *The Development of Social Knowledge. Morality and Convention*. Cambridge University Press: Cambridge 1983.

Weinert, Franz E.: *Entwicklung im Kindesalter*. Beltz Psychologische Verlags Union: Weinheim 1998.

Wetzels, Peter: *Gewalterfahrung in der Kindheit. Sexueller Missbrauch, körperliche Misshandlung und deren langfristige Folgen*. Nomos: Baden-Baden 1997.

Wicklund, Robert A.: *Freedom and Reactance*. Wiley: New York et al. 1974.

Wuketis, Franz M.: „„Das Konzept von Schuld und Sühne ist überholt'. Interview mit dem Biologen Franz Wuketis von der Uni Wien". *Süddeutsche Zeitung* 4. Juli 2012.

Zahn-Waxler, Carolyn / Radke-Yarrow, Marian: "The Development of Altruism: Alternative Research Strategies". In: Eisenberg, Nancy (Hrsg.): *The Development of Prosocial Behavior*. Academic Press: New York et al. 1982, S. 109–138.

Zahn-Waxler, Carolyn / Radke Yarrow, Marian / King, Robert A.: "Child Rearing and Children's Prosocial Initiations Toward Victims of Distress". *Child Development* 50, 1979, S. 319–330.

Christoph Rehmann-Sutter

„Ich möchte jetzt sterben.“
Über Sterbewünsche am Lebensende

Was bedeutet es für uns Menschen, wünschen zu können? Die wünschende Geistesverfassung, der Wunsch und das Wünschen überhaupt waren zwar ein zentrales Thema in der Psychoanalyse. Sie sind aber im Vergleich zum freien Willen und zum Handeln in der Philosophie selten ausführlich untersucht worden.[1] Das mag unter anderem daran liegen, dass es nicht einfach ist, Wünsche systematisch zu erfassen.[2] Sie sind schwer greifbar, irgendwie ätherisch. Das Wünschen gehört zwar in die Nähe des volitionalen Vermögens, aber wir kennen auch Situationen, wo wir das, was wir wünschen, unmöglich wollen würden. Ich wende mich in diesem Kapitel dem Phänomen des Wünschens zu, und zwar anhand eines ganz und gar nichttrivialen Beispiels, nämlich am Beispiel von Sterbewünschen. Sie betreffen die Existenz, weil ihr Inhalt das Sterben ist.

Der Wunsch tot zu sein und der Wunsch zu sterben sind nicht dasselbe. Das Sterben und das Aufhören zu existieren sind gänzlich verschiedene Dinge. Sterben ist der Prozess des Lebensendes, der noch zum Leben gehört. Man kann wünschen, tot zu sein, ohne sterben zu wollen. Im Wunsch zu sterben kann aber ein Wunsch enthalten sein, nicht mehr zu existieren. Ich werde mich im Folgenden mit Sterbewünschen befassen, nicht so sehr mit dem Todeswunsch. Dabei hoffe ich, etwas über die Komplexität des Wunschvermögens und des Wünschens als mentale und soziale Tätigkeit zu lernen. Im Hintergrund der Überlegungen steht eine qualitative empirische Studie zu Lebens- und Sterbewünschen in der Palliativmedizin, in der wir ausführliche Interviews mit 30 palliativ versorgten Patientinnen und Patienten am Lebensende sowie jeweils auch mit ihren behandelnden Ärzte/-innen, mit einer Pflegeperson und mit einem Angehörigen geführt haben. Die einbezogenen Patienten/-innen waren unheilbar an Krebs erkrankt und wussten, dass ihre Krankheit zum Tode führt. Ich schöpfe aus den

---

1 Ich danke Thorsten Moos, Kathrin Ohnsorge, Christina Schües und Luzia Sutter Rehmann für wertvolle Hinweise zu einer Entwurfsfassung des Manuskripts.

2 So Brigitte Boothe in der Einleitung zu dem von ihr herausgegebenen, sehr anregenden Sammelband (Boothe, Brigitte (Hrsg.): *Wenn doch nur – ach hätt ich bloß. Die Anatomie des Wunsches.* Zürich: Rüffer & Rub 2013).

reichhaltigen und eindrucksvollen Erzählungen von Betroffenen über ihre Wünsche zum Lebensende.

Zum Einstieg stelle ich eine der Geschichten, die wir in den Interviews erfahren durften, im Detail vor. Auf ihrer Grundlage können dann einige grundsätzliche Fragen zur Natur des Wünschens und zum Zusammenhang und Unterschied zwischen Wünschen und Wollen erörtert werden. Es werden drei Thesen entwickelt: Die erste lautet, dass das Wünschen als eine eigenständige mentale Fähigkeit und Tätigkeit aufgefasst werden muss, die sich nicht als Teilbereich oder als Vorstufe des Wollens charakterisieren lässt. Zweitens kann das Verhältnis vom Wünschen zum Wollen so vorgestellt werden, dass sie gleichsam zwei sich überlappende Felder bilden, die beide auch zum Hoffen gehören. Drittens erschließt sich im Wünschen ein eigenes Feld des Ethischen, in dem das Wünschen nicht nur eine Form der hoffenden Intentionalität ist, sondern ein Handlungsraum, der sich in den Beziehungen entfaltet, in denen ein Mensch lebt. Zunächst aber zur Fallgeschichte.

I. Lisa G.

Als wir in einem Hospiz in der Nordwestschweiz das Interview mit Lisa G.[3] führten, war sie 65 Jahre alt. Sie litt seit anderthalb Jahren an einem Pankreaskarzinom, von dem sie nicht mehr geheilt werden konnte, und an dem sie nur elf Tage nach dem Interview verstarb. Während wir mit ihr sprachen, wusste sie schon über ihre Diagnose Bescheid. Sie war sich auch darüber im Klaren, dass sie nicht mehr lange weiterleben konnte.

---

3 Der Name ist geändert. Das Interview wurde geführt von Lucia Stäubli; es fand innerhalb des onkologischen Teils der Basler Sterbewunsch-Studie statt, die ich zusammen mit Dr. Heike Gudat und Dr. Kathrin Ohnsorge mit Unterstützung von Oncosuisse/ Krebsforschung Schweiz (Projekt 01960–10–2006), der Gottfried und Julia Bangerter-Rhyner-Stiftung und der Förderstiftung HOSPIZ IM PARK zwischen 2006 und 2012 durchgeführt habe. Die Interviews wurden akustisch aufgezeichnet und dann vollständig wörtlich transkribiert. Die Hauptergebnisse dieses Studienteils sind publiziert in Ohnsorge, Kathrin / Gudat, Heike / Rehmann-Sutter, Christoph: "Intentions in Wishes to Die: Analysis and a Typology. A Report of 30 Qualitative Case Studies of Terminally Ill Cancer Patients in Palliative Care. *Psycho-Oncology* 23(9), 2014a, S. 1021–1026.; id.: "What a Wish to Die Can Mean. Reasons, Meanings and Functions of Wishes to Die, Reported from 30 Qualitative Case Studies of Terminally Ill Cancer Patients". *BMC Palliative Care* 13(1), 2014, S. 38; Rehmann-Sutter, Christoph / Gudat, Heike / Ohnsorge, Kathrin (Hrsg.): *The Patient's Wish to Die. Research, Ethics, and Palliative Care.* Oxford University Press: Oxford 2015. Gegenwärtig läuft eine vom Schweizerischen Nationalfonds finanzierte Folgestudie mit nicht-onkologischen Patienten/-innen.

Auf die Einstiegsfrage im Interview, wie es ihr jetzt gehe, sagte sie zuerst: „Mir geht es gut. Mir geht es sehr gut." Sie sei froh, das Hospiz gefunden zu haben und früh genug da zu sein. Die Interviewerin spiegelte ihre Äußerung: „Ja, Sie strahlen auch gerade, wenn sie das so erzählen." Darauf wiederholte Lisa G. ihre Aussage, allerdings mit einer Variation: „Ja, nein, es geht mir eigentlich gut." Das nach dem „ja" eingeschobene „nein" und dann vor allem das „eigentlich" deuten auf eine komplexere Gefühlslage. Wir deuten das so, dass es eine Ambivalenz in ihrer Befindlichkeit gab: Es geht schon gut, aber da ist noch etwas anderes. Auf die beiden Interviewerinnen machte Lisa insgesamt einen auffällig frohen Eindruck, wie es in den Feldnotizen heißt. Die Interviewerin notierte nach dem Interview, sie habe sich das so erklärt, dass es Lisa „so wichtig ist, dass die Leute nicht von ihr weggehen und den Kopf hängen lassen".

Aber im Interview stellte sie sogleich klar und deutlich fest: „Mir geht es eindeutig zu langsam!" Mit „es" meinte sie den Sterbeprozess. Sie wollte, dass der Tod schneller kommt. Als sie ins Hospiz kam – für sie war das der Ort, an den sie zum Sterben kam –, habe sie gedacht, es dauere noch zwei, drei Tage, dann sei es vorbei. Sie konnte nichts mehr essen und wollte keine künstliche Ernährung: „Also ich kam hierher und dachte zwei, drei Tage, dann ist das vorbei. Ist halt nicht vorbei, obwohl ich ja nichts esse und nichts, aber es ist halt noch nicht vorbei." Sie merke schon, dass sie schwächer wurde und abnahm („Nur noch überall Knochen.") und sie spüre schon, dass etwas „in die richtige Richtung" gehe. Aber sie war noch am Leben. Die Interviewerin fragte nach, wie sie das denn meine, „in die richtige Richtung". Da erzählte Lisa von ihrer Krankheitsgeschichte. Sie habe die letzten eineinhalb Jahre hart mit dem Krebs gekämpft, d.h. Operationen und Chemotherapien über sich ergehen lassen. Dann hätte sie die Auskunft erhalten, dass man jetzt nichts mehr gegen den Krebs tun könne. Da habe sie gesagt: „[...] okay, jetzt ist fertig, jetzt mag ich nicht mehr kämpfen, jetzt will ich auch gar nicht mehr kämpfen, ich möchte jetzt sterben, ich möchte jetzt gehen."

Die Erzählerin Lisa G., die hier in der Gegenwart, d.h. im Moment des Interviews, über sich spricht, berichtet von einem früheren Zeitpunkt nach Abschluss der kurativen Krebsbehandlungen. Damals wollte sie sterben. Das „jetzt", das in ihrer gegenwärtigen Sprache aufblitzte, bezieht sich zunächst auf den damaligen Moment, der einen Wendepunkt darstellte. Bis zu diesem Zeitpunkt habe sie nämlich für ihr Leben gekämpft. Dann wollte sie nicht mehr kämpfen, sie mochte nicht mehr, sondern wollte jetzt gehen. Damit hatte sie das Ende der kurativen Möglichkeiten nicht nur zur Kenntnis genommen, sondern es zum Anlass eines neuen Entschlusses gemacht. Die damalige Lisa G. habe sich entschlossen zu sterben, erzählte Lisa G. jetzt. Sie habe sich mit ihrem Wunsch identifiziert. Dieser

Entschluss führte sie weiter, bis in die Gegenwart des Interviews. Jetzt nämlich, als das Interview stattfand, befand sie sich im Hospiz, um sterben zu können. Sie aß nichts mehr, was in die für sie „richtige Richtung" führe, wie sie sagte.

Dieser Moment der Umkehr war für sie wichtig. Sie erzählte von ihm wenig später gleich ein zweites Mal und verwendete dazu fast dieselben Worte: „Und als es hieß: Sie haben null Chancen, der Krebs wächst dermaßen, das ist grauenhaft, oder (.)[4] da habe ich gesagt: Okay, jetzt ist fertig, jetzt will ich nicht mehr, jetzt mag ich auch nicht mehr." In beiden Aussagen verwendete sie im Bezug auf die Weiterbehandlung das Verb „mögen" („ich mag nicht mehr") und das Verb „wollen" („ich will nicht mehr"), während sie für das Sterben das Verb „möchten" benutzte („ich möchte jetzt"). Das Wollen bezieht sich auf die Handlungen, die sie ablehnt, auf das Kämpfen, während das Sterben selbst viel deutlicher ein Wunsch bleibt, kein Handeln. Es ist, wie wenn sich darin eine gewisse Scheu oder eine Ehrfurcht zeigt. Der Tod komme nämlich von selbst, und darauf legte sie Wert, wie sich im weiteren Verlauf des Gesprächs zeigte. Den Tod zu wollen, d.h. auf ihn hin zu handeln, wäre für sie eigentlich ein Unding, moralisch gesehen illegitim, weil der Tod für sie ein Ereignis sein sollte, das ihr zufällt, wie eine Begegnung oder eine Erfahrung, die zu ihrer Zeit kommt.

Es war dennoch ein Entschluss, ein wohl abgewogener sogar, wie sie gleich im Anschluss an diese zweite Erzählung des Umkehrmoments sagte: „Und ich kann mit gutem Gewissen sagen: Ich habe gekämpft bis zum Schluss, ich habe nicht gleich alles hingeschmissen und gesagt: ‚Oh nein, das ist zu schwer, das kann ich nicht'. Das habe ich nicht getan. Ich habe wirklich alles, beschwerliche Operation in Lausanne unten, das war gar nicht toll. Aber ich habe alles durchgezogen immer noch mit dem Millimeter Hoffnung, es könnte noch gut werden." – Diese Passage des Interviews ist bemerkenswert, weil Lisa G. sich hier ganz explizit als moralisches Subjekt darstellt, das Erwartungen an sich selbst hat und sich selbst in die Pflicht nimmt. Sie hat nicht einfach aufgegeben, weil es ihr zu mühsam, zu beschwerlich war. Sie hat es nicht hingeschmissen. Das wäre feige, nicht so, wie sie es von sich selbst erwartete. Sie wollte mit gutem Gewissen zu sich sagen können, dass sie bis zum Schluss gekämpft hat und dass sie die Hoffnung nicht aufgegeben hat, selbst als diese nur noch klein war.

Dazu passt eine Stelle gleich in den ersten Sätzen des Interviews, wo sie sagte, dass sie andere Menschen auf eine Weise habe sterben sehen, wie sie es selbst keinesfalls erleben wolle. Sie hatte eine Vorstellung des „anständigen" Sterbens: „Ich bin anständig zur Welt gekommen und ich gehe auch wieder anständig aus

4 „(.)" ist das Zeichen für eine Sprechpause von etwa einer Sekunde.

dieser Welt. Und ich kann das nicht beeinflussen, ich kann die Geburt nicht beeinflussen, aber den Schluss kann ich wählen, wo ich sterben möchte, Gott sei Dank!" Das Wählen bezieht sich nicht auf das Wann, aber auf das Wo. Der Ort ihrer Wahl war das Hospiz. Dort konnte sie „anständig" gehen, wie sie es sich vorstellte. Und dazu gehörte auch, dass sie „mit gutem Gewissen" gehen konnte, nachdem sie genug versucht hatte und auch genug gelitten hatte. Zu diesem anständigen Sterben gehörte für sie wesentlich das Kämpfen bis zum Schluss. Der „Schluss" war dann gekommen, als sich das Kämpfen nicht mehr lohnte, und es sinnlos schien, weiter zu kämpfen. Das habe, wie sie betonte, „nichts mit Löffel hinschmeißen zu tun; es ist jetzt Zeit zum Gehen". Solange sie aber noch lebe, genieße sie es, sich noch etwas verwöhnen zu lassen. Das Sterben soll jetzt nur *bald* kommen. Dass das Leben durchaus noch schöne Aspekte hat, änderte für sie nichts daran, dass es sinnlos geworden war und es deshalb Zeit war zu gehen: „Aber es hat für mich keinen Sinn mehr, es ist sinnlos."

Die Einschätzung der gegenwärtigen Situation als dem Ende des Kämpfen-Müssens und als der Zeit-zum-Gehen ist für Lisa G. nicht nur ein realistisches Anerkennen der medizinischen Prognose, sondern auch eine moralische Abwägung, wie sie es mit den Worten des „guten Gewissens" und des „Anstandes" ausdrückte. Es gab für sie offenbar auch eine moralische Anforderung, die sie mit Gründen zurückweisen musste: die Erwartung nämlich, dass man Leiden auf sich nimmt und kämpft. Man schmeißt den Löffel nicht einfach so hin, wenn es mühsam wird.

Lisa G. wusste, wovon sie sprach. Sie hatte nämlich einen Suizidversuch hinter sich, den sie später im Interview in einer deutlich moralischen Rahmung ihrer Erzählung zur Sprache brachte. Sie präzisierte ihren Wunsch, dass das Sterben schneller gehe, zunächst mit der deutlichen Aussage, sie sei „absolut gegen Sterbehilfe!". Als die Interviewerin dazu um eine Erläuterung bat, sagte sie, dass sie auch Suizidhilfe nicht wollte. „Wissen Sie, ich habe schon mal einen Suizidversuch hinter mir. Seit da habe ich meinen gelähmten Arm. Das ging ziemlich in die Hose und das hat mir gezeigt, dass man das eigentlich nicht machen sollte, dass das gar nicht gescheit ist." Nach dem Tod ihres Mannes, mit dem sie in Kairo zusammengelebt hatte, sei sie sie verzweifelt gewesen und habe Schlaftabletten genommen. Sie habe überlebt, sei aber zu lange auf ihrem Arm gelegen, so dass „die Nerven und die Muskeln abgeklemmt" waren. Ihre Armlähmung deutete sie als „Zeichen, dass das nicht gut ist". Die Lähmung war für sie nicht einfach ein Unfall, sondern ein Ereignis mit einer Botschaft an sie selbst: Es ist nicht gut, sich das Leben zu nehmen. Ihre Schwester, die ihr am nächsten stand, war von ihrem Suizidversuch schockiert, wie wir von dieser selbst in folgenden Worten erfuhren: „(empörte Stimme) Und ich bin furchtbar wütend [Mundart: sternshagelverruckt] geworden, als ich das gehört habe!! Erstens habe ich gesagt: Das macht man nicht! Man lässt nicht einfach die Angehörigen und Freunde und Bekannten zurück und geht. Man schleicht sich [nicht] durch ein Hintertürchen raus. Das ist nicht meine Meinung! Da bin ich ganz wahnsinnig wütend und verrückt geworden!" – Das Erlebnis des eigenen Suizidversuchs und der Reaktion der Schwester tritt in Lisas Erzählung als Erklärung ihrer Ablehnung der Sterbehilfe und Suizidhilfe auf. Damals hatte sie versagt, wie sie es retrospektiv darstellte, denn sie hatte nicht genug gekämpft.

Mit diesen Überlegungen kongruent ist ihre moralische Begründung dafür, dass sie den Tod von selbst kommen lassen wollte. Es soll ein „natürlicher Tod" sein, kein assistierter Suizid oder eine Euthanasie („Man kann auch nach Holland fahren"): „Aber einen natürlichen Tod, wissen Sie, das erträgt auch meine Schwester, das ertragen alle." Diese Wendung ist bemerkenswert. Sie will den Tod deshalb nicht herbeiführen, weil der nicht herbeigeführte Tod (der „natürliche" Tod, d.h. der Tod, der dann kommt, wenn man ihn nicht mehr verhindert) von ihrer Schwester und von allen anderen ertragen werden könne. Sie war mit ihrer Schwester so eng verbunden, dass sie es nicht wünschen konnte, so zu sterben, dass ihre Schwester, die ihr sehr am Herzen lag, zu sehr darunter litt. Sie hatte auch Sorgen, ob die Schwester es überhaupt ertragen könnte, mit uns das Interview zu führen, weil sie dachte, dass es sie zu traurig machen würde.

Mit Essen hatte sie aufgehört. Wie ist das zu verstehen? Man könnte vielleicht denken, sie hätte das mit der bewussten Absicht gemacht, den Tod zu beschleunigen. Aber das hätte mit ihrem Wunsch nach einem natürlichen Tod, der wünschbar, aber nicht wollbar ist, nicht im Einklang gestanden. Lisa G. erklärte uns die Sache mit dem Essen ganz genau: „Mich widert das Essen an. Ich kann das Essen nicht anschauen. Und das heißt, der Körper will das Essen nicht mehr." Sie verzichtete nicht einfach bewusst auf das Essen, sondern sie tat, was ihr Körper wollte. Es ist bemerkenswert, dass sie selbst ihrem eigenen Körper einen Willen zuerkennt, der für sie leitend ist, indem sie es ja selbst ist, die das körperlich *will*, was *der Körper* will. Eine künstliche Ernährung liefe diesem, ich möchte sagen „somatischen Willen" zuwider. Sie betont, wie „froh" sie sei, sagen zu können, dass sie nicht künstlich ernährt werden will. Sie wusste also genau, dass es Maßnahmen gegeben hätte, die ihr Leben hätten verlängern können. Sie will aber diese Maßnahmen nicht und sie ist froh darüber, dass sie das Recht hat, diesen Willen auch durchzusetzen. Ihre Vorstellung des „natürlichen Todes" und auch die Vorstellung des „Kämpfens bis zum Schluss" haben für sie offensichtlich *nicht* impliziert, auch eine künstliche Ernährung, die das Leben verlängert hätte, akzeptieren zu müssen. Das moralische Gleichgewicht, das Lisa G. in Bezug auf die Maßnahmen im

Zusammenhang mit ihrem Lebensende auslotete, und von dem sie im Interview ausführlich berichtete, hat keine Maximaltherapie von ihr verlangt.

Der interviewte Pfleger gab für dieses Angewidertsein vom Essen eine medizinische Erklärung: „Ich vermute mal, wenn man an den Punkt kommt, wo man nichts mehr essen kann, weil der Körper es nicht mehr annimmt, weil die Durchgangspassage ja durch den Tumor zu ist, dass der Magen-Darmtrakt dann im Prinzip nicht mehr funktioniert, das ist für einen selber auch ein Punkt, wo man weiß: Aha, mein Körper ist jetzt zu Ende, dass man (.) sicherlich, man kann einiges noch über Infusionen machen, aber wenn man wirklich nichts mehr essen kann und der Körper da zugemacht hat, dann weiß man, glaube ich, was einem bevorsteht." Wie es der Pfleger beschreibt, hat ihr Körper einfach „zugemacht" und das hat bei Lisa G. ein realistisches Bewusstsein ihr Situation hervorgerufen: Sie hat dann „gewusst", was ihr bevorsteht. Auch der Pfleger deutete den körperlichen Funktionsverlust als bedeutungsvolle Information, als Information, die man verstehen kann. Allerdings sprach er nicht wie die Patientin selbst von einem somatischen Willen, der sich in der Abscheu vor dem Essen zum Ausdruck brachte, sondern von einer Blockade durch den Tumor. Die Abscheu vor dem Essen kam für Lisa G., die ihre Abscheu als körperlichen Willen deutete, günstig, weil sie in die richtige Richtung führte, nämlich weil sie den natürlichen Tod rascher kommen ließ. Hier scheint es mir ganz deutlich zu sein: Das Nicht-Essen von Lisa G. hat mit Suizid nichts zu tun.[5]

Der Tod kam schließlich durch eine unerwartete Komplikation, nachdem man in der Nacht zuvor doch noch eine Sedation eingerichtet hatte. Vorgängig hatte sie sich dem Team gegenüber allerdings noch gegen eine Sedation ausgesprochen. Auch in unserem Interview äußerte sie sich sehr kritisch zur Sedation, die die Interviewerin in der Formulierung ihrer Frage als „Dauerschlaf" bezeichnet hatte. Lisa G. war über die Möglichkeiten einer palliativen Sedation von ärztlicher Seite noch nicht informiert worden und hatte selbst davon ein negatives Bild: „Dann kann ich ja mit meiner Schwester nicht mehr sprechen. [...] Also das ist ja furchtbar, wenn ich nur noch im Wachkoma daliege und vor mich hin döse und meine Schwester kann nicht mehr mit mir sprechen (.), das ist ja schrecklich." Ihre Ablehnung der Sedation in der vorgestellten Form eines lange dauernden „Wachkomas" war moralisch begründet: Für ihre Schwester wäre das unerträglich. Und außerdem wollte sie nicht in einem Zustand sein, in dem sie bewusst *und* bewegungsunfähig ist, und gleichzeitig künstlich am Leben erhalten wird.

5 Zur Interpretation des Sterbefastens als Suizid cf. Birnbacher, Dieter: „Ist Sterbefasten eine Form von Suizid?". *Ethik in der Medizin* 27, 2015, S. 315–324.

Allerdings muss sie dann zu einem Zeitpunkt nach unserem Interview, wie das im Hospiz üblich ist, über die Möglichkeiten und die Voraussetzungen einer Sedation genauer aufgeklärt worden sein. Die Ärztin erzählte in ihrem Interview, dass sie im Team über den Wunsch Lisas nach einer palliativen Sedation zuerst überrascht gewesen seien:

„Und hat dann sogar am Schluss gesagt, sie möchte jetzt sediert werden, und hat auch den Termin festgelegt. Und der war (.) am Folgetag. Das weiß ich noch. Und dann gab es im Team so ein bisschen einen Aufruhr, dass man gesagt hat: ‚Wieso will sie das jetzt? Und ist das jetzt wirklich schon der Moment? Und will sie das wirklich und weiß sie, was das bedeutet?‘ Das ist unwiederbringlich. Und sie wollte das durchziehen. Und hat darauf bestanden. Und die, die an diesem Tag gearbeitet haben, fanden, ja, das ist in Ordnung so. Und wir haben gesagt, wir tragen das mit."

Die Vorstellungen vom Sterben im Fall von Lisa G. beinhalten sowohl den Zeitpunkt als auch die Art des Sterbens. Beides hing zusammen, wie sich am Beispiel der Sedation deutlich zeigte. Tot sein zu wünschen muss nicht heißen, sterben zu wünschen. Es kann aber keinen Wunsch *nach* Sterben geben, der von den Wünschen, *wie* das Sterben vor sich gehen soll, eindeutig zu trennen ist.

Zu den Vorstellungen, wie sie das Lebensende gestalten wollte, gehörten auch das Ordnen ihrer Angelegenheiten und das Planen der Beerdigung. Sie hatte ein Testament gemacht, eine Patientenverfügung geschrieben („Es steht alles drin, fünfzehn Seiten."), sie habe „überhaupt keine Restschulden, keine Leichen im Keller, nichts". Das gehörte auch zu ihrem Konzept des „anständigen" Sterbens: den Angehörigen keine Lasten überlassen. Um ihre Abdankung zu organisieren, hatte sie sich, wie sie erzählte, mit ihrem Dorfpfarrer besprochen und ihm genau gesagt, welche Musik sie haben möchte. Der Pfarrer gehörte zu den Menschen, die für sie bei der Formung ihrer Wünsche wichtig waren. Er war für sie wie ein Freund, obwohl sie selten zur Kirche ging. Aber in der Gesprächspassage, als sie erzählte, wie sie mit dem Pfarrer die Beerdigung plante (besser, wie *sie* dem Pfarrer sagte, wie er die Beerdigung planen sollte), erwähnte sie zum ersten Mal im Interview ihr Gewissen. („Und ich kann mit gutem Gewissen sagen: Ich habe gekämpft bis zum Schluss.") In einer Weise schien der Pfarrer doch eine Art Gewissensinstanz zu verkörpern, obwohl sie ihn im Gespräch fast nicht habe zu Wort kommen lassen: „Dann habe ich zu ihm gesagt: Christoph, jetzt musst du einfach einmal eine halbe Stunde deinen Schnabel halten." Die wichtigste Person war aber die Schwester, die ihr sehr nahe stand und auf die sie in ihrem Wünschen immer zuerst Rücksicht nahm.

Im Interview haben wir die Schwester von Lisa G. danach gefragt, wie sie den Sterbewunsch Lisas gesehen habe. Die Interviewerin hat folgendermaßen gefragt:

„Hat es so Momente gegeben, wo Sie sich gewünscht hätten, dass die Krankheit von der Schwester schneller verläuft, dass ihr Leiden schneller ein Ende findet?" Darauf reagierte die Schwester: „Nein! Nein! Nein. Da muss ich ganz klar sagen: Nein! Den Gedanken habe ich jetzt nie gehabt. Nein, absolut nicht! Eher, dass man jetzt einfach hofft und sich wünscht, dass das nicht allzu lange geht. [...] Also der Sterbeprozess jetzt." – Was in der gestellten Frage in einen möglichen Zusammenhang gestellt wurde (1. Wünschen, dass die Krankheit schneller verläuft, 2. wünschen, dass das Leiden schneller endet und 3. wünschen, dass das Sterben rascher verläuft), waren für Lisas Schwester deutlich verschiedene Wunschmomente, deren Unterschiede für sie auch moralisch bedeutsam waren. Sie hätte ihrer Schwester nie gewünscht, dass ihre Krankheit schneller verläuft, aber sie wünschte, dass der Sterbeprozess rascher verläuft. Dass die Krankheit schneller verläuft, durfte die Schwester nicht hoffen, denn dies hätte vielleicht bedeutet, der Schwester den Tod zu wünschen. Das lag ihr absolut fern. Aber sie war einverstanden mit allen Entscheidungen, die darauf hinzielten, das Sterben, wenn es schon einmal begonnen hat, nicht aufzuhalten oder es gar etwas schneller ablaufen zu lassen. Der Sterbewunsch ist also auch aus der Sicht der Angehörigen eine moralisch sensitive Vorstellung. Nicht alles *darf* sie ihrer Schwester wünschen.

Wünschen ist immer ein Hoffen; es antizipiert etwas. Das Wünschen kann auch eine kommunikative Handlung sein, bevor der Wunsch überhaupt sprachlich geäußert wird. Wie hat Lisa G. das Auftreten ihres Wunsches beschrieben? War es ein Entschluss, der den Wunsch dann in die Nähe des Willens brachte, oder war es ein Wunsch, der sich in ihr wie eine Hoffnung ankündigte oder sich ihr gar aufdrängte? Edmund Husserl sprach in *Erfahrung und Urteil* davon, dass in einem Wahrnehmungsfeld wie Töne, Geräusche, Farben und Gedanken auch Wünsche auftauchen können, die „uns vom Hintergrund her mit Aufdringlichkeit angehen".[6] Solche Wünsche drängen sich uns eher auf, als wir sie aktiv bilden, aber wir gehen mit ihnen dennoch gedanklich um. Wenn uns jemand fragt, was wir wünschen, sind wir geneigt, zuerst gleichsam nach innen gewandt uns selbst zuzuhören. Beide Male, als sie vom Entstehungsmoment des Wunsches („Als es hieß, wir können jetzt nichts mehr für sie tun.") sprach, benutzte sie eine ähnliche Formulierung: 1. „In dem Moment [...] habe ich gesagt okay, jetzt ist fertig, jetzt mag ich nicht mehr [...]."; 2. „Und als es hieß: Sie haben null Chancen [...], da habe ich gesagt: Okay, jetzt ist fertig, jetzt will ich nicht mehr, ich mag auch nicht mehr." Das Entstehen des Wunsches, „jetzt" zu sterben, schildert sie als

6 Husserl, Edmund: Erfahrung und Urteil. Untersuchungen zur Genealogie der Logik. Meiner: Hamburg 1999[1938], § 17.

einen Moment des Überwältigt-Seins von der Macht einer Situation, wie sie ihr von den Ärzten eröffnet wurde. Der Wunsch kam an sie heran. Sie war nicht die bewusst wählende Urheberin dieses Wunsches. Sie bejahte dann diesen sich ihr aufdrängenden Wunsch mit „Okay". Es war kein Entschluss, der nach mühevoller Abwägung zustande kam, sondern eher etwas, das sich in ihrem Bewusstsein einstellte. Der Wunsch stellte sich ein und er besagte, dass jetzt der Zeitpunkt gekommen war. Er wurde von ihr aber bewusst reflexiv bestätigt. Sie hat sehr wohl darüber nachgedacht, wie wir deutlich gesehen haben. Sie hat sich überlegt, ob sie so etwas jetzt wünschen *dürfe*, was ihr Wunsch, der sich ihrem Bewusstsein aufdrängte, wünschte. Das Jetzt kann sowohl eine zeitliche Bedeutung haben (zu diesem Zeitpunkt) wie auch eine konditionale Bedeutung (wenn es so ist, dann…).

Wenn wir das Interview lesen, fällt auf, dass Lisa G. selbst nie von einem „Sterbewunsch" gesprochen hat. Dieses Substantiv kam in der von ihr im Interview gewählten Sprache nicht vor. Und es wurde ihr auch (bewusst) nicht von den Interviewerinnen in der Formulierung ihrer Fragen suggeriert. Aber in ihrer Erzählung hat sie ihr Wünschen, *wie* sie sterben möchte und *dass* sie sterben möchte, mit großer Präzision und erzählerischer Sorgfalt beschrieben. Insofern scheint es mir berechtigt zu sein, das von ihr Erzählte dem Phänomenbereich der Sterbewünsche zuzuordnen. In ihren Überlegungen zu ihrem eigenen Wünschen (etwas, das sie *tat*) kamen ganz deutlich ethische Motive zur Geltung, die sich an den wichtigen anderen Menschen in ihrem Leben orientierten.

Die Geschichte von Lisa G. gibt Anlass, einige grundsätzliche Überlegungen anzustellen.

II. Die Besonderheit von Sterbewünschen am Lebensende

Zuerst möchte ich drei Beobachtungen festhalten:

1. Wie sich am Beispiel von Lisas Erzählungen über ihren Wunsch, „jetzt" zu sterben, deutlich zeigt, ist ihre Art, das Sterben zu wünschen zu unterscheiden von einer suizidalen Ideation. Suizidwünsche sind in der Suizidforschung relativ gut erforscht.[7] Auch suizidale Gedanken haben immer eine je individuelle Geschichte; aber es sind auch allgemeinere Muster erkennbar. Der Psychiater Erwin Ringel sprach auf der Grundlage einer empirischen Studie, die er mit 745 Patienten, die alle einen Suizidversuch überlebt hatten, unternommen

7 Bronisch, Thomas: *Der Suizid. Ursachen, Warnsignale, Prävention*. C. H. Beck: München 2007.

hatte, vom „präsuizidalen Syndrom".[8] In diesem ergebe sich eine Einengung der Gedanken und des Handlungshorizonts, eine verstärkte und gleichzeitig gehemmte Aggression sowie eine Flucht in die Irrealität. Seither ist dieses Bild ausgebaut und ergänzt worden.

Nichts von dem ist aber bei Lisa G. aufgetreten. Sie erlebte keine Einengung der Gedanken oder des Handlungshorizonts, ganz im Gegenteil. Von Zeitpunkt an, als sie den Entschluss gefasst hatte, hat sich ihr Handlungshorizont eher erweitert. Ihr Wunsch zu sterben ist keine Autoaggression. Er beruht eher auf einer Einsicht in die Signaturen der Zeit am Ende ihres Lebens. Und es ist auch keine Flucht in die Irrealität, sondern eher eine Zuwendung zur Wirklichkeit ihrer leiblichen Verfassung. Außerdem lehnte Lisa G. den Suizid ab. Sie hat sich explizit davor verwahrt, noch einmal irgendetwas zu unternehmen, was in Richtung Suizid geht. Dies gilt für die meisten der Sterbewünsche, die in unserer Studie zur Sprache gekommen sind. Wenn in Interviews von Wünschen nach assistiertem Suizid die Rede war, dann war das jeweils erklärbar aufgrund einer besonders unerträglichen Situation oder aufgrund einer Angst, dass sie unerträglich würde.

2. Lisas Sterbewunsch kann nicht als Folge einer suboptimalen palliativen Versorgung angesehen werden. Sie wurde in ihrem Hospiz gut versorgt, was sie auch selbst deutlich unterstrich. Sie ist also ein Beispiel für die Ausnahmen von der Regel, dass Sterbewünsche auf einen Mangel in der Versorgung zurückzuführen sein können. Es gibt Patienten/-innen, die trotz einer Optimierung der Palliativmedizin einen Sterbewunsch haben. Lisa G. kam *expressis verbis* ins Hospiz, um damit ihrem Sterbewunsch tätigen Ausdruck zu verleihen. Das Hospiz war für sie der Ort, wo sie gut sterben konnte: So, wie sie es sich wünschte. Zu diesem Wünschen gehörte auch der Wunsch, dass es jetzt schneller gehe. Es wäre natürlich vermessen, von einem einzigen Beispiel aus zu verallgemeinern. So viel zeigt die Geschichte von Lisa G. aber doch: Es kann Sterbewünsche geben, die auch in optimaler Palliativversorgung bestehen bleiben.

Auf der anderen Seite war der Wunsch der Patientin kein Wunsch nach Sterbehilfe. Es gab in unserer Studie aber auch andere Patienten, die trotz optimaler Palliativversorgung sozusagen als Rückversicherung die Möglichkeit, mit *Exit* aus dem Leben scheiden zu können (also mit assistiertem Suizid) deutlich aufrechterhalten wollten. Wir nannten diese Sterbewünsche *hypothetisch*, weil sie sozusagen erst in Kraft treten, falls die Situation unerträglich werden sollte.

---

8 Ringel, Erwin: *Der Selbstmord. Abschluss einer krankhaften psychischen Entwicklung.* Maudrich: Wien 1953.

3. Frédéric Guirimand und Kollegen haben kürzlich in einer großen Palliativklinik in Paris Patientenakten von 2157 Patientinnen und Patienten, die zwischen 2010 und 2011 in dieser Klinik behandelt wurden, untersucht. Bei 9 % haben sie einen Eintrag gefunden, der festhält, dass diese Patienten einen Sterbewunsch geäußert haben. Nur 3 % haben aber nach Sterbehilfe ("Euthanasie") verlangt.[9] Es gibt offenbar verschiedene Abstufungen bei Sterbewünschen, verschiedene mögliche Unterteilungen. Welcher Unterteilung man den Vorzug gibt, hängt vom Forschungsinteresse ab und hat mit der Wahl des Sample und der Erhebungsmethode zu tun. Die Gruppe von Guirimand et al. ging davon aus, dass es so etwas gebe wie einen Sterbewunsch, der dann auf unterschiedliche Arten zum Ausdruck gebracht werden kann:

> A 'wish to die' (WD) may be expressed in several ways. Between the wish to not prolong life artificially and an ER [euthanasia request], there is a whole range of expressions: the desire not to prolong life, the wish to die 'quickly', the wish to hasten death, the wish to end life, a sucidal thought (ST) and others. The differences in expression and meaning can be subtle such that it may be difficult to distinguish between them, and lead to confusion for care staff and relatives.[10]

Die Unterschiede in den Ausdrucksweisen „eines Sterbewunsches" seien manchmal sehr subtile Unterschiede in der Bedeutung, aber eigentlich liege den Manifestierungsformen etwas Einheitliches zugrunde, nämlich eben der Wunsch zu sterben. Unsere Untersuchungen zu Sterbewünschen versuchten, die Einheitsunterstellung zu vermeiden und gingen davon aus, dass es eine Pluralität von Wünschen geben könnte, die je genuin sind und sich als das, was sie sind, auch ausdrücken lassen. Die Zuordnung zu einer Kategorie von Sterbewünschen, die auch wir vorgenommen haben, ist eine Vereinheitlichung nach Verwandtschaft, ohne zu behaupten, dass im Grunde jeder Sterbewunsch, was er auch immer dann konkret bedeuten möge, im Grunde ein und dasselbe sei. Es ist von mir aus gesehen fragwürdig, ob es gleichsam hinter den speziellen Sterbewünschen einen zugrundeliegenden Wunsch gebe, der sich einfach unterschiedlich manifestiert.

Es gibt zudem einen Nachteil der ontologischen Einheitsthese von Sterbewünschen: Sie impliziert eine Unterscheidung zwischen essentiellen und akzidentellen Elementen. Das Wesentliche an jedem Sterbewunsch wäre dann nämlich, dass sie eben Wünsche sind, zu sterben. Die Art und Weise, wie dies gewünscht wird

---

9 Guirimand, Frédéric et al.: "Death Wishes and Explicit Requests for Euthanasia in a Palliative Care Hospital: an Analysis of Patients Files". *BMC Palliative Care* 13, 2014, S. 53 (9 Seiten).

10 Op. cit., 2.

(über assistierten Suizid, Euthanasie, schnelleren Krankheits- oder Sterbeverlauf etc.) wäre hingegen sekundär und damit weniger wichtig. Wie wir gesehen haben, liegen aber genau auf dieser Ebene des *Wie* und *Wie-Genau* die für die betroffenen Personen selbst allerwichtigsten Fragen. Ich glaube, dass es nur das *Wort* Sterbewunsch ist, das viele, je in sich selbst komplexe Wunsch-Formationen, mit Wittgenstein gesprochen, einander in der Logik von Familienähnlichkeiten zuordnet und sie so als *ein* benennbares Phänomen erscheinen lässt.

III. Wunsch, Wille und Hoffnung

Wir müssen gleichsam hinter die Begriffe blicken, die landläufig verwendet werden, um zu erkennen, wie sie einen Gegenstand begreifen, erfassen und ihn dabei oft überhaupt erst zu dem benennbaren Gegenstand formen. Auch für die Wünsche könnte das gelten, was Nietzsche in einer Polemik gegen Schopenhauer über den Willen festgehalten hat: „Die Philosophen pflegen vom Willen zu reden, wie als ob er die bekannteste Sache von der Welt sei [...]. Wollen scheint mir vor allem etwas Kompliziertes, etwas, das nur als Wort eine Einheit ist [...].“[11] In dem, was wir gemeinhin das Wollen nennen, trete nämlich tatsächlich eine Vielheit von Denken, Fühlen und Affekten miteinander in eine eigentümliche Verbindung, die nur kraft des Begriffs als scheinbare Einheit auftritt, und zwar erst dann, wenn wir von einem Willen *sprechen*. Etwas Ähnliches könnte für die Wünsche gelten.

Damit ist auch die Frage aufgeworfen, in welchem Verhältnis das Wünschen zum Wollen steht. Ist Wünschen, wie es Kant einordnete, ein „Begehren ohne Kraftanstrengung“?[12] Ist es eine Vorstufe des Wollens, ein gleichsam unfertiges Wollen noch im Schwebezustand?[13] Gehört es überhaupt zum Wollen, oder ist das Wünschen als ein eigenes Erleben und Tun zu behandeln, das mit dem Wollen vielleicht überlappt, aber nicht einen Teilbereich oder eine Initialstufe des Wollens bildet?

Nach einer Sichtung des Sprachgebrauchs und mit Referenzen zu Autoren wie Kant und Freud hat Rüdiger Bittner in einem für diese Frage einschlägigen Text vorgeschlagen, das Wünschen zumindest im normalen Sprachgebrauch dem

11 Nietzsche, Friedrich: „Jenseits von Gut und Böse“. In: Colli, Giorgio / Montinari, Mazzino (Hrsg.): *Kritische Gesamtausgabe*. DeGruyter: Berlin 1967, Abt. VI Bd. 2, I/19.

12 Kant, Immanuel: *Anthropologie in pragmatischer Hinsicht*. Akademie-Ausgabe Bd. VII [1798], 251.

13 Miranda Fricker bestimmt Wünsche als Glauben oder Begehren im Wartezustand (“belief or desires in waiting”). (Fricker, Miranda: *Epistemic Injustice. Power and the Ethics of Knowing*. Oxford University Press: Oxford 2007, 52).

Begehren zuzuordnen, welches wiederum dasselbe sei wie das Wollen. Wünschen sei eine Form von Begehren, „nur eines, das nicht der Rationalitätsforderung unterliegt, dass der Betreffende geeignet scheinende Mittel zur Realisierung des Begehrten ergreift".[14] Man kann ja auch Dinge wünschen, von denen man weiß, dass sie unmöglich sind. Und man kann ganz unvernünftige Dinge wünschen. Es scheint für das Wünschen charakteristisch zu sein, dass es sich zuerst in der Phantasie abspielt. Wünschen sei, wie Bittner bildhaft formuliert, „Wollen gleichsam auf dem Verkehrsübungsplatz".[15] Es ist gefahrlos, auch etwas Unvernünftiges oder Unmögliches zu wünschen, weil es in der Phantasie bleibt. Wir können so das Gewünschte ausprobieren, es hypothetisch ausleben, ohne die Konsequenzen für uns selbst oder für andere befürchten zu müssen. Oft würden wir gar nicht ernsthaft wollen, dass das Gewünschte wirklich wird.

Aber es gibt andere Beispiele von Wünschen, die sich einer Zuordnung zum Begehren und Wollen widersetzen. Wenn man z. B. einem anderen etwas Gutes wünscht (etwa in einem Glückwunsch beim Abschied), so ist das kein Begehren, das der Rationalitätsforderung *nicht* unterliegt. Das Einem-Anderen-Gutes-Wünschen ist selbst ein Handeln, bei dem man sehr wohl bestimmte Dinge richtig tun muss, um sie als Handlung gelingen zu lassen. Ein falscher Gesichtsausdruck beim Glückwünschen könnte sie z. B. zum Scheitern des Wünschens bringen. Es ist auch kein unfertiges oder kraftloses Wollen, vielmehr ist es eine eigene Form von kommunikativem Handeln, die Ausdruck und Inhalt der Beziehung zu diesem Menschen ist, dem man Gutes wünscht.

Ich greife dafür ein Beispiel aus der Literatur heraus: In Alice Walkers Roman *The Colour Purple* schreibt Nettie aus Afrika ihrer Schwester Célie in die USA Briefe, von denen sie sogar annehmen muss, dass sie Célie wahrscheinlich gar nicht erreichen können. Am Ende eines dieser Briefe schreibt sie trotzdem: „I wish you were with me, or I with you. My love, Your sister, Nettie".[16] Damit hat Nettie den Wunsch ausgedrückt, ihrer Schwester nahe zu sein, aus größter geographischer Entfernung. Der Wunsch wird formuliert und schriftlich überbracht (in diesem Fall vorläufig erfolglos) als Äußerung der Verbundenheit und Nähe. Dieser Wunsch kann nichts von einer unfertigen Willensbildung oder von einem Schwebezustand an sich haben. Es ist vielmehr eine eigene Handlungsform. Es ist hier nicht so, dass der Wunsch erst in eine Handlung mündet, wenn er verwirklicht wird. Der Wunsch ist, zumindest in diesem Beispiel, die Handlung selbst.

---

14 Bittner, Rüdiger: „Begehren". In: Boothe, Brigitte (Hrsg.): *Wenn doch nur – ach hätt ich bloß. Die Anatomie des Wunsches.* Rüffer & Rub: Zürich 2013, S. 70–94, 79.

15 Op. cit., 76.

16 Walker, Alice: *The Colour Purple.* Harcourt: Orlando 1982[1970], 140.

Und der Wunsch ist hier auch nicht nur ein innerer Gemütszustand des Ichs, sondern auch eine soziale Interaktion, die aus Denken, Fühlen, Aufschreiben und Übersenden an die Wunsch-Adressatin besteht.

Sterbewünsche sind, wie ich vermute, ebenfalls Beispiele von Wünschen, die sich nicht über ein Fehlen der Rationalitätsforderung dem Begehren oder dem Willen zuordnen lassen. Sterbewünsche können nicht definiert werden als ein „Sterbenwollen ohne Zweckrationalität". Es können zwar in speziellen Lebenssituationen Todesphantasien auftreten, deren Sinn darin liegt, dass man sie bloß phantasiert. Je nach Lebensumständen können sie sich aber in suizidale Tendenzen verwandeln, denen dann immer mehr Zweckrationalität beigefügt wird. Suizidgedanken in einer persönlichen Krise, die jemand verwirft, sobald er konkret denkt, wie sie auszuführen wären, sind andere Beispiele, wo diese Zuordnung möglich scheint. Wenn wir aber die Beschreibungen von Sterbewünschen terminal kranker Patienten aus unserer Studie betrachten, auch das Beispiel von Lisa G., das mit Todesphantasien nichts zu tun hat, können wir erkennen, dass bei ihnen die Sterbewünsche eine andere Grammatik und damit auch eine andere Semantik aufweisen als es durch die Zuordnung zum Wollen impliziert wäre. Sie sind weder ohne Kraft, noch schwebend, noch unernst, noch unmöglich, noch irrational.

Wir haben bei der Darstellung der Ergebnisse aus unserer Studie[17] deshalb den umgekehrten Weg eingeschlagen und die Wünsche als einen eigenständigen und differenzierten Bereich von verschiedenartiger mentaler Ausrichtung (Intentionalität) dargestellt, *innerhalb* dessen sich einige Wünsche als „Willen" charakterisieren lassen. Die meisten dieser Wünsche sind keine Spezialformen von Wollen. Das ist eine erste These, die ich weiter erläutern möchte.

Ein Wunsch ist, wie wir vorgeschlagen haben, als eine intentionale Struktur aufzufassen, die sich auf etwas noch nicht Seiendes richtet und hofft, dass sich dieses verwirklicht.[18] Das Noch-nicht-Sein des Gewünschten und die Hoffnung, dass es sich verwirkliche, sind die Kernelemente von antizipierenden Wünschen. Im Fall von Netties Wunsch, Célie nahe zu sein, ist es dieses Hoffnungselement, welches die Botschaft ausmacht: Nettie hofft, Célie nahe zu sein. Das ist es, was sie mitteilt, wenn sie schreibt, dass sie „wünscht", bei ihr zu sein, was faktisch ja unmöglich ist. Aber als Hoffnung stellt es in der Beziehung eine Nähe her.

Im Fall eines Sterbewunsches ist der Gegenstand des Hoffens das Sterben-Können sowie das Gut-Sterben-Können. Für jemanden, der sich das Sterben wünscht, ist der Tod aber nicht unmittelbar da. Der Bezug wird durch das Wün-

---

17 Ohnsorge, Kathrin / Gudat, Heike / Rehmann-Sutter, Christoph 2014a; 2014b.
18 Cf. die Einleitung zu Rehmann-Sutter et al. 2015.

schen hergestellt. Einige Patienten/-innen haben sich in ihrem Wünschen auf eine *Vorstellung* des Sterbens bezogen. Andere Patienten/-innen haben sich in der Beschreibung ihrer Wünsche aber auf eine *Handlung* bezogen, die zum Sterben führt: z. B. aufhören zu essen, *um* sterben zu können, oder auf eine Behandlung zu verzichten, die zur Erhaltung des Lebens notwendig ist, *um* sterben zu können, oder Vorkehrungen zu treffen, *um* einen assistierten Suizid zu ermöglichen. Das Wünschen selbst kann auch kommunikative Handlung sein, die ein Begehren ausdrückt und im Handlungsraum der Klinik oder in der Familie einen Schritt darstellt, der zum Tod führen *soll*. Wir haben in solchen Fällen von einem „Willen zu sterben“ gesprochen (innerhalb des Bereichs der Wünsche), wenn sich die Intention auf eine Handlung richtete oder wenn sich das Wünschen als Handlung ausdrückte, die zum Sterben führen sollte.

In der Unterscheidung von Hoffen und Wollen haben wir uns auf Ernst Bloch bezogen, der (im *Prinzip Hoffnung*) in seinen Beschreibungen des Hoffens als menschlicher Grundfähigkeit verschiedene Formen des antizipierenden Bewusstseins auseinanderlegte. Das Wünschen geht für Bloch aus dem Begehren hervor, indem eine Vorstellung von dem, was begehrt wird, hinzukommt. Das Begehren richtet sich auf den begehrten Gegenstand, während sich das Wünschen auf eine mehr oder minder bestimmte *Vorstellung* dieses Gegenstandes richtet. Dieses begehrte Etwas ist „ein besseres Etwas“ in dem Sinn, dass seine Verwirklichung eine Vervollkommnung der Situation sein wird. Insofern das Wünschen die Verwirklichung des Wunschgegenstandes nicht notwendig praktisch umsetzen muss, können Wünsche auch unvernünftig und unrealistisch sein. Anders ist das beim Wollen: „Im Wünschen liegt noch nichts von der Arbeit oder Tätigkeit, alles Wollen dagegen ist ein Tunwollen.“[19] Etwas zu wollen ist deshalb nicht nur die stärkere Form des Wunsches, sondern es ist als Tunwollen auch vom *bloßen* Wünschen, das sich auf Vorstellungen richtet, zu unterscheiden. Allerdings wäre es gerade für das Phänomen von Sterbewünschen unglücklich, Wünschen von Arbeit und Tätigkeit abzukoppeln. Es gibt Arbeit und Tätigkeit, die sich gerade im Wünschen manifestieren. Gerade in Sterbewünschen kann viel (innere) Arbeit stecken: Das Loslassen des Lebenswillens, des Lebens, die Akzeptanz des nahenden Endes, das Abschließen des Lebens und das emotionale Vorbereiten des Todes. Darin steckt auch ein Wille, es würdig und authentisch zu tun bis zum Schluss. Wenn ich eben vom „bloßen“ Wünschen gesprochen habe, meinte ich das deshalb nicht als Ab-

19 Bloch, Ernst: *Das Prinzip Hoffnung. Bd. 1.* Suhrkamp: Frankfurt a. M. 1959, 51.

schwächung, sondern im Bezug auf das äußere oder innere Handeln, worauf sich ein Wollen richtet.[20]

Daraus ergibt sich eine zweite These: Wünschen und Wollen sind sich gegenseitig überlappende Felder, die beide zum Hoffen gehören. Es lassen sich bestimmt gute Beispiele von Wünschen finden, die den von Rüdiger Bittner[21] präsentierten Vorschlag bestätigen, das Wünschen als eine besondere Form des Wollens zu verstehen, nämlich als ein Begehren, das der Rationalitätsforderung nicht unterliegt, weil es sich nicht in aktuelle Praxis umsetzen lassen können muss. Ein solcher Wunsch kann Wunsch bleiben. Aber wie wir gesehen haben, lassen sich auch gute Beispiele von Wünschen finden, die sich dieser Zuordnung zum Begehren und Wollen widersetzen. Diese Beispiele sprechen dafür, das Wünschen als einen eigenständigen Bereich aufzufassen. Ein Wunsch kann als eine intentionale Struktur aufgefasst werden, die ausgerichtet ist auf etwas noch nicht Seiendes und hofft, dass sich dieses verwirklicht. Das Noch-nicht-Sein des Gewünschten und die Hoffnung, dass es sich verwirklicht sind Kernelemente.

Es gibt Formen des Willens innerhalb des Bereiches der Wünsche, im Bereich der Sterbewünsche z. B. der Wunsch, durch Nahrungsverzicht zu sterben, der sich auf eine Handlung richtet, die bereits begonnen ist. Wenn wir diesen beiden Gruppen von Beispielen von Wünschen und Wollen nicht Gewalt antun wollen, können wir vielleicht eher von Wünschen und Wollen als sich gegenseitig überlappenden Bereichen sprechen. Es gibt Wünsche, die zugleich ein Wollen sind. Aber es gibt Wünsche, die kein Wollen sind, und es gibt ein Wollen, das nicht Wunsch ist. Von den Wünschen aus betrachtet, sind im Überlappungsbereich die Beispiele von Wollen einzuordnen, in denen Wollen eine Sonderform des Wünschens ist. Vom Willen her betrachtet sind dort die Beispiele von Wünschen einzuordnen, in denen das Wünschen eine Sonderform des Wollens ist. Der Vorteil dieses Bildes der Überlappungszone ist, dass wir auf beide Behauptungen verzichten können, dass entweder alle Formen des Wünschens eigentlich zum Willen gehören oder

20 Bei Wittgenstein in den *Philosophischen Untersuchungen* findet sich eine ähnliche Unterscheidung zwischen Wunsch und Wille. Der Wille ist näher beim tatsächlichen Handeln, während das bloße Wünschen eine Distanz zum Akt impliziert, die durch die Vorstellung dieses Akts gegeben ist (e.g. PU 338, 437 oder 616). Die Unterscheidungen klar zu treffen, ist aber nicht einfach. Cf. auch Rehmann-Sutter, Christoph: „Sterben als Teil des Lebens und als Handlungsraum. Ethische Überlegungen". In: Greif, Hajo / Weiss, Martin G. (Hrsg.): *Ethics, Society, Politics. Proceedings of the 35th International Ludwig Wittgenstein Symposium Kirchberg am Wechsel, Austria 2012.* de Gruyter: Berlin et al. 2013, S. 483–518, 505f.

21 Bittner.

dass alle Formen des Wollens eigentlich zum Wünschen gehören. Aber die Überlappungszone kann gleichzeitig nicht mengentheoretisch wie eine Schnittmenge aufgefasst werden. Denn dann würden alle Elemente der Schnittmenge zu beiden Mengen gleichermaßen gehören. Die Wünsche, welche Spezialformen des Wollens sind, müssen aber nicht notwendigerweise gleichzeitig auch Formen des Wollens sein, die Spezialformen des Wünschens sind. Daraus ergeben sich weitere systematische Schwierigkeiten, die ich hier nur erwähnen kann.

Auch im Wollen, nicht nur im Wünschen ist das Element des Hoffens enthalten. Das Wollen ist ebenfalls eine Form des Hoffens, nämlich das Hoffen, dass sich das, worauf das Wollen gerichtet ist, verwirkliche, oder dass es wirklich bleibe. Wünschen und Wollen können *beide* als Manifestationen des Hoffens gedeutet werden. Das Hoffnungsvermögen ist eine Weise des Gerichtet-Seins in der Zeit. Eine Hoffnung verstehe ich dabei als eine affirmativ antizipierende Zuwendung zu einem Noch-Nicht. Vielleicht ergibt sich durch die Deutung des Wollens als eine Manifestation von Hoffen ein anderes Verständnis des Wollens, welches das von Nietzsche kritisch angemerkte Kommandogefühl relativiert: Der Wille sei, so Nietzsche, „vor allem noch ein *Affekt*: und zwar jener Affekt des Kommandos“, das an sich selbst oder an andere gerichtet sein kann. Wenn wir vom „freien Willen“ sprechen – gemäß Nietzsche eine Fiktion – so sind wir von einem „Lustgefühl als Befehlender“ eingenommen. „L'effect c'est moi“.[22] Ein Wille, der sich selbst als Hoffen versteht, relativiert seine eigene Befehls-Souveränität und wird offener für die Beziehungen, in denen sich dieser Wille ergibt und formt. Beim Wollen ereignet sich eine Identifikation mit einem Tun oder mit einem Ziel, das wiederum in einem Tun bestehen kann. Das Hoffen ergibt deshalb eine alternative Deutung der Verbindung zwischen dem Ich und dem Inhalt des Wollens.

IV. Das Ethische im Wünschen

Ausgehend von den Erzählungen von Patienten/-innen über ihre Auseinandersetzungen mit dem Wunsch zu leben und/oder zu sterben, möchte ich eine dritte These formulieren: Im Wünschen erschließt sich ein eigenes Feld des Ethischen, weil das Wünschen nicht nur eine Form der hoffenden Intentionalität ist, sondern ein Handlungsraum, der sich in Beziehungen entfaltet.

Häufig wird von Wünschen gesprochen, als ob sie einfach da oder nicht da wären. Dann wären Wünsche etwas, deren Vorhandensein oder deren Abwesenheit man schlechterdings feststellen könnte. Wenn man sich fragt, was man wünscht,

---

22 Nietzsche, I/19.

müsste man gleichsam in sich hinein sehen und feststellen, welcher Wunsch da in einem selber drin vorliegt. Die Ethik hätte dann mit den Wünschen selbst noch gar nichts zu tun, sondern nur darum, ob und wie man sie in Tat umsetzt. Sie würde mit ihrer reflexiven Tätigkeit zu den moralischen Implikationen des Handelns erst bei der Umsetzung von Wünschen in Handlungen einsetzen. Wünsche wären unschuldig, weil sie einfach vorliegen oder nicht vorliegen. Sie würden gleichsam wie Pilze aus dem Boden wachsen.

Dieses Bild entspricht aber nicht dem, was wir in Fall der Sterbewünsche von den Menschen erfahren haben, die solche Wünsche gehegt haben. Wünsche können sich zwar zunächst einstellen oder sie können auftauchen. Aber dieser auftauchende Wunsch ist nicht immer klar und pragmatisch ausgereift. Er kann vage und unbestimmt sein. Und gleichzeitig ist er wegen seiner Verbindung zum Sterben existenziell bedeutungsvoll. Es kann für das Wunsch-Subjekt fraglich sein, wie der auftauchende Wunsch richtig zu deuten ist, was er beinhaltet und mit welchen Handlungen oder Entscheidungen man ihm begegnen kann – oder auch *soll*. Ob man einen auftauchenden Wunsch hat oder nicht hat, dafür „kann man nichts", wie man zu sagen pflegt. Aber das Ich beginnt, sich mit einem mehr oder weniger klar auftauchenden Wunsch zu beschäftigen. Es klärt ab, was der Wunsch bedeutet, d.h. es sucht zu verstehen, was der Wunsch wirklich möchte bzw. was man selbst in diesem Wunsch wirklich möchte. Das heißt, es gibt Wünsche über Wünsche bzw. Wünsche zweiter Ordnung. Dies beinhaltet eine reflexive Tätigkeit des Selbst, in dessen Verlauf die Situation, die Beziehungen, die Vorsätze und Visionen vom eigenen guten Leben ins Spiel kommen.[23] Der auftauchende Wunsch wird genauer erkannt, gedeutet und gestaltet. Darin spielen, sofern es sich um moralisch sensitive Dinge handelt, die man in diesem Wunsch wünscht (wie das Sterben), auch moralische Überlegungen und Gespräche eine Rolle. Es kann sich dabei um ethische Gesichtspunkte persönlicher Art handeln, also um ein individuell gewissenhaftes Sollen und Streben. Oder es kann sich um ein allgemeines, objektives oder gesellschaftlich gesetztes Sollen handeln.

Das Wünschen hat damit sowohl etwas Aktives als auch etwas Passives. Als Prozess ist es etwas Gestaltetes und doch etwas, das sich ergibt und sich uns zeigt. Ein Wunsch, der nur bewusst gesetzt und behauptet wird, kann uns hinsichtlich seiner Echtheit sogar eher fraglich erscheinen. Sind wir das wirklich selbst, die das wünschen? Oder ist es ein aufgesetzter Wunsch? Glauben wir, dass wir es wünschen, weil wir annehmen, dass andere wünschen, dass wir das wünschen? Wenn wir hingegen spüren, dass ein Wunsch „von tief Innen" kommt, wie wir zu

23 Cf. dazu das Kapitel von Cheryl Mattingly in diesem Band.

sagen pflegen, d.h. wenn es unser, für uns selbst offensichtlich ureigener Wunsch ist, dann müssen sich diese Fragen nicht stellen. Einem solchen Wunsch gegenüber können wir dann gar nicht anders, als ihn ernst zu nehmen. Aber auch da heißt ernst nehmen nicht nur folgsam akzeptieren. Vielleicht verwandelt er sich, wenn wir uns mit ihm genauer auseinandersetzen und uns selbst im Hinblick auf seine Hintergründe befragen. Die Auseinandersetzung mit der Originalität des Wunsches ist auch eine Form der subjektiven Tätigkeit im Zusammenhang mit dem eigenen Wünschen: Bin ich es wirklich, der das wünscht, oder spiegeln sich im Wünschen die Erwartungen anderer? Und wenn ja, billige ich selbst diese Erwartungen, sind sie für mich maßgeblich?

Diese Fragen, obwohl sie das Individuum ins Zentrum stellen, sind aber nicht individualistisch zu verstehen. Es kann ja sein, dass ein Wunsch ernst zu nehmen ist, der sich aus Erwartungen anderer erklären lässt, die mir wichtig sind, *gerade weil* mir diese anderen wichtig sind. Im Wunsch können die Perspektiven des Ich und des Du beide enthalten sein. Dasselbe gilt gleichsam spiegelbildlich für jemanden, der mit einem Wunsch eines anderen konfrontiert ist, in dem sie oder er selbst die Rolle dieses Du spielt. Es gibt also wechselseitige Einschlüsse derart: Ich wünsche, dass Du wünschst, dass ich wünsche. Oder: Ich wünsche, weil Du wünschst, dass ich wünsche. Oder: Ich sehe, dass Du wünschst, weil ich wünsche (usw.).[24]

Die Tatsache, dass sich Wünsche von anderen herleiten, muss meines Erachtens kein Zeichen fehlender Echtheit dieser Wünsche sein. Charles Taylor schlug vor, unter Authentizität die „Treue zu sich selbst“ zu verstehen; Bettina Schöne-Seifert deutete den Begriff als „Wohlüberlegtheit“.[25] In beiden Deutungen ist Raum, das Wünschen auch von Anderen aus als intrinsisch relational und prozesshaft zu verstehen. Was es heißt, treu zu sich selbst zu sein, kann in bestimmten Situationen nur im Bezug darauf eruiert werden, was andere wünschen, und wenn ein Wunsch wohlüberlegt ist, müssen darin auch die Perspektiven anderer enthalten sein.

Einige Wünsche haben für Andere einen Aufforderungscharakter, d.h. sie können den Eindruck von Pflichten auslösen, dem Wunsch entweder Genüge zu tun oder sich kritisch mit ihm auseinanderzusetzen. Sterbewünsche gehören zu dieser Kategorie. Es kann sehr wohl sein, dass die Rolle der anderen im Fall eines

---

24 Cf. Laing, Ronald D.: *Knots*. Vintage: New York 1970.

25 Taylor, Charles: *The Ethics of Authenticity*. Harvard University Press: Cambridge 1991; Schöne-Seifert, Bettina: „Medizinethik“. In: Nida-Rümelin, Julian (Hrsg.): *Angewandte Ethik. Die Bereichsethiken und ihre theoretische Fundierung*. Kröner: Stuttgart 1996, S. 552–648, 569. Zum Begriff der Authentizität entsteht eine Dissertation von Nina Streeck, der ich für Hinweise danke.

Sterbewunsches – das Ernstnehmen dieses Wunsches – gerade darin besteht, dem Wunsch entgegenzutreten, nämlich ihm entgegenzusetzen, dass ich wünsche, dass die Person weiter lebe, dass mir daran gelegen ist, dass sie gerade nicht von uns gehe.[26] Andere, die einen Sterbewunsch respektieren wollen, müssen sich nicht, vor allem nicht ohne die Hintergründe zu kennen, in der Rolle der blinden Ausführungsgehilfen eines Sterbewunsches sehen. Hier beginnt aber die Ethik des Umgangs mit Sterbewünschen Anderer, was ein weiteres Thema neben der Ethik des Wünschens selbst wäre. Diese Überlegungen sind wichtig dafür, wie man mit Sterbewünschen in der Klinik oder in der Familie umgeht, wie man sie abklärt und wie sie die Beziehungen regulieren oder verändern.

Die wünschende Person selbst kann um diese Zusammenhänge wissen. Wünsche gehören zu denjenigen Mitteilungsinhalten, die bei anderen Menschen moralische Impulse auslösen können: die Forderung nämlich, Wünsche nicht zu ignorieren, sondern sich zu ihnen so zu verhalten, dass man ihnen gerecht wird. Sie stehen darin den Bedürfnissen nahe, die nach Beachtung verlangen. Existenzielle Bedürfnisse (z. B. nach Schutz oder Nahrung) lösen moralische Pflichten aus, dazu beizutragen, diese Bedürfnisse zu stillen.[27] Es gibt existenzielle Wünsche, die zudem mit Bedürfnissen sehr eng gekoppelt sind und entsprechend starke moralische Implikationen für andere haben.

V. Literatur

Birnbacher, Dieter: „Ist Sterbefasten eine Form von Suizid?". *Ethik in der Medizin* 27, 2015, S. 315–324.

Bittner, Rüdiger: „Begehren". In: Boothe, Brigitte (Hrsg.): *Wenn doch nur – ach hätt ich bloß. Die Anatomie des Wunsches.* Rüffer & Rub: Zürich 2013, S. 70–94.

Bloch, Ernst: *Das Prinzip Hoffnung. Bd. 1.* Suhrkamp: Frankfurt a. M. 1959.

Boothe, Brigitte (Hrsg.): *Wenn doch nur – ach hätt ich bloß. Die Anatomie des Wunsches.* Zürich: Rüffer & Rub 2013.

Bronisch, Thomas: *Der Suizid. Ursachen, Warnsignale, Prävention.* C. H. Beck: München 2007.

Fricker, Miranda: *Epistemic Injustice. Power and the Ethics of Knowing.* Oxford University Press: Oxford 2007.

---

26 Cf. dazu das „Dialogue Intermezzo II" zu dieser Frage in Rehmann-Sutter, Christoph et al.: *Beihilfe zum Suizid in der Schweiz. Beiträge aus Ethik, Recht und Medizin.* Lang: Bern 2006.

27 Reader, Soran: *Needs and Moral Necessity.* Routledge: New York 2007.

Guirimand, Frédéric et al.: "Death Wishes and Explicit Requests for Euthanasia in a Palliative Care Hospital: an Analysis of Patients Files". *BMC Palliative Care* 13, 2014; S. 53 (9 Seiten).

Husserl, Edmund: Erfahrung und Urteil. Untersuchungen zur Genealogie der Logik. Meiner: Hamburg 1999[1938].

Kant, Immanuel: *Anthropologie in pragmatischer Hinsicht*. Akademie-Ausgabe Bd. VII [1798].

Laing, Ronald D.: *Knots*. Vintage: New York 1970.

Nietzsche, Friedrich: „Jenseits von Gut und Böse". In: Colli, Giorgio / Montinari, Mazzino (Hrsg.): *Kritische Gesamtausgabe*. DeGruyter: Berlin 1967, Abt. VI Bd. 2.

Ohnsorge, Kathrin / Gudat, Heike / Rehmann-Sutter, Christoph: "Intentions in Wishes to Die: Analysis and a Typology. A Report of 30 Qualitative Case Studies of Terminally Ill Cancer Patients in Palliative Care. *Psycho-Oncology* 23(9), 2014a, S. 1021–1026.

Ohnsorge, Kathrin / Gudat, Heike / Rehmann-Sutter, Christoph: "What a Wish to Die Can Mean. Reasons, Meanings and Functions of Wishes to Die, Reported from 30 Qualitative Case Studies of Terminally Ill Cancer Patients". *BMC Palliative Care* 13(1), 2014b, S. 38.

Reader, Soran: *Needs and Moral Necessity*. Routledge: New York 2007.

Rehmann-Sutter, Christoph: „Sterben als Teil des Lebens und als Handlungsraum. Ethische Überlegungen". In: Greif, Hajo / Weiss, Martin G. (Hrsg.): *Ethics, Society, Politics. Proceedings of the 35th International Ludwig Wittgenstein Symposium Kirchberg am Wechsel, Austria 2012*. de Gruyter: Berlin et al. 2013, S. 483–518.

Rehmann-Sutter, Christoph et al.: Beihilfe zum Suizid in der Schweiz. Beiträge aus Ethik, Recht und Medizin. Lang: Bern 2006.

Rehmann-Sutter, Christoph / Gudat, Heike / Ohnsorge, Kathrin (Hrsg.): *The Patient's Wish to Die. Research, Ethics, and Palliative Care*. Oxford University Press: Oxford 2015.

Ringel, Erwin: *Der Selbstmord. Abschluss einer krankhaften psychischen Entwicklung*. Maudrich: Wien 1953.

Schöne-Seifert, Bettina: „Medizinethik". In: Nida-Rümelin, Julian (Hrsg.): *Angewandte Ethik. Die Bereichsethiken und ihre theoretische Fundierung*. Kröner: Stuttgart 1996, S. 552–648.

Taylor, Charles: *The Ethics of Authenticity*. Harvard University Press: Cambridge 1991.

Walker, Alice: *The Colour Purple*. Harcourt: Orlando 1982[1970].

Diana Tietjens Meyers

Psychokorporeität, autonomer Wille und Lebendorganspende

Ich folge Harry Frankfurt darin, dass unser Wille unser wirksamer Wunsch ist – der Wunsch, nach dem wir handeln.[1] Ich weiche jedoch von ihm ab, indem ich behaupte, dass unser Wille autonom ist, wenn er das Ergebnis unserer Autonomie-Kompetenz ist, die unterschiedliche Formen praktischer Intelligenz beinhaltet. In diesem Kapitel werde ich auf den vernachlässigten körperlichen Aspekt der praktischen Intelligenz und damit auf die Mitwirkung des Leibes bei der Bildung eines autonomen Willens eingehen.

Schon bei den alten Griechen gab es Philosophen, die das vertraten, was ich psychokorporeale praktische Intelligenz nenne. Insbesondere Aristoteles meint, dass bei wohlüberlegten Entscheidungen und Handlungen Körper und Geist zusammenwirken müssen. Weil körperliche Gefühle für charakterliche Tugenden wesentlich sind, ist die praktische Intelligenz teilweise im Körper positioniert.[2] Wenn das so ist, ist das moralische Subjekt nicht etwa ein körperloser logischer Geist, verbunden mit einem körperlosen Willen, der dem Körper, in dem beide zufällig untergebracht sind, Befehle gibt. Vielmehr ist das moralische Subjekt ein leibliches Wahrnehmungs-, Reflexions- und Willenssystem, das im Bezug auf den Strom der Ereignisse lebt und ihm antwortet. In Verbindung mit diesem Konzept des moralischen Subjektes vertritt Aristoteles die These, dass moralische Erziehung die Belehrung der ganzen Person erfordert – den Körper gemeinsam mit dem Geist – damit ein junger Mensch tugendhaft werden kann, dadurch dass er tugendhafte Handlungen ausführt.

Ich stimme mit Aristoteles' Auffassung des moralischen Subjekts überein. Moralisches Handeln ist unlösbar mit körperlichen Phänomenen verbunden – einschließlich im Leib eingeschriebenen Werten und Tugenden, vom Körper besorgte Einsicht und im Körper angelegte Geschicklichkeit. Das moralische Subjekt ist ein handelndes Wesen – ein Wesen, das selbstverständlich auf spezifische geistige Fähigkeiten angewiesen ist, aber ebenso auf körperliche Fähigkeiten, die von den Philosophen gerne übersehen oder beiseite geschoben wurden. In diesem

---

1 Frankfurt, Harry: "Freedom of the Will and the Concept of a Person." *Journal of Philosophy* 68(1), 1971, S. 5–20, 8.

2 Aristoteles: *Nikomachische Ethik.* Reclam: Stuttgart 2003, 1178a, 15–20.

Kapitel werde ich einige meiner Gedanken über diesen Gegenstand und seine Implikationen für medizinische Entscheidungen an den Grenzen des menschlichen Verstehens- und Kontrollvermögens näher erläutern.

Doch zunächst ein Wort zu meiner Terminologie. Ich habe den Begriff *psychokorporeal* im Bemühen geprägt, von der Idee wegzukommen, dass der menschliche Körper ein bloßes Werkzeug des Geistes sei – ein wahrnehmungsfähiger Kanal, der dem Geist Informationen über die Welt liefert und ein gleichzeitig folgsamer Darsteller, der die rationalen Anweisungen des Geistes ausführt.[3] Der Bereich des Psychischen wird für gewöhnlich als *der* Bereich der Bedeutungen verstanden: kognitive Schemata, in denen Begriffe eingeschrieben sind, die wir benutzen, um Erfahrungen zu begreifen, Theorien, die wir benutzen, um alle Arten persönlicher, sozialer und natürlicher Phänomene zu interpretieren, und Formen des Verstehens, die wir benutzen, um absichtsvoll planen und Intentionen bilden zu können. Um deutlich zu machen, dass meiner Ansicht nach das Psychische *ein* Bereich bzw. *eine* Bedeutung ist und das Korporeale ein anderer Bereich ist bzw. eine andere Bedeutung hat, kombiniere ich das Präfix „psycho“ mit dem Adjektiv „korporeal“. Diese neue Terminologie ist notwendig, weil der lebendig erfahrende menschliche Körper nicht nur auf Geheiß des Geistes Bedeutungen ausdrückt, sondern auch selbst Bedeutungen registriert und selbst erzeugte Bedeutungen zum Ausdruck bringt. Mit anderen Worten, es ist ein Irrtum, den menschlichen Körper nur als inerte Materie anzusehen, die dazu programmiert ist, Daten aufzunehmen und Befehle auszuführen. Er ist ebenso ein Bereich der Bedeutungen.

Besser formuliert, der menschliche Körper ist ein echter Partner im System des Bedeutungsverständnisses, der Bedeutungsbildung und des Ausdruckes von Bedeutungen, das eine Person und ein moralisches Subjekt darstellen. In Abschnitt I stütze ich mich auf eine Mischung von philosophischen Argumenten und empirischen Erkenntnissen, um diese Behauptung argumentativ abzusichern. In Abschnitt II werde ich die Implikationen dieser Behauptung im Hinblick auf die Organspende von lebenden Personen betrachten. Ich werde insbesondere auf die Frage eingehen, wie lebende Personen die autonome Entscheidung treffen können, ein Organ zu spenden, ungeachtet der vielen Imponderabilien, die mit

3 Meyers, Diana Tietjens: *Being Yourself: Essays on Identity, Action, and Social Life.* Rowman and Littlefield: Lanham 2004, Kapitel 4; id.: “Psychocorporeal Selfhood, Practical Intelligence, and Adaptive Autonomy”. In: Kühler, Michael / Jelinek, Nadja (Hrsg.): *Autonomy and the Self.* Springer: Dordrecht 2013a; id.: “Corporeal Selfhood, Self-Interpretation, and Narrative Selfhood.” *Philosophical Explorations* 2013b, DOI 10.1080/13869795.2013.856933.

dieser Handlung einhergehen. Ich werde behaupten, dass der Bereitschaft, diesen bedeutsamen Schritt unter den Bedingungen extremer Ungewissheit zu tun, einiges entgegensteht, dass sie aber in anderer Hinsicht durch die psychokorporeale praktische Intelligenz ermöglicht, ja sogar gefördert werden kann.

I. Varianten leiblicher Bedeutung[4]

1. Korporeales Erkennen

Merleau-Ponty verweist auf die Beweglichkeit, um eine Form der körperlichen Sinnerfassung zu erklären. Für Merleau-Ponty sind Gewohnheiten eine Art von Fertigkeit, die unsere wahrnehmenden und motorischen Fähigkeiten koordinieren. Es sind erlernte Befähigungen, sich in der physischen und sozialen Umgebung bewegen zu können. Und durch eine gewohnheitsmäßige Bewegung verstehen wir unsere Welt in einer nicht-begrifflichen, nicht-aussageförmigen, praktischen Weise. Wie Merleau-Ponty es formuliert, führt gewohnheitsmäßige Bewegung zu einer „motorischen Erfassung einer Bewegungbedeutung" – das ist ein körperliches Begreifen einer Möglichkeit zur zielgerichteten Bewegung.[5] Darüber hinaus kann dieses praktische Verstehen an neue Umstände angepasst werden. Wenn wir einmal gelernt haben, mit einem Bleistift zu schreiben, können wir diese Bewegungsfähigkeit leicht zum Schreiben mit anderen Instrumenten, unter verschiedenen Umständen und für unterschiedliche Zwecke einsetzen. Indem er seine Auffassung zusammenfasst, erklärt Merleau-Ponty, „das Subjekt verknüpft nicht individuelle Bewegungen mit individuellen Stimuli, sondern erwirbt das Vermögen, Situationen gewisser Gestalt in Lösungen eines gewissen Typ zu entsprechen", das heißt Situationen haben geteilte Bedeutungen.[6] Situationen, die geteilte Bedeutungen haben, sind diejenigen, die ähnliche Möglichkeiten des Handelns bieten. Und unser lebender Körper ist fähig, diesen Sinn zu verstehen, sobald wir eine Gewohnheit entwickelt haben, die uns in die Lage versetzt, uns dieser Möglichkeiten zu bedienen. Durch Bewegungseinübung erfassen wir gleichzeitig, was unsere geeigneten Aktionsmöglichkeiten sind und agieren dementsprechend. Deshalb können wir uns spontan und intelligent verhalten.

---

4 In diesem Abschnitt greife ich auf Gedanken zurück, die ich in Meyers 2013a und Meyers 2013b dargestellt habe.

5 Merleau-Ponty, Maurice: *Phänomenologie der Wahrnehmung*. Übersetzung von Rudolf Boehm. Walter de Gruyter: Berlin 1966[1945], 172.

6 Ibid.

Die Gewohnheit ist allerdings nur eine Form des körperlichen Sinnverständnisses; der Affekt ist eine andere. Die gängigen Theorien erklären Emotionen mit Begriffen von Körperlichkeit, Kognition und Normativität. So führt beispielsweise Jenefer Robinson Erkenntnisse aus den Neurowissenschaften an, um ihre philosophische Interpretation zu entwickeln. Ihrer Ansicht nach bilden vorbewusste, körperliche Bewertungen, welche sie affektive Einschätzungen *(affective appraisals)* nennt, den Kern der emotionalen Erfahrung.[7] Diese rudimentären leiblichen Bewertungen von Eigenschaften unserer Umgebung als gut oder schlecht, als unsere Interessen unterstützend oder ihnen feindlich, fremd oder vertraut und so weiter, sind unbegriffliche, nicht-aussageförmige praktische Interpretationen unserer physischen und sozialen Umgebung. Sie entfachen automatisch eine physiologische Erregung, die unsere Aufmerksamkeit an das Ziel fesselt und uns in die Lage versetzt, angemessen zu reagieren.[8] Wir erleben solche gezielten, lebhaften, körperlichen Erregungen als grundlegende Emotionen, zum Beispiel als Furcht, Traurigkeit, Freude, Ärger, Überraschung und so weiter. Weil affektive Einschätzungen falsch sein können, müssen wir ihren Beurteilungen jedoch unter Umständen mit Vernunftgründen widerstehen.[9] Sie liefern uns allerdings in den

---

7 Obwohl Jenefer Robinson in *Deeper than Reason: Emotion and its Role in Literature, Music, and Art.* Oxford University Press: Oxford 2005, 45 behauptet, dass affektive Einschätzungen nicht-kognitiv sind, weil sie „ohne irgendeine bewusste Absicht oder Wahrnehmung geschehen“ und „keinerlei vielschichtige Informationsverarbeitung beinhalten“, betrachte ich ihre Gründe für die Ablehnung der kognitiven Stellung dieser Einschätzungen als unangemessen restriktiv. Denn wenn es so etwas wie ein unbegriffliches oder nichtpropositionales Wissen gibt, und ich denke, dass dies der Fall ist, dann gibt es keinen Grund, „affektive Einschätzungen“ nicht als kognitiv anzusehen. Dass Gefühlsregungen nicht notwendig eine kognitive Dimension haben müssen, bedeutet nicht, dass sie es niemals tun.

8 Robinson, 46; 89. Eine Arbeit über Emotionen, die Robinsons Darstellung in entscheidender Art und Weise unterstützt, aber gegen die Rolle der begrifflichen oder propositionalen Anteile bei der Bildung von Emotionen argumentiert, ist Prinz, Jesse: *Gut Reactions: A Perceptual Theory of Emotion.* Oxford University Press: New York 2004, 57. Andere Autoren, die Robinsons Darstellung ergänzen, sich aber aus neurologischen Gründen für eine geringere Trennung zwischen leiblicher Bewertung und Erregung aussprechen, sind Colombetti, Giovanna / Thompson, Evan: “Enacting Emotional Interpretations with Feeling”. *Behavioral and Brain Sciences* 28(2), 2005, S. 200–201; id.: “The Feeling Body: Towards an Enactive Approach to Emotion”. In: Overton, W. F. / Muller, U. / Newman, J. L.: *Developmental Perspectives on Embodiment and Consciousness.* Lawrence Erlbaum: New York 2008, S. 45–68 und Colombetti, Giovanna: “Enactive Appraisal”. *Phenomenology and the Cognitive Sciences* 6(4), 2007, S. 527–546.

9 Robinson, 75.

meisten Fällen verlässliche Informationen über die handlungsbezogene Bedeutung der unterschiedlichen Situationen, mit denen wir zurechtkommen müssen.[10] Obgleich diese affektiven Wahrnehmungen einfaches Akzeptanz- oder Vermeidungsverhalten auszulösen vermögen, können sie ebenso mit der Gewohnheit zusammenwirken, um zu einer komplexer bedeutungsvollen Handlung zu führen.[11]

Neuere Arbeiten, die Spiegelneuronen mit Empathie in Bezug setzen, ergänzen Robinsons Arbeit über Emotionen und argumentieren für ein sinnliches Erkennen des Seelenzustands anderer Menschen. Alvin Goldman[12] behauptet, dass speziell dafür vorgesehene Spiegelungssysteme unserer Fähigkeit zugrundeliegen, anderer Menschen Sinnes- und Gefühlszustände zu verstehen wie auch ihre Gedanken und Absichten.[13] Im Fall motorischer Spiegelneuronen werden unsere eigenen motorischen Programme vorbereitet, wenn wir sehen, wie eine andere Person sich bewegt, aber sie bleiben sozusagen off-line in dem Sinn, dass wir das Verhalten der anderen Person nicht imitieren. Indem wir das motorische Gedächtnis mobilisieren, verstehen wir, was die andere Person tut – das heißt, wir schreiben passende Vorstellungen, Wünsche und Absichten unbegrifflich und nicht-aussagenförmig einem anderen Individuum zu, und wir antizipieren, wohin dieses Individuum steuert. Ein anderes Spiegelungssystem wird aktiviert, wenn wir jemanden sehen, der eine taktile Erfahrung macht, Schmerz erleidet, oder Abscheu empfindet. Wir nehmen körperlich am subjektiven Zustand dieser anderen Person teil. Ebenso wie affektive Einschätzungen können auch Spiegelsysteme irren. Sie sind jedoch meistens ein zuverlässiger Maßstab dafür, was andere denken, fühlen und tun. Beide Spiegelsysteme sichern zwischenmenschliche Verständigung ohne die Verzögerung und die Irrtumsmöglichkeiten, die mit der Konzeptualisierung verbunden sind. Darüber hinaus ist die Spiegelung anderer Menschen nicht der einzige Weg, auf dem Individuen körperlich den Verlauf ihrer

---

10 Op. cit., 73.

11 An anderer Stelle verteidige ich eine Darstellung affektiver Körpergefühle als *nichtbegriffliche praktische Interpretationen*, die von voll entwickelten Gefühlen zu unterscheiden sind (unveröffentlichtes Manuskript).

12 Goldman, Alvin: "Two Routes to Empathy: Insights from Cognitive Neuroscience." In: Coplan, Amy / Goldie, Peter (Hrsg.): *Empathy: Philosophical and Psychological Perspectives*. Oxford University Press: Oxford 2011, S. 31–44, hier 33–35.

13 Wenn ich Goldmans hilfreichen Bericht über aktuelle Arbeiten über Spiegelneuronen zitiere, heißt das nicht, dass ich seine simulationistische Theorie des Geistes gutheiße, die er mit dieser Forschung verbindet. Zur Diskussion einer alternativen Sicht der Rolle der Spiegelneuronen bei der sozialen Kognition siehe Gallagher, Shaun: "Inference or Interaction: Social Cognition without Precursors". *Philosophical Explorations* 11(3), 2008, S. 163–174.

Umgebungen begreifen. Wir haben vielleicht alle schon einmal die Erfahrung gemacht, dass wir eine unheimliche Atmosphäre viszeral erfasst haben und so aufmerksam wurden für tatsächliche Bedrohungen. Auf all diesen Wegen liefern die Bedeutung registrierenden Fähigkeiten des lebendigen, Erfahrungen machenden Körpers unschätzbar wertvolle Informationen über unsere Umgebung und geben uns Orientierungshilfen, um sich angemessen zu verhalten.

2. Körperliche Handlungsfähigkeit

Bis jetzt habe ich mich auf ausgeprägt körperliche Arten der Erkenntnis oder Bedeutungserfassung konzentriert. Jetzt möchte ich gerne etwas über ausgeprägt körperliche Handlungsfähigkeiten sagen – das heißt, über die Fähigkeiten, Bedeutungen zu erzeugen und auszudrücken.

Für Merleau-Ponty sind leibliches Erkennen und Handeln ineinander verflochten. Nachdem wir gelernt haben, Dinge in nützlicher Weise zu handhaben, verstehen wir diese leiblich und erwerben die Fähigkeit, dieses Verständnis auf ähnliche Situationen zu übertragen. Daher ist der gelebte Leib der Ort des auf Gewohnheit basierten Verstehens, wo sich der Wahrnehmungsinput mit trainierten Sehnen und Fleisch abstimmt, um den Situationen einen leiblichen Sinn abzugewinnen.[14] Vertraute praktische Sinngebungen, die in der geübten Motilität eingeschrieben sind, befähigen uns, in ziemlich routinierter Art und Weise problemlos zu funktionieren. Aber Merleau-Ponty fügt hinzu, dass Gewohnheiten uns mit der Kraft ausstatten, „[unser] Sein zur Welt zu erweitern oder unsere Existenz durch Einbeziehung neuer Werkzeuge in sie zu verwandeln“[15]. Mit anderen Worten, Gewohnheiten befähigen uns, zu improvisieren und spontan auf ungewohnte Umstände zu antworten. Daher sind in der eingeübten leiblichen Bewegungsfähigkeit nicht nur praktische Bedeutungen eingeschrieben, sondern es werden auch neue praktische Bedeutungen erzeugt.

Nach Merleau-Pontys Ansicht hat die Gewohnheit ihre eigene handlungsorientierte Dynamik – das heißt, sie baut auf sich selbst auf, um die Bandbreite der Handlungen zu erweitern, die wir erfolgreich ausführen können oder um neue Wege aufzuzeigen, wie wir unsere Ziele erreichen können.[16] Denken wir an das Gehen – eine erlernte, zu vielen Zwecken nutzbare Fähigkeit mit ungezählten Varianten. Abgesehen davon, dass wir in unserem täglichen Leben tüchtig herumkommen, machen Liebende romantische Spaziergänge, gleiten Ballerinas mit

---

14 Merleau-Ponty, 169; 173f.

15 Ibid.

16 Op. cit., 177.

einem *pas de bourrée* über die Bühne, tragen Sargträger feierlich Särge, Speedwalker wetteifern beim Marathon und Avatare bewegen sich in virtuellen Welten.[17] Wenn Gehen eine typische Gewohnheit ist, dann hat Gewohnheit einen unschätzbar handlungsermöglichenden Wert. Denn es hilft uns nicht nur, unsere aktuellen Ziele zu erreichen, wir werden ebenso zu neuen Bestrebungen und Entwicklungsmöglichkeiten sinnvoller Handlungen angeregt.

Die verschiedenen Arten von praktischen Fertigkeiten, die zu unserem Repertoire von Gewohnheiten gehören, bilden eine Form der körperlichen, handlungsbezogenen Anpassungsfähigkeit, denn dieses Repertoire umfasst eine Spanne von Situationen, in denen wir ohne vorherige Planung kompetent handeln können. Unsere körperliche Kraft ist eine andere Form der handlungsorientierten Anpassungsfähigkeit. Schließlich hängt unsere Fähigkeit, mit verschiedenen Umständen umzugehen, nicht allein vom Umfang unserer Fertigkeiten ab, sondern ebenso von unserer Stärke, unserer Ausdauer, unserer Geschicklichkeit, unserer Gelenkigkeit und so weiter. Eng damit verknüpft, aber von der physischen Kraft unterschieden, ist die leibliche Gestimmtheit. Unser Leib kann sich entspannt oder steif fühlen und er kann sich sicher oder unbehaglich fühlen. Diese Parameter leiblicher Gestimmtheit sind gleichfalls Determinanten der handlungsorientierten Anpassungsfähigkeit, denn wir sind sogar in einem Notfall in einer besseren Position, angemessen handeln zu können, wenn unser Körper nicht angespannt oder nervös ist. Diese verschiedenen Formen körperlicher Anpassungsfähigkeit bilden Hintergrundbedingungen für die Umsetzung unserer Werte und Ziele.

Charakterliche Tugenden sind entscheidende Bestandteile der Handlungsfähigkeit eines jeden, und wie ich bereits vorher erwähnte, stimme ich mit Aristoteles darin überein, dass in wesentlichen Hinsichten die charakterlichen Tugenden leibliche Eigenschaften sind. Betrachten wir die Würde. Sie erfordert eine positive Haltung gegenüber unserem eigenen Wert, oder was Charles Taylor einen „sense of [yourself] as commanding (attitudinal) respect“[18] nennt. Ich verstehe das so, dass der reflexive „Sinn“, den Taylor unterstreicht, das ist, was Aristoteles im Blick hat, wenn er glaubt, dass die Tugenden mit leiblichen Gefühlen einhergehen. Darüber hinaus bleibt dieser Sinn für Selbstwert nicht auf unsere subjektiven Gefühle uns selbst gegenüber eingeschränkt; er drückt sich auch in unserem Verhalten

17 Für verwandte Diskussionen cf. Sheets-Johnstones Erörterung über das Schreiben des eigenen Namens als kinästhetische Melodie, die für die Werkzeuge, die zu Hand sind, ebenso empfänglich ist wie für die soziale Bedeutung der Unterschrift (Sheets-Johnstone, Maxine: "Kinesthetic Memory". *Theoria et Historia Scientiarum* 7(1), 2003, S. 69–92, 74).

18 Taylor, Charles: *Sources of the Self*. Harvard University Press: Cambridge 1989, 15.

aus. Laut Taylor mangelt es denjenigen an Würde, die durch öffentliche Räume hetzen oder stürmen. Diejenigen, die „mit Zuversicht hindurchschreiten", haben Würde.[19] Es scheint dann, dass ein erlernter Körperhaltungsstil unauflösbar mit der Tugend der Würde verbunden ist.

Würde ist in dieser Hinsicht nichts Außergewöhnliches. Freundlichkeit und Klugheit sind andere Tugenden, die sowohl Gefühle als auch Körperhaltung fordern. Wohlwollen gegenüber anderen gehört ebenso notwendig zur Freundlichkeit wie willkommenheißende Gesten und ein aufmerksames, anerkennendes Verhalten. Entsprechend empfinden kluge Individuen angesichts einer Gefahr leibliche Gefühle des Widerstrebens, und sie zögern, bevor sie weitergehen. Würdevolle, freundliche und kluge Leute brauchen ihr Verhalten nicht zu kontrollieren, denn ihre Körper sind darin geübt, diese Tugenden zum Ausdruck zu bringen. Ich könnte damit fortfahren, Beispiele für die psychokorporealen Dimensionen der Charaktertugenden aufzuzählen, aber ich glaube, dass ich genug gesagt habe, um zu zeigen, dass das Befolgen dieser Tugenden sowohl angemessene leibliche Gefühle verlangt als ein damit sich im Einklang befindliches körperliches Verhalten. Es lohnt sich jedoch festzuhalten, dass die Laster in der gleichen Weise funktionieren. Nehmen wir die Arroganz. Im Kontrast zum Sinn für Ehrenhaftigkeit und zum selbstbewussten Schreiten, die von Würde zeugen, wird Arroganz von einem übertriebenen Überlegenheitsgefühl und von raumfüllender Großtuerei ausgedrückt. Wenn dieser Abriss über die körperliche Verankerung des Charakters zutrifft, sind die wesentlichen Mittel für den Ausdruck von Bedeutung im menschlichen Handeln – die Tugenden und Laster – untrennbar mit eingeschliffenen Mustern leiblicher Responsivität und äußerer Haltung verbunden.

3. Körperliche Identität

Ich möchte mich jetzt der Rolle zuwenden, welche die Leiblichkeit in zwischenmenschlichen Beziehungen spielt. Dabei werde ich erläutern, was wir die Zwischenleiblichkeit der persönlichen Identität nennen können. In diesem Zusammenhang ist es hilfreich, die leibliche Bedeutung der Abwesenheit einer geliebten Person zu betrachten. Indem sie über eine sechsmonatige Trennung von ihrem Partner nachdenkt, erkennt Sandra Bartky eine vorher übersehene somatische Dimension ihrer Liebe. Sie schreibt:

> Mir wurde nach einigen Monaten klar, dass ich unter etwas litt, dessen Beschreibung ich noch nirgends gefunden hatte: es war *Haut-Hunger*. Es war nicht Sex, den ich so sehr

---

19 Ibid.

vermisste, eher die Geborgenheit eines warmen Körpers im Bett, das Gefühl, gehalten und gestreichelt – berührt – zu werden.[20]

Bartkys Punkt lässt sich auf viele Arten enger Beziehungen anwenden. Nachdem mein Vater gestorben war, stellte ich zum Beispiel fest, dass ich eine unauslöschliche körperliche Erinnerung daran hatte, wie es sich anfühlte, von ihm umarmt zu werden und dass mein schmerzlicher Verlust teilweise dadurch zustande kam, dass mir bewusst wurde, dass ich diese Umarmung niemals wieder erleben würde. Es scheint also in Bartkys und meinem eigenen Fall so zu sein, dass eine Form des körperlichen Austauschs für unsere Erfahrung, geliebt zu werden, konstitutiv war und daher für unsere Bindung an eine andere Person. Dieses zärtlichen körperlichen Kontakts beraubt, fand jede von uns beiden, dass ihr Selbstgefühl auf eine unerwartete körperliche Art und Weise verringert wurde. Wenn das richtig ist, folgt daraus, dass unsere alltäglichen körperlichen Interaktionen mit verschiedenen Menschen unsere eigene praktische Identität und die der anderen aufrechterhalten – das heißt, unser Verständnis davon, wer wir sind und für wen wir Zuneigung empfinden.

Shaun Gallagher stellt eine andere Art und Weise dar, wie lebende menschliche Körper in die praktische, leibliche Identität mit einbezogen werden. Aus Gallaghers Sicht sind unsere pragmatischen Anliegen in unser Körperschema eingeschrieben, das „ein System der sensomotorischen Fähigkeiten ist, das ohne bewusste Wahrnehmung oder die Notwendigkeit von bewusster Kontrolle funktioniert"[21]. Weil unsere Absichten in unser Körperschema integriert sind, sortiert unser Körper die Sinneseindrücke vor und sorgt automatisch für körperliche Anpassungen, um das Erreichen unserer Ziele zu erleichtern. Unser Körperschema „*trifft* auf die Reize und organisiert sie innerhalb des Bezugsrahmens seiner eigenen pragmatischen Schemata"[22]. So schränkt unser Körperschema das, was wir bewusst wahrnehmen, darauf ein, was für die Erreichung unserer Absichten notwendig ist. Zusätzlich registriert unser Körperschema, wie sich unsere Aktivitäten entfalten, und stellt die Körperhaltung und andere somatische Zustände so ein, dass sie den Fortgang unserer Aktivitäten unterstützen. Wenn wir zum Beispiel einen langen Text lesen und unsere Augen zu schmerzen beginnen, wird unser Körper vorbewusst Anpassungen vornehmen, wie etwa schielen oder näher an die Seite herangehen,

20 Bartky, Sandra: *'Sympathy and Solidarity' and Other Essays*. Rowman and Littlefield: Lanham 2002, 102.

21 Gallagher, Shaun: "Body Schema and Intentionality". In: Bermúdez, José Luis / Marcel, Anthony J. / Eilan, Naomi (Hrsg.): *The Body and the Self*. MIT Press: Cambridge 1995, 230.

22 Op. cit., 235.

um uns bei der Sache zu halten.[23] Nur wenn diese körperlichen Anpassungen die Augenschmerzen nicht lindern, bemerken wir unser Unbehagen und entscheiden uns bewusst dafür, das Licht für uns besser einzurichten oder eine Pause zu machen. In beiden Weisen vereinfacht unser bedeutungsgesättigter Leib die Arbeit des bewussten Überlegens und erhöht unsere Handlungsfähigkeit. Wenn unsere pragmatischen Anliegen nicht in unserem Leib eingeschrieben wären, wären die alltäglichen Entscheidungen und Handlungen weit schwerfälliger, als sie es tatsächlich sind.

Ich habe mich bemüht zu zeigen, dass der lebendige, Erfahrungen machende menschliche Körper in vieler Hinsicht ein psychokorporeales System ist, das für unsere praktische Identität und unser Handeln lebenswichtig ist.[24] Es registriert soziale und materielle Bedeutungen; es erzeugt sinnvolle Handlungen; und es speichert die Erwartungen und emotionalen Bindungen, die dem Verlauf unseres Lebens Bedeutung verleihen. Was wir tun (oder nicht tun) wollen, hängt in einem wesentlichem Ausmaß von den Bedeutungen ab, die unser Körper erfasst, von den Bedeutungen, mit denen unser Körper ausgerüstet ist, um sie umzusetzen, von den zwischenmenschlichen Bedeutungen, die unser Körper absorbiert hat, und von den zweckbezogenen Bedeutungen, die unser Körper sich einverleibt hat. Wie es Merleau-Ponty formuliert, ist unser Körper „ein Knotenpunkt lebender Bedeutungen" und „ein Ganzes erlebt-gelebter Bedeutungen".[25]

Die Thematik der Lebendorganspende verlangt dringend nach einer Analyse, die vom Standpunkt des von Bedeutung erfüllten, Bedeutung schaffenden menschlichen Körpers ausgeht. Einerseits ist unser Körper, was das Handeln anbelangt, konservativ, soweit unsere praktische Identität von der Stabilität unserer psychokorporealen Werte und Fähigkeiten abhängt. Er tendiert zur Selbsterhaltung und ist davon abgeneigt, gewohnte Muster des Verständnisses und der Verwirklichung von Bedeutungen zu stören, geschweige denn sie endgültig zu durchbrechen. Andererseits befindet sich die Abneigung gegen abrupte Wechsel, die für die Psychokorporeität charakteristisch ist, auf Kollisionskurs mit dem autonomen Willen, Risiken der chirurgischen Entfernung eines gesunden Organs – zum Beispiel einer Niere – auf sich zu nehmen. Im nächsten Abschnitt

23 Op. cit., 233f.

24 Ich bin nicht darauf eingegangen, in welcher Weise Geschlecht, „Rasse", Alter, Leistungsfähigkeit und ähnliche Formen sozialer Schichtung den Körper auszeichnen, denn die psychokorporealen Dimensionen dieser Kategorien wurden bereits anderswo umfangreich diskutiert, und ich habe hier nicht den Platz, ihre Auswirkungen auf Entscheidungen über die Lebendorganspende zu diskutieren.

25 Merleau-Ponty, 182; 184.

werde ich das Wesen des psychokorporealen Widerstandes gegen diese Form des Altruismus zu klären versuchen. Ich werde meine Analyse dieses Widerstandes aber ausgleichen mit einer Darstellung der verschiedenen Weisen, wie Psychokorporeität die Entscheidung, ein Organ zu spenden, auch erleichtern und stärken kann. Wie bei den rationalistischen, mentalistischen Darstellungen der autonomen Organspende, wird auch bei meiner psychokorporealen Deutung deutlich, dass weder das Gewähren der Zustimmung noch das Verweigern für jeden gesunden potenziellen Spender richtig ist. Ich argumentiere, dass die Entwicklung einer integrierten Leib-Perspektive angesichts einer bevorstehenden Organspende eine notwendige Bedingung ist, um autonom ein Organ spenden zu wollen, und dass sie deshalb eine notwendige Bedingung für die informierte Zustimmung ist.

II. Psychokorporeität und die Entscheidung zur Lebendorganspende

1. Psychokorporeale Betrachtungsweisen

Im Mittelpunkt der Entscheidung über eine Organspende steht das Bedürfnis des Subjekts nach Einheit als Organismus und der moralische Wert der körperlichen Unversehrtheit. Was übrigens die leibliche Einheit angeht, behauptet Merleau-Ponty, dass erlebende, Erfahrungen machende Leiber sich selbst („als Leib") realisieren.[26] Wir umgehen die Aufgabe, die disparaten Teile unseres Körpers gedanklich zusammenzubringen und sie zu einem Ganzen zusammenzufügen, weil sich uns der Leib erfahrungsgemäß bereits selbst als einheitliches, funktionsfähiges System präsentiert.[27]

Ungeachtet dessen, wie sehr Bewegung unsere Körperbeschaffenheit durch Beugung, Streckung oder Zusammenziehen verändert, so stört sie doch nicht das Gefühl unserer körperlichen Einheit. Das Gleiche gilt für das Tragen von Kleidungsstücken und anderen Schmuckstücken. Aber lebensverändernde Krankheiten, uns zu Invaliden machende Verletzungen und andere gesundheitliche Unglücke tun dies. Einige biomedizinische Leiden stülpen die psychokorporeale Existenz der Opfer um, wie das Kay Toombs plastische Schilderung der psychokorporealen Auswirkungen Multipler Sklerose bestätigt:

---

26 Op. cit., 179.
27 Ibid.

> Der Verlust der Mobilität verankert einen im Hier, erzeugt ein verstärktes Gefühl für die Entfernung zwischen einem selbst und den umgebenden Dingen. Ein Ort, der früher als „nah" angesehen wurde, wird jetzt als „fern" erlebt.[28]

Darüber hinaus macht es eine degenerative Erkrankung immer wieder notwendig, erneut herauszufinden, wie man Aufgaben erfüllen kann, die vorher überhaupt kein Problem waren. Der Glauben „Ich kann das wieder tun"[29] kann niemals mehr als selbstverständlich gelten: „Scham ist ein integraler Bestandteil einer gestörten körperlichen Ausdrucksweise, eine nicht rationale Antwort auf Veränderungen im Körper."[30] Nicht länger mit einem einheitlichen, reibungslos funktionierenden Körper ausgestattet, erlebt Toombs es sogar als Entfremdung von ihrem Körper, als ihre sich verschlimmernde Invalidität sie dazu zwingt, sich selbst mit dem Neukonfigurieren ihrer praktischen Identität zu beschäftigen. Obgleich die chirurgische Entfernung einer Niere für den Spender eine relativ sichere Prozedur ist, kann sie, wie jeder chirurgische Eingriff, ernsthaft danebengehen und zu Komplikationen mit dauerhaften und beunruhigenden psychokorporealen Konsequenzen führen. Jeder, der über eine Lebendorganspende nachdenkt, muss diese Möglichkeit in Betracht ziehen.

Von Menschen zugefügte Verletzungen oder Leiden verstärken diese Art von Schädigungen, die Toombs beschreibt, denn indem sie vorsätzlich die körperliche Einheit gewaltsam verletzen, verletzen sie auch den moralischen Wert der körperlichen Unversehrtheit. Dennoch erfassen die Kategorien von Verletzung, Krankheit, körperlicher Einheit und körperlicher Unversehrtheit nicht adäquat, worum es dabei geht, wenn sich jemand entscheidet, ein Organ, zum Beispiel eine Niere, lebend zu spenden. Im Gegensatz zu Verletzung und Krankheit ist eine Lebendorganspende eine freiwillige Unternehmung. Zudem ist es durchaus möglich, dass sich der Spender erholt und ein völlig normales Leben führt. Trotzdem müssen Spender vorausschauend in eine Verletzung ihrer körperlichen Einheit einwilligen – nämlich in die chirurgische Entfernung eines funktionierenden Organs, gefolgt von einer langwierigen und schmerzhaften Rekonvaleszenz. Und sie müssen ihr Recht auf körperliche Unversehrtheit zurückstellen, um dem medizinischen Personal die Erlaubnis zu geben, die Operation vorzunehmen.

Unsere psychokorporeale Verfasstheit ist nun in zweifacher Hinsicht so angelegt, dass sie einer Organspende Widerstand leistet. Zu sagen, dass diejenigen

---

28 Toombs, S. Kay: "Reflections on Bodily Change. The Lived Experience of Disability". In: id. (Hrsg.): *Handbook of Phenomenology and Medicine*. Kluwer: Dordrecht 2001, S. 247–261, 249.

29 Op. cit., 251.

30 Op. cit., 256.

unter uns, die gesunde Kandidaten für eine Organspende sind, mit ihrem intakten Körper emotional verbunden sind, wäre eine kolossale Untertreibung. Die Zustimmung zu einer Lebendorganspende, setzt aber unseren bis jetzt gesunden Körper einem Risiko aus. Ebenso gehört der gesetzliche Schutz gegen Angriffe auf die körperliche Unversehrtheit mit zu den strengsten, weil die Kontrolle über unseren Körper für unser handlungsorientiertes Selbstsein wesentlich ist, und handlungsorientiertes Selbstsein (orig.: *agentic selfhood*; A. d. Ü.) zu unseren am höchsten geschätzten Werten gehört. Dennoch entscheiden sich viele Leute dafür, Familienmitgliedern, Freunden oder Fremden ein Organ zu spenden. Deshalb will ich jetzt untersuchen, wie die psychokorporeale Betrachtung diese altruistischen Entscheidungen unterstützen könnte.

Leiblich eingebettete Tugenden wie Mut und Großzügigkeit sind für die Organspende eindeutig förderlich. Außerdem haben Leute, die diese Tugenden erworben haben, auch die entsprechenden affektiven Dispositionen ausgebildet. Sie neigen dazu, unter leiblich verankerten Gefühlen wie Scham, Gewissensbissen oder Schuld zu leiden, wenn sie versäumen, so zu handeln, wie sie sollten. Indem sie so voraussehen, wie ihnen diese unangenehmen, sie selbst bewertenden Gefühle zusetzen werden, ist es gut möglich, dass sie dies davon abhält, einem notleidenden Patienten die Hilfe zu verweigern. Mitgefühl ist eine andere Tugend, die einen potentiellen Spender deutlich zur Spende motiviert, und in Fällen, in denen der Spender den Empfänger kennt, wird ein empathisches Spiegeln der Angst und Verzweiflung des Empfängers eher die Stimme des Mitgefühls verstärken. Ein anderer Faktor, der zu positiven Spendenentscheidungen beiträgt, – besonders wenn es sich bei dem Empfänger um ein Familienmitglied handelt – ist das, was ich die Zwischenleiblichkeit der persönlichen Identität genannt habe. In dem Ausmaß, wie unsere leibliche Wechselwirkung mit dem Empfänger in unsere eigene leibliche Identität verwoben ist, werden wir eher motiviert sein, ein Organ zu spenden, als die Auflösung dieser wertvollen emotionalen Bindung zu riskieren und unser Selbstgefühl ins Wanken zu bringen. Dass sich die Gewohnheiten an neue Umstände anpassen können, ermutigt ebenfalls zur Spende, denn das verspricht eine erfolgreiche Genesung vom chirurgischen Eingriff. Außerdem stärken die mit körperlicher Energie verknüpfte Resilienz und der mit einer entspannten, stabilen Körperstimmung einhergehende Optimismus das Vertrauen voraussichtlicher Spender, dass sie danach fähig sein werden, ihre gewohnten Aktivitäten wiederaufzunehmen. Schließlich sind, wie ich bereits im Abschnitt I. 3. erklärt habe, unsere praktischen Anliegen und Absichten in unser Körperschema eingeschrieben, was unsere Aufmerksamkeit auf Informationen fokussiert, die für die Verwirklichung dieser Anliegen und Absichten relevant sind, und unseren körperlichen Zustand anpasst, um die Erreichung dieser Ziele zu erleichtern. Wenn die Entscheidung zu spenden im Körperschema des Spenders eingebettet ist, verstärkt die somatische praktische Identität des Spenders deshalb die Verpflichtung zum Helfen.

2. Psychokorporeale Individualität und Lebendorganspende

Wie ich ausgeführt habe, zeichnen psychokorporeale Überlegungen ein zwiespältiges Bild vom Willen, einer Lebendorganspende zuzustimmen. Einerseits stehen beide, die Stärke des menschlichen Wunsches, die körperliche Einheit zu bewahren, und der übergeordnete moralische Wert der körperlichen Unversehrtheit, im Widerspruch zu der Spende. Auf der anderen Seite sprechen eine Reihe bewundernswerter und lohnender psychokorporealer Attribute für die Spende. Aber diese Betrachtungen sind abstrakt und der psychokorporeale Haushalt wirklicher Menschen weicht davon ab. Unser Wunsch, die körperliche Einheit aufrechtzuerhalten, kann mehr oder weniger unerbittlich sein; unsere Verpflichtung für den Wert der körperlichen Unversehrtheit ist mehr oder weniger entschlossen; unser Repertoire von Gewohnheiten kann mehr oder weniger reichhaltig sein; unsere Beziehung zu dem potenziellen Empfänger mag mehr oder weniger verpflichtend sein; unsere Mischung von Tugenden und Lastern ist ganz allein die Unsere. Zusätzlich müssen wir mit einem unsicheren Erfolg der Transplantation rechnen. Es gibt nicht nur keine Garantie dafür, dass eine Organspende das Leben des Empfängers retten wird, sondern auch die psychokorporealen Folgen einer misslungenen Transplantation für den Spender sind keineswegs aufgeklärt.[31] Diese Unwägbarkeiten mögen unseren Wunsch zu spenden davon abhalten, in unserem Körperschema Fuß zu fassen. Aus einer psychokorporealen Perspektive aus betrachtet, hängt die Entscheidung über eine Organspende von den zahllosen Zufällen unserer moralischen Erfahrung ab, von der Qualität der Beziehungen, die wir ausgebildet haben, von unserer Einschätzung der Prognose für den Transplantatempfänger, ebenso wie von unserer Einschätzung unserer Fähigkeit, bedeutende Schicksalsschläge zu überstehen.

31 Siehe http://www.npr.org/blogs/health/2012/07/02/155979681/organ-donation-has-consequences-some-donors-arent-prepared-for und http://news.medill.northwestern.edu/chicago/news.aspx?id=220615 zur Diskussion (1) des Versagens einiger Transplantationsprogramme bei dem Versuch, die Individualität der Spender zu berücksichtigen und sie adäquat über die medizinischen Risiken einer Organspende aufzuklären und (2) ihres Versagens, die Langzeitgesundheitsfolgen für Spender zu dokumentieren, ganz zu schweigen von den psychokorporealen Folgen.

Wenn man die psychokorporealen Dimensionen des autonomen Willens berücksichtigt, folgt, dass es keine allgemeingültige Formel für die Entscheidungsfindung bei der Lebendorganspende geben kann. Um die unhintergehbare Individualität der Entscheidung über Organspenden theoretisch fassen zu können, finde ich Catriona Mackenzies Konzeption einer integrierten körperlichen Perspektive hilfreich. Sie führt diese Idee in einem Aufsatz über Abtreibung und über die Phänomenologie schwangerer Leiblichkeit ein:

> Die körperliche Autonomie in der Schwangerschaft und bei einer Abtreibung kann nicht einfach als Recht auf körperliche Unversehrtheit rekonstruiert werden. Es ist eher die Frage, ob man fähig ist, für sich selbst eine integrierte körperliche Perspektive zu entwickeln, eine Perspektive, mit der eine Frau auf die körperlichen Prozesse antworten kann, die sie so erlebt, dass sie sich mit ihnen identifiziert, und die im Einklang steht mit der Entscheidung, die sie im Hinblick auf ihre zukünftige moralische Beziehung zu dem Fötus trifft.[32]

Unsere leibliche Perspektive ist eine Selbst-Repräsentation, der die Bedeutungen eingeschrieben sind, die unser Körper für uns hat. Sie beruht auf der bewussten Wahrnehmung unserer kontinuierlichen körperlichen Erfahrung, wie sie uns von unserer Einstellung, unseren Gefühlen und den vorgestellten Repräsentationen unseres Körpers und seiner Fähigkeiten vermittelt wird[33]. Mackenzies Sichtweise lässt Raum, um psychokorporeale Betrachtungen in die Überlegungen über die Lebendorganspende zu integrieren.

Obwohl die informierte Zustimmung zur Lebendorganspende oft als etwas dargestellt wird, das gewährleisten soll, dass der potenzielle Organspender den Nutzen und die biomedizinischen Risiken des Verfahrens versteht, ist es nicht von geringerer Bedeutung, ob potenzielle Organspender in der Lage sind (oder es nicht sind), eine integrierte leibliche Perspektive auszubilden, nicht allein im Hinblick auf das Erdulden des Vorgangs selbst, sondern auch im Hinblick sowohl auf die psychokorporealen als auch auf die biomedizinischen Folgen. In der Lage zu sein, eine integrierte leibliche Perspektive im Hinblick auf eine Organspende zu bilden, heißt in der Lage sein, die verschiedenen in der Zukunft möglichen körperlichen Lebensverläufe zu bejahen, samt den Bedeutungen, die das Leben hat, das die Person dann schließlich führen wird. Nicht in der Lage zu sein, eine integrierte leibliche Perspektive im Hinblick auf eine Organspende zu bilden, heißt, von den verschiedenen in der Zukunft möglichen körperlichen Lebensverläufen,

---

32 Mackenzie, Catriona: "Abortion and Embodiment." *Australasian Journal of Philosophy* 70(2), 1992, S. 136–155, 151.

33 Id.: "On Bodily Autonomy." In: Toombs, Kay (Hrsg.): *Handbook of Phenomenology and Medicine*. Kluwer: Dordrecht 2001, S. 417–440, 426; 429.

samt den Bedeutungen, die das Leben hat, das die Person schließlich führen wird, unabänderlich entfremdet zu sein. Daher wäre der Wille, ein Organ zu spenden, ohne in der Lage zu sein, eine integrierte leibliche Perspektive zu bilden, in dieser Hinsicht notwendigerweise nicht-autonom.

Wenn potentielle Spender dazu aufgefordert werden, ihre leiblichen Perspektiven im Hinblick auf die Lebendorganspende frei auszubilden, muss sichergestellt sein, dass der kulturelle Kontext, in dem dieser reflexive Prozess stattfindet, nicht zugunsten des einen oder des anderen Ausgangs voreingenommen ist. Bedauerlicherweise ist in den USA die Rhetorik im Zusammenhang mit der Organspende weit davon entfernt, neutral zu sein. So ist zum Beispiel der Name einer prominenten Dachorganisation, die sich für die Organspende einsetzt, „Donate Life America" („Amerika spende Leben").[34] Auf ähnliche Weise zeigt die Website der *American Transplant Foundation* eine Lebendspender-Helden-Ausstellung („Living Donor Hero Exhibit").[35] Es ist eben deshalb kein Zufall, dass Geschichten der Organspender diese Ausdrücke oft besonders herausstellen.

Es versteht sich von selbst, dass die Webseiten von Organisationen, die für die Organspende eintreten, Spendergeschichten verbreiten, welche sich diese Ausdrücke konsistent aneignen. Noch wichtiger ist, dass diese bildliche Infizierung nicht auf die Spender begrenzt bleibt, die diese Organisationen schon angeworben haben, – um damit beizutragen, zukünftige Spender zu überzeugen, sich auch von ihren Organen zu trennen. Eine neuere Ausgabe der Zeitschrift *Narrative Inquiry in Bioethics* präsentiert ein Symposium mit einem Dutzend Essays von Lebendorganspendern, die über ihre Erfahrung mit einer Nieren- oder Leberspende berichten.[36] Sechs dieser Autorinnen und Autoren beschwören das Bild, jemandem das Leben zu schenken, um ihre Entscheidung zu erklären, das Verfahren durchzuführen.[37] Zwei beschreiben sich selbst, dass sie sich wie Helden gefühlt haben – einer nennt sich nichts weniger als einen „low-level super hero" – nachdem sie einmal der Organspende zugestimmt hatten.[38] Natürlich wissen wir, dass eine Lebendorganspende für den Empfänger eine Chance zu leben ist, wenn auch keine Garantie zu leben, und einige der Autoren/-innen lernten zu ihrem großen und anhaltenden Kummer den Unterschied zwischen diesen beiden Typen

---

34 http://donatelife.net/, retrieved 20.08.2014.

35 http://www.americantransplantfoundation.org/about-transplant/living-donation/true-stories/, retrieved 20.08.2014.

36 Altobelli, Laura et al.: "Personal Narratives: Living Organ Donation". *Narrative Inquiry in Bioethics* 2(1), 2012, S. 7–37.

37 Op. cit., 11; 12; 14; 20f.; 36.

38 Op. cit., 15; 22.

von „Geschenk" kennen.[39] Wie eine Spenderin eindringlich bemerkt: „Was einst ein vollkommen gesunder Teil von mir war, war nun medizinischer Abfall".[40]

Die Prävalenz illusionistischer Bewusstseinszustände bei den Teilnehmern an dem Symposium, das stattfand, bevor die Transplantation vorgenommen wurde, lässt Zweifel aufkommen, dass die Organspender freiwillig eingewilligt hätten. Derjenige, der sich selbst als „Superheld unterer Stufe" beschrieben hatte, räumt ein, dass die Bemühungen des Transplantationsteams, ihn über die biomedizinischen Gefahren zu informieren, nicht bis in seine Gedanken vorgedrungen seien.

> Ich war so sehr auf die Transplantation konzentriert und bereitete mich auf das bevorstehende Ereignis vor, dass ich den Risiken wenig Aufmerksamkeit schenkte, die ich akzeptierte, und den Auswirkungen, die sie auf meine Frau und meine Familie haben könnten. [...] Ich war über die Risiken und über die Statistik informiert worden, aber ich kam nicht auf den Gedanken, dass diese Tatsachen etwas mit mir oder meinen Ärzten zu tun haben.[41]

In dem Maße, wie vorgefertigte Metaphorik und narrative Schablonen die Entscheidungen potentieller Organspender schädlich beeinflussen, ist ihre Fähigkeit, eine integrierte leibliche Perspektive in Beziehung zu der Organspende und ihrem späteren Leben zu stabilisieren, beeinträchtigt. In dem Maße, wie das medizinische Personal Organspende-Entscheidungen ausschließlich als eine Angelegenheit des Abwägens abstrakter Statistiken über Kosten und Nutzen betrachtet, lenkt es potenzielle Organspender von genau dem Projekt der Konsolidierung einer integrierten leiblichen Perspektive ab. Tatsächlich erklären sie dieses Projekt für unerheblich.

Ich habe mich mit der Frage der Lebendorganspende aus der Perspektive gesunder Erwachsener beschäftigt – Menschen mit gut entwickeltem psychokorporealem Haushalt und mit anderen argumentativen Fähigkeiten. In diesem Kapitel konnte ich nicht die komplizierten Probleme klären, die meine Darstellung der psychokorporealen praktischen Intelligenz für Eltern aufwirft, die darüber nachdenken, ihre Kinder zu einer freiwilligen Organspende an Geschwister anzuregen.[42] Aber ich wollte deutlich machen, dass es keine ausreichende Rechtfertigung

---

39 Op. cit., 13; 15; 25.

40 Op. cit., 13.

41 Op. cit., 15.

42 Anders als in Deutschland ist in den USA und einigen europäischen Ländern das Spenden einer Niere von Minderjährigen gesetzlich erlaubt. Siehe http://www.iptaonline.org/MembersOnly/07slides/pdf/28_Plen_III_Webb_Should_Children_Ever_Be_Living_Donors.pdf, retrieved 19.08.2014, zur Information über die Organspende Minderjähriger in verschiedenen Ländern und http://pediatrics.aappublications.org/content/122/2/454.long, retrieved 19.08.2014, zur Diskussion der Regelung in den USA.

für die Vornahme der Operation ist, davon überzeugt zu sein, dass die biomedizinischen Vorteile für den Organempfänger die biomedizinischen Risiken für den Organspender überwiegen. Eine weitere Voraussetzung dafür ist die Einschätzung, ob wir das Kind, das ein Organ spenden soll, erfolgreich dabei unterstützen können, eine integrierte leibliche Perspektive in Beziehung auf die Prozedur und seine Nachwirkungen zu entwickeln. Wenn Eltern nicht mit guten Gründen annehmen können, dass sie ihre Kinder vor der irreführenden Bildersprache, welche die Lebendorganspende umgibt, schützen können, um sie so in die Lage zu versetzen, ihren psychokorporealen Haushalt in einer Weise zu stabilisieren und wieder aufleben zu lassen, ist eine Organspende von Kindern nicht gerechtfertigt.[43]

III. Literatur

Altobelli, Laura et al.: „Personal Narratives: Living Organ Donation". *Narrative Inquiry in Bioethics* 2(1), 2012, S. 7–37.

Aristoteles: *Nikomachische Ethik.* Reclam: Stuttgart 2003.

Bartky, Sandra: *'Sympathy and Solidarity' and Other Essays.* Rowman and Littlefield: Lanham 2002.

Colombetti, Giovanna: "Enactive Appraisal". *Phenomenology and the Cognitive Sciences* 6(4), 2007, S. 527–546.

Colombetti, Giovanna / Thompson, Evan: "The Feeling Body: Towards an Enactive Approach to Emotion". In: Overton, W. F. / Muller, U. / Newman, J. L.: *Developmental Perspectives on Embodiment and Consciousness.* Lawrence Erlbaum: New York 2008, S. 45–68.

Colombetti, Giovanna / Thompson, Evan: "Enacting Emotional Interpretations with Feeling". *Behavioral and Brain Sciences* 28(2), 2005, S. 200–201.

Frankfurt, Harry: "Freedom of the Will and the Concept of a Person." *Journal of Philosophy* 68(1), 1971, S. 5–20.

Gallagher, Shaun: "Inference or Interaction: Social Cognition without Precursors". *Philosophical Explorations* 11(3), 2008, S. 163–174.

Gallagher, Shaun: "Body Schema and Intentionality". In: Bermúdez, José Luis / Marcel, Anthony J. / Eilan, Naomi (Hrsg.): *The Body and the Self.* MIT Press: Cambridge 1995.

43 Der vorliegende Beitrag wurde aus dem Amerikanischen übersetzt von Angelika Oppenheimer, überarbeitet von Christoph Rehmann-Sutter.

Goldman, Alvin: "Two Routes to Empathy: Insights from Cognitive Neuroscience." In: Coplan, Amy / Goldie, Peter (Hrsg.): *Empathy: Philosophical and Psychological Perspectives*. Oxford University Press: Oxford 2011, S. 31–44.

Mackenzie, Catriona: "On Bodily Autonomy." In: Toombs, Kay (Hrsg.): *Handbook of Phenomenology and Medicine*. Kluwer: Dordrecht 2001, S. 417–440.

Mackenzie, Catriona: "Abortion and Embodiment." *Australasian Journal of Philosophy* 70(2), 1992, S. 136–155.

Merleau-Ponty, Maurice: *Phänomenologie der Wahrnehmung*. Übersetzung von Rudolf Boehm. Walter de Gruyter: Berlin 1966[1945].

Meyers, Diana Tietjens: "Psychocorporeal Selfhood, Practical Intelligence, and Adaptive Autonomy". In: Kühler, Michael / Jelinek, Nadja (Hrsg.): *Autonomy and the Self*. Springer: Dordrecht 2013a.

Meyers, Diana Tietjens: "Corporeal Selfhood, Self-Interpretation, and Narrative Selfhood." *Philosophical Explorations* 2013b, DOI 10.1080/13869795.2013.856933.

Meyers, Diana Tietjens: *Being Yourself: Essays on Identity, Action, and Social Life*. Rowman and Littlefield: Lanham 2004.

Prinz, Jesse: *Gut Reactions: A Perceptual Theory of Emotion*. Oxford University Press: New York 2004.

Robinson, Jenefer: *Deeper than Reason: Emotion and its Role in Literature, Music, and Art*. Oxford University Press: Oxford 2005.

Sheets-Johnstone, Maxine: "Kinesthetic Memory". *Theoria et Historia Scientiarum* 7(1), 2003, S. 69–92.

Taylor, Charles: *Sources of the Self*. Harvard University Press: Cambridge 1989.

Toombs, S. Kay: "Reflections on Bodily Change. The Lived Experience of Disability". In: Toombs, Kay (Hrsg.): *Handbook of Phenomenology and Medicine*. Kluwer: Dordrecht 2001, S. 247–261.

I. Beschreibungshinsichten

B) Systemstellen des Willens

Gesa Lindemann

Die kommunikative Konstruktion des verkörperten Willens

Bevor ich anfange, möchte ich eine Geschichte aus einer Ethnographie erzählen, die zu meinen wichtigsten Lektüreerfahrungen der letzten Jahre gehört.[1] Es handelt sich um die Arbeit von Maurice Leenhardt, *Do Kamo* – die Person, die wahre Person.[2] Maurice Leenhardt war ein Missionar und Ethnologe, der 25 Jahre in Neukaledonien gelebt hat. Er ist insofern sehr reflektiert, als er nämlich versucht hat, sich darüber Rechenschaft abzulegen, was er den Neukaledoniern gebracht hat, als er ihnen das Christentum gebracht hat. Er hat sich gefragt, was bei ihnen von dem angekommen ist, was er ihnen als westliches Christentum übermittelt hat. Sehr eindrucksvoll ist die Darstellung eines Gesprächs mit einem der Ältesten aus einem Dorf, in welchem Leenhardt die Behauptung aufgestellt hat: „Aber eines musst du doch zugeben: Wir haben euch den Geist gebracht." Daraufhin antwortete der Neukaledonier: „Wir haben schon immer im Geist gelebt. Den Geist hatten wir schon immer. Was ihr uns gebracht habt, das ist der Körper." – Das ist eine Antwort, die man erst mal wirken lassen muss. Was der westliche, christliche Missionar nach Neukaledonien gebracht hat, was die Franzosen nach Neukaledonien gebracht haben, ist der Körper. Wie soll man das begreifen?

Für mich hat das die sehr nachhaltige Konsequenz gehabt, dass es eine Umstellung geben muss. Für eine Soziologin ist es sehr hart, von einer Analyse, die die Sozialdimension in den Mittelpunkt stellt, sich zu einer Analyse von Zugängen zur Welt hin zu orientieren, die zudem die Dimensionen von Raum und Zeit, von Symbolbildung miteinbezieht. Es bedeutet somit die Umorientierung auf eine Analyse mehrdimensionaler Ordnungsbildung. Diese Mehrdimensionalität steht im Hintergrund, wenn ich im weiteren Verlauf des Vortrags mit einem Fokus auf die Sozialdimension analysiere. Denn wenn es um den freien Willen geht, geht es auch um die Frage: Wer hat einen freien Willen? Wie kann ein freier Wille kompromittiert werden? Solche Fragen spielen sich primär in der Sozialdimension ab, lassen sich im Endeffekt jedoch nicht vollständig beantworten, wenn man sich auf

1 Es handelt sich um die von der Autorin überarbeitete und erweiterte Fassung eines Transkripts des mündlich gehaltenen Vortrags am 3.4.2014 in Hannover.

2 Leenhardt, Maurice: *Do kamo. Die Person und der Mythos in der melanesischen Welt.* Ullstein: Frankfurt a. M. 1983[1947].

die Sozialdimension beschränkt. Komplementär hierzu ist die Einbeziehung des Körpers als ein kontinuierlich dreidimensional ausgedehntes Gebilde, das aller Wahrscheinlichkeit nach nur durch die westliche Moderne in die Welt gekommen ist. Diese Vorstellung vom individuierten, dreidimensional ausgedehnten Körper gab es vorher nicht, und es ist eine Vorstellung, von deren Universalität man versuchen sollte, sich zu verabschieden. Die Frage, die sich stellt, wenn wir uns aus unserem westlichen Kulturkreis lösen wollen, ist: Wie muss eine Beobachtung angelegt werden, damit die Differenzen unterschiedlicher Weltzugänge in den Blick geraten? Wie sollte dabei vorgegangen werden, um anderen Ordnungen, die sich von westlichen Ordnungsvorstellungen und Ordnungskonzepte unterscheiden, nicht unsere Ordnungskonzepte unterzuschieben. Denn dadurch würde der spezifische Sinngehalt anderer Weltzugänge zerstört werden.

Ein denkbarer Ausgangspunkt zur Untersuchung des Willens wäre, dass ein Wille in einem individuellen, dreidimensional ausgedehnten Körper steckt. Unter Annahme dieses Ausgangspunkts eröffnet sich die Möglichkeit, den Willen neurobiologisch oder neuropsychologisch zu erforschen. Diese zur Forschungsgrundlage gewordene Annahme wird im Laufe der Forschung auch nicht mehr in Frage gestellt. Wenn ein solcher Körper erst einmal als beobachtungsleitende Annahme fungiert, dann findet man auch immer neuronale Entsprechungen zu bestimmten Willensstörungen. Beispielsweise werden Läsionen in bestimmten Gehirnarealen lokalisiert, die spezielle Funktionen ausüben und so Rückschlüsse auf das Wie von Störungen des freien Willens gezogen. Das bedeutet, der Körper bedingt oder führt zu Störungen im freien Willen, wobei der freie Wille wohl nicht vollständig auf den Körper reduziert werden kann.

Ein zweiter Ausgangspunkt wäre die Eigenreflektion des individuellen Leibes als gängiges Verfahren in der Phänomenologie. Auch bei Merleau-Ponty ist es immer der je meinige Leib, auf den ich dann reflektiere. Ich bin ein leibliches Subjekt und reflektiere auf meine Möglichkeiten, mich auf die Welt zu beziehen. Das ergibt schon einen anderen Ausgangspunkt als den erstgenannten vom Körper, hat aber auch spezifische Begrenzungen, weil nämlich immer von einem Ich-Subjekt, das verleiblicht ist, ausgegangen wird.

Zudem kann man einen dritten Ausgangspunkt auswählen. Man geht von leiblichen Akteuren aus, die einander berühren und die sich in dieser Berührungsbeziehung reflexiv auf diese Beziehung beziehen. Dabei entsteht so etwas wie vermittelte Unmittelbarkeit, ich entlehne diesen Begriff den Arbeiten von Helmuth Plessner. Es gibt die leibliche Unmittelbarkeit in der Berührung und symbolische Formen, die diese leibliche Unmittelbarkeit strukturieren. Wie man sich das vorzustellen hat, dass versuche ich jetzt im Weiteren auszuführen.

Zunächst möchte ich beobachtungsleitende Annahmen explizieren. Beobachtungsleitende Annahmen sind im engeren Sinne nicht falsifizierbar, da sie den Rahmen für die eigene Beobachtung bilden. Wenn neurobiologisch geforscht wird, können die Forschenden nie falsifizieren, dass es einen dreidimensional ausgedehnten Körper gibt. Das ist die Voraussetzung, die immer bestehen bleibt. Diese Prämisse gilt für die Probanden, deren Hirnaktivität untersucht wird, und sie gilt auch für die Forscher selbst. Dass sie in einem dreidimensional ausgedehnten Körper leben, müssen die Forschenden immer voraussetzen und können sie nicht widerlegen. Einen ähnlichen Status hat das Folgende. Es handelt sich um einen Vorschlag, eine andere Form von Beobachtung anzuwenden, um den Blick für möglicherweise neue interessante Aspekte zu schärfen. Der Ausgangspunkt ist die Überlegung, dass mindestens zwei Akteure existieren, die in der Soziologie Ego und Alter genannt werden. Diese Akteure begreife ich als leibliche Akteure, die sich auf ihre Umwelt richten, weshalb andere Akteure realisieren können, dass sie von jemandem berührt werden. Man kann von der Präsenz eines anderen Leibes berührt werden. In dem Sinne wäre ein Blick eine Berührung und das Empfinden des auf sich gerichteten Blicks das Erleben der Berührung. Eine solche Erfahrung sollte man auch bei Beutetieren annehmen, die die Präsenz eines Raubtieres als auf sich gerichtet erleben und daraufhin weglaufen oder vielleicht erstarren. Bei jeder Art von Berührung besteht eine Erwartung an den weiteren Verlauf der Interaktion, diese besitzt damit immer auch eine Zeitstruktur. Der Ausgangspunkt wäre also der Folgende: Es gibt leibliche Akteure, die sich auf ihre Umwelt richten und die leiblichen Akteure erleben das Sich-Richten von anderen auf sich als eine Berührung.

Der nächste Schritt ist die praktische Reflexion dieser Berührungsbeziehung, die sich dyadisch oder triadisch konzeptualisieren lässt. Diese Differenz führe ich an dieser Stelle nicht weiter aus. Dyadisch würde bedeuten, die wechselseitige Berührungsbeziehung im Rahmen einer Ego-Alter-Beziehung zu konzeptualisieren. Ich gehe dagegen von einer triadischen Konstellation zwischen Ego, Alter und Tertius aus. Die Gründe für diese Präferenz werde ich im weiteren Verlauf lediglich anreißen. Bei Ego, Alter und Tertius handelt es sich um leibliche Akteure. Diese machen die Erfahrung des Berührtwerdens durch das leibliche Sich-Richten von anderen und eben auch von Dritten. Darin ist die Möglichkeit enthalten, dass zwei in einer Berührungsbeziehung stehen und erleben, indem sie in dieser Berührungsbeziehung stehen, von einem Dritten beobachtet zu werden. Die Berührung zwischen Alter und Ego vollzieht sich vor einem Dritten. Dieser Dritte kann anwesend oder abwesend sein, abhängig davon welche Raumvorstellung wir unterstellen. Wenn wir einen kontinuierlich dreidimensional ausgedehnten

Raum annehmen, dann bedeutet abwesend einfach irgendwo da, wo wir ihn nicht sehen können. Wenn wir einen Raum annehmen, der als ein ungegliederter Weitraum (im Sinne von Hermann Schmitz[3]) konzeptualisiert ist, dann kann man die Erfahrung machen, dass sich jemand von irgendwo auf einen richtet. Der- oder diejenige muss in einem ortsräumlichen Sinn gar nicht anwesend sein. Das ist eine andere Form von Raumerleben, von Bezogenheit auf den Raum. Hiermit möchte ich andeuten, wie die Strukturierung der Ego-Alter-Tertius-Beziehung von Raumstrukturen abhängt. Das Erleben der Berührung findet vor Tertius statt und die reflexive Wendung auf diese Beziehung ist gewissermaßen die Übernahme der leiblichen Position von Tertius oder erfolgt über die Übernahme der leiblichen Position von Tertius. Das hat Konsequenzen bzw. Implikationen. Die Art der Beziehung zwischen Ego und Alter kann aus der Perspektive von Tertius objektiviert werden. In der Folge wird eine Unterscheidung zwischen dem aktuellen Vollziehen dieser Beziehung und der Identifikation eines Musters möglich, das von dem aktuellen Vollzug abgehoben werden kann und an dem sich auch weitere Beziehungen orientieren können. Dies ist die Bedingung für die Bildung von bedeutungsidentischen Symbolen und für die Ausbildung von Mustern, die sowohl einen kognitiven als auch einen normativen Charakter haben können. Diese Muster explizieren die Beteiligten füreinander und stellen sie füreinander als gültig dar, indem sie zum Beispiel sprachliche Symbole verwenden. Das wiederum ermöglicht die situationsübergreifende Dauer solcher Muster.

Ich möchte dieses Phänomen anhand des folgenden Beispiels illustrieren: Wie stellt man fest, ob ein Patient „Ja“ oder „Nein“ sagt – und zwar bei Patienten, die in der frühen Remissionsphase eines Wachkomazustands sind? Die Symbole können ganz unterschiedlicher Art sein und niemand weiß vor ihrer Etablierung, um welches es sich handelt. Es kann sein, dass das Symbol für „Ja“ oder „Nein“ ein Augenzucken, ein Fingerbewegen oder ein bestimmter Laut wird. Das weiß niemand vorher. Dieses Symbol muss in der Situation und in der Beziehung mit dem Patienten neu gebildet werden und gilt ab dem Zeitpunkt der Initiierung auch situationsübergreifend. Die Generalisierung, dass es sich tatsächlich um ein Symbol handelt und nicht einfach nur um eine Geste, erfolgt darüber, dass ein Interpret dieser Geste antizipiert, dass seine Interpretation eine ist, die von Dritten beobachtet wird, die das in gleicher Weise interpretieren würden. Nur wer seine eigene Interpretation in eine solche triadische Konstruktion integriert, wird als ein kompetenter Interpret von Patienten anerkannt. Das war für mich die Initialzündung dafür, die

3 Schmitz, Hermann: „Der leibliche Raum“. In: *System der Philosophie*, Band III,1. Bouvier: Bonn 1967.

Bedeutung des Dritten zu erkennen und geht auf empirische Forschungen in der Intensivmedizin bzw. mit Patienten im Wachkoma zurück. Die Generalisierung bleibt jedoch auf diesen Patienten beschränkt. *Wir* verständigen uns über „Ja" und „Nein" mit anderen Symbolen, die einen anderen Generalisierungsgrad haben.

Unter Verwendung dieser triadischen Konzeption ergeben sich neue Fragemöglichkeiten, z. B. ‚Wer ist ein Alter Ego?' Wichtig ist, dass niemals Individuen untersucht werden, sondern immer triadische Konstellationen. Ein Neurobiologe untersucht das Gehirn in einem dreidimensional ausgedehnten Körper. In der Perspektive der Analyse von Weltzugängen untersucht man dagegen, wie sich Leiber in triadischen Konstellationen zueinander verhalten. Ob und wie diese Leiber anwesend sind, bleibt der Forschung überlassen. Es wird der Feldforschung überlassen, wie im Feld in triadischen Konstellationen expliziert wird, wer als ein Alter Ego auftreten kann und wie sich die Beteiligten räumlich und zeitlich aufeinander beziehen.

Durch diese Offenheit können Überraschungen auftreten. Es kann passieren, dass ein Hund als ein Alter Ego mit einem freien Willen auftritt. Dieser Hund wird auch bestraft und mit Folter bedroht, indem ihm die Folterinstrumente gezeigt werden, sodass er gesteht, bevor er der Folter unterworfen worden ist. Solche Strafprozesse gegen Tiere gab es vom 13. bis ins 18. Jahrhundert hinein in Europa. Der letzte Prozess fand 1906 in der Schweiz statt, in dem drei Täter angeklagt wurden: Ein Mann wurde wegen Beihilfe zur Tat zu einer Gefängnisstrafe verurteilt. Ein zweiter Mensch wurde wegen schwerer Beihilfe schuldig gesprochen und eine Freiheitsstrafe im Zuchthaus verordnet. Der Haupttäter, eine Dogge, wurde zum Tode durch den Strang verurteilt. Es existiert eine Vielfalt solcher Beispiele.

In anderen Kulturen können Geister auftreten. Dort lässt sich das Phänomen vorfinden, dass Wesen, die wir als lebende Menschen bezeichnen würden, sich in die Geisterwelt hineinbegeben, um als Geist andere verfolgen zu können. Hieraus ergibt sich wiederum die Frage, wie sich Leben und Tod überhaupt definieren. Es existiert ein Phänomen, welches in der Ethnologie als Racheselbstmord bezeichnet wird. Es beinhaltet, dass sich jemand umbringt, um einen anderen aus dem Jenseits, der diesem Jemand Schaden zugefügt hat, besser verfolgen zu können. Da er oder sie nicht mehr von anderen Dingen abgelenkt ist, kann der Jemand sich nun ganz auf den Rachefeldzug konzentrieren. Es kann somit Vorteile bringen, sich das Leben zu nehmen. In unserem westlichen Kulturkreis würde diese Denkweise als absurd betitelt werden. Diese beiden Kulturen bedienen sich unterschiedlicher Formen von Raum und Zeit. Zum Racheselbstmord trägt zwar auch ein gewisser Leidensdruck bei, trotzdem ist er eine Option in einer schwierigen Situation, in der der oder die Betroffene schwer verletzt worden ist. Es ist möglich, sich selbst in den anderen Zustand zu versetzen, um von dort aus besser agieren zu können. Diese Kulturen haben nicht nur Geister, sondern auch Götter und Dämonen.

Wenn die Grenze zwischen Personen nicht mit der Grenze zwischen menschlichen und nichtmenschlichen Wesen zusammenfällt, können noch in anderer Hinsicht Problem auftreten. Es gibt Menschen, die in einem universalkannibalischen Zusammenhang leben. Sie jagen, sie töten Tiere und essen sie, aber sie sind auch mit ihnen verwandt. Sie stehen mit ihnen sowohl in Verwandtschaftsbeziehung als auch in kriegerischen Beziehungen. Es werden Brüllaffen gegessen, es werden Menschen gegessen, es werden Kartoffeln gegessen und im Prinzip essen eigentlich alle alle. Das Problem besteht darin, dass alle in einem großen Verwandtschaftszusammenhang leben, in dem auch die eigenen Verwandten gegessen werden. Wenn man jemanden isst, nimmt man zugleich die subjektiven Qualitäten des Gegessenen in sich auf. Dies führt dann zu Problemen, wenn man dies nicht möchte. Die subjektiven Qualitäten eines großen Kriegers möchte man gern in sich aufnehmen, nicht aber die Qualitäten eines Brüllaffen. Gelöst werden die auftretenden Probleme durch Reinigungsrituale. Wenn man einen Brüllaffen verspeist, sollten die Reinigungsrituale durchgeführt werden, damit nicht die Eigenschaften eines Brüllaffen übernommen werden. Wenn man einen Krieger isst, dessen Kraft und Stärke man sich aneignen will, dann ist dieses Reinigungsritual natürlich nicht erforderlich, man will das ja gerade in sich aufnehmen.

Und jetzt kommen wir zu etwas, was für die Frage des freien Willens wichtig wird. Eine plausible Schlussfolgerung aus dem vorigen Abschnitt wäre, dass alle diese Akteure einen freien Willen besitzen. Was die Strafprozesse in Europa anbelangt, wurde den verurteilten Tätern, ob es sich nun um Mäuse oder um Hunde oder um Menschen handelte, in der Tat allen ein freier Wille zugeschrieben. Da es offen bleibt, wer als ein Alter Ego auftreten kann, wäre dies eine Möglichkeit. Die zweite Fragemöglichkeit, die man sich erschließt, ist: Was wird in der reflexiven Beziehung auf die dyadische Konstellation als dauerhaft relevant expliziert? Zum einen könnte das Ego als dauerndes Ich und zum anderen könnte die Beziehung selbst als dauernde Einheit, als das Relevante, dargelegt werden. Diese beiden Möglichkeiten möchte ich im Folgenden durchspielen, um auch neue Perspektiven auf die Vorgänge in der Medizin werfen.

Ich komme zunächst einmal zur Dividualisierung – das heißt, die leiblichen Akteure, die man in einer triadischen Konstellation beobachten kann, explizieren die Situation so füreinander, dass die Beziehung das zeitlich Dauernde ist. Die leiblichen Operatoren erzeugen lediglich die Dauerhaftigkeit der Beziehung. Das hat Marilyn Strathern dazu geführt, für Neuguinea (Neukaledonien gehört in denselben Kulturkreis) von einer Dividualisierung zu sprechen statt von einer

Individualisierung.[4] Die leiblichen Operatoren vollziehen die Relevanz und die Gültigkeit dauernder Beziehungen. Es existieren dort keine Individuen, sondern Dividuen, also leibliche Operatoren, die sich ‚in Beziehung zu' erleben. In einem solchen Weltzugang gibt es vielfältige Verpflichtungen unterschiedlichster Art, die sich aus den diversen Beziehungskonstellationen ergeben. Man ist die Tochter von, die Gattin von, Mutter von, aber man ist nie ein Individuum, das *auch* Tochter, Mutter, Gattin oder sonst etwas sein kann. Die Beziehung, die Relation steht hier im Vordergrund, nicht das Individuum. Im Rahmen eines solchen Weltzugangs funktioniert der Zusammenhang mit der Raum- und Zeitstruktur nur so lange, wie kein kontinuierlich ausgedehnter dreidimensionaler Raum und keine in diskret messbare Einheiten unterteilte Zeit unterstellt wird. Sowie diese Raum- und Zeitstruktur angenommen wird, sterben alle Geister und Götter aus, weil sie in diesem Raum nicht existieren können, in anderen Räumen sehr wohl. Da die Dividualität akzentuiert im Vordergrund steht, haben die Akteure keinen freien Willen, sondern Verpflichtungen, die aus den Beziehungen zueinander resultieren und gemäß derer gehandelt wird. Wenn man sich nicht an die Verpflichtungen hält, stehen Gruppen einander gegenüber, die für die Einhaltung der Pflichten sorgen. Ähnliche Strukturen sind wahrscheinlich auch in den Konflikten zwischen rivalisierenden Gangs zu entdecken: „Da steht einer von denen an unserer Straßenecke. Das geht nicht! Also wenn jetzt einer von denen an unserer Straßenecke steht, dann müssen wir mit dem Maschinengewehr vorbeifahren und drei von denen umnieten, denn sonst reißt es ein, dass da immer einer von denen an unserer Straßenecke steht." Auch dort ist die Individualperspektive nicht gegeben. Von einem freien Willen zu sprechen fände ich in dem Fall hochproblematisch, weil es gegenüber der eigenen Gruppe die Verpflichtung gibt, die Rechtsansprüche gegenüber anderen darzustellen. Ich vermute, dass man mit dem Konzept der Dividualisierung in solchen Zusammenhängen besser agieren kann.

Jetzt komme ich zur Individualisierung. Die Individualisierung hat auch die Neukaledonier ergriffen und Maurice Leenhardt erwies sich als ein ausgesprochen subtiler und feinfühliger Beobachter dieses Prozesses. Er hat 25 Jahre in Neukaledonien missioniert, wie zuvor sein Vater, der ihm riet: „Junge, wenn du da hingehst, werden die dir manchmal ganz merkwürdige Sachen erzählen. Du musst versuchen, den Sinn zu verstehen, was sie damit meinen." Maurice hat diese Aufgabe ernst genommen. Es ist wirklich ein Glücksfall für den interkulturellen Vergleich, dass diese generationsübergreifend fortgesetzte Ethnographie und die

4 Strathern, Marilyn: *The Gender of the Gift. Problems with Women and Problems with Society in Melanesia.* University of California Press: Berkeley 1988.

damit verbundene enorme Langzeitbeobachtung gemacht wurden. Ich weiß gar nicht, warum die Ethnologen dieses Material nicht noch weiter ausgewertet haben. Es ist außer der Studie von Leenhardt selbst kaum eine Aufbereitung des Materials vorhanden. Das Entscheidende für Leenhardt war, dass die Neukaledonier in Beziehungen leben und sich niemals als Ich bezeichnen, sondern sie sich immer als Ich in Beziehung zu darstellen. Und nun kommt die Wendung! In dem Moment, in dem ein solcher leiblicher Akteur mit dem dreidimensional ausgedehnten Körper, der in einem dreidimensional konzipierten Raum an einer bestimmten Raum-Zeit-Stelle identifiziert werden kann, wird er haltlos: „Jetzt hier Ich, messbar ausgedehnt, da und da zu Ende, nicht in Beziehung zu Onkel XY, nicht in Beziehung zur Gruppe, sondern hier Ich, dieser Körper. Ich bin hier dieser Körper, den ich anfassen kann. Das bin ich – isoliert von allem anderen, ein isolierter Gegenstand im Raum. Das bin ich!" Die Reaktion auf diese Erkenntnis ist eine Labilität, aus der Probleme wie Alkoholismus resultieren. Was das Christentum den Neukaledoniern gebracht hat, sind sozusagen haltlose Körper in einem asozialen Raum, Körper, die zu nichts mehr richtig in Beziehung stehen. Es ist die Isolierung des Körpers, des Ichs, das sich mit seinem Körper identifiziert und das anschließend lernen muss, als Ich in einer neuen Weise Beziehungen einzugehen. Genau das war der Halt, den Leenhardt glaubte, den Neukaledoniern mit dem Christentum im Weiteren auch bringen zu können. Er realisierte jedoch diese Zwischenstufe, das Herausfallen aus den Beziehungen, das Identifiziertsein mit dem Körpersubjekt und im nächsten Schritt die Orientierung in neuen Beziehungen und das Aufbauen neuer Formen von Sozialität – die Formen von Sozialität, die wir im westlichen Kulturkreis für selbstverständlich halten.

Wenn es diesen isolierten Körper, dieses Ich gibt, entsteht auch eine neue Form von Verpflichtung, nämlich sich selbst gegenüber. Die Sorge um sich selbst existiert in der Dividualisierung nicht. Denn es geht immer um eine Sorge um sich in Beziehung zu und um die Aufrechterhaltung von Beziehungen, von denen man einen Teil bildet. Mit der Individualisierung taucht die Sorge um sich als dieser dreidimensional ausgedehnte Körper auf, den man isolieren kann und der zu anderen solchen Körpern in Beziehung steht. Aus dem individuellen Körper erwächst der individuelle Wille und es können Probleme entdeckt werden, die entstehen, wenn der Körper nicht in einer bestimmten Weise funktioniert. Das tangiert dann auch, wie der Wille funktionieren kann, wie dieser Körper etwas wollen kann.

In der Perspektive einer Analyse von Weltzugängen ist dieser moderne Körper und der in ihm steckende freie Wille nicht universell, sondern integraler Bestandteil eines modernen Zugangs zur Welt. Dass es neben diesem auch andere Weltzugänge geben kann, hoffe ich, Ihnen ein wenig näher gebracht zu haben.

Publikumsfragen zum Vortrag

Wie entsteht Tertius und woher kommt die Individualisierung des Leibes?

Lindemann: Der Tertius ist eine beobachtungsleitende Annahme, die besagt, dass immer auf triadische Konstellationen geschaut werden sollte. Nur so kann man diese spezifische Reflexivität, die situationsübergreifende Ordnungsbildung ermöglicht und die über leibliche Habitualisierung hinausgeht, in den Blick bekommen. Der nächste Schritt wäre parallel zu untersuchen, ob es dyadisch oder nur triadisch funktioniert. Wenn die Frage, wer ein Alter Ego sein kann, anhand eines dyadischen Modells rekonstruiert würde, folgt daraus die Anwendung eines Solipsismus. Denn Ego müsste entscheiden, wer ihm als ein Alter Ego gegenüber steht. Es entstehen außerdem Probleme bei der Analyse der Regelbefolgung. Denn es bedarf einer gültigen Regel, nach der Ego begegnende Entitäten als ein Alter Ego anzuerkennen hat. Ohne den Dritten würde Ego im Sinne Wittgensteins nur glauben, einer Regel zu folgen, aber Ego würde keiner Regel folgen.

Welcher Zusammenhang besteht zwischen Körperkonzept und Individualisierung?

Lindemann: In diesem Vortrag ging es mir darum, diese modellhafte Annahme und die sich daraus ergebenden Fragemöglichkeiten darzustellen. Wie dieses Spannungsverhältnis zwischen Verkörperung und freiem Willen beschaffen ist, gäbe Inhalt für einen eigenen Vortrag. Der Zusammenhang zwischen Körperkonzept und Individualisierung könnte hergeleitet werden, indem gefragt wird, wie der freie Wille als etwas, das zunächst christlich jenseitsbezogen ist und in einem verbindlichen gemeinsamen Jenseitsbezug fundiert ist, zu etwas wird, das in einem individuellen Körper steckt.

Was bedeutet Verantwortlichkeit im Zusammenhang mit dem freien Willen?

Lindemann: In einer dividualisierten Gesellschaft existiert keine *Verantwortlichkeit* dafür, dass man etwas Schlechtes oder Unrechtes getan hat. Vielmehr gibt es eine *Verantwortung* dafür, einen Ausgleich für Ungleichgewichte, die entstanden sind, zu leisten. Das ist aber etwas ganz anderes als das, was unter Verantwortung für eine Tat verstanden wird. Die Verantwortung für eine Tat zu übernehmen bedeutet, eine Schuld auf sich zu nehmen. Im Gegensatz dazu bedeutet Verantwortlichkeit zu haben im Rahmen dividualisierender Vergesellschaftung, dass ein in einer Tauschbeziehung entstandenes Ungleichgewicht wieder aufgehoben werden muss, um ein Gleichgewicht wiederherzustellen, damit die Beziehung keinen Schaden nimmt. Es ist eine andere Art von Verantwortung bzw. Verantwortlichkeit als in dem Sinne, wie Verantwortung in unserem Kulturkreis verstanden wird. Diese Art von individueller Verantwortung hat sich in Europa erst mit der Entstehung des Strafrechts ab dem 13. Jahrhundert begonnen zu entwickeln. Ich beziehe mich an dieser Stelle auf die Studie von Viktor Achter, der Verantwortung in Verbindung mit dem entstehenden Strafrecht gebracht hat, während vorher lediglich die Verpflichtung vorgeherrscht habe, einen Ausgleich für bewirkte Ungleichgewichte zu schaffen. Im Wandel vom Aufrechterhalten der Balance einer Tauschbeziehung zur Feststellung von individueller Verantwortlichkeit ergibt sich die Frage (und so kam es auch zu den Tierprozessen), wer wirklich für seine Taten verantwortlich ist. In früheren Zeiten gab es die Freien und die Unfreien. Die unfreien Entitäten bildeten z. B. die Knechte, die Mägde, die Hühner und die Schweine. Welche von diesen unfreien Entitäten kann für ihre bösen Taten verantwortlich gemacht werden? Kann auch das Schwein selbst verantwortlich sein? Ist der Hund selbst verantwortlich? Zur Beantwortung ist der Ausgangspunkt, ob es sich um ein System mit Ausgleichsverfahren oder um ein System der individuellen Verantwortung für die Tat handelt, essentiell. Im Übergang von einer dividualisierten zu einer individualisierten Gesellschaft ist es dann strittig, ob nicht auch der Hund selbst einen bösen Willen hat und deswegen verantwortlich gemacht werden kann. Aus diesem Grund würde ich bei dividualisierten Gesellschaften nicht von Verantwortlichkeit sprechen, weil Verantwortlichkeit mit dem eigenen Willen eng verbunden ist.

Welche Theorie des Dritten vertreten Sie?

Lindemann: Das Dritte ist die Generalisierung, die sich aus der triadischen Relation ergibt, die den leiblichen Dritten beinhaltet. Eine Fehlinterpretation dieser Theorie des Dritten bezeichne ich als „Papa-Interpretation". Sind zwei Personen in einem Konflikt, nimmt ein Dritter sich der Aufgabe an, eine Lösung aufzuzeigen oder Richtung zu weisen. Der Dritte übernimmt in dem Sinne eine Papa-Funktion. Und dann stellt sich immer die Frage: Wer ist jetzt Papa? Papa wiederum braucht auch einen Papa, der ihm im Konflikt aushilft und so weiter. Diese Interpretation reflektiert jedoch nicht den Sinn der Theorie des Dritten. Die Funktion des Dritten ist eigentlich in einer Beziehung zwischen Ego und Alter Distanz aufzubauen, um eine objektivierende Perspektive auf diese Beziehung einzunehmen und letztendlich ein objektiviertes Muster zu identifizieren. Auch bei der Frage, was das Symbol für „Ja" und „Nein" ist, ging es darum, das objektivierte Muster, das bei diesem Patienten „Ja“ oder „Nein“ bedeutet, zu entschlüsseln. Dies gelingt durch die Objektivierung der Relation.

Beruht der freie Wille auf Einsicht?

Lindemann: Um Einsicht zu haben, muss man etwas haben, das man einsehen kann. Das heißt Einsicht setzt die Entstehung des Musters voraus. Man kann diesem Muster dann auch aus Einsicht folgen. Das Problem der freien Einsicht entsteht im Rahmen einer Beziehungsstruktur, in der es Individuen gibt. Denn nur in dieser Konstellation muss das Individuum, das eigentlich nicht gebunden ist, einsehen, dass es sich hier binden sollte. Die Voraussetzung für Einsicht in einer Beziehung ist die Individualisierung. Wenn ich beispielsweise einsehe, dass ich mehr besitze als andere und deshalb etwas abgeben sollte, handelt es sich um eine Objektivierung dieser Relation, die zugleich die allgemeine Gültigkeit eines Musters impliziert, das nicht nur jetzt, sondern auch zu anderen Zeiten gilt. Demzufolge ereignet sich die freie Einsicht im Rahmen einer triadischen Explikation, in der sich das Individuum in der Pflicht sieht, sein Handeln vor Dritten rechtfertigen zu müssen. Der Rechtfertigungsgedanke ruft im Prinzip einen anonymen Dritten an, der aber auch als ein möglicher personalisierter Dritter auftreten könnte.

Literatur

Achter, Victor: *Geburt der Strafe*. Klostermann: Frankfurt a. M. 1951.

Leenhardt, Maurice: *Do kamo. Die Person und der Mythos in der melanesischen Welt*. Ullstein: Frankfurt a. M. 1983[1947].

Lindemann, Gesa: *Weltzugänge. Die mehrdimensionale Ordnung des Sozialen*. Velbrück: Weilerswist 2014.

Schmitz, Hermann: „Der leibliche Raum“. In: *System der Philosophie*, Band III,1. Bouvier: Bonn 1967.

Strathern, Marilyn: *The Gender of the Gift. Problems with Women and Problems with Society in Melanesia*. University of California Press: Berkeley 1988.

Adrian Schmidt-Recla

Das Recht als Willensgenerator
Juristische Konstruktionen zu Wille und Wollen

Recht als Willensgenerator: Diese Formulierung ist ein etwas unhandlicher Einstieg in das hier gewählte Thema. Schöpfer, Anwender und Adressaten von Rechtsregeln fragen sich aber immer, ob und wie die Sätze, die sie formulieren, anwenden und denen sie folgen sollen, auf ihren eigenen Willen oder auf den anderer Personen einwirken. Um das etwas anschaulicher zu machen, soll die Überschrift in vier Fragen umformuliert werden, die das Thema sicherlich nicht vollständig erfassen. Generatoren sind Erzeuger, Verursacher und daher ist die Frage, ob Recht (besser: einzelne Rechtsregeln) Willen erzeugt. Das kann erstens (I.) dahin verstanden werden, als ob Rechtsregeln einen Willen, eine Absicht und eine Zielrichtung subjektiven Handelns (oder einzelne Willensinhalte) direkt erzeugen könnten. Hier ist nur eine kurze Antwort möglich. Zweitens (II.) lässt sich – etwas weniger radikal – die Frage stellen, ob einzelne Rechtsregeln dazu veranlassen können, einen vorhandenen Willen in bestimmte Gleise zu lenken. Drittens (III.) soll es um den Zweck von Rechtsregeln gehen, also darum, dass sie dazu dienen, individuelle oder korporative Willensinhalte durchzusetzen. Trifft das zu, dann darf angenommen werden, dass zweckgebundenen Normen eine bestimmte Vorstellung von Willen zugrunde liegt. Viertens (IV.) soll danach gefragt werden, warum Rechtsregeln Situationen berücksichtigen, in denen der Wille imperfekt erscheint, und warum die durch die zweite Frage identifizierten Gleise, auf die Rechtsregeln den Willen leiten können, nicht befahren werden können. Diese vierte Frage wird hier in drei gedankliche Schritte (1.–3.) unterteilt. Insgesamt werden so einige Gerüststangen sichtbar, aus denen rechtliche Konstruktionen zu Wille und Wollen bestehen. Dabei ist insgesamt das Medizinrecht im Auge zu behalten.

I. Der Wille als Geltungsgrund allen Rechts

Können Rechtsregeln einen Willen erzeugen? Ob diese Frage sich logisch bejahen lassen könnte, soll hier nur angesprochen, nicht aber ausführlich erörtert werden. Nach hier vertretener Ansicht ist sie, so allgemein wie sie gestellt ist, zu verneinen. Das lässt sich folgendermaßen begründen: Der individuelle Entschluss, morgens aufzustehen und zu arbeiten (statt etwa aus dem Fenster zu springen), ein Grundstück zu kaufen oder das nicht zu tun, zum Arzt zu gehen oder das nicht zu tun, wird nicht von Rechtsregeln hervorgerufen oder kausal determiniert – auch wenn es Rechtsregeln gibt, die einer Person, die sich verpflichtet hat, Dienste zu erbringen, Nachteile in Aussicht stellt, wenn sie diese Dienste nicht erbringt. Personen, die bestimmte Eigenschaften (s. u.) aufweisen, haben jederzeit die Möglichkeit, sich gegenüber einem Rechtsgebot individuell ablehnend zu verhalten. Schwieriger wird es, wenn wir den Willen von Gruppen oder der Allgemeinheit in den Blick nehmen: Ob und wie die Versichertengemeinschaft etwa die Kinderlosigkeit mittels In-vitro-Fertilisation therapiert, wird durch Rechtsregeln, die außer- oder vorrechtlichen Determinanten verschiedener Art folgen, bestimmt. Aber diese Regeln ihrerseits sind nicht zwingend eindimensional vorgegeben, sie können verändert werden und so kann umgekehrt die Frage formuliert werden, ob der Wille nicht vielmehr der Geltungsgrund allen Rechts ist – oder kürzer: ob Recht nicht „Willkür" ist, nämlich die Wahl/Kür eines Willens(-inhalts) zur Lösung eines individuell-konkreten (Vertrag/Urteil) oder eines abstrakt-generellen Konflikts (Norm).[1] Dass die Wahl nicht immer friedlich und unstreitig ausgehandelt wird, sondern auch mit der Androhung bzw. durch Anwendung von Gewalt erzwungen werden kann, liegt auf der Hand. Die Richtigkeit des Satzes, nicht das Recht generiere den Willen, sondern der Wille generiere das Recht, lässt sich daran prüfen, dass Recht ohne Rechtssubjekte undenkbar und daher eine rein menschliche Angelegenheit ist: Ob zwei Steine im Geröllfeld gegeneinander Ansprüche haben, ist keine rechtlich relevante Frage und da die Biene ihren Staat nicht ändern kann,[2] muss nicht gefragt werden, ob Bienen untereinander Rechtsnormen haben und wenn ja, ob sie diese einhalten.[3] Menschen (Personen, Rechtssubjekte) unterscheiden sich rechtlich von Steinen und Tieren (Sachen, Rechtsobjekten) dadurch, dass sie anders als diese einen Willen bilden.

---

1 Diese Definition ist entlehnt bei Adolf Merkel (1838–1896); cf. Schmidt-Recla, Adrian: „Zur Rezeption psychologischer Denkmodelle bei Adolf Merkel". In: Schmoeckel, Mathias (Hrsg.): *Psychologie als Argument in der juristischen Literatur des Kaiserreichs.* Nomos: Baden-Baden 2009, S. 153–169, 155.

2 Rehbinder, Manfred: *Einführung in die Rechtswissenschaft.* De Gruyter: Berlin 1988, 7.

3 Solche Fragen beschäftigen (freilich unter dem Gesichtspunkt der didaktischen Belehrung von Menschen) die Literatur, vergleiche z. B. Terence Hanbury White, welcher den künftigen König Arthur – vom Lehrer / Zauberer Merlin zur Ameise verwandelt – das Innenleben eines mechanistischen Ameisenstaates kennenlernen lässt; cf. White, Terence Hanbury: *The Once and Future King. The Sword in the Stone.* Collins: London 1938.

II. Zur Steuerungswirkung des Rechts

Für die zweite mögliche Antwort auf die Frage, ob Recht Willen generiere, sollen diejenigen Rechtsregeln aussortiert werden, die individuell-konkret ausgestaltet sind, also alle Verträge und Urteile. Ein zwischen zwei Parteien geschlossener Vertrag bleibt ebenso wie ein (streitiges) Urteil nicht ohne Auswirkungen auf den Willen der Vertragsparteien und der Beteiligten am Prozess. So kann der Inhaber einer durch ein Urteil titulierten Forderung seinen Willen auf die Vollstreckung desselben richten und der Erwerber eines Grundstücks den seinen auf die Nutzung desselben. Bei Normen allerdings verhält es sich etwas schwieriger. Allein die Lektüre des Satzes „Der Eigentümer kann von dem Besitzer die Herausgabe der Sache verlangen" in § 985 BGB veranlasst ohne weiteres niemanden unmittelbar, gegen eine andere Person mit einer Herausgabeklage vorzugehen.

Aber die Rechtswissenschaft und auch die mit der Schaffung von Recht befassten Institutionen der Allgemeinheit gehen davon aus, dass Rechtsregeln Steuerungswirkung haben (können). Diese Steuerungswirkung kann einerseits schon von der bloßen Setzung einer Regel und ihrer Niederschrift ausgehen und andererseits von ihrer Durchsetzung unter Zuhilfenahme staatlichen Zwangs. Zu nennen ist hier nur der Typenzwang im Sachenrecht[4] sowie die Ausgleichsfunktion des Schadensrechts[5] als zivilrechtliche Beispiele, ferner die Annahme, das Strafrecht könne präventiv wirken und (besonders anschaulich) § 24 StGB[6] als Beispiele aus dem öffentlichen Recht, die etwa noch um öffentlich-rechtliche Normen mit Anreizfunktion

---

4 Einleitend dazu Seiler, Hans Hermann: „Einleitung zum Sachenrecht". In: Staudinger, Julius von et al. (Hrsg.): *Kommentar zum Bürgerlichen Gesetzbuch. Buch 3: Sachenrecht.* De Gruyter: Berlin 2012, Rdnr. 38–47. Der Begriff „sachenrechtlicher Typenzwang" umschreibt, dass Rechte (von Personen) an Sachen nicht privatautonom und willkürlich gestaltet werden können: Neben Besitz und Eigentum, Nießbrauch, Dienstbarkeiten, Reallasten und den verschiedenen Pfandrechten können keine weiteren Rechte an Sachen erfunden werden. Der individuelle Wille wird so auf das vorhandene Programm festgelegt.

5 Cf. *Motive zu dem Entwurfe eines bürgerlichen Gesetzbuches für das Deutsche Reich. Band 2.* J. Guttentag: Berlin / Leipzig 1888, 17–18; Oetker, Hartmut: In: *Münchener Kommentar zum BGB. Band 2: Schuldrecht.* C. H. Beck: München 2012, § 249 Rdnr. 8; Lange, Hermann: „Einleitung". In: Lange, Hermann / Schiemann, Gottfried: *Schadensersatz.* Mohr Siebeck: Tübingen 2003, S. 1–25, 9ff.; BGH NJW 2004, S. 2526–2529, 2528.

6 Hier mag es sogar sein, dass allein die Lektüre des Normtextes einen Täter, der etwa versucht, zu betrügen oder Steuern zu hinterziehen, dazu veranlasst, von diesem Versuch zurückzutreten. Das unterstellt, könnte die erste hier gestellte Frage positiv beantwortet werden.

wie Subventionen vermehrt werden können. Auch das öffentliche Fürsorge- und Vorsorgerecht erzeugt „rechtlichen Konsequentialismus“ (das Verhalten wird so gesteuert, dass der Versicherungsfall eintritt) der auch nichts anderes belegt als die Aussage, dass Rechtsregeln den individuellen Willen in bestimmte, für wünschenswert gehaltene Bahnen lenken können. In der europäischen Rechtstradition gibt es vier Grundrichtungen, in die generelle Rechtsgebote den individuellen Willen lenken können oder sollen: 1. *pacta sunt servanda* – Verträge[7] sind einzuhalten[8], 2. *alterum non laedere* – andere dürfen nicht geschädigt werden[9], 3. *damnum componere* – angerichteter Schaden ist auszugleichen und 4. *ius suum cuique tribuere*[10] – hier, wie bei Hugo Grotius, als: Unrecht ist durch Strafe zu vergelten[11].

III. Der Wille als Grund der Herrschaft über Personen und Sachen

Nun zur dritten Frage, warum das willensgesteuerte Recht auf den Willen abstellt. Dabei ist zunächst zu konstatieren, dass rechtliche Begriffsbestimmungen und Positivbeschreibungen fehlen. Weder das bürgerliche noch das öffentliche Recht definieren den Willen als Anknüpfungspunkt für Rechtsfolgen. Da Recht

7 Dabei ist heute *pactum nudum* gemeint, das formlose Versprechen oder der bloße Konsens, nicht nur das formgebundene Versprechen.

8 Einleitend Landau, Peter: „Pacta sunt servanda. Zu den kanonistischen Grundlagen der Privatautonomie“. In: id.: *Europäische Rechtsgeschichte und kanonisches Recht im Mittelalter. Ausgewählte Aufsätze aus den Jahren 1967–2006*. Bachmann: Badenweiler 2013, S. 761–781.

9 Schiemann, Gottfried: „Das allgemeine Schädigungsverbot: ‚alterum non laedere‘“, JuS 1989, S. 345–350.

10 Hattenhauer, Christian: „Ius suum cuique tribuere. Der Mensch als Fundament des Privatrechts bei Hugo Donellus“. In: Baldus, Christian / Kronke, Herbert / Mager, Ute (Hrsg.): *Heidelberger Thesen zu Recht und Gerechtigkeit. Ringvorlesung der Juristischen Fakultät der Ruprecht-Karls-Universität Heidelberg anlässlich ihres 625jährigen Jubiläums*. Mohr Siebeck: Tübingen 2013, S. 1–25.

11 Cf. Grotius, Hugo: *De iure belli ac pacis libri tres, in quibus jus naturae et gentium item juris publici praecipua explicantur*. Mit Erläuterungen von Johann Christoph Beckmann. o.V.: Frankfurt an der Oder 1699, Prolegomena § VIII, 9: „Haec vero quam rudi modo jam expressimus societatis custodia, humano intellectui conveniens, fons est ejus juris, quod proprie tali nomine appellatur: quo pertinent alieni abstinentia, & si quid alieni habeamus aut lucri inde fecerimus restitutio, promissorum implendorum obligatio, damni culpa dati reparatio, & poenae inter homines meritum.“

als *res humana* die Aufgabe hat, einzelnen Personen Herrschaftsbefugnisse[12] über Personen und/oder Sachen zuzusprechen, geht es vielmehr aufgrund einer fundamentalen Unterstellung davon aus, dass Menschen generell in der Lage sind, solche Herrschaftsbefugnisse zu haben und zu nutzen. Einerseits erkennen wir diese Unterstellung an der Aussage, wonach die Rechtsfähigkeit des Menschen (d. h. die Fähigkeit, Träger von Rechten und Pflichten zu sein, die gleichbedeutend damit ist, Rechtssubjekt zu sein) mit der Vollendung der Geburt beginne, § 1 BGB. Andererseits folgt diese Erkenntnis aus den Gegenbeispielen, nämlich aus Rechtsregeln, die wegen eines allgemein unterstellten oder wegen eines konkret vorhandenen Willensdefizits einzelne Befugnisse gar nicht oder nur ausnahmsweise und eingeschränkt verteilen. Das Gesetz hierzulande ordnet nicht an, dass zum Abschluss von Verträgen – durch den Austausch von Willenserklärungen – Geschäftsfähigkeit vorhanden sein müsse und es ordnet auch nicht an, dass zum Ersatz des angerichteten Schadens Deliktsfähigkeit gegeben sein müsse, sondern es erklärt, dass Erklärungen von geschäftsunfähigen oder beschränkt geschäftsfähigen Personen unwirksam seien und dass deliktsunfähige Personen keinen Schadensersatz für ihre unerlaubte Handlung schuldeten. Daraus folgt – und damit ist der Bezug zum Generalthema dieses Bandes hergestellt: Rechtsregeln mit Bezug zu Willen und Wollen betreffen ausdrücklich nie die „Kernzone", sondern immer „Randzonen des Willens". Anders gesagt: Das geltende Recht weiß nicht, was Wille ist und es unternimmt auch keinen Definitionsversuch. Es unterstellt vielmehr, dass eine Person, die sich nicht in einer „Randzone" befindet, Rechtssubjekt sei und verantwortlich handle.[13] Das derzeit geltende deutsche Recht kennt (nur) zwei relevante „Randzonen": Alter und Krankheit; Menschen, die das Recht früher (teilweise bis in das 20. Jahrhundert hinein) in weitere „Randzonen" (bekannte Beispiele sind Stand und Geschlecht) verwiesen hat, sind infolge der bürgerlichen und der sexuellen Revolution, die auch in das Privatrecht hineinwirkte, in die Kernzone eingetreten.

IV. Rechtsregeln an den „Randzonen des Willens"

Im vierten Schritt soll es um Rechtsregeln gehen, die sich darauf beziehen, dass ein personales Defizit nicht zur uneingeschränkten Herrschaft über Personen und Sachen berechtigt. Sie betreffen den Willen von Kindern und Kranken. Vorab ist

---

12 „Herrschaftsbefugnis" ist hier nur eine Abkürzung für „Anspruch gegen", „Anspruch auf" und „Anspruch aus".

13 Cf. Beckmann, Rainer: „Der ‚natürliche Wille' – ein unnatürliches Rechtskonstrukt", JZ 2013, S. 604–608, 607.

zu bemerken, dass zwar infantiles und juveniles Alter, nicht aber seniles Alter an sich ein Grund für spezielle Rechtsregeln ist. Nach einer Übersicht (1.), die in die drei Gesichtspunkte unterteilt ist, wird nach gemeinsamen Charakteristika der Abgrenzungsmanuale (2.) gefragt und auf Desiderate (3.) verwiesen.

1. Übersicht

Zunächst ein Überblick über die einschlägigen Normen: Rechtliche „Randzonen des Willens" erscheinen im bürgerlichen Recht in den §§ 104, 107, 108 Abs. 1, 112, 113, 131 Abs. 2; 633d Abs. 1; 827, 828; 1303 Abs. 2; 1626 Abs. 2; 1631d Abs. 1; 1896; 1902; 1903; 1904; 1905 Abs. 1 Nr. 1; 1906 Abs. 3; 2229 Abs. 1, 4 BGB; im Strafrecht in den §§ 20, 21 StGB und den §§ 1 Abs. 2 3; 105 Abs. 1 Nr. 1 JGG und im öffentlichen Recht (insoweit es für das Medizinrecht interessant ist) in § 36 Abs. 1 SGB I. Das soll im Folgenden etwas geordnet werden. Dazu werden zunächst Vorschriften, die daran anknüpfen, dass eine Person andere Personen und Sachen in Anspruch nimmt (Vertragsschluss und Einstehenmüssen) und sodann Regeln betrachtet, die daran anknüpfen, dass eine Person von anderen Personen in Anspruch genommen wird (Einwilligung in Eingriffe). Bei ersteren kommt der Wille als Gestaltungs-, bei letzteren als Abwehrgrund in Betracht.

a. Vertragsschluss

Die §§ 104 Nr. 1, 107, 108 Abs. 1, 112, 113, 131 Abs. 2, 1303 Abs. 2 und 2229 Abs. 1, 4 BGB behandeln die Frage, ob auf den Abschluss von Verträgen oder die Vornahme von Rechtsgeschäften gerichtete Erklärungen von Menschen, die wegen eines Altersproblems (Minderjährigkeit) nicht in die „Kernzone" gehören, rechtlich beachtet werden müssen. Die Grundantwort lautet: Nein. Die Ausnahmen lauten: Lediglich rechtlich vorteilhafte Geschäfte, Eheerklärungen und Testamente können anders behandelt werden. Dabei ist die Konstruktion einfach. Starre Altersgrenzen (sieben, sechzehn und achtzehn Jahre), die der wertenden Beurteilung einer zur Entscheidung eines Konflikts berufenen Person vollständig entzogen sind, zeigen an, ob der Wille der betreffenden Person rechtlich berücksichtigt wird oder nicht. Halten wir für das Medizinrecht fest, dass minderjährige Personen etwa den Behandlungsvertrag mit dem Arzt nicht allein schließen können, sondern dass sie dazu (wenn nicht weitere Sonderregeln wie etwa der erwähnte § 36 Abs. 1 SGB I eingreifen), immer auf die Erklärung ihrer gesetzlichen Vertreter angewiesen sind. Ihr subjektiver Wille ist für sich allein unbeachtlich.

Die §§ 104 Nr. 2, 1896, 1902, 1903 BGB (von denen der letztere auf §§ 108 und 131 BGB zurückverweist) behandeln die Frage, ob auf den Abschluss von Verträgen gerichtete Erklärungen von Menschen, die wegen eines Krankheitsproblems nicht in die „Kernzone“ gehören, beachtet werden müssen. Die Grundantwort lautet: Nein. Anders als beim Alter ist aber die Grenze, die die Randzone von der „Kernzone“ trennt, nicht starr. Sie ist ohne sachverständige Hilfe von Juristen allein nicht auszumachen. Sie verläuft dort, wo eine krankhafte Störung der Geistestätigkeit die freie Willensbestimmung eliminiert (§ 104 Nr. 2) oder eine psychische Krankheit, eine körperliche, geistige oder seelische Behinderung das Besorgen eigener Angelegenheiten beeinflusst (§ 1896 Abs. 1 BGB). Die genannten Regeln sind gleich strukturiert – sie verknüpfen deskriptive Kriterien mit normativen. Die innere Struktur der hier betrachteten Rechtssätze folgt also einer Kombinationsmethode: Der Rechtssatz nennt bestimmte, (hier etwa) eine Person kennzeichnende[14] Kriterien (Krankheit, Behinderung, Reife), anhand derer wertende[15] Schlüsse (wie etwa Willensfreiheit aufgehoben, Betreuungsbedürftigkeit gegeben) gezogen werden.[16]

Freilich werden schon an dieser Stelle konstruktive Brüche deutlich. Die Regel zur Geschäftsunfähigkeit (§ 104 Nr. 2 BGB) unterscheidet sich nämlich schon grammatisch von der Regel zur Betreuungsbedürftigkeit (§ 1896 Abs. 1 BGB).[17] Dass § 104 BGB aus dem Jahre 1896 und § 1896 BGB aus dem Jahr 1992 stammt, ist für die Erklärung der Unterschiede alleine nicht ausreichend. Das Gesetz scheint davon auszugehen, dass Betreuungsbedürftigkeit und Geschäftsunfähigkeit verschiedene Dinge sind. Konstruktiv sind sie es für das Zivilrecht – mit

---

14 Im Folgenden: „deskriptive Kriterien“. Ich nenne sie nicht „empirische“ Kriterien, weil „Krankheit“ kein naturwissenschaftlich beobachtbares Faktum ist. Dass das für Begriffe wie „Reife“ oder „Behinderung“ auch gilt, liegt auf der Hand.

15 Im Folgenden: „normative Bestandteile“ des Rechtssatzes. Die Wertung, um die es hier geht, ist die des Juristen, nicht des Arztes: Wenn eine Person beispielsweise „krank“ ist, dann ist damit noch nicht gesagt, dass ihre „Willensfreiheit“ beeinträchtigt ist oder dass sie ihre Angelegenheiten nicht selbst besorgen kann.

16 Freilich sollte in die Worte „Kombinationsmethode“, „Deskription“ und „Normativität“ an dieser Stelle nicht zu viel hineingelesen werden. Es geht dabei lediglich darum, die grammatische Struktur der hier gegenständlichen Rechtssätze transparent zu machen.

17 § 1896 Abs. 1 BGB: „Kann ein Volljähriger auf Grund einer psychischen Krankheit oder einer körperlichen, geistigen oder seelischen Behinderung seine Angelegenheiten ganz oder teilweise nicht besorgen, so bestellt das Betreuungsgericht auf seinen Antrag oder von Amts wegen für ihn einen Betreuer.“ Dagegen § 104 BGB: „Geschäftsunfähig ist: 1. wer nicht das siebente Lebensjahr vollendet hat, 2. wer sich in einem die freie Willensbestimmung ausschließenden Zustand krankhafter Störung der Geistestätigkeit befindet, sofern nicht der Zustand seiner Natur nach ein vorübergehender ist.“ Anknüpfungspunkte, Regelungsziele und Regelungstechnik unterscheiden sich.

zahlreichen Einzelproblemen. Ob sie es wirklich sind,[18] ist jedoch keineswegs klar. Aber halten wir auch hier fest, dass psychisch kranke Personen etwa den Behandlungsvertrag mit dem Arzt – neben anderen Verträgen – nicht immer selbst schließen können.

b. Einstehenmüssen (Schadensausgleich und Vergeltung)

Die §§ 827, 828 BGB und §§ 20, 21 StGB, §§ 1 Abs. 2, 3, 105 Abs. 1 Nr. 1 JGG, bei denen es darum geht, ob für unerlaubtes Handeln gegenüber dem Verletzten und gegenüber der Allgemeinheit (das ist eine hohe Abstraktionsebene, die nicht danach fragt, ob sich die zivil- und die strafrechtliche Verantwortung unterscheiden) eingestanden werden muss, folgen dem skizzierten Muster. Einerseits ordnen sie (§ 828 BGB, §§ 1 Abs. 2, 3, 105 Abs. 1 Nr. 1 JGG) an, dass Minderjährige generell nicht für die Rechtsgutsverletzung einstehen müssen, die sie anrichten. Die Altersgrenzen andererseits sind vielgestaltig: von acht bis einundzwanzig Jahren kommt fast alles an Unterscheidungskriterien vor. Ganz so starr wie bei den Regeln zum Vertragsschluss sind sie freilich nicht; das Jugendstrafrecht benötigt wertende, vom Alter unabhängige Kriterien (die Jugendverfehlung oder eine Person, die ihrer Reife nach einem Jugendlichen näher steht als einem Erwachsenen).

Bei Kranken geht es bei derselben Frage (Einstehenmüssen oder nicht) mit § 827 BGB und §§ 20, 21 StGB wieder darum, mit einer Kombination aus deskriptiven und normativen Elementen zu differenzieren, ob die betreffende Person in die (undefinierte) „Kernzone" gehört und als verantwortliches Rechtssubjekt einstehen muss oder ob das wegen ihrer Zugehörigkeit zur Randzone nicht von ihr verlangt werden kann. Die deskriptiven Merkmale sind hier die krankhafte Störung der Geistestätigkeit, die krankhafte seelische Störung, die tiefgreifende Bewusstseinsstörung, der Schwachsinn und die schwere andere seelische Abartigkeit; die normativen Merkmale lauten (erneut) freie Willensbestimmung und Einsichts- und Steuerungsfähigkeit.[19] Dass die Rechtsordnung auch hier nicht bruchlos konstruiert, wird an den unterschiedlichen normativen Kriterien deutlich, um die im Strafrecht seit mehr als 200 Jahren unter dem Stichwort „Gibt es

---

18 Daran zweifelt auch BT-Drs 15/2494, S. 28 („im Kern das gleiche Phänomen"); ebenso wohl BayObLG FamRZ 1990, S. 1154 f.

19 Merkwürdigerweise stellt § 827 BGB nur auf die Einsichtsfähigkeit ab; cf. Laufs, Adolf: „Der aktuelle Streit um das alte Problem der Willensfreiheit. Eine kritische Bestandsaufnahme aus juristischer Sicht". MedR 2011, S. 1–7, 5; BGH NJW-RR 1997, S. 1110–1111.

einen freien Willen?" verbissen gekämpft wird, ohne dass die Diskutanten der Antwort auch nur einen Fußbreit näher gekommen wären.

c. *Einwilligung in Eingriffe*

Von den erwähnten Vorschriften sind noch diejenigen zu nennen, die den Willen von Personen insoweit betreffen, als er als Abwehr- oder Verweigerungsgrund dienen kann. Dass Personen in der Kernzone, ausgehend von dem Grundsatz, wonach dem Wollenden kein Unrecht geschieht,[20] Eingriffe in ihre Rechtsgüter durch Verweigerung abwehren können, muss nicht hervorgehoben werden. Für das Medizinrecht heißt das, dass ein ärztlicher Eingriff ohne Einwilligung des Patienten rechtswidrig ist und zivil- und strafrechtliche Konsequenzen nach sich zieht. Die §§ 630d Abs. 1 S. 2, 1631d Abs. 1, 1904, 1905 und 1906 Abs. 3 BGB wählen zur Grenzziehung zwischen „Kern- und Randzone" weder die Geschäfts-, die Delikts- oder die Schuldfähigkeit und auch nicht die Betreuungsbedürftigkeit, sondern sie stellen auf die Einwilligungsfähigkeit der Person ab, in deren Rechtsgüter eingegriffen werden soll. Es geht dabei um die Fähigkeit einer Person, nach ihrer geistigen und sittlichen Reife die Bedeutung und Tragweite eines Eingriffs und seiner Gestattung ermessen zu können und ihr Handeln dieser Einsicht gemäß einzurichten.[21] Dass sich auch hier die schon angesprochene Kombinationstechnik findet, überrascht nicht. Die Kriterien lauten geistige und sittliche Reife (deskriptiv) und Einsichts- und Steuerungsfähigkeit (normativ). Sie sind nicht starr wie die Altersgrenzen beim Vertrag und beim unrechten Handeln. Begründen lässt sich diese Flexibilität zunächst damit, dass die Einwilligung keine auf den Abschluss eines Vertrages gerichtete Willenserklärung und deswegen die Geschäftsfähigkeit

---

20 Ausführlich zu dieser rechtlichen Basisüberlegung Ohly, Ansgar: *„Volenti non fit iniuria". Die Einwilligung im Privatrecht*. Mohr Siebeck: Tübingen 2002; Dölken, Clemens: „Volenti non fit iniuria. Kontraktualistische Ordnungsethik und Naturrechtsbegründung". In: Pulte, Matthias / Klekamp, Mareike (Hrsg.): *Werte entfalten – Gesellschaft gestalten. Festschrift für Manfred Spieker zum 70. Geburtstag*. Schöningh: Paderborn et al. 2013, S. 35–45.

21 Diese mittlerweile klassische Formel prägte der Bundesgerichtshof im Jahre 1958, vgl. BGH NJW 1959, S. 811–814, 812; NJW 1964, S. 1177; NJW 1972, S. 335–338, 337; siehe aber auch schon – aus dem Jahre 1908 – RGSt 41, S. 392–397, 394 mit Verweis auf weiter zurückliegende Entscheidungen des RG. Siehe auch Ulsenheimer, Klaus: „Der Arzt im Strafrecht". In: Laufs, Adolf / Kern, Bernd-Rüdiger (Hrsg.): *Handbuch des Arztrechts*. C. H. Beck: München 2010, § 139 Rdnr. 43 Gutmann, Thomas: „Organentnahme bei lebenden Organspendern". In: Schroth, Ulrich et al. (Hrsg): *Transplantationsgesetz. Kommentar*. C. H. Beck: München 2005, § 8 Rdnr. 8.

kein taugliches Manual ist. Diese Begründung wird unter Juristen mittlerweile fast einhellig geteilt. Das heißt für die ärztliche Behandlung, dass (infolge eines Altersproblems) in die vertragsrechtliche Randzone gehörende minderjährige Personen zwar einen Behandlungsvertrag nicht abschließen, gleichwohl aber wirksam in eine ärztliche Behandlung einwilligen können, wenn sie nach der für die Abgabe von Einwilligungen relevanten Grenzziehung hier in die „Kernzone" gehören.[22] Damit ist eine konstruktive Grundaussage getroffen: Bei der Abwehr von Eingriffen in eigene Rechtsgüter wird der Wille unabhängig von Altersgrenzen beachtet[23] und nur danach gefragt, ob er infolge eines Krankheits- oder Entwicklungsproblems eventuell übergangen werden kann oder muss.

Nach dieser Übersicht soll im Folgenden das Augenmerk auf konstruktive Gesichtspunkte gerichtet werden, die alle bisher genannten Grenzziehungen gleichermaßen betreffen, obwohl teilweise eine geradezu babylonische Sprachverwirrung herrscht. Fraglich ist, welches rechtliche Willensbild hinter der skizzierten Kombinationsmethode steht. Und hier erhebt sich erneut die Frage nach dem Recht als „Willensgenerator".

2. Willensbild des Rechts

a. „Freier" Wille

Der erste Gesichtspunkt wurde schon angedeutet. In einigen der zitierten Vorschriften stellt das Gesetz auf die so genannte „freie Willensbestimmung" ab. Es ist keineswegs so, dass dies nur ältere Vorschriften, die aus dem 19. Jahrhundert stammen (wie §§ 104, 827 BGB), betrifft, und dass die Rechtsentwicklung im 20. Jahrhundert mit dem Ausweichen auf die Einsichts- und Steuerungsfähigkeit den missverständlichen Hinweis auf einen „indeterministischen" Deutungsrahmen vermieden hätte. Das lässt sich allenfalls für das Strafrecht behaupten, denn mit § 1896 Abs. 1a BGB, der immerhin aus dem Jahr 2005 und damit gewissermaßen aus der Gegenwart stammt, ist der „freie Wille" wie ein guter alter Bekannter im BGB wieder aufgetaucht. Gegen den freien Willen einer volljährigen Person, so heißt es dort, dürfe für sie kein rechtlicher Betreuer bestellt werden. Die Selbstverständlichkeit, mit der das BGB hier vorgeht,[24]

---

22 Ulsenheimer 2010, § 139 Rdnr. 43; Hager, Johannes: In: Staudinger, Julius von et al. (Hrsg.): *Kommentar zum Bürgerlichen Gesetzbuch. Buch 2: Recht der Schuldverhältnisse.* De Gruyter: Berlin 2014, § 823 Rdnr. 97 mit den relevanten Nachweisen.

23 So auch Beckmann, 604.

24 Vgl. dazu BT-Drs 15/2494, S. 27–28. Der Gesetzgeber war hier allerdings der Getriebene. Das BayObLG hatte in einer langen Kette von Entscheidungen (beginnend mit

überrascht angesichts des in ewigen Wellen geführten Streits um die generelle Möglichkeit von Personen, ihren Willen frei zu bestimmen.[25] Alle genannten Vorschriften thematisieren aber dieselbe Grundfrage: Kann rechtliches Handeln nicht immer (auch in zivilrechtlichen Belangen) nur dann einem rechtlichen Sollen genügen, wenn es Ausdruck einer nicht kausal vorherbestimmten und insofern freien, nicht determinierten Selbstbestimmung ist?[26] Und ist das Recht damit nicht insgesamt auf dem Holzweg? Für alle folgenden Erläuterungen ist zu beachten, dass der Text sich innerhalb des juristischen Kontextes bewegt und diesen nicht verlässt. Eventuelle Schranken dieses Kontextes müssen andere überwinden – nicht Juristen.

Juristen verdanken Adolf Laufs die jüngsten Hinweise auf den Ertrag, den das Vertrags- und das (private) Haftungsrecht liefern (zum Strafrecht sei verwiesen auf eine ältere Schrift des Verfassers[27]). Um mit letzterem zu beginnen: Auf persönliche Vorstellungen und persönliches Können scheint es im Haftungsrecht zunächst nicht anzukommen. Denn für einen eingetretenen Schaden haftet der Schuldner dafür, das im Verkehr zum Schutz des Gläubigers objektiv Gebotene nicht getan zu haben, § 276 Abs. 2 BGB. Auf individuelle Möglichkeiten des Schuldners („Heute morgen war ich zum Operieren einfach zu müde") und auf das im Verkehr übliche („Fouls gehören doch im Fußball dazu; da bricht auch schon mal ein Oberkiefer") kommt es also nicht an. Juristen nennen das den objektiven Sorgfaltsmaßstab des Privatrechts und können auch einen Grund dafür nennen: den Verkehrsschutz. Durch die genannten §§ 827, 828 BGB wird das nur abgemildert; haften soll nicht,

---

BayObLG FamRZ 1994, S. 720; Nachweise bei Schwab, Dieter: In: *Münchener Kommentar zum BGB. Band 8: Familienrecht II*. C. H. Beck: München 2012, § 1896 Rdnr. 25) seit Inkrafttreten des BtG angenommen, dass Voraussetzung einer Betreuerbestellung entweder die Einwilligung der betroffenen Person oder ihre Unfähigkeit zur freien Willensbestimmung sei. Das BVerfG ist dem gefolgt; cf. BVerfG FamRZ 2010, 1625. Begründet wird das damit, dass der Staat nicht das Recht habe, seine erwachsenen und zur freien Willensbestimmung fähigen Bürger zu erziehen, zu bessern oder daran zu hindern, sich selbst zu schädigen; so BayObLGZ 1994, S. 209–214, 211; BVerfG NJW 2010, S. 3360–3361.

25 Literaturnachweise müssten mit Augustinus beginnen, über Martin Luther, Erasmus von Rotterdam und Immanuel Kant zu Friedrich Nietzsche und Arthur Schopenhauer reichen und mit mehr als sieben Titeln allein aus dem Jahr 2014 und nicht weniger als elf Titeln aus dem Jahr 2015 enden.

26 Laufs, 5.

27 Schmidt-Recla, Adrian: *Theorien zur Schuldfähigkeit. Psychowissenschaftliche Konzepte zur Beurteilung strafrechtlicher Verantwortlichkeit im 19. und 20. Jahrhundert*. Leipziger Universitätsverlag 2000, S. 21–55 mit weiteren Nachweisen.

wem gegenüber das Vertrauen, er werde das objektiv Gebotene tun, nicht berechtigt ist. Demnach geht das Haftungsrecht davon aus, dass Personen grundsätzlich das Tunliche tun und das Untunliche unterlassen können – denn sonst wäre dieses Vertrauen auf Sand gebaut und ein Rechtsinstitut wie der Schadensersatz sowohl für die Pflichtverletzung im Vertrag als auch für die unerlaubte Handlung müsste generell gestrichen werden. Noch deutlicher wird das im Vertragsrecht, auch wenn festzustellen ist, dass moderne Handlungslehren das Problem des freien Willens kaum thematisieren. Auch hier das nämliche, stillschweigend vorausgesetzte Bild: Personen vertrauen bis zur Grenze des § 104 Nr. 2 BGB darauf, dass andere Personen handeln, weil und obwohl sie auch anders handeln können. Das beste Beispiel dafür bietet der alte und abgedroschene Fall von der „Trierer Weinversteigerung". Er zeigt, dass die nach außen als auf den Abschluss eines Vertrages gerichtet erkennbare Erklärung (sie heißt nicht eben zufällig Willenserklärung) auch dann wirksam – aber um den Preis des Vertrauensschadens anfechtbar – sein muss, wenn der Erklärende sich nicht bewusst ist, welche rechtliche Bedeutung andere Personen dieser Erklärung beilegen und wenn er keineswegs die Absicht hatte, eine vertragliche Bindung einzugehen. Auch das Vertragsrecht geht demnach davon aus, dass Personen Erklärungen deswegen abgeben, weil sie sie auch unterlassen können und weil sie, wenn sie sie abgeben, damit ihren Willen betätigen.

Ohne „freien Willen", so lässt sich das zusammenfassen, stünde der Motor des Rechtsverkehrs still und, so schreibt Adolf Laufs weiter, wenn „Gerhard Roth, Wolf Singer und Hans Markowitsch das Schuldstrafrecht abschaffen wollen, dann müssen sie konsequenterweise auch die selbstverantwortliche Willenserklärung abtun – bei Schuldgeschäften, Verfügungen, Eheverträgen, Testamenten, kurz: bei allen Rechtsgeschäften".[28] Fraglich ist, was vom Recht noch übrig bliebe, wenn ein beherzter und neurobiologisch beratener Gesetzgeber das alles abschüfe. Eine Antwort ist: Es bliebe mangels individueller Herrschaftsbefugnisse von Personen über Personen und/oder Sachen der institutionelle Zwang als absolute Macht, die weder an Sach- noch an Körpergrenzen Halt zu machen gezwungen ist. Für rechtliche Fragestellungen, die genau das verhindern sollen, genügt es, eine „Freiheit des Tuns unter der allgemeinen Voraussetzung des Wollens"[29] nachzuweisen. Generiert aber das Recht, das diesen „freien Willen" demnach auch jenseits des Strafrechts als Voraussetzung benötigt, mit solchen Konstruktionen Willen? Nein, vielmehr wird hier inhaltlich (und nicht nur

28 Laufs, 6.

29 Schopenhauer, Arthur: „Über die Freiheit des Willens". In: Löhneysen, Wolfgang Freiherr von (Hrsg.): *Arthur Schopenhauer. Sämtliche Werke, Bd. 3.* Suhrkamp: Frankfurt a. M. 1989, 521ff.; 611.

formal wie unter I.) deutlich, dass das Recht insgesamt eine um des Willens willen konstruierte Willenskonstruktion ist.

b. „Natürlicher" Wille

Der zweite Gesichtspunkt ist mindestens ebenso kompliziert: Es ist hierbei auf Instrumente einzugehen, die daran anknüpfen, dass der „freie" Wille fehlt, aber etwas vorhanden ist, das so anmutet wie Willen. In der jüngeren Debatte taucht am „juristischen Begriffshimmel"[30] dazu nicht selten ein zu Missverständnissen einladender Terminus auf: der des natürlichen Willens. Neulich hat Rainer Beckmann in der JuristenZeitung[31] die unglückliche Terminologie mit zutreffenden Argumenten gerügt und auch darauf hingewiesen, dass der Begriff in der Vergangenheit (seit den 1950er Jahren des 20. Jahrhunderts) mit unterschiedlichen Inhalten gefüllt worden sei. Beckmanns Beobachtungen kann ich ganz zustimmen.[32] Was verbirgt sich heute dahinter?

(1) Terminologie: Der Gesetzgeber hat den Begriff des „natürlichen" Willens für das Problem der Einwilligungsunfähigkeit in 1896 Abs. 1a, § 1905 Abs. 1 S. 1 Nr. 1 und aktuell in § 1906 Abs. 3 S. 1 BGB nF verwendet. Während er bei den ersten beiden Vorschriften aber nur in den Begründungen der Regierungsentwürfe zum Text des Gesetzes auftaucht,[33] hat er es in § 1906 Abs. 3 S. 1 BGB erstmals in das Gesetz selbst hinein geschafft. Aber: Der Begriff taucht auf der Anwendungs- und Auslegungsebene (nicht im Gesetz selbst) auch in Kontexten auf, die irgendwie (nähere Konkretisierungsversuche fehlen) mit der Einwilligungsfähigkeit verwandt zu sein scheinen, die aber doch ganz unterschiedliche Probleme betreffen. Zivilrechtler kennen den natürlichen Willen als Gegenpol zum rechtsgeschäftlichen Willen bei der

30 Jhering, Rudolf von: „Im juristischen Begriffshimmel. Ein Phantasiebild". In: id.: *Scherz und Ernst in der Jurisprudenz. Eine Weihnachtsgabe für das juristische Publikum.* Leipzig 1884, neu herausgegeben von Max Leitner. Linde: Wien 2009, S. 245–316, 249–250.

31 Beckmann.

32 Siehe nur die Terminologie bei Ulsenheimer, Klaus: „Besondere ärztliche Eingriffe und Sonderprobleme". In: Laufs, Adolf / Kern, Bernd-Rüdiger (Hrsg.): *Handbuch des Arztrechts.* C. H. Beck: München 2010, § 137 Rdnr. 7.

33 Siehe BT-Drs 15/2494, S. 28 und BT-Drs 11/4528, S. 143. Damit ist er streng genommen rechtlich nicht weiter relevant, denn die Motivation des Gesetzgebers ist keine allein verbindliche Richtschnur bei der Auslegung eines Rechtstextes.

Besitzerlangung,[34] bei der Geschäftsführung ohne Auftrag[35] und bei den Voraussetzungen für das Getrenntleben von Ehegatten (§ 1567 BGB).[36] Sie führen auch Rechtsfolgen bei über Vertragsende hinaus fortgesetzter Arbeitsleistung darauf zurück. Die Rechtsprechung verwendet ihn, um Schuldfähigkeitsproblemen bei der Pflichtteilsentziehung (§ 2333 BGB) ausweichen zu können,[37] um bei § 239 StGB eine Strafbarkeit annehmen zu können, wenn der Täter eine psychisch kranke oder (und) minderjährige Person ihrer „Freiheit" beraubt[38] oder um nach § 218 Abs. 2 StGB die Strafe schärfen zu können, wenn der die Schwangerschaft abbrechende Arzt einen dem Abbruch eventuell entgegenstehenden (mindestens: natürlichen) Willen der Schwangeren bricht.[39] Der natürliche Wille kehrt schließlich auch im Betreuungsverfahrensrecht wieder, wenn es darum geht zu begründen, warum § 275 FamFG die Verfahrensfähigkeit von psychisch kranken Personen generell anerkennt.[40] Fraglich ist schließlich, ob Patientenverfügungen im Zustand der Einwilligungsunfähigkeit mit „natürlichem Willen" widerrufen werden können. Die Beispiele zeigen eines: Disparität. Was mit „natürlichem" Willen in jedem dieser Bereiche und allgemein gemeint sein könnte, wird von Juristen nicht erklärt.

(2) Vetofähigkeit: Die derzeitigen Überlegungen des Verfassers gehen dahin, für die Situationen, die das Medizin- und das Fürsorgerecht betreffen, ganz auf den Begriff zu verzichten. Warum ist das so? Oben unter IV.1.c. wurde davon gesprochen, dass der (freie) Wille einen Abwehrgrund gegenüber Eingriffen in personale Rechtsgüter darstellt. Nach hier vertretener Ansicht lässt sich kein rechtlicher Unterschied zwischen freiem Willen und Einwilligungsfähigkeit

---

34 Joost, Detlef: In: *Münchener Kommentar zum BGB. Band 6: Sachenrecht*. C. H. Beck: München 2013, § 854 Rdnr. 9; Baldus, Christian: In: *Münchener Kommentar zum BGB. Band 6: Sachenrecht*. C. H. Beck: München 2013, § 940 Rdnr. 5.

35 Bergmann, Andreas: In: Staudinger, Julius von et al. (Hrsg.): *Kommentar zum Bürgerlichen Gesetzbuch. Buch 2: Recht der Schuldverhältnisse*. De Gruyter: Berlin 2006, Vor §§ 677ff. Rdnr. 46.

36 Rauscher, Thomas: In: Staudinger, Julius von et al. (Hrsg.): *Kommentar zum Bürgerlichen Gesetzbuch. Buch 4: Familienrecht*. De Gruyter: Berlin 2004, § 1567 Rdnr. 91.

37 BVerfG NJW 2005, S. 1561–1567, 1566.

38 BVerfGE 10, S. 302ff., 309; 1960, S. 811–813, 811; BGH NJW 1984, S. 673–674; Wieck-Noodt, Brunhild: In: *Münchener Kommentar zum Strafgesetzbuch. Band 4*. C. H. Beck: München 2006, § 239 Rdnr. 7.

39 Gropp, Walter: In: *Münchener Kommentar zum Strafgesetzbuch. Band 4*. C. H. Beck: München 2006, § 218 Rdnr. 63.

40 Schmidt-Recla, Adrian: In: *Münchener Kommentar zum FamFG*. C. H. Beck: München 2013, § 275 Rdnr. 2.

konstruieren – immer dann, wenn von Einwilligungsfähigkeit auszugehen ist, weil kein Anhalt dafür besteht, dass die betroffene Person einwilligungsunfähig sein könnte, geht das Recht von freiem Willen aus – und belässt die Person in der undefinierten Kernzone, wo sich die selbstverantwortlichen Personen gegenseitig auf ihr Wort und ihr Handeln verlassen können/müssen, ihre Angelegenheiten selbst besorgen, sich einander verpflichten, indem sie wirksame Erklärungen austauschen und voll dafür einstehen, wenn sie sich und anderen eventuell Schaden zufügen.

Aber Eingriffe in personale Rechtsgüter können auch auf subjektiven Widerstand stoßen, wenn die Person, in deren Rechtsgüter eingegriffen werden soll, nicht einwilligungsfähig ist, nicht in allen rechtlichen Belangen verantwortlich handeln kann und folglich rechtlichen Schutzes bedarf. Um nun hier nicht einen „natürlichen" Willen „generieren" (oder herbeireden) zu müssen und damit so zu tun, als gebe es auch hier nach außen, auf den Rechtsverkehr hin gerichtetes, verantwortliches, irgendwie natürliches Handeln, das aber fürsorglich (paternalistisch) dann doch wieder missachtet werden darf, weil der Wille ja nicht frei ist, wie die Regel zur psychiatrischen Zwangsbehandlung (§ 1906 Abs. 3 BGB) zeigt[41], wird für Eingriffe in personale Rechtsgüter vorgeschlagen, zu der jahrelang üblichen Rechtsfigur der „Vetofähigkeit" zurückzukehren,[42] die das Recht in Eingriffssituationen auch einwilligungsunfähigen Personen (also Personen in einer Randzone) attestiert[43] und weiter attestieren sollte. Das würde etwa den Umstand beachten, dass einwilligungsunfähige Personen sich nicht „für" etwas entscheiden können (also jenseits von Eingriffssituationen durch ihre Erklärung etwa einen wirksa-

41 Kritisch: Beckmann, 606. Welche absurden konstruktivistischen Blüten das treibt, zeigt die Entscheidung BVerfG MedR 2013, S. 596–604 = NJW 2013, S. 2337–2341; Schmidt-Recla, Adrian: „Auf den Trümmern der Unterbringungsgesetze der Länder und im Niemandsland zwischen Einsichts- und Einwilligungsfähigkeit", MedR 2013, S. 567–570, 568.

42 Ulsenheimer 2010, § 139 Rdnr. 47.

43 Schmidt-Recla 2013, S. 567–570, 568 f.; Kern, Bernd-Rüdiger: „Die arzneimittelrechtliche Forschung an Minderjährigen und nicht einwilligungsfähigen Erwachsenen". In: id. / Lilie, Hans (Hrsg.): *Jurisprudenz zwischen Medizin und Kultur. Festschrift zum 70. Geburtstag von Gerfried Fischer*. C. H. Beck: Frankfurt a. M. et al. 2010, S. 137–155, 147; Bernat, Erwin: „Die medizinische Behandlung Minderjähriger im österreichischen Recht", VersR 2002, S. 1467–1478, 1467ff.; Amelung, Knut: „Probleme der Einwilligungsfähigkeit", *Recht und Psychiatrie* 1995, S. 20–28, 22 und umfassend id.: *Vetorechte beschränkt Einwilligungsfähiger in Grenzbereichen medizinischer Indikation*. De Gruyter: Berlin et al. 1995.

men Vertrag schließen können). Vielmehr muss rechtlich lediglich dafür gesorgt werden, dass sie nicht übergebührlich in Anspruch genommen und geschädigt werden. Das kann dadurch erreicht werden, dass subjektiv ablehnendes Verhalten auch dann beachtet wird, wenn sich dieses Verhalten nicht auf einen freien Willen (s.o.) zurückführen lässt. Vorteilhaft erscheint das aus rechtstechnischen Gründen vor allem deshalb, weil sich die mit dem Begriff „Vetofähigkeit" beschreibbare Grenze eingriffsspezifisch, konkret und punktuell bestimmen lässt. Gesetzlich verankert ist das derzeit in § 1905 Abs. 1 S. 1 Nr. 1 BGB bei der Sterilisation psychisch kranker und daher einwilligungsunfähiger Volljähriger, in § 1626 Abs. 2 BGB bei den Grenzen der elterlichen Sorge gegenüber Kindern, in § 8a S. 1 Nr. 4 S. 3 TPG bei der Knochenmarkspende minderjähriger Personen und etwa auch in § 41 Abs. 3 Nr. 2 S. 2 AMGiVm. § 40 Abs. 4 Nr. 3 S. 3 AMG bei der klinischen Forschung an einwilligungsunfähigen Minder- und Volljährigen[44]. Damit wäre das System geschlossen. Auch die Normen, mit denen die Zwangsbehandlung psychisch kranker Personen gerechtfertigt wird, wären besser darauf und nicht auf einen „natürlichen" Willen gegründet worden. Es erscheint jedenfalls rechtssystematisch wenig überzeugend, jenseits der undefinierten „Kern-„ bzw. „Freiheitszone" innerhalb der „Rand-„ bzw. „Schutzzonen" begriffliche Exklaven zu kreieren.

3. Desiderate?

a. Anachronismen

Aktuell wird noch ein verbleibendes Problem diskutiert, das nicht zu dem eben gemachten Vorschlag zu passen scheint. Es handelt sich um die Frage, ob Patientenverfügungen als „Freibrief für Ärzte" oder als „Waffen gegen sich selbst" verstanden werden dürfen. Auch in dieser Diskussion wird mit dem „natürlichen Willen" operiert. Die Diskussion ist keineswegs so neu, wie vermutet werden könnte. Es sei nur verwiesen auf den Streit um die „unheilbar Blödsinnigen" bzw. „geistig Toten", den Alfred Hoche und Karl Binding 1920 auch nicht begonnen, aber doch intensiviert haben.[45] Die Frage, ob eine Patientenverfügung, in der eine einwilligungsfähige Person antizipierend erklärt, intensivmedizinische Versor-

---

44 Dazu Kern; sowie Spickhoff, Andreas: „Forschung an nicht-einwilligungsfähigen Notfallpatienten", MedR 2006, S. 707–715, 710; Fröhlich, Uwe: *Forschung wider Willen? Rechtsprobleme biomedizinischer Forschung an nichteinwilligungsfähigen Personen.* Springer: Berlin et al. 1999.

45 Dazu ausführlich Riha, Ortrun (Hrsg.): *„Die Freigabe der Vernichtung lebensunwerten Lebens". Beiträge des Symposions über Karl Binding und Alfred Hoche am 2. Dezember 2004 in Leipzig.* Shaker: Aachen 2005.

gung abzulehnen, auch dann beachtet werden muss, wenn sich dieselbe Person, später einwilligungsunfähig, lebensbejahend verhält, kann nach hiesigem Dafürhalten von der Euthanasiedebatte logisch und sachlich kaum gelöst werden. Der Rekurs auf die Vetofähigkeit hilft hier aus mindestens zwei Gründen nicht weiter: Erstens geht es ja nicht darum, einzugreifen, sondern vielmehr darum, aufzuhören (also nicht weiter einzugreifen)[46] und zweitens werden die Therapieschritte, um die es geht, in diesen Fällen nicht abgewehrt. Die Sachverhaltskonstellationen sind daher genau umgekehrt als in den Fällen, in denen die Vetofähigkeit ein taugliches Entscheidungskriterium ist (Sterilisation, Unterbringung, psychiatrische Zwangsbehandlung, Knochenmarkspende, Arzneimittelforschung).

b. Lösungsmodelle

Zur Lösung des Problems werden, nachdem die Rechtsprechung ihren Widerstand gegen den Behandlungsabbruch aufgrund wirksamer Patientenverfügung im Jahr 2003 aufgegeben[47] und der Gesetzgeber mit den §§ 1901af. BGB hierfür ein normatives Gerüst zu geben versucht hat, heute drei Modelle diskutiert: ein starres oder flexibles „Prioritätsmodell“[48], die für Juristen ‚ziemlich abgefahren‘ anmutende „Bilokalisationstheorie“[49] und die Ansicht vom „in § 1901a BGB un-

---

46 Dass das aber kein strafrechtliches Problem ist, sondern bei Vorliegen und Eingreifen einer wirksamen Patientenverfügung rechtlich zulässig ist, ist ausdiskutiert; BGH NJW 2010, S. 2963–2968. Entscheidend für die Rechtfertigung des Eingriffs ist immer der Moment der Behandlungsaufnahme; statt vieler nur Schmidt-Recla, Adrian: „Voluntas et vita: Tertium non datur. Über Behandlungsabbruch, Patientenverfügung und artifizielle Ernährung“, MedR 2008, S. 181–185, 182.

47 BGH NJW 2003, S. 1588–1594; BGH NJW 2005, S. 2385–2386. Beiden Entscheidungen folgte jeweils eine lange Kette von Aufsätzen.

48 Jox, Ralf: „Der ‚natürliche Wille‘ als Entscheidungskriterium. Rechtliche, handlungstheoretische und ethische Aspekte“. In: Schildmann, Jan / Fahr, Uwe / Vollmann, Jochen (Hrsg.): *Entscheidungen am Lebensende: Ethik, Recht, Ökonomie und Klinik*. LIT: Münster 2006, S. 73–90, 88. Flexibel deswegen, weil Jox die Möglichkeit eines „reflexiven Metabezuges“ vorschlägt. Starr ist das Modell dagegen bei Steenbreker, Thomas: „Zivilrechtliche Unbeachtlichkeit eines ‚natürlichen Willens‘ für den Widerruf der Patientenverfügung“, NJW 2012, S. 3207–3211; Wilckens, Uwe: „Zweifelsfragen zum neuen Patientenverfügungsrecht“, MDR 2011, S. 143–145, 145; Spickhoff, Andreas: „Rechtssicherheit kraft Gesetzes durch sog. Patientenverfügungen? Zum Dritten Gesetz zur Änderung des Betreuungsrechts“, FamRZ 2009, S. 1949–1955 und Olzen, Dirk: „Die gesetzliche Neuregelung der Patientenverfügung“, JR 2009, S. 357–358, 354.

49 Merkel, Reinhard: „Zur Frage der Verbindlichkeit von Patientenverfügungen – Eine notwendige Ergänzung der bisher in Deutschland geläufigen Argumente“, *Ethik in der*

geschriebenen Tatbestandsmerkmal“[50]. Letztere allein scheint mir sowohl mit dem Gesetz als auch mit der bisherigen Rechtsprechung vereinbar zu sein. Sie geht davon aus, dass es keinen Vorrang eines „freien“ gegenüber einem irgendwie gebundenen Willen geben könne, sondern dass Äußerungen von nicht einwilligungsfähigen Personen auch dann berücksichtigt werden müssen, wenn sie einem früher geäußerten, „freien“ Willen zu widersprechen scheinen.[51]

So sind auch die älteren Entscheidungen des BGH zum Behandlungsabbruch zu verstehen, in denen das Gericht verlangt hatte, dass für einen zulässigen Behandlungsabbruch der Sterbevorgang irreversibel eingesetzt haben müsse[52] – wofür es zu Recht heftig gescholten worden ist[53]. Nach hier vertretener Ansicht beabsichtigte der BGH damit lediglich sicherzustellen, dass Patientenverfügungen von Arzt, Pfleger und Vertrauenspersonen nicht verlangen, was das Recht verbietet.[54] Das bedeutet zweierlei: Niemand kann durch eine Patientenverfügung einen anderen – erst recht nicht einen Arzt – berechtigen oder gar verpflichten, ihn zu töten, auch nicht für den Fall unerträglichen Leidens.[55] Das

---

Medizin 5(3), 2004, S. 298–307, 302–303. Die „Bilokalisationstheorie“ ist ein Gedankenexperiment – sie versucht, die Person, die verantwortlich ihren Willen antizipiert hat, von der Person zu unterscheiden, die aktuell Erklärungszeichen von sich gibt: Alois Müller, der im Alter von 60 Jahren erklärt hat, er wolle unter bestimmten Voraussetzungen nicht behandelt werden, ist nicht dieselbe Person, bei der im Alter von 95 Jahren diese Voraussetzungen eingetreten sind – oder anders gesagt: Niemand steigt zweimal in denselben Fluss.

50 Diener, Jens: *Patientenverfügungen psychisch kranker Personen und fürsorglicher Zwang.* Duncker & Humblot: Berlin 2013, S. 97–98.

51 Magnus, Dorothea: „Sterbehilfe und Demenz“, NStZ 2013, S. 1–6, 5; ebenso Höfling, Wolfram: „Das neue Patientenverfügungsgesetz“, NJW 2009, S. 2849–2852, 2850; Beermann, Christopher: „Die Patientenverfügung“, FPR 2010, S. 252–255, 254; so im Überblick auch Schwab, Dieter: In: *Münchener Kommentar zum BGB. Band 8: Familienrecht II.* C. H. Beck: München 2012, § 1905 Rdnr. 17 für die Sterilisation psychisch kranker Volljähriger.

52 BGH NJW 2003, S. 1588–1594, 1593.

53 Statt vieler Coeppicus, Rolf: „Aktive und passive Sterbehilfe. Abbruch von Behandlung und Ernährung aus vormundschaftsgerichtlicher Sicht“ FPR 2007, S. 63–66, 65; Schmidt-Recla, Adrian: „Paternalismus, Autonomie und dann? Behandlungsabbruch und Lebendspende aus der Sicht des deutschen Arzthaftungsrechts“. In: Gulczynski, Andrzej (Hrsg.): *Leben nach dem Tod. Rechtliche Probleme im Dualismus Mensch – Rechtssubjekt.* Leykam: Graz 2010, S. 231–245, 235 f.

54 Kutzer, Klaus: „Patientenautonomie und Strafrecht – aktive und passive Sterbehilfe“. FPR 2007, S. 59–63, 60; Schmidt-Recla 2008, S. 181–185, 184.

55 Kutzer, 60.

Unterlassen, Begrenzen und Beenden einer lebenserhaltenden Maßnahme ist ferner (nur dann) zulässig, wenn dies dem (etwa in einer wirksamen Patientenverfügung) erklärten und fortgeltenden Willen des Patienten entspricht.[56] Sobald dieser Wille in einer konkreten Entscheidungssituation[57] aber zweifelhaft wird, liegt eine klassische *non liquet*-Situation vor. Sie ist rechtlich einfach zu lösen: Ist ein eindeutig gegen das eigene Weiterleben gerichteter Wille nicht erkennbar, muss eine indizierte[58] ärztliche Behandlung durchgeführt werden, um das Leben (als letztverbindliches, für Dritte absolut indisponibles Rechtsgut) zu erhalten: *Tertium non datur.*

V. Resumée

In vier Schritten konnte gezeigt werden, dass das Recht weder Willen oder Willensinhalte kausal zu erzeugen in der Lage ist, sondern zum Zwecke der Gemeinschaftsverträglichkeit lediglich versucht, individuelle Willen in ihren Zielsetzungen zu steuern. Dazu benutzt es keine außerrechtlich vorgegebene Vorstellung vom menschlichen Willen; es muss vielmehr, weil es selbst das Produkt von Willensübereinstimmungen ist, an zentraler Stelle inhaltsleer sein. Dort jedoch, wo diejenigen, die Recht erzeugen, indem sie ihre konkreten und individuellen Absichten, Ziele, Willensinhalte kommunizieren und miteinander in Übereinstimmung bringen, daran zweifeln, dass Teilnehmende dieses Interaktionsprozesses taugliche Adressaten von Rechtsregeln sind oder des Schutzes durch Rechtsregeln bedürfen, pflegen sich Vorschriften einzustellen, die beschreiben, aufgrund welcher Defizite bestimmte Personen vom Prozess des gemeinsamen Rechtfindens und -setzens ausgeschlossen werden. Die hier betrachteten Strukturen und Regelungsziele einiger dieser Vorschriften erlauben Rückschlüsse auf das „Willensbild" des gegenwärtig geltenden Rechts: Das Recht kann schlecht auf die Vorstellung des „freien Willens" der Rechtssubjekte verzichten, wenn es kein heteronom-paternalistisches Reglementierungssystem sein will. „Freier Wille" und „Einwilligungsfähigkeit" als Rechtsbegriffe dürften weitgehend deckungsgleich sein. Auch Personen, die nicht einwilligungsfähig sind, müssen vor Eingriffen in ihre persönliche Integrität geschützt werden. Um die hier nötigen Grenzen ziehen zu können, wird ein Rechtsbegriff „natürlicher Wille" nicht benötigt.

---

56 Op. cit., 62.

57 Darauf stellen auch Beckmann, 607 und Magnus, 2 zu Recht ab.

58 Juristen und Ärzte wissen längst, dass hier die eigentlich relevante Stellschraube zu finden ist.

VI. Literatur

Amelung, Knut: „Probleme der Einwilligungsfähigkeit", *Recht und Psychiatrie* 1995, S. 20–28.

Amelung, Knut: *Vetorechte beschränkt Einwilligungsfähiger in Grenzbereichen medizinischer Indikation*. De Gruyter: Berlin et al. 1995.

Baldus, Christian: In: *Münchener Kommentar zum BGB. Band 6: Sachenrecht*. C. H. Beck: München 2013, § 940 Rdnr. 5.

Beckmann, Rainer: „Der ‚natürliche Wille' – ein unnatürliches Rechtskonstrukt", JZ 2013, S. 604–608.

Beermann, Christopher: „Die Patientenverfügung", FPR 2010, S. 252–255.

Bergmann, Andreas: In: Staudinger, Julius von et al. (Hrsg.): *Kommentar zum Bürgerlichen Gesetzbuch. Buch 2: Recht der Schuldverhältnisse*. De Gruyter: Berlin 2006, Vor §§ 677ff. Rdnr. 46.

Bernat, Erwin: „Die medizinische Behandlung Minderjähriger im österreichischen Recht", VersR 2002, S. 1467–1478.

Coeppicus, Rolf: „Aktive und passive Sterbehilfe. Abbruch von Behandlung und Ernährung aus vormundschaftsgerichtlicher Sicht", FPR 2007, S. 63–66.

Diener, Jens: *Patientenverfügungen psychisch kranker Personen und fürsorglicher Zwang*. Duncker & Humblot: Berlin 2013.

Dölken, Clemens: „Volenti non fit iniuria. Kontraktualistische Ordnungsethik und Naturrechtsbegründung". In: Pulte, Matthias / Klekamp, Mareike (Hrsg.): *Werte entfalten – Gesellschaft gestalten. Festschrift für Manfred Spieker zum 70. Geburtstag*. Schöningh: Paderborn et al. 2013, S. 35–45.

Fröhlich, Uwe: *Forschung wider Willen? Rechtsprobleme biomedizinischer Forschung an nichteinwilligungsfähigen Personen*. Springer: Berlin et al. 1999.

Gropp, Walter: In: *Münchener Kommentar zum Strafgesetzbuch. Band 4*. C. H. Beck: München 2006, § 218 Rdnr. 63.

Grotius, Hugo: *De iure belli ac pacis libri tres, in quibus jus naturae et gentium item juris publici praecipua explicantur. Mit Erläuterungen von Johann Christoph Beckmann*. o.V.: Frankfurt an der Oder 1699.

Gutmann, Thomas: „Organentnahme bei lebenden Organspendern". In: Schroth, Ulrich et al. (Hrsg): *Transplantationsgesetz. Kommentar*. C. H. Beck: München 2005, § 8 Rdnr. 8, S. 115–156.

Hager, Johannes: In: Staudinger, Julius von et al. (Hrsg.): *Kommentar zum Bürgerlichen Gesetzbuch. Buch 2: Recht der Schuldverhältnisse*. De Gruyter: Berlin 2014, § 823 Rdnr. 97.

Hattenhauer, Christian: „Ius suum cuique tribuere. Der Mensch als Fundament des Privatrechts bei Hugo Donellus". In: Baldus, Christian / Kronke, Herbert / Mager,

Ute (Hrsg.): *Heidelberger Thesen zu Recht und Gerechtigkeit. Ringvorlesung der Juristischen Fakultät der Ruprecht-Karls-Universität Heidelberg anlässlich ihres 625jährigen Jubiläums.* Mohr Siebeck: Tübingen 2013, S. 1–25.

Höfling, Wolfram: „Das neue Patientenverfügungsgesetz", NJW 2009, S. 2849–2852.

Jhering, Rudolf von: „Im juristischen Begriffshimmel. Ein Phantasiebild". In: id.: *Scherz und Ernst in der Jurisprudenz. Eine Weihnachtsgabe für das juristische Publikum. Leipzig 1884, neu herausgegeben von Max Leitner.* Linde: Wien 2009, S. 245–316.

Joost, Detlef: In: *Münchener Kommentar zum BGB. Band 6: Sachenrecht.* C.H. Beck: München 2013, § 854 Rdnr. 9.

Jox, Ralf: „Der ‚natürliche Wille' als Entscheidungskriterium. Rechtliche, handlungstheoretische und ethische Aspekte". In: Schildmann, Jan / Fahr, Uwe / Vollmann, Jochen (Hrsg.): *Entscheidungen am Lebensende: Ethik, Recht, Ökonomie und Klinik.* LIT: Münster 2006, S. 73–90.

Kern, Bernd-Rüdiger: „Die arzneimittelrechtliche Forschung an Minderjährigen und nicht einwilligungsfähigen Erwachsenen". In: id. / Lilie, Hans (Hrsg.): *Jurisprudenz zwischen Medizin und Kultur. Festschrift zum 70. Geburtstag von Gerfried Fischer.* C. H. Beck: Frankfurt a. M. et al. 2010, S. 137–155.

Kutzer, Klaus: „Patientenautonomie und Strafrecht – aktive und passive Sterbehilfe", FPR 2007, S. 59–63.

Landau, Peter: „Pacta sunt servanda. Zu den kanonistischen Grundlagen der Privatautonomie". In: id.: *Europäische Rechtsgeschichte und kanonisches Recht im Mittelalter. Ausgewählte Aufsätze aus den Jahren 1967–2006.* Bachmann: Badenweiler 2013, S. 761–781.

Lange, Hermann: „Einleitung". In: Lange, Hermann / Schiemann, Gottfried: *Schadensersatz.* Mohr Siebeck: Tübingen 2003, S. 1–25.

Laufs, Adolf: „Der aktuelle Streit um das alte Problem der Willensfreiheit. Eine kritische Bestandsaufnahme aus juristischer Sicht", MedR 2011, S. 1–7.

Magnus, Dorothea: „Sterbehilfe und Demenz", NStZ 2013, S. 1–6.

Merkel, Reinhard: „Zur Frage der Verbindlichkeit von Patientenverfügungen – Eine notwendige Ergänzung der bisher in Deutschland geläufigen Argumente", *Ethik in der Medizin* 5(3), 2004, S. 298–307.

Oetker, Hartmut: In: *Münchener Kommentar zum BGB. Band 2: Schuldrech*t. C. H. Beck: München 2012, § 249 Rdnr. 8.

Ohly, Ansgar: *„Volenti non fit iniuria". Die Einwilligung im Privatrecht.* Mohr Siebeck: Tübingen 2002.

Olzen, Dirk: „Die gesetzliche Neuregelung der Patientenverfügung", JR 2009, S. 354–362.

Motive zu dem Entwurfe eines bürgerlichen Gesetzbuches für das Deutsche Reich. Band 2. J. Guttentag: Berlin / Leipzig 1888.

Rauscher, Thomas: In: Staudinger, Julius von et al. (Hrsg.): *Kommentar zum Bürgerlichen Gesetzbuch. Buch 4: Familienrecht.* De Gruyter: Berlin 2004, § 1567 Rdnr. 91.

Rehbinder, Manfred: *Einführung in die Rechtswissenschaft.* De Gruyter: Berlin 1988.

Riha, Ortrun (Hrsg.): *„Die Freigabe der Vernichtung lebensunwerten Lebens". Beiträge des Symposions über Karl Binding und Alfred Hoche am 2. Dezember 2004 in Leipzig.* Shaker: Aachen 2005.

Seiler, Hans Hermann: „Einleitung zum Sachenrecht". In: Staudinger, Julius von et al. (Hrsg.): *Kommentar zum Bürgerlichen Gesetzbuch. Buch 3: Sachenrecht.* De Gruyter: Berlin 2012, Rdnr. 38–47.

Schiemann, Gottfried: „Das allgemeine Schädigungsverbot: ‚alterum non laedere'", JuS 1989, S. 345–350.

Schmidt-Recla, Adrian: „Auf den Trümmern der Unterbringungsgesetze der Länder und im Niemandsland zwischen Einsichts- und Einwilligungsfähigkeit", MedR 2013, S. 567–570.

Schmidt-Recla, Adrian: In: *Münchener Kommentar zum FamFG.* C. H. Beck: München 2013, § 275 Rdnr. 2.

Schmidt-Recla, Adrian: „Paternalismus, Autonomie und dann? Behandlungsabbruch und Lebendspende aus der Sicht des deutschen Arzthaftungsrechts". In: Gulczynski, Andrzej (Hrsg.): *Leben nach dem Tod. Rechtliche Probleme im Dualismus Mensch – Rechtssubjekt.* Leykam: Graz 2010, S. 231–245.

Schmidt-Recla, Adrian: „Zur Rezeption psychologischer Denkmodelle bei Adolf Merkel". In: Schmoeckel, Mathias (Hrsg.): *Psychologie als Argument in der juristischen Literatur des Kaiserreichs.* Nomos: Baden-Baden 2009, S. 153–169.

Schmidt-Recla, Adrian: „Voluntas et vita: Tertium non datur. Über Behandlungsabbruch, Patientenverfügung und artifizielle Ernährung", MedR 2008, S. 181–185.

Schmidt-Recla, Adrian: *Theorien zur Schuldfähigkeit. Psychowissenschaftliche Konzepte zur Beurteilung strafrechtlicher Verantwortlichkeit im 19. und 20. Jahrhundert.* Leipziger Universitätsverlag 2000, S. 21–55.

Schopenhauer, Arthur: „Über die Freiheit des Willens". In: Löhneysen, Wolfgang Freiherr von (Hrsg.): *Arthur Schopenhauer. Sämtliche Werke, Bd. 3.* Suhrkamp: Frankfurt a. M. 1989.

Schwab, Dieter: In: *Münchener Kommentar zum BGB. Band 8: Familienrecht II.* C. H. Beck: München 2012, § 1896 Rdnr. 25.

Schwab, Dieter: In: *Münchener Kommentar zum BGB. Band 8: Familienrecht II.* C. H. Beck: München 2012, § 1905 Rdnr. 17.

Spickhoff, Andreas: „Rechtssicherheit kraft Gesetzes durch sog. Patientenverfügungen? Zum Dritten Gesetz zur Änderung des Betreuungsrechts", FamRZ 2009, S. 1949–1955.

Spickhoff, Andreas: „Forschung an nicht-einwilligungsfähigen Notfallpatienten", MedR 2006, S. 707–715.

Steenbreker, Thomas: „Zivilrechtliche Unbeachtlichkeit eines ‚natürlichen Willens' für den Widerruf der Patientenverfügung", NJW 2012, S. 3207–3211.

Ulsenheimer, Klaus: „Besondere ärztliche Eingriffe und Sonderprobleme". In: Laufs, Adolf / Kern, Bernd-Rüdiger (Hrsg.): *Handbuch des Arztrechts.* C. H. Beck: München 2010, S. 1372–1568.

Ulsenheimer, Klaus: „Der Arzt im Strafrecht". In: Laufs, Adolf / Kern, Bernd-Rüdiger (Hrsg.): *Handbuch des Arztrechts.* C. H. Beck: München 2010, S. 1569–1878.

White, Terence Hanbury: *The Once and Future King. The Sword in the Stone.* Collins: London 1938.

Wieck-Noodt, Brunhild: In: *Münchener Kommentar zum Strafgesetzbuch. Band 4.* C. H. Beck: München 2006, § 239 Rdnr. 7.

Wilckens, Uwe: „Zweifelsfragen zum neuen Patientenverfügungsrecht", MDR 2011, S. 143–145.

Manuel Trachsel, Tanja Krones, Verina Wild

Zwangsernährung oder *palliative care* bei chronischer *Anorexia nervosa*?

Behandlungsstrategien aus medizinethischer Sicht

Die *Anorexia nervosa* und ihre Behandlung werfen immer wieder medizinethische Fragen zum Zusammenhang und zu den Differenzen von Autonomie und Wohltun auf. Was ist im Fall einer therapeutisch indizierten Steigerung des Körpergewichts als autonome Entscheidung der Patientin zu werten und wie kann „Wohltun" in diesem Zusammenhang definiert werden? Welchen Platz nehmen Zwangsmaßnahmen ein, die bei fehlender Krankheitseinsicht und fehlender Therapiemotivation tatsächlich oft ergriffen werden, um den Tod der Patientinnen abzuwenden und die zweifellos als extreme Eingriffe in die Freiheit von Menschen zu werten sind? Sind sie überhaupt moralisch zu rechtfertigen? Um uns diesen Fragen und deren Diskussion anzunähern, schildern wir zunächst ein Fallbeispiel.[1]

I. Fallvignette

Aktuelle Situation: Die 19-jährige Lisa S. leidet seit etwa acht Jahren an *Anorexia nervosa* und ist seit zwei Wochen Patientin an der Universitätsklinik. Bei Aufnahme in die Klinik beträgt ihr Gewicht 31,2 kg bei einer Körpergröße von 1,60 m. Mit einem errechneten Body-Mass-Index (BMI) von 12,2 kg/m^2 entspricht dies einem schweren Untergewicht, das unterhalb der ersten Perzentile liegt. Lisa S. zeigt Zeichen einer schweren Kachexie: Sie hat ein deutlich vermindertes Fettgewebe und einen verminderten Hautturgor mit Druckstellen über dem Steißbein und an den Fersen. Ihre Hautfarbe ist blass bis gelblich. Die Muskulatur ist am ganzen Körper hypotroph. Ihr Blutdruck ist mit 86/43 mmHG sehr niedrig. Die Herzfrequenz liegt bei 54 Schlägen pro Minute.

Anamnese: Die Patientin kam als zweites von insgesamt drei Geschwistern durch eine komplikationslose Geburt auf natürlichem Weg zur Welt. Die Säuglingsphase war nach Aussagen ihrer Eltern unproblematisch, sie schlief gut und wurde neun Monate lang von der Mutter gestillt. Ihre regelmäßigen Bezugspersonen waren die

1 Hierfür haben wir zwei reale Fälle aus der klinischen Erfahrung der Autoren/-innen zu einem fiktiven Fall verbunden.

Eltern und die Großeltern. Der Übergang zur Breinahrung und später auch zu fester Nahrung verlief normal. Das Essen habe sie jedoch nie als etwas Genussvolles erlebt. In den Kindergarten ging sie nicht gerne. Während der ersten beiden Schuljahre fühlte sie sich fast täglich bedrückt und ermüdete schnell. Ab dem dritten Schuljahr besserte sich ihre Stimmung. Sie wurde zu einer engagierten, leistungsbereiten Schülerin. In ihrer Klasse war sie jedoch immer eine Außenseiterin. Auch außerhalb der Schule hatte sie fast keine Freundinnen. Mit elf Jahren, damals noch normalgewichtig, verliebte sie sich in einen drei Jahre älteren Jungen, der ihre Gefühle jedoch nicht erwiderte und ihr sagte, sie gefalle ihm nicht. Dieses Ereignis sei in ihrer Erinnerung der Auslöser ihrer bis heute anhaltenden Bemühungen gewesen, möglichst schlank zu werden. Lisa S. begann immer weniger zu essen und kohlenhydrat- sowie fetthaltige Nahrungsmittel vollständig zu meiden. Parallel dazu begann sie mit intensivem Schwimmtraining. Sie wurde mit der Zeit so mager, dass ihre Leistungsfähigkeit in der Schule deutlich abnahm und ihre Menstruationsblutungen unregelmäßig wurden. Daraufhin organisierten ihre Eltern mit der Unterstützung des Hausarztes das erste Mal eine Einweisung in eine auf Essstörungen spezialisierte stationäre Klinik. Darauf folgten sechs weitere Aufenthalte in Spezialkliniken. Neben medikamentösen und psychotherapeutischen Behandlungen wurde sie in diesem Rahmen bereits zwei Mal gegen ihren Willen, einmal nach eigener Einwilligung künstlich ernährt. Die Patientin hat in den letzten Jahren kontinuierlich an Gewicht abgenommen und ihr Allgemeinzustand verschlechterte sich zunehmend. Hinzu kommt eine depressive Verstimmung.

Auch wenn sich ihr Körper über die Jahre kontinuierlich an das Untergewicht angepasst hat, kann eine akute Lebensgefahr in der aktuellen Situation nicht ausgeschlossen werden. Die Eltern sind übereinstimmend der Auffassung, dass nun die Zeit dränge und Maßnahmen eingeleitet werden müssten, damit ihre Tochter an Gewicht zunehme. Sie wollten nicht zusehen, wie ihre Tochter zunehmend schwächer werde und schließlich vor ihren Augen sterbe. Sie wüssten aus Erfahrung, dass es ihrer Tochter bei einem höheren Körpergewicht auch psychisch immer besser gegangen sei. Die Eltern verlangen vom Behandlungsteam daher dezidiert, möglichst rasch eine künstliche Ernährung einzuleiten, notfalls auch gegen den Willen der Patientin. Lisa S. ihrerseits besteht jedoch darauf, ein Recht auf dieses niedrige Körpergewicht zu haben und lehnt eine künstliche Ernährung ab. Sie sei seit einem Jahr volljährig und dürfe über medizinische Eingriffe selber entscheiden. Sie sei nicht zu mager und ihr größter Wunsch sei, endlich in Ruhe gelassen zu werden, was den Umgang mit ihrem Körper angehe. Falls sie wegen ihres Gewichts in akute Lebensgefahr gerate, nehme sie lieber den Tod in Kauf, als sich ein weiteres Mal therapieren zu lassen.

II. Moralischer Konflikt

Die Situation der Patientin lässt sich wie folgt zusammenfassen: Lisa S. ist aufgrund einer *Anorexia nervosa* und den dadurch selbst herbeigeführten hochgradigen Gewichtsverlust so stark mangelernährt, dass aus medizinischer Sicht nicht ausgeschlossen werden kann, dass ihr Leben akut gefährdet ist. Gleichzeitig lehnt die Patientin weitere therapeutische Maßnahmen dezidiert ab und stellt sich damit gegen den Willen ihrer Eltern und gegen die Empfehlung der behandelnden Fachpersonen. Für die Fachpersonen ergeben sich deshalb ethische Herausforderungen, die sie angehen müssen, um zu einer Entscheidung hinsichtlich der Behandlung von Lisa S. zu gelangen: Zum einen muss eine Einschätzung der Einwilligungsfähigkeit der Patientin erfolgen und es muss in jedem Fall weitestmöglich Respekt vor ihrer Autonomie gewährleistet sein, zum anderen gibt es die moralische Pflicht der Fachpersonen, das Leben der Patientin zu schützen und insbesondere dann einzugreifen, wenn Zweifel an ihrer Einwilligungsfähigkeit bestehen.

Auf den ersten Blick stehen sich also zwei Handlungsoptionen gegenüber: Zum einen könnte primär die Autonomie der Patientin respektiert werden. Das hieße, dem Wunsch nach einem Behandlungsverzicht nachzugeben. So würde der Wille der Patienten trotz fraglicher Einwilligungsfähigkeit auf Kosten ihres von den Angehörigen und des Behandlungsteams erhofften zukünftigen Wohlbefindens und eventuell sogar ihres Lebens akzeptiert.

Zum anderen könnte aufgrund einer fraglichen Einwilligungsfähigkeit die Lebenserhaltung, beziehungsweise das zukünftige Wohlergehen, stärker gewichtet werden. Dann würde die Patientin auf Kosten ihrer Autonomie gegen ihren Willen zwangsbehandelt.

Der Konflikt zwischen diesen beiden Handlungsoptionen stellt einen moralischen Konflikt zwischen zwei klassischen Prinzipien der biomedizinischen Ethik dar, dem „Respekt vor der Patientenautonomie" und dem „Prinzip der Fürsorge oder der Benefizienz".[2] Die Struktur dieses moralischen Konflikts bringt es mit sich, dass – unabhängig von der schließlich getroffenen Entscheidung – eines der beiden moralischen Prinzipien höher gewichtet und gegen das andere verstoßen werden müsste. Wird gegen das Autonomieprinzip verstoßen und der Schutz der Patientin höher gewichtet, stellt dies eine Form von moralischem Paternalismus dar.

---

2 Beauchamp, Tom L. / Childress, James F.: *Principles of Biomedical Ethic*. Oxford University Press: New York 2013.

Zusammenfassend stellen sich folgende ethische Fragen:

- Ist die Patientin einwilligungsfähig[3] und soll der Wille von Lisa S. respektiert werden, auf eine künstliche Ernährung zu verzichten?
- Wie schwer wiegt die moralische Pflicht der Eltern und des Behandlungsteams, das Leben von Lisa S. zu schützen?
- Wann wären paternalistische (Zwangs-)maßnahmen gerechtfertigt?
- Gibt es einen für alle Beteiligten akzeptablen Handlungsvorschlag, eventuell sogar einen Mittelweg zwischen beiden Handlungsoptionen?

Nun werden einige wichtige Merkmale der *Anorexia nervosa* geschildert, um dann auf die medizinethisch relevanten Fragen zu Einwilligungsfähigkeit und der möglichen Rechtfertigung paternalistischer (Zwangs-)Eingriffe einzugehen.

III. Wichtige Merkmale der *Anorexia nervosa* und deren Behandlung

Die *Anorexia nervosa* (Magersucht) ist eine Essstörung. In der internationalen Klassifikation psychischer Störungen (ICD-10)[4] wird sie wie folgt beschrieben: „Die *Anorexia nervosa* ist durch einen absichtlich selbst herbeigeführten oder aufrechterhaltenden Gewichtsverlust charakterisiert. Am häufigsten ist die Störung bei heranwachsenden Mädchen und jungen Frauen [...].“ Für die Diagnosestellung sind folgende Kriterien zentral: 1. Tatsächliches Körpergewicht mindestens 15 % unter dem erwarteten oder ein Body-Mass-Index (BMI) von weniger als 17,5 kg/m^2. 2. Der Gewichtsverlust ist selbst herbeigeführt durch die Vermeidung hochkalorischer Speisen zusammen mit entweder selbst induziertem Erbrechen, selbst induziertem Abführen, übertriebene körperliche Aktivitäten oder den Gebrauch von Appetitzüglern oder Diuretika. 3. Körperschema-Störung mit der Befürchtung zu dick zu werden und einem sehr tiefen Idealgewicht. 4. Hormonelle Störung, die sich bei Frauen vor allem im Ausbleiben der Monatsblutung (*Amenorrhoe*) manifestiert. 5. Bei Beginn vor der Pubertät kann die normale Abfolge der Entwicklungsschritte verzögert oder gehemmt sein.

Bei der *Anorexia nervosa* ist eine fehlende Krankheitseinsicht durch die Betroffenen typisch. Es handelt sich um eine *ich-syntone* Störung, da die Verhaltensweisen

---

3 Dem Rechtsbegriff der Einwilligungsfähigkeit in Deutschland entspricht der Begriff der Urteilsfähigkeit in der Schweiz.

4 Graubner, Bernd: *ICD-10-GM 2015 Alphabetisches Verzeichnis: Internationale statistische Klassifikation der Krankheiten und verwandter Gesundheitsprobleme*. Deutscher Ärzte-Verlag: Köln 2014, Kapitel F50.0.

und Gefühle der Patientinnen mit ihren Zielen und ihrem Selbstbild (Körperschema-Störung) übereinstimmen[5] und die objektiv erkennbare Abweichung von der Norm selbst nicht als Abweichung wahrgenommen wird. Der Aufbau einer Therapiemotivation ist deshalb oft stark erschwert.

Eine rasch eingeleitete aber langsam durchgeführte Gewichtsrestitution ist jedoch entscheidend für die langfristige Prognose, da es sonst zu einer irreversiblen Atrophie des Gehirns kommen kann, welche in seltenen Fällen zu einem *apallischen* Syndrom führt, außerdem zu lebensbedrohlichen Veränderungen im Elektrolyt- und Hormonhaushalt. Eine initiale Gewichtszunahme steigert zuweilen die Krankheitseinsicht und erleichtert oft auch weitere psychotherapeutische Interventionen, da die kognitiven, emotionalen und körperlichen Konsequenzen der Mangelernährung gemildert werden.[6]

Die Heilungsrate nach vier bis fünf Jahren beträgt ungefähr 40 %; die Mortalität betrug in einer *Follow-Up* -Studie nach 12 Jahren 7,7 %.[7] Die *Anorexia nervosa* gehört damit zu den psychiatrischen Erkrankungen mit der höchsten Mortalität. Je länger eine Anorexie-Patientin nicht auf eine Behandlung anspricht, desto geringer wird die Chance auf Heilung.[8] Nahezu alle stationär behandelten Patientinnen mit *Anorexia nervosa* (bis zu 97 %) leiden zusätzlich an einer oder mehreren weiteren psychischen Störungen, sehr häufig an einer affektiven (meist depressiven) Störung (94 %), einer Angststörung (56 %) oder an Substanzmissbrauch (22 %).[9]

In der Praxis stellt sich oft die Frage, ob eine künstliche Ernährung mit oder gegen den Willen der Patientin eingeleitet werden soll, um eine akute Lebensgefahr durch lebensbedrohliches Untergewicht, Elektrolytentgleisungen oder Suizidalität abzuwenden. Eine Zwangsernährung ist zwar meistens kurzfristig

5 Aardema, Frederick / O'Connor, Kieron: "The Menace Within: Obsessions and the Self". *International Journal of Cognitive Therapy* 21, 2007, S. 182–197.

6 Frauenknecht, Sabine: „Schlafstörungen und Essstörungen". In: Lieb, Klaus / Frauenknecht, Sabine / Brunnhuber, Stefan (Hrsg.): *Intensivkurs Psychiatrie und Psychotherapie.* Elsevier: München 2008, S. 337–367.

7 Fichter, Manfred M. / Quadflieg, Norbert / Hedlund, Susanne: "Twelve-Year Course and Outcome Predictors of Anorexia Nervosa". *International Journal of Eating Disorders* 39(2), 2006, S. 87–100.

8 Birmingham, C. Laird et al.: "The Mortality Rate from Anorexia Nervosa". *International Journal of Eating Disorders* 38(2), 2005, S. 143–146.

9 Blinder, Barton J. / Cumella, Edward J. / Sanathara, Visant, A.: "Psychiatric Comorbidities of Female Inpatients with Eating Disorders". *Psychosomatic Medicine* 68(3), 2006, S. 454–462.

effektiv, führt jedoch durchschnittlich nicht zu einem besseren Langzeitüberleben der Patientinnen.[10]

IV. Einwilligungsfähigkeit zur Behandlung psychischer Störungen

Einwilligungsfähigkeit ist ein wichtiges Kriterium, um die Bedingungen für informierte Einwilligung in eine medizinische Behandlung zu gewährleisten.[11] Gerade bei der Behandlung psychischer Störungen, wie zum Beispiel der *Anorexia nervosa*, ist es jedoch eine besondere Herausforderung für die behandelnden Fachpersonen, die Einwilligungsfähigkeit zu bewerten. Schließlich ist Einwilligungsfähigkeit kein objektiv messbarer, einfach zu erhebender Wert, sondern ist immer abhängig von der Beurteilung der Behandelnden.[12] Es ist daher von großer Bedeutung, die Beurteilung so kompetent und verantwortungsbewusst wie möglich und anhand *möglichst* objektiver Standards durchzuführen. So können auch andere wichtige moralische Prinzipien angemessen abgewogen werden.[13] Buchanan und Brock weisen in diesem Zusammenhang darauf hin, dass insbesondere zwei Fehler zu vermeiden sind: Dass es zu einer Missachtung der Patientenautonomie auf Kosten des mutmaßlichen Wohlergehens oder zu einer Priorisierung der Patientenautonomie auf Kosten des Wohlergehens kommt.[14]

Um eine möglichst valide und *reliable* Einschätzung der Einwilligungsfähigkeit, auch bei der Behandlung psychischer Störungen, vornehmen zu können, hat

---

10 Ramsay, Rosalind et al.: "Compulsory Treatment in Anorexia Nervosa. Short-Term Benefits and Long-Term Mortality". *British Journal of Psychiatry* 175, 1999, S. 147–153.

11 Moye, Jennifer / Marson, Daniel C.: "Assessment of Decision-Making Capacity in Older Adults: an Emerging Area of Practice and Research". *The Journals of Gerontology Series B: Psychological Sciences and Social Sciences* 62, 2007, S. 3–11; Faden, Ruth R. / Beauchamp, Tom L.: *A History and Theory o Informed Consent.* Oxford University Press: New York 1986.

12 Trachsel, Manuel / Hermann, Helena / Biller-Andorno, Nikola.: „Urteilsfähigkeit: Ethische Relevanz, konzeptuelle Herausforderung und ärztliche Beurteilung". *Swiss Medical Forum* 14(11), 2014, S. 221–225; Hermann, Helena / Trachsel, Manuel / Biller-Andorno, Nikola.: "Physicians' Personal Values in Determining Medical Decision-Making Capacity: A Survey Study". *Journal of Medical Ethics,* accepted for publication.

13 Berghmans, Ron: "Capacity and Consent". *Current Opinions in Psychiatry* 14, 2011, S. 491–499.

14 Buchanan, Allen E. / Brock, Dan W.: *Deciding for Others: The Ethics of Surrogate Decision Making.* Cambridge University Press: Cambridge 1989.

sich eine Reihe allgemeiner Kriterien etabliert, die im individuellen Fall evaluiert werden:[15]

1. Die Fähigkeit zum Informationsverständnis (*understanding*),
2. Die Fähigkeit zum Abwägen der Konsequenzen und der alternativen Möglichkeiten (*reasoning*),
3. Die Fähigkeit zur Krankheitseinsicht und zur Gewichtung der erhaltenen Informationen (*appreciation*), und
4. Die Fähigkeit zum Treffen und Kommunizieren der eigenen Entscheidungen (*communication*).

Diese Fähigkeiten können bei verschiedenen psychischen Störungen in unterschiedlichem Maße beeinträchtigt sein. Beispielsweise kann das Informationsverständnis bei einem Delir eingeschränkt sein; die Fähigkeit zum Abwägen der Konsequenzen und der alternativen Möglichkeiten kann bei schweren Demenzen fehlen; die Fähigkeit zur Krankheitseinsicht und zur Gewichtung der Informationen sind bei psychotischen Zuständen betroffen; das Treffen und Kommunizieren von Entscheidungen kann bei schwerer depressiver Störung beeinträchtigt sein.

Die Körperschema-Störung ist ein grundlegendes diagnostisches Merkmal der *Anorexia nervosa*, weshalb meistens eine fehlende Krankheitseinsicht besteht. Damit kann das dritte Kriterium der Einwilligungsfähigkeit häufig nicht erfüllt werden, weshalb *prima facie* eine fehlende Einwilligungsfähigkeit zu attestieren wäre. In einer wachsenden Zahl empirischer Studien konnte zudem gezeigt werden, dass es bei *Anorexia nervosa* zu einer Beeinträchtigung der kognitiven Kontrolle, also sogenannter ‚exekutiver Funktionen' kommen kann, welche für rationales Entscheiden eminent wichtig ist.[16] Insbesondere exekutive Funktionen wie kognitive Flexibilität und Einsicht sind jedoch für den Aufbau von Therapiemotivation zentral.[17] Es konnte auch gezeigt werden, dass sich diese Beeinträchtigungen mittels Ernährung und Gewichtsrestitution wieder normalisieren können.[18]

---

15 Grisso, Tom / Appelbaum, Paul S.: *Assessing Competence to Consent to Treatment: A Guide for Physicians and Other Health Professionals*. Oxford University Press: New York 1998.

16 Konstantakopoulos, George et al.: "Insight in Eating Disorders: Clinical and Cognitive Correlates". *Psychological Medicine* 41(9), 2011, S. 1951–1961.

17 Sato, Yasuhiro et al.: "Neural Basis of Impaired Cognitive Flexibility in Patients with Anorexia Nervosa". *PLOS ONE* 8(5), 2013, e61108.

18 Oldershaw, Anna et al.: "Emotional Theory of Mind and Emotional Awareness in Recovered Anorexia Nervosa Patients". *Psychosomatic Medicine* 2(1), 2010, S. 73–79.

V. Wann sind paternalistische Behandlungsentscheidungen gerechtfertigt?

Grundsätzlich sind Behandlungsentscheidungen einwilligungsfähiger Patienten zu respektieren, auch wenn sie aus der Sicht des Behandlungsteams unvernünftig scheinen. Verliert eine Patientin ihre Einwilligungsfähigkeit im Rahmen einer Erkrankung, wird einer zuvor abgefassten Patientenverfügung gefolgt. Wenn eine Patientenverfügung fehlt oder bei begründeten Mängeln des Dokumentes müssen frühere, bei erhaltener Einwilligungsfähigkeit geäußerte mündliche Wünsche berücksichtigt werden. Fehlen solche, kann ein Gericht eine Person zur Ermittlung des mutmaßlichen Patientenwillens und zur stellvertretenden Entscheidung ernennen (Stellvertreter-Lösung).

Eine Zwangsbehandlung stellt ein massives Eingreifen in die Freiheitsrechte eines Menschen dar und muss stets sehr gut abgewogen werden. Grundlegende Voraussetzung für eine Zwangsbehandlung im Sinn einer künstlichen Ernährung gegen den Willen einer *Anorexie*-Patientin kann nur eine erhebliche Selbst- oder Fremdgefährdung sein. Im Rahmen der dazu notwendigen Unterbringung in einer geeigneten Institution[19] kann eine stationäre Zwangsbehandlung angeordnet werden. Eine Zwangsbehandlung muss jedoch nach Maßgabe der Verhältnismäßigkeit erfolgen,[20] d. h. die Maßnahme muss erstens notwendig, zweitens proportional zur Schwere der Gefährdung und drittens nicht durch weniger einschneidende Maßnahmen ersetzbar sein.[21] Im Fall einer körperlichen Schwächung, bei der das Leben jedoch nicht akut und unmittelbar gefährdet ist, entscheiden einwilligungsfähige und volljährige Patientinnen grundsätzlich selbständig über die Einwilligung oder Ablehnung einer vorgeschlagenen Behandlung. Bei minderjährigen Patientinnen braucht es hierzu den klaren Auftrag durch die Eltern, wobei die Patientin im Rahmen ihrer erhaltenen mentalen Fähigkeiten angemessen einzubeziehen ist.

Eine Zwangsbehandlung kann also nur die *ultima ratio* sein und ist deshalb möglichst zu vermeiden, da viele damit zusammenhängende Nachteile bekannt sind: So besteht beispielsweise die Gefahr der Traumatisierung durch die Zwangsmaßnahme, eine erhöhte Suizidgefahr, die Gefahr der Beziehungsstörung zwischen Eltern und Tochter sowie die Gefahr des Vertrauensverlusts in Gesundheitsfachpersonen. Medizinische Risiken sind zum Beispiel Pneumonien, das

---

19 In der Schweiz wird der Begriff ‚Fürsorgerische Unterbringung' verwendet.

20 Artikel 34, Deutsches StGB.

21 Schweizerische Akademie der Medizinischen Wissenschaften SAMW: *Zwangsmassnahmen in der Medizin. Medizinisch-ethische Richtlinien.* SAMW: Basel 2005.

lebensbedrohliche Refeeding-Syndrom durch massive Elektrolytverschiebungen sowie Neben- und Folgewirkungen der notwendigen Sedierung.

Zwangsbehandlungen entsprechen paternalistischen Handlungen. Paternalismus wird definiert als „the interference of a state or an individual with another person, against their will, and defended or motivated by a claim that the person interfered with will be better off or protected from harm".[22] *Per definitionem* sind paternalistische Handlungen immer mit einem bestimmten Grad der Beschränkung persönlicher Autonomie verbunden.[23]

In der Literatur wird zwischen schwachem (*soft*) und starkem (*strong*) Paternalismus unterschieden.[24] Als schwacher Paternalismus wurde definiert, dass jemand nur dann von seinem selbstschädigenden Handeln abgehalten werden darf, wenn davon ausgegangen werden kann, dass diese Handlung nicht freiwillig erfolgt: „A [hu]man can rightly be prevented from harming [her-/]himself (when other interests are not directly involved) only if his intended action is substantially non-voluntary or can be presumed to be so in the absence of evidence to the contrary."[25] Starker Paternalismus wurde dagegen so definiert, dass eine Person gegen den eigenen Willen vor Handlungen geschützt werden darf, selbst wenn sie ihre oder seine freiwillige Entscheidung darstellt. Die Person wird also gehindert „against his [or her] will, from the harmful consequences even of his [or her] fully voluntary choices and undertakings".[26] Unabhängig davon, ob es sich um schwachen oder starken Paternalismus handelt, ist die Motivation der Handlung normalerweise die vorrangige Abwendung eines Schadens (*Primum non nocere*) und/oder der Nutzen für die Person, deren Autonomie übergangen wird.[27]

Eine Zwangsernährung bei *Anorexia nervosa* entspricht nach dieser Definition einem starken Paternalismus und verlangt deshalb zu ihrer Rechtfertigung

---

22 Dworkin, Gerald: „Paternalism". In: Talta, Edward D. (Hrsg.): *The Stanford Encyclopedia of Philosophy.* 2014, retrieved 30.01.2015, from http://plato.stanford.edu/entries/paternalism/.

23 Trachsel, Manuel / Mitchell, Christine / Biller-Andorno, Nikola: "Advance Directives Between Respect for Patient Autonomy and Paternalism". In: Lack, Peter / Biller-Andorno, Nikola / Brauer, Susanne (Hrsg.): *Advance Directives.* (International Library of Ethics, Law, and the New Medicine 54). Springer Science+Business Media: Dordrecht 2013, S. 169–179.

24 Engelhardt, H. Tristram Jr.: "Advance Directives and the Right to Be Left Alone". In: Hackler, Chris / Moseley, Ray / Vawter, Dorothy E. (Hrsg.): *Advance Directives in Medicine.* Praeger: New York 1989, S. 141–154.

25 Feinberg, Joel: "Legal Paternalism". *Canadian Journal of Philosophy* 1(1), 1971, S. 105–124.

26 Ibid.

27 Trachsel / Mitchell / Biller-Andorno 2013.

besonders gewichtige Argumente. Die damit einhergehende Verletzung des ethischen Grundprinzips des Respekts vor der Autonomie kann im Fall der *Anorexie* nach Thomas Silber[28] nur dann moralisch gerechtfertigt sein, wenn einerseits die Gesundheit oder das Leben der Patientin signifikant gefährdet sind und andererseits eine begründete Evidenz vorliegt, dass Zwänge oder irrationale Befürchtungen die Einwilligungsfähigkeit bedeutsam beeinträchtigen. In einem Artikel zu ethischen Fragen hinsichtlich der Zwangsbehandlung von *Anorexia nervosa* nennt Norman Fost[29] vier Situationen, in denen paternalistisches Handeln gerechtfertigt ist: 1. wenn unmittelbarer Schaden wahrscheinlich ist, 2. wenn die paternalistische Handlung die Person vielleicht vor zukünftigem Schaden bewahrt, 3. wenn es wahrscheinlich ist, dass die Person zu einem späteren Zeitpunkt dankbar ist, dass die Behandlung durchgeführt wurde, und 4. wenn die paternalistische Handlung generalisierbar ist in dem Sinn, dass die behandelnde Person für sich in derselben Situation dieselbe Behandlung wünschte. In dieser Richtung hat auch das deutsche Bundesverfassungsgericht entschieden, nämlich dass eine Zwangsbehandlung dann erlaubt ist, wenn der Patient im Nachhinein, wenn er wieder einwilligungsfähig ist, der Behandlung höchstwahrscheinlich zustimmen wird.

VI. Mögliche Handlungsoptionen für die Behandlung von Lisa S.

Bisher haben wir einen klassischen moralischen Konflikt beschrieben: Die Respektierung der Wünsche der Patientin würde ihr Leben gefährden; die Pflicht, Leben zu erhalten, würde hingegen ihre Autonomie verletzen. Wie oben erwähnt, stellen sich auf den ersten Blick also zwei sich gegenseitig ausschließende Handlungsoptionen: Behandlungsverzicht und somit Palliation oder Kuration und somit Zwangstherapie.

Im Fall von Lisa S. sind ihre Gesundheit und ihr Leben signifikant gefährdet. Um zu entscheiden, ob dabei ein Zwangseingriff zur Vermeidung einer möglichen Selbstgefährdung gerechtfertigt wäre, ist nun die Evaluation der Krankheitseinsicht von größter Bedeutung. Die Krankheitseinsicht ist, wie oben erwähnt, der zentrale Aspekt, anhand dessen die Einwilligungsfähigkeit anzuzweifeln und die paternalistische Maßnahme zu rechtfertigen wäre.

---

28 Silber, Thomas J.: "Treatment of Anorexia Nervosa Against the Patient's Will: Ethical Considerations". *Adolescent Medicine State of the Art Reviews* 22, 2011, S. 283–288.

29 Fost, Norman: "Food for Thought: Dresser on Anorexia Nervosa". *Wisconsin Law Review* 2, 1984, S. 375–384.

Die Äußerung von Lisa S. nicht zu mager zu sein, ist ein Hinweis auf eine möglicherweise fehlende Krankheitseinsicht aufgrund ihrer Körperschema-Störung. Auch in weiteren Gesprächen mit verschiedenen Fachpersonen zur sorgfältigen Absicherung der fehlenden Krankheitseinsicht versichert die Patientin ausdrücklich, sich aus ihrer Sicht weder in Lebensgefahr zu befinden, noch sich krank zu fühlen oder irgendeine Form der Behandlung zu benötigen. Zusätzlich berichten die Eltern, dass die Patientin bei höherem Gewicht jeweils einsichtiger gewesen sei. Es kann somit davon ausgegangen werden, dass in diesem Fall die Einwilligungsfähigkeit gemäß den oben genannten Kriterien nicht gegeben ist.[30] Es könnte deshalb in diesem Fall gerechtfertigt sein, das von den Angehörigen und des Behandlungsteams erhoffte zukünftige Wohl der Patientin in den Vordergrund zu stellen, sie also auch gegen ihren Willen zu sedieren und künstlich zu ernähren, um dann bei einem höheren Körpergewicht ihre Einwilligungsfähigkeit erneut zu beurteilen und sie nach ihrer Meinung hinsichtlich der Behandlung zu fragen.

Diese Option scheint in Übereinstimmung mit vergangenen Fällen zu stehen. So hat beispielsweise das Oberlandesgericht München in einer Urteilsbegründung im Jahr 2004 ausgeführt, dass

> bei einem BMI unter 13 [kg/m^2] […] von einer akut lebensbedrohlichen Situation auszugehen [sei], die grundsätzlich therapeutisch angegangen werden müsse. Aus juristischer Sicht wäre es also in vorliegender Entscheidungssituation angeraten, auf jeden Fall zusätzlich eine vormundschaftsgerichtliche Einschätzung zu erbitten, um der ärztlichen Verpflichtung gegenüber dem Wohl der Patientin ausreichend nachzukommen.[31]

Trotzdem stellt sich im hier vorgestellten Fall die Frage, welchen medizinischen Nutzen eine Zwangsernährung hätte, wenn die Patientin mit der vorgeschlagenen Therapie nicht einverstanden ist. Die Verhältnismäßigkeit einer solchen Maßnahme muss vor jedem Eingriff neu beurteilt werden. Im vorliegenden Fall ist sie insbesondere deshalb in Frage gestellt, weil für eine Zwangsernährung eine Sedierung notwendig ist; eine solche Sedierung kann jedoch aufgrund des schlechten Allgemeinzustands der Patientin auch zum Tod führen. Dieses Argument spräche aus medizinischen Gründen gegen die Durchführung der Zwangsernährung unter Sedierung. Zudem besteht bei Zwangsernährung, wie oben erwähnt, die Gefahr von Pneumonien oder eines *Refeeding*-Syndroms.

---

30 Grisso / Appelbaum.

31 Schmitz, Dagmar / Ernst, Jean-Philippe: „Kommentar II zum Fall: Behandlungsabbruch bei Anorexie?" *Zeitschrift für Ethik in der Medizin* 22, 2010, S. 135–137. In der Schweiz wäre die Kindes- und Erwachsenenschutzbehörde KESB einzubeziehen.

Einerseits wären also Zwangsmaßnahmen angesichts der zweifelhaften Einwilligungsfähigkeit ethisch gerechtfertigt, andererseits sind sie medizinisch möglicherweise unverhältnismäßig bzw. in der Abwägung aller Optionen nutzlos und somit wiederum ethisch nicht zu rechtfertigen. Sollen also aufgrund des fraglichen Nutzens und wegen der oben skizzierten Gefahren einer Zwangsernährung bei Lisa S. alle kurativen Maßnahmen abgebrochen und auf eine rein palliative Betreuung umgestellt werden? Nach Lopez, Jager und Feinstein kann eine kurative Behandlung bei Vorliegen folgender Kriterien als nutzlos („*futile*") beurteilt werden: 1. Eine schlechte Prognose; 2. fehlende nachhaltige Wirkung indizierter und kompetenter Behandlungen; 3. kontinuierliche physische und psychische Zustandsverschlechterung; und 4. Anzeichen einer unaufhaltbaren terminalen Entwicklung.[32]

Zwar treffen die ersten drei Kriterien auf den Fall von Lisa S. zu. Dennoch ist eine sofortige Umstellung von kurativen Maßnahmen auf eine rein palliative Betreuung nicht zu empfehlen, da nach wie vor eine kleine Chance auf Heilung besteht und es sich somit nicht um eine unaufhaltbare terminale Entwicklung handelt (Kriterium 4). Hinsichtlich der Palliativbehandlung von Anorexie-Patientinnen sind Schmitz und Ernst[33] mit Verweis auf die existierende Literatur zum Thema der Auffassung, dass diese in der Regel erst bei einem mindestens 10- bis 15-jährigen Krankheitsverlauf und einem höheren Lebensalter der Patientinnen gerechtfertigt ist, da die Prognose zu einem früheren Zeitpunkt nicht der von typischen Palliativpatienten entspricht. Die 19-jährige Lisa S. fällt nicht in diese Kategorie.

Wir möchten eine mögliche Alternative zu den bisher beschriebenen klassischen Entscheidungspfaden, die sich zwischen Zwangstherapie und palliativer Therapie bewegen, aufzeigen. Trotz der scheinbar fehlenden Krankheitseinsicht und der – laut Lehrbuch – damit fehlenden Einwilligungsfähigkeit, möchten wir die Möglichkeit diskutieren, dass Lisa S. angesichts eines sehr schwerwiegenden Verlaufs ihrer Krankheit dennoch eine wohlabgewogene Entscheidung treffen kann.

Zunächst möchten wir festhalten, dass die *Anorexia nervosa* unheilbar und mit einer dauerhaft schlechten Lebensqualität verbunden sein kann. Der Fall von Lisa S. scheint sehr schwerwiegend zu sein; alle Therapieversuche sind bisher weitestgehend erfolglos geblieben. In ihrem Fall verläuft also trotz vieler Behandlungsversuche die Erkrankung chronisch, die Lebensqualität ist zunehmend

32 Lopez, Amy / Jager, Yoel / Feinstein, Robert E.: "Medical Futility and Psychiatry: Palliative Care and Hospice Care as a Last Resort in the Treatment of Refractory Anorexia Nervosa". *International Journal of Eating Disorders* 43(4), 2010, S. 372–377.

33 Schmitz / Ernst.

schlecht, und die Patientin äußert sich dahingehend, lebensverlängernde, potentiell kurative Therapien nicht mehr weiter fortführen zu wollen. Dies kann, unserer Meinung nach, auch als eine wohlabgewogene Entscheidung im Hinblick auf eine Therapiezieländerung gelten.[34]

Doch muss die Respektierung ihrer Autonomie nicht zwangsläufig in einem Therapieverzicht, bzw. palliativer Therapie und möglichem Tod münden. Bei erneutem Blick auf die Fallbeschreibung wird deutlich, dass es Lisa S. größter Wunsch ist, endlich in Ruhe gelassen zu werden, was den Umgang mit ihrem Körper angehe. Falls sie wegen ihres Gewichts in akute Lebensgefahr gerate, nehme sie lieber den Tod in Kauf, als sich ein weiteres Mal therapieren zu lassen.

Lisa S. wünscht sich also nicht den Tod oder eine palliative Therapie, sondern sie nimmt den Tod in Kauf, um nicht weiter behandelt zu werden. Dies lässt darauf schließen, dass sie den Eindruck hat, es gäbe nur eine Zwangstherapie oder eine palliative Therapie als Handlungsoptionen.

Möglicherweise ist jedoch in der vorliegenden Situation ein kreativer Mittelweg zwischen explizit kurativem und explizit palliativem Ziel zu suchen.[35] Der massive Eingriff in ihre Freiheit durch eine Zwangsbehandlung, die problematische Verhältnismäßigkeit der Maßnahme und vor allen Dingen die Willensäußerung der chronisch kranken Patientin sprechen dafür, zusammen mit der Patientin und ihren Eltern eine mögliche Umstellung auf alternative Maßnahmen zu evaluieren.[36] Eine solche alternative Maßnahme könnte zunächst einmal in einem veränderten therapeutischen Setting bestehen, in dem die Patientin zwar noch immer begleitet, aber nicht zur Gewichtszunahme gedrängt oder gar gezwungen wird.[37] Das Ziel ist nicht die palliative Therapie, sondern die Ermöglichung einer möglichst guten Lebensqualität mit der Option, neue Kräfte zu erlangen, und die Respektierung von Lisa S.' Wünschen hinsichtlich der therapeutischen Begleitung, also einer Zurückhaltung aller therapeutischen Versuche, ihr Essverhalten zu ändern. Zentral wäre dabei, dass Lisa S. dennoch jederzeit die Möglichkeit hätte, von solch einer zurückhaltenden Behandlungsstrategie wieder auf eine explizit kurative Therapie mit dem Ziel einer Gewichtszunahme umzusteigen.[38]

---

34 Wild, Verina / Krones, Tanja.: „Kommentar I zum Fall: Behandlungsabbruch bei Anorexie?“ *Zeitschrift für Ethik in der Medizin* 22, 2010, S. 133–144.

35 Trachsel, Manuel et al.: "Compulsory Treatment in Chronic Anorexia Nervosa by All Means? Searching for a Middle Ground between a Curative and a Palliative Approach". *American Journal of Bioethics* 15(7), 2015.

36 Ibid.

37 Ibid.

38 Ibid.

Bisher haben wir eine Abwägung zwischen dem Respekt vor der Autonomie der Patientin und Wohltun aus Sicht der Angehörigen und des Behandlungsteams vorgenommen. Es ist dabei unerwähnt geblieben, dass die Weiterführung der bisherigen Behandlungsversuche auch das ethische Prinzip der Gerechtigkeit tangiert.[39] Die Patientin nimmt sehr viele personelle Ressourcen der Station in Anspruch, die damit nicht zur Behandlung anderer Patienten zur Verfügung stehen, ohne oder nur mit geringer Aussicht auf einen Behandlungserfolg.

VII. Fazit

Wir stehen also einer komplexen Entscheidungssituation gegenüber, die verschiedene Prinzipien tangiert. Es ist aus unserer Sicht nicht möglich, eine generalisierbare, an oben aufgeführte Kriterien angelehnte Antwort auf den Fall von Lisa S. zu finden. Stattdessen möchten wir für die Suche nach kreativen, individuellen Lösungsmöglichkeiten plädieren, um dieser Situation gerecht zu werden. Dafür sind beispielsweise strukturierte Instrumente der ethischen Entscheidungsfindung im Team wie ein gemeinsames Brainstorming ein hilfreicher Ansatz. Hier zeigt sich des Öfteren, dass sich neben den zunächst konfliktbeladenen Lösungswegen mit zwei sich ausschließenden Handlungsoptionen weitere Alternativen ergeben, die sowohl eine bestmögliche Abwägung relevanter Prinzipien als auch eine gangbare Lösung für die Situation darstellen. So wäre eine „zurückhaltende Therapie auf Probe" in einer anderen Institution möglicherweise ein dritter Weg, auf den sich das Behandlungsteam mit der Patientin und ihren Eltern verständigen könnte.[40] Je nach Verlauf müsste entschieden werden, wie weit sich begleitende Therapeutinnen und Therapeuten zurückziehen sollten. Durch diese Maßnahmen könnte man versuchen, die Patientin zu entlasten und ihr die Möglichkeit geben, sich über ihren weiteren Weg klar zu werden – um im besten Fall wieder Lebenskraft beziehungsweise Therapiemotivation zu schöpfen. Gleichzeitig bliebe dabei die Wiederaufnahme eines kurativen therapeutischen Vorgehens mit einer langsamen Steigerung des Körpergewichts, medikamentöser Unterstützung und begleitender intensiver Psychotherapie als Option erhalten.

VIII. Literatur

Aardema, Frederick / O'Connor, Kieron: "The Menace Within: Obsessions and the Self". *International Journal of Cognitive Therapy* 21, 2007, S. 182–197.

39 Beauchamp / Childress.

40 Trachsel et al. 2015; Wild / Krones.

Beauchamp, Tom L. / Childress, James F.: *Principles of Biomedical Ethic*. Oxford University Press: New York 2013.

Berghmans, Ron: "Capacity and Consent". *Current Opinions in Psychiatry* 14, 2011, S. 491–499.

Birmingham, C. Laird et al.: "The Mortality Rate from Anorexia Nervosa". *International Journal of Eating Disorders* 38(2), 2005, S. 143–146.

Blinder, Barton J. / Cumella, Edward J. / Sanathara, Visant, A.: "Psychiatric Comorbidities of Female Inpatients with Eating Disorders". *Psychosomatic Medicine* 68(3), 2006, S. 454–462.

Buchanan, Allen E. / Brock, Dan W.: *Deciding for Others: The Ethics of Surrogate Decision Making*. Cambridge University Press: Cambridge 1989.

Dworkin, Gerald: "Paternalism". In: Talta, Edward D. (Hrsg.): *The Stanford Encyclopedia of Philosophy*. 2014, retrieved 30.01.2015, from http://plato.stanford.edu/entries/paternalism/.

Engelhardt, H. Tristram Jr: "Advance Directives and the Right to Be Left Alone". In: Hackler, Chris / Moseley, Ray / Vawter, Dorothy E. (Hrsg.): *Advance Directives in Medicine*. Praeger: New York 1989, S. 141–154.

Faden, Ruth R. / Beauchamp, Tom L.: *A History and Theory of Informed Consent*. Oxford University Press: New York 1986.

Feinberg, Joel: "Legal Paternalism". *Canadian Journal of Philosophy* 1(1), 1971, S. 105–124.

Fichter, Manfred M. / Quadflieg, Norbert / Hedlund, Susanne: "Twelve-Year Course and Outcome Predictors of Anorexia Nervosa". *International Journal of Eating Disorders* 39(2), 2006, S. 87–100.

Fost, Norman: "Food for Thought: Dresser on Anorexia Nervosa". *Wisconsin Law Review* 2, 1984, S. 375–384.

Frauenknecht, Sabine: „Schlafstörungen und Essstörungen". In: Lieb, Klaus / Frauenknecht, Sabine / Brunnhuber, Stefan (Hrsg.): *Intensivkurs Psychiatrie und Psychotherapie*. Elsevier: München 2008, S. 337–367.

Graubner, Bernd: ICD-10-GM 2015 *Alphabetisches Verzeichnis: Internationale statistische Klassifikation der Krankheiten und verwandter Gesundheitsprobleme*. Deutscher Ärzte-Verlag: Köln 2014, Kapitel F50.0.

Grisso, Tom / Appelbaum, Paul S: *Assessing Competence to Consent to Treatment: A Guide for Physicians and Other Health Professionals*. Oxford University Press: New York 1998.

Hermann, Helena / Trachsel, Manuel / Biller-Andorno, Nikola.: "Physicians' Personal Values in Determining Medical Decision-Making Capacity: A Survey Study". *Journal of Medical Ethics*, accepted for publication.

Konstantakopoulos, George et al.: "Insight in Eating Disorders: Clinical and Cognitive Correlates". *Psychological Medicine* 41(9), 2011, S. 1951–1961.

Lopez, Amy / Jager, Yoel / Feinstein, Robert E.: "Medical Futility and Psychiatry: Palliative Care and Hospice Care as a Last Resort in the Treatment of Refractory Anorexia Nervosa". *International Journal of Eating Disorders* 43(4), 2010, S. 372–377.

Moye, Jennifer / Marson, Daniel C.: "Assessment of Decision-Making Capacity in Older Adults: an Emerging Area of Practice and Research". *The Journals of Gerontology Series B: Psychological Sciences and Social Sciences* 62, 2007, S. 3–11.

Oldershaw, Anna et al: "Emotional Theory of Mind and Emotional Awareness in Recovered Anorexia Nervosa Patients". *Psychosomatic Medicine* 2(1), 2010, S. 73–79.

Ramsay, Rosalind et al.: "Compulsory Treatment in Anorexia Nervosa. Short-Term Benefits and Long-Term Mortality". *British Journal of Psychiatry* 175, 1999, S. 147–153.

Sato, Yasuhiro et al.: "Neural Basis of Impaired Cognitive Flexibility in Patients with Anorexia Nervosa". *PLOS ONE* 8(5), 2013, e61108.

Schmitz, Dagmar / Ernst, Jean-Philippe: „Kommentar II zum Fall: Behandlungsabbruch bei Anorexie?" *Zeitschrift für Ethik in der Medizin* 22, 2010, S. 135–137.

Schweizerische Akademie der Medizinischen Wissenschaften SAMW: *Zwangsmassnahmen in der Medizin. Medizinisch-ethische Richtlinien.* SAMW: Basel 2005.

Silber, Thomas J.: "Treatment of Anorexia Nervosa Against the Patient's Will: Ethical Considerations". *Adolescent Medicine State of the Art Reviews* 22, 2011, S. 283–288.

Trachsel, Manuel et al.: "Compulsory Treatment in Chronic Anorexia Nervosa by All Means? Searching for a Middle Ground between a Curative and a Palliative Approach". *American Journal of Bioethics* 15(7), 2015, S. 55–56.

Trachsel, Manuel / Hermann, Helena / Biller-Andorno, Nikola.: „Urteilsfähigkeit: Ethische Relevanz, konzeptuelle Herausforderung und ärztliche Beurteilung". *Swiss Medical Forum* 14(11), 2014, S. 221–225.

Trachsel, Manuel / Mitchell, Christine / Biller-Andorno, Nikola: "Advance Directives Between Respect for Patient Autonomy and Paternalism". In: Lack, Peter / Biller-Andorno, Nikola / Brauer, Susanne (Hrsg.): *Advance Directives.* (International Library of Ethics, Law, and the New Medicine 54). Springer Science+Business Media: Dordrecht 2013, S. 169–179.

Wild, Verina / Krones, Tanja.: „Kommentar I zum Fall: Behandlungsabbruch bei Anorexie?" *Zeitschrift für Ethik in der Medizin* 22, 2010, S. 133–144.

I. Beschreibungshinsichten

C) Praktiken des Willens

Thorsten Moos

Wollen machen

Die Rolle von Klinikseelsorgenden in Praktiken des Willens

In diesem Band werden drei verschiedene Perspektiven auf den Willen eingenommen.[1] Zum einen wird der Wille am Ort des Individuums aufgesucht. In anthropologischem Interesse sind dazu Einsichten der Philosophie, der Psychiatrie, der Psychologie und der Phänomenologie zusammengeführt. Zum anderen werden unter der Überschrift „Systemstelle des Willens" die Funktionen untersucht, die der Wille insbesondere für das Recht, aber auch für das Medizinsystem erfüllt. Die dritte Perspektive ist überschrieben mit „Praktiken des Willens" und bedient sich hauptsächlich kultur- und sozialwissenschaftlicher Zugänge. Hier wird nicht gefragt, was der Wille sei oder leiste, sondern wie das Gefüge an sozialen Praktiken beschaffen ist, in dem Willensentschlüsse („Wollen"[2]) abgefordert, kommuniziert und in Geltung gehalten werden. Zu dieser dritten Sektion sollen einige Einsichten aus einer empirischen Studie beitragen, die sich mit der Beteiligung von Klinikseelsorgerinnen und -seelsorgern an Praktiken des Willens im Krankenhaus befasst hat. Das ist ein spezieller Fokus, der gleichwohl eine Reihe von allgemeinen Einsichten über die sozialen Praktiken des Willens eröffnet.

Es sei vorausgeschickt, dass hierbei von einem Nebeneinander der Perspektiven im strengen Sinne ausgegangen wird. Wenn von Praktiken des Willens die Rede ist, dann ist damit nicht impliziert, dass eine anthropologische Rede vom Willen hinfällig wäre, weil dieser nun als Epiphänomen sozialer Routinisierungen oder als „mentalistisches" Missverständnis entlarvt sei, und dass demzufolge eine

---

1 Vergleiche dazu die Einleitung zu diesem Band. Ich danke sehr herzlich den Mitgliedern der Arbeitsbereiche „Religion, Recht und Kultur" sowie „Theologie und Naturwissenschaften" an der Forschungsstätte der Evangelischen Studiengemeinschaft (FEST) in Heidelberg für eine Fülle hilfreicher Anregungen zu einer früheren Version dieses Beitrags.

2 Im Folgenden wird nicht zwischen „Wollen" und „Willen" unterschieden, da es um konkrete Vollzüge des Wollens bzw. der Generierung eines Willens (d.h. von etwas, das gewollt wird) geht. Essenzialistische Annahmen von einer wollenden Instanz „im" Menschen („Willen") sind dafür nicht nötig.

mit Rekurs auf den Willen vorgenommene Übertragung von Verantwortungslasten im Medizin- oder Rechtssystem als illegitim zu gelten hätte.[3] Zunächst ist lediglich behauptet, dass der Wille als sozialer Tatbestand nicht hinreichend begriffen ist, wenn die Praktiken der Generierung von und der Behaftung auf den Willen unberücksichtigt bleiben. Ethische Anfragen ergeben sich erst, wenn die schwierige Frage nach dem Passungsverhältnis von Anthropologie, Systemstellen und Praktiken des Willens gestellt wird; dazu einige Bemerkungen am Schluss.

Der Beitrag gliedert sich wie folgt: Nach einer theoretischen Hinführung zu den Forschungskontexten (I.) und zu Praktiken des Patientenwillens (II.) wird knapp die Anlage der Studie dargestellt (III.), auf deren Resultate sich das Folgende stützt. Im Zentrum des Beitrages steht empirisches Material zur Beteiligung von Klinikseelsorgenden an Willenspraktiken (IV.). Anschließend werden die Willenspraktiken in einen größeren Kontext von Praktiken der Personalisierung in der Klinik gestellt (V.), bevor ein kurzes Fazit gezogen wird (VI.).

I. Forschungskontexte

In groben Zügen seien die Forschungskontexte skizziert, in denen das Interesse an den Praktiken des Willens steht. Hierzu gehört zuerst die Theorie sozialer Praktiken, wie sie etwa Andreas Reckwitz entfaltet hat.[4] Diese Theorie verdankt sich dem Versuch, das Gegenüber von strukturalistischen Sozialtheorien einerseits, handlungstheoretischen Sozialtheorien andererseits zu überwinden. Während strukturalistische Zugänge nach der objektiven Grammatik sozialer Beziehungen suchen, die als solche dem individuellen Akteur nicht präsent ist, fragen handlungstheoretische Ansätze nach dem individuellen Sinnverstehen als Bedingung des Handelns und der sozialen Interaktion.[5] Dieser vermeintliche Antagonismus soll – anschließend an Theodore Schatzkis Praxistheorie – mittels einer Kulturtheorie sozialer Praktiken

3 So kann insbesondere nach anthropologischen Voraussetzungen für den Erfolg von Willenszuschreibungspraktiken gefragt werden.

4 Cf. Reckwitz, Andreas: „Grundelemente einer Theorie sozialer Praktiken. Eine sozialtheoretische Perspektive". *Zeitschrift für Soziologie* 32, 2003, S. 282–301, sowie id.: *Die Transformation der Kulturtheorien. Zur Entwicklung eines Theorieprogramms*. Velbrück: Weilerswist 2000; Schmidt, Robert: *Soziologie der Praktiken. Konzeptionelle Studien und empirische Analysen*. Suhrkamp: Frankfurt a. M. 2012. Siehe dazu auch den Beitrag von Monica Heintz in diesem Band.

5 Auf der objektiven (Struktur-)Seite kommen für Reckwitz Namen wie Claude Levi-Strauss, Ulrich Oevermann, Michel Foucault und Pierre Bourdieu zu stehen, während auf der subjektiven (Verstehens-)Seite etwa Alfred Schütz, Erving Goffman, Clifford Geertz und Charles Taylor genannt werden.

überstiegen werden. Bei Praktiken handelt es sich um körperliche Verhaltensroutinen, die zu Wissensordnungen in Beziehung stehen.[6] In ihnen verkörpern sich kollektive Sinnmuster und praktisches Wissen. Soziale Praktiken sind mithin kein Handeln aus einem planenden Personzentrum heraus, sondern kulturell typisierte Routinen. Gleichwohl folgen sie keiner den Akteuren prinzipiell entzogenen Tiefengrammatik des Sozialen, sondern lassen sich hinsichtlich der in sie eingelassenen Ordnungen des Wissens, etwa der Modelle der in ihnen formierten Gegenstände, befragen. Sie weisen eine „Doppelstruktur als materiale Körperbewegungen und als implizite Sinnstruktur" auf.[7] In diesem Sinne lässt sich der Patientenwille als Schnittpunkt eines Bündels von Routinen in der Klinik verstehen, die ein Wissen darum beinhalten, was der Wille sei. Dabei handelt es sich nicht nur um abfragbares propositionales Wissen, nach dem Akteure bewusst handeln („*knowing that*"), sondern auch um ein in die Praktiken eingelassenes, implizites Wissen („*knowing how*").[8]

Dazu kommt ein Weiteres: Sozial- und Kulturwissenschaften suchen in jüngerer Zeit verstärkt nach „*agency*": Gegen einen Determinismus sozialer Strukturen richtet sich der Blick auf Individuen und deren „Mitspielfähigkeit".[9] Gerade im Kontext von Praxistheorien, die Verhalten personal „dezentrieren",[10] ist es interessant, unter welchen kulturellen und sozialen Voraussetzungen Menschen sich und andere eben doch als zentrierte Urheber planvollen Tuns, als *Subjekte*, behandeln. Gefragt wird also nach „Praktiken der Subjektivierung".[11] Das in ihnen eingelassene Wissen umfasst insbesondere „Subjektformen": kulturell typisierte

---

6 Soziale Praktiken sind „sozial geregelte, kulturell typisierte und organisierte Bündel menschlicher Aktivitäten, die sich in der Zeit entfalten", Alkemeyer, Thomas: „Subjektivierung in sozialen Praktiken. Umrisse einer praxeologischen Analytik". In: id. / Budde, Gunilla / Freist, Dagmar (Hrsg.): *Selbst-Bildungen. Soziale und kulturelle Praktiken der Subjektivierung*. transcript: Bielefeld 2013b, S. 33–68, 44.

7 Reckwitz, Andreas: „Praktiken und Diskurse. Eine sozialtheoretische und methodologische Relation". In: Kalthoff, Herbert / Hirschauer, Stefan / Lindemann, Gesa (Hrsg.): *Theoretische Empirie. Zur Relevanz qualitativer Forschung*. Suhrkamp: Frankfurt a. M. 2008, S. 188–209, 196 (Hervorhebung entfernt).

8 Zum impliziten Wissen vergleiche Polanyi, Michael: *Implizites Wissen*. Suhrkamp: Frankfurt a. M. 1985[1966].

9 Alkemeyer, Thomas: „Einleitung". In: id. / Budde, Gunilla / Freist, Dagmar (Hrsg.): *Selbst-Bildungen. Soziale und kulturelle Praktiken der Subjektivierung*. Transcript: Bielefeld 2013a, S. 9–30, 18. Zur Heuristik des Spiels in der Praxistheorie cf. Schmidt.

10 Alkemeyer 2013b, 53.

11 Alkemeyer, Thomas / Budde, Gunilla / Freist, Dagmar (Hrsg.): *Selbst-Bildungen. Soziale und kulturelle Praktiken der Subjektivierung*. Transcript: Bielefeld 2013.

Räume normativer Erwartungen, in denen sich ein Individuum auf akzeptable Weise einrichten muss, um als Subjekt – näherhin: als „Bürger“, „Sportlerin“, „Wissenschaftler“ – anerkennungsfähig zu sein.[12] So gehört zu den Praktiken der Subjektivierung als „Patient/Patientin“ auch der Erwartungskomplex „Patientenwille“, der im Folgenden untersucht werden soll. Der Wille ist mithin ein zentrales Element der Mitspielfähigkeit, in der sich eine Patientin im Feld der Medizin für andere und ggf. für sich als Subjekt zeigt.

An dieser Stelle besteht Anschluss zur im ersten Teil dieses Bandes verhandelten Frage, wie der Wille aus der Perspektive derer aussieht, die sich als wollend erleben. Hier können Beschreibungen der Phänomenologie des Willens rezipiert werden, wie sie auf unterschiedliche Weise Thomas Fuchs und Theda Rehbock entworfen haben.[13] Dabei wird in praxistheoretischer Perspektive zu beachten sein, dass die Formen des Selbsterlebens des Wollens jeweils ihre konkreten historischen und kulturellen Orte haben. Sie sind zu beschreiben „als soziale Anforderungen und Produkte historisch und kulturell spezifischer Praxiskomplexe“.[14] So ist der Wille im Kontext bürgerlicher Praktiken der Selbstbefragung, etwa des Tagebuchschreibens, anders zu beschreiben als der Wille im Kontext ökonomisch codierter Praktiken des Auswählens auf „Märkten“ oder eben im medizinischen Feld.[15] Insofern ist das Interesse an Praktiken des Willens den Leitgedanken einer historischen Anthropologie verpflichtet.[16] Auch die Anthropologie des Willens, wie sie 2010 in einem Band von Keith Murphy und Jason Throop aus Stanford angedacht wurde,[17] teilt diese Voraussetzung. Anknüpfend an Praxistheorie und psychokulturelle Anthropologie fragt sie kulturvergleichend, in welchem Sinne und in welchen Praktiken Individuen sich vor sich selbst und vor anderen in verschiedenen kulturellen Kontexten als wollend zeigen.

---

12 Alkemeyer 2013a, 18f.

13 Vergleiche Fuchs, Thomas: *Leib und Lebenswelt. Neue philosophisch-psychiatrische Essays.* (Die graue Reihe 51). SFG: Kusterdingen 2008; Rehbock, Theda: „Wie kann ich wissen, was du willst? Zur Bedeutung sprachlicher und leiblicher Kommunikation in ethischer Hinsicht“. In: Leeten, Lars (Hrsg.): *Moralische Verständigung. Formen einer ethischen Praxis.* Alber: Freiburg et al. 2013, S. 171–208. Siehe dazu auch die Beiträge im ersten Teil dieses Bandes.

14 Reckwitz 2003, 296.

15 Cf. Dülmen, Richard van: *Die Entdeckung des Individuums. 1500–1800.* (Europäische Geschichte). Fischer: Frankfurt a. M. 2002, 97–105.

16 Vergleiche Tanner, Jakob: „Historische Anthropologie“. In: Bohlken, Eike / Thies, Christian (Hrsg.): *Handbuch Anthropologie.* Metzler: Stuttgart / Weimar 2009, S. 147–156.

17 Murphy, Keith M. / Throop, C. Jason: *Toward an Anthropology of the Will.* Stanford University Press: Stanford 2010.

Auch an die im zweiten Teil des Bandes verhandelte Frage nach der „Systemstelle“ des Willens besteht Anschluss. In diesem Zusammenhang ist insbesondere der Forschungskontext einer Empirie von Entscheidungsprozessen einschlägig, wie sie etwa Armin Nassehi u. a. für klinische Ethikkommitees erhoben haben.[18] Diese Perspektive stellt die institutionen- und organisationstheoretischen Aspekte bereit, die für die Praktiken des Willens im spezifischen Kontext eines modernen Krankenhauses zu beachten sind. So lässt sich fragen, welche Leistungen die Willenspraktiken für das Funktionieren der Organisation erbringen, wie sie durch organisatorische Erfordernisse mitgeformt werden, und welche Spannungen zwischen dem Eigensinn sozialer Praktiken und systemischen Erfordernissen auftreten. Zugespitzt gefragt: An welcher Stelle benötigen ‚subjektlose‘ Strukturen des Krankenhauses wollende Subjekte und welche Subjektform brauchen sie? Im Blick ist hier also das „wechselseitige Konstitutionsverhältnis von [...] kulturellen Praktiken und sozialen Strukturen“.[19]

Zusammengenommen ergeben diese Forschungskontexte keine bruchlose Theorie,[20] sondern stecken allenfalls das Feld der Beschreibungsformen ab, denen sich eine praxistheoretische Analyse des Patientenwillens zu bedienen hätte. Im Folgenden kann es nur darum gehen, diese „Such- und Findestrategien“[21] in explorativer Absicht zu testen. Es soll also versuchsweise der Patientenwille im Kontext von Praktiken der Subjektivierung analysiert werden: als ein Bündel von institutionell gestützten Verhaltensroutinen, in die Wissen um die Subjektform der wollenden Patientin eingelassen ist.

II. Praktiken des Patientenwillens

Der Patientenwille gewinnt in der Klinik in unterschiedlichen Praktiken Gestalt. Dazu gehören zum einen Praktiken der Generierung von Wollen, also der Erzeugung von willensförmigen Entscheidungen: die Beratung und Befragung, die Einholung eines *informed consent*, aber auch die Feststellung eines mutmaßlichen oder natürlichen Willens. Zum anderen gehören dazu Praktiken der Behaftung auf Gewolltes: die Kenntnisnahme einer unterzeichneten Einwilligungserklärung, die Auslegung und Exekution einer Patientenverfügung, der Fremd- oder Selbstvorwurf oder auch die gerichtliche Prüfung der Haltbarkeit einer abgegebenen

18 Vergleiche Nassehi, Armin: „Die Praxis ethischen Entscheidens. Eine soziologische Forschungsperspektive“. *Zeitschrift für medizinische Ethik* 52, 2006, S. 367–377.

19 Tanner 2009, 148.

20 Schon die Praxistheorien sind untereinander uneinheitlich (cf. Reckwitz 2003, 289).

21 Reckwitz 2008, 195.

Willenserklärung. Im Folgenden stehen die Praktiken der Generierung des Willens im Zentrum. Sie sind vielfältig: Der Patient wird direkt befragt; ein Fragebogen wird vorgelegt und unterschrieben; Patienten beraten sich mit anderen; Angehörige werden ins Arztzimmer gebeten; eine ethische Fallbesprechung wird durchgeführt. Praktiken der Willensgenerierung zeichnen sich in der Regel durch folgende Momente aus:

1. Eine Entscheidungssituation wird hergestellt: Verschiedene als gegeben verstandene Optionen und deren Konsequenzen werden aufgezeigt; die Notwendigkeit und in der Regel auch eine gewisse Dringlichkeit der Entscheidung werden benannt; eine Unterbrechung der routinierten Abfolge von Behandlungen wird angezeigt (durch die Änderung des ärztlichen Habitus, durch den Wechsel des Raumes, durch die Hinzuziehung anderer Personen etc.).
2. Damit ist eine spezifische Zeitstruktur verbunden: Die Entscheidung wird als punktuell zu fällen verstanden (Zeit des Willensentschlusses); darauf folgt eine begrenzte Zeit der Umsetzung und eine unbegrenzte Zeit, bei der Entscheidung behaftet werden zu können.[22]
3. Unterschiedliche Subjektpositionen werden zugewiesen: die des wollenden Subjekts selbst; die der Beratenden; die derjenigen, die im Nachhinein das Gewollte umzusetzen haben. Hier zeigt sich eine Pointe der praxistheoretischen Perspektive: Der Fokus liegt nicht darauf, dass gegebene Subjekte bestimmte Praktiken durchführen, sondern umgekehrt darauf, dass Praktiken mit bestimmten Subjektpositionen einhergehen.[23] *Keine* Subjektposition ist in der Regel vorgesehen für die Erzeugung von Entscheidungssituationen (siehe 1.). Entscheidungen „stehen an", entsprechende Alternativen gelten als gegeben. Es obliegt den (ärztlichen) Experten, dieses Gegebene anzuzeigen.[24]

---

22 Verschiedentlich wird auf den „Präsentismus" der Praxistheorie hingewiesen, also darauf, dass Praktiken Vollzüge im Hier und Jetzt seien, denen gerade das finale, auf Zukunft ausgerichtete Moment des Handelns fehle (cf. Moreira, Tiago: „Now or later? Individual disease and care collectives in the memory clinic". In: Mol, Annemarie et al. (Hrsg.): *Care in Practice. On Tinkering in Clinics, Homes and Farms*. transcript: Bielefeld 2010, S. 119–140, 135). Es ist aber nicht einzusehen, dass zu den den Praktiken unterliegenden Wissensordnungen prinzipiell nicht das Wissen um auch spezifische, möglicherweise sehr komplexe Zeitstrukturen gehören kann, das die Abfolge von Praktiken orientiert.

23 Zum Begriff der Subjektpositionen cf. Alkemeyer 2013a, 19.

24 Zum Problem des Zuschnitts von Entscheidungs„menüs" cf. Huber, Lara: „Patientenautonomie als nichtidealisierte ‚natürliche Autonomie'". *Ethik in der Medizin* 18, 2006, S. 133–147, 137 und Gehring, Petra: „Autonomie als Diskursbaustein. Die ‚Informierte

4. Insbesondere wird in einer Willenspraktik ein Subjektstatus im Sinne biographischer, moralischer und rechtlicher Urheberschaft zugeschrieben. „Du willst das" – d.h. insbesondere: Du wirst in Zukunft die sein, die das gewollt hat.[25] Damit ist eine bestimmte Distribution von Verantwortlichkeit verbunden, indem der, der will, als für die Folgen seines Wollens haftbar gesetzt wird. Aus der „chain […] of agency"[26] einer komplexen sozialen Interaktion wird *eine* „agency" ausgezeichnet. „Verantwortungslasten"[27] werden übertragen.
5. Ein Teil der Praktiken der Willenserzeugung setzt voraus, dass die „Einwilligungsfähigkeit" des Willenssubjekts nicht in Zweifel steht, dass also der Patient sich auf akzeptable Weise als wollendes Subjekt darstellt. Interessant in dieser Hinsicht sind jedoch gerade die modifizierten Willenspraktiken, die eintreten, wenn das nicht mehr der Fall ist: wenn etwa der mutmaßliche, der natürliche oder der vorab verfügte Wille ermittelt wird. Es deutet einiges darauf hin, dass die Praktiken der Willensabforderung insbesondere dort ihren Ort haben, wo der Subjektstatus als wollender Patient prekär wird – also gerade an den „Randzonen" des Willens.[28]

Das solcherart ausgezeichnete Bündel von Willenserzeugungspraktiken steht an einem Pol eines Kontinuums klinischer Situationen, dessen anderen Pol ein Behandlungsverlauf bildet, in dem zwar *de lege* der Wille des Patienten zu berücksichtigen ist, aber nie eine Entscheidungssituation mit Willensabforderung ins Werk gesetzt wird. Zwischen diesen beiden Polen liegen Praktiken einer „bloß formal" behandelten Einwilligung, also der Unterzeichnung des Einwilligungsformulars vor einer Operation, deren Notwendigkeit nicht zur Debatte steht, oder die vielen verbalen oder gestischen Einbindungen von Patienten in den Behandlungsverlauf,

---

Einwilligung' unter Machtgesichtspunkten". In: Schnell, Martin W. (Hrsg.): *Pflege und Philosophie. Interdisziplinäre Studien über den bedürftigen Menschen*. Verlag Hans Huber: Bern et al. 2002, S. 23–33; Feuerstein, Günter: „Biopolitische Paradoxien der Patientenautonomie". In: Wiesemann, Claudia / Simon, Alfred (Hrsg.): *Patientenautonomie. Theoretische Grundlagen – Praktische Anwendungen*. mentis: Münster 2013, S. 250–262, 253; 258.

25 Auf die Futur-II-Struktur intentionalen Handelns hat insbesondere Alfred Schütz aufmerksam gemacht. Zur Zeitstruktur des Willens cf. auch Murphy / Throop, S. 37–41.

26 Hollan, Douglas W.: „Afterword: Willing in Context". In: Murphy, Keith M. / Throop, C. Jason (Hrsg.): *Toward an Anthropology of the Will*. Stanford University Press: Stanford 2010, S. 177–196, 183.

27 Feuerstein, 252; Gehring. Cf. auch Beck, Ulrich: *Risikogesellschaft. Auf dem Weg in eine andere Moderne*. Surkamp: Frankfurt a. M. 1986, 218.

28 Dazu cf. die Einleitung zu diesem Band; siehe auch unten.

die mögliche Bühnen für ein Patientenveto etablieren (etwa die Übergabe eines Rezepts, dessen Annahme vom Patienten verweigert werden könnte, oder das kurze Innehalten der Ärztin vor dem Beginn einer invasiven Untersuchung). Solche Situationen sind bei weitem häufiger als die hier behandelte Willensabforderungspraxis.[29] Es ist also deutlich zu unterscheiden zwischen dem Patientenwillen im rechtlichen Sinn, der in allen genannten Situationen als für den Behandlungsverlauf mitentscheidend gilt, und den Praktiken einer expliziten Abforderung eines Willens im emphatischen Sinn, die insbesondere in bestimmten Grenz- und Krisensituationen verortet sind.[30]

Die These ist nun: Der Patientenwille bildet im Kontext des Medizinbetriebs den Schnittpunkt eines Bündels sozialer Praktiken der Erzeugung einer Entscheidungssituation und der Herstellung von Eindeutigkeit in ihr. Den Praktiken der Willensabforderung liegt näherhin ein spezifischer Komplex von Ansprüchen zugrunde, die erfüllt sein müssen, damit ein Individuum als wollende Patientin erscheint:

1. Der Wille bringt Eindeutigkeit in eine multioptionale Situation. Der Patient zeigt sich als ausgerüstet mit einer Vorstellung davon, wie sein weiterer Behandlungsverlauf aussehen soll.
2. Vermöge des Willens lässt sich das kontingente Geschehen auf einen individuellen Urheber zurückführen, der als innengesteuert, nicht seinerseits als ‚von außen' determiniert gilt. Die Patientin zeigt sich als autorisierende Auftraggeberin ihrer künftigen Behandlung.
3. Die Willensbestimmung ist eingepasst in die gesamte Person. Der Wille zeigt sich als authentisch oder stimmig in einem nicht nur kognitiven Sinn. In der Darstellung dieser Passung bewährt sich die Subjektförmigkeit der Patientin als wollendes Subjekt.[31]

---

29 „Will and desire may count for a lot, but they are rarely decisive." (Mol, Annemarie: *The Logic of Care. Health care and the Limits of Choice.* Retrieved 20.11.2015, from gafc.khu.ac.kr/html_2013/scholarship/pdf/2011PBF/3.The%20Body%20and%20Culture.pdf, S. 1–17, 10.) „In the consulting room, patients and professionals tend not to waste too much time separating out desires and possibilities, but talk about them together." (Op. cit., 11)

30 Wiederum hiervon zu unterscheiden ist der (nicht abgeforderte) Wunsch eines Patienten nach einer spezifischen Behandlung, den dieser von sich aus artikuliert.

31 Cf. Fuchs, 336. Zum Problem der Authentizität im medizinethischen Sinne cf. Simon, Alfred / Nauck, Friedemann: „Patientenautonomie in der klinischen Praxis". In: Wiesemann, Claudia / Simon, Alfred (Hrsg.): *Patientenautonomie. Theoretische Grundlagen – Praktische Anwendungen.* mentis: Münster 2013, S. 167–179, 169; 171.

4. Der Wille ist haltbar, d.h. er zeichnet sich durch eine relative Dauerhaftigkeit aus.[32] Daher ist es auch möglich, den Willensentschluss zeitlich zu trennen von der darauffolgenden Umsetzung, etwa bei der Einwilligung in eine bestimmte Operation.

Man hat dieses durch Eindeutigkeit, Urheberschaft, Stimmigkeit und Haltbarkeit charakterisierte Willensmodell als „atomistisches“ oder als „neo-kantianisch-existentialistisches“ Willenskonzept[33] kritisiert und es als empirisch unzutreffend oder als ethisch unangemessen bezeichnet. Behauptet ist hier nicht, dass dieses Willensmodell „wahr“ oder „richtig“ sei, sondern nur, dass es die Willensabforderung in der Klinik strukturiert.[34] Dabei ist offensichtlich, dass dieses Modell mit organisatorischen Erfordernissen (Eindeutigkeit, Bewährbarkeit, Belastbarkeit) korreliert; hier koppelt das *knowing how* der Willenspraktiken an Erfordernisse des Medizinsystems an. Wenn der Patientenwille ermittelt wird, wird also dem Patienten eine hoch voraussetzungsreiche Subjektform zugewiesen. Das Versprechen der Achtung, das mit den Willenspraktiken einhergeht, ist unmittelbar verbunden mit der Erwartung, dieser Subjektform entsprechen zu sollen.[35]

Dass eine Patientin überhaupt einen Willen in diesem Sinne „hat“, wird im „knowing how“ der Willenspraktiken schlicht vorausgesetzt. Es steht lediglich in Frage, *was* sie will, nicht *ob* sie will. Ermittelt werden muss allein der Inhalt der Willensbestimmung. Das Scheitern von Willensprozessen ist nicht vorgesehen.[36]

Simon und Nauck präzisieren diese Anforderung folgendermaßen: Bei inkohärenten Entscheidungen muss eine neue Besprechung stattfinden (in der noch die Inkohärenz ‚authentifiziert‘ werden muss).

32 Das ist mehr als bloße Intentionalität in der Definition autonomer Handlungen bei Beauchamp, Tom L. / Childress, James F.: *Principles of Biomedical Ethics*. Oxford University Press: New York 2009, 101.

33 Cf. Mattingly, Cheryl: „Moral Willing As Narrative Re-Envisioning“. In: Murphy, Keith M. / Throop, C. Jason (Hrsg.): *Toward an Anthropology of the Will*. Stanford University Press: Stanford 2010, S. 50–68, 55.

34 Es ist eine interessante Frage, ob es Praktiken des *shared decision making* gibt, die von einem anderen Willensmodell ausgehen. Dazu cf. Illhardt, Franz Josef: *Die ausgeblendete Seite der Autonomie. Kritik eines bioethischen Prinzips*. (Ethik in der Praxis 27). Lit: Münster 2008.

35 Für ein alternatives Willenskonzept siehe den Beitrag von Cheryl Mattingly in diesem Band.

36 Das gilt auch im Falle eines Entscheidungsverzichts („Doktor, entscheiden Sie!“; dazu cf. Seifart, Carola: „Paradoxer Paternalismus? Widerspricht ein Teilnahmeverzicht am informed consent dem Prinzip der Patientenautonomie?“ In: Wiesemann, Claudia / Simon, Alfred (Hrsg.): *Patientenautonomie. Theoretische Grundlagen – Praktische Anwendungen*.

Selbst wenn Patienten als nichteinwilligungsfähig gelten, sind sie zwar aktual von der Zumutung, sich als wollend zu präsentieren, entlastet. Gleichwohl gilt Entsprechendes für den mutmaßlichen Willen: Auch dieser wird als bestehend vorausgesetzt; offengehalten ist nur die Möglichkeit, dass nicht genügend konkrete Anhaltspunkte vorliegen, ihn inhaltlich zu ermitteln.[37] Der (Patienten-)Wille ist mithin eine hoch anspruchsvolle Erwartung, aus der es für die Beteiligten in der Regel kein Entrinnen gibt.

III. Die Studie „Klinikseelsorge und Ethik"

In den Jahren 2011 bis 2015 wurde an der Forschungsstätte der Evangelischen Studiengemeinschaft (FEST) das empirische Forschungsprojekt „Klinikseelsorge und Ethik" durchgeführt.[38] Das Ziel war zu verstehen, wie Seelsorgerinnen und Seelsorger – also in der Regel Theologinnen und Theologen einer christlichen Konfession, zu deren Aufgaben es gehört, Patienten und Klinikmitarbeitende in Gesprächen zu begleiten – angesichts der stetig steigenden Bedeutung von Ethik im Krankenhaus mit Fragen klinischer Ethik umgehen. Mit den Mitteln qualitativer Sozialforschung und kulturwissenschaftlicher Hermeneutik wurde analysiert, wo Klinikseelsorgende mit Ethik konfrontiert sind, wie sie dabei agieren, in welche Spannungsfelder sie geraten und welche Ressourcen sie zu deren Bewältigung mitbringen. Aufbauend darauf wurde ausgehend von Überlegungen theologischer Ethik und Seelsorgetheorie gefragt, was sie an ethischer Kompetenz ausbilden müssen, um hier angemessen agieren zu können. Die Studie umfasste drei Phasen: Am Beginn stand eine Interviewstudie mit Seelsorgenden an evangelischen Krankenhäusern in Deutschland. In leitfadengestützten Interviews wurden die Interviewpartner

---

mentis: Münster 2013, S. 364–375, 368). Auch hier muss die Patientin mindestens entscheiden, dass der Arzt den *Inhalt* des Umzusetzenden bestimmen möge. Sie muss also den Willen *formal* aufbringen (und damit Verantwortung übernehmen).

37 Cf. zum mutmaßlichen Willen Hufen, Friedhelm: „Gefährden Ethikkomitees die Autonomie des Patienten?" In: Wiesemann, Claudia / Simon, Alfred (Hrsg.): *Patientenautonomie. Theoretische Grundlagen – Praktische Anwendungen*. mentis: Münster 2013, S. 431–444, 439; Simon / Nauck, 178; Schaider, Andreas et al.: „Ermittlung des mutmaßlichen Patientenwillens: eine Interviewstudie mit Klinikern". *Ethik in der Medizin* 27, 2015, S. 107–121. Bei Interpretationskonflikten entscheidet das Betreuungsgericht. Auch dann ist aber der Wille als bestehend vorausgesetzt.

38 Cf. Moos, Thorsten et al.: Ethik in der Klinikseelsorge. Empirie, Theologie, Ausbildung. Vandenhoek und Ruprecht: Göttingen 2016; Moos, Thorsten: Ethik als Herausforderung der Klinikseelsorge. Ergebnisse einer neuen empirischen Studie, Wege zum Menschen 67, 2015, S. 605–616. Einige Passagen des Folgenden lehnen sich an diese Beiträge an.

nach ihrer Qualifikation und Motivation für die Seelsorge, nach den Rahmenbedingungen ihrer Tätigkeit im Krankenhaus sowie nach ihrer Konfrontation und ihrem Umgang mit „Ethik" in der Klinik befragt. In einer zweiten Phase wurden die Ergebnisse der Interviews mit den Mitteln der Ethnologie ergänzt und vertieft. In dieser Studienphase waren auch nichtkonfessionelle Kliniken einbezogen. Daten wurden mithilfe teilnehmender Beobachtung in verschiedenen Situationen wie ethischen Fallbesprechungen und Teambesprechungen des medizinischen Personals sowie durch informelle Gespräche und semistrukturierte Interviews erhoben und im Feldtagebuch notiert. So war es möglich, nicht nur Aussagen, sondern auch Praktiken, Artefakte und Räume in die Analyse einzubeziehen. Das so erhobene Material wurde in unterschiedlichen Interpretationsgängen aufbereitet; bei den Interviews wurde die qualitative Inhaltanalyse nach Mayring, für die Feldforschung die *Grounded Theory* nach Strauss und Glaser zugrunde gelegt.[39] Dabei wurden die jeweils gewonnenen Codes bzw. Kategorien zusammengeführt und so die Daten aufeinander bezogen. Schließlich wurden die gewonnenen Erkenntnisse im Horizont der theologischen Literatur zur Seelsorge und Ethik diskutiert und umgesetzt in Materialien für die Seelsorgeausbildung und -praxis.

Insgesamt waren 32 (mit einer Ausnahme evangelische) Seelsorgende in die Studie einbezogen. Die im Folgenden präsentierten Ausschnitte aus Interviews und Feldtagebüchern können keine Repräsentativität beanspruchen; aber sie zeigen mindestens ausschnitthaft etwas vom seelsorglichen Umgang mit Ethik im Krankenhaus und insbesondere davon, auf welche Weise Klinikseelsorgende in die Praktiken des Willens in der Klinik involviert sind. Im Blick sind dabei sowohl formelle Kontexte wie etwa ethische Fallbesprechungen als auch die in der Praxis von Seelsorgenden häufigen informellen Kontexte der Gespräche am Krankenbett oder zwischen Tür und Angel.

Bereits während der Durchführung der Studie wurde der Umgang mit dem Patientenwillen zu einem wichtigen Gegenstand der Auswertung, ohne dass jedoch das Desiderat, die Praktiken des Willens eingehend zu beobachten, hier bereits im Blick gewesen wäre. Auch wenn daher entsprechende Daten für Mikroanalysen[40] nicht zur Verfügung stehen, werden im Folgenden – gleichsam als erster Schritt – einige der einschlägigen Interviewausschnitte sowie Auszüge aus dem Feldtagebuch

39 Cf. Mayring, Philipp: *Qualitative Inhaltsanalyse*. Grundlagen und Techniken. Beltz: Basel 2010; Gläser, Jochen / Laudel, Grit: *Experteninterviews und qualitative Inhaltsanalyse. Als Instrumente rekonstruierender Untersuchungen*. Springer VS: Wiesbaden 2010 sowie weitere Nachweise aus Moos et al. 2016, 16ff.

40 Etwa Videoaufzeichnungen oder detaillierte Beobachtungen körperlichen Verhaltens, cf. Schmidt, 161–175.

vor dem Hintergrund der eingangs zitierten Theoriekontexte analysiert. Die Beispiele aus dem Material sind so gewählt, dass die Beteiligung der Seelsorgenden an Praktiken der Generierung des Willens in der Klinik deutlich wird. Dabei wurden bewusst schwierige Fälle ausgewählt und so angeordnet, dass sich die Willensgenerierung als zunehmend problematisch zeigt. Die Interviews bieten eine spezifische Perspektive auf Praktiken, in die Seelsorgende (und nicht nur sie) verwickelt sind, und zeigen dabei ihre spezifische Deutung.[41] Für die klinischen Praktiken der Willensgenerierung im Allgemeinen können sie immerhin Hinweise einer Exploration des Feldes geben.

IV. Klinikseelsorgende und die Praktiken der Willensabforderung

Im ersten Beispiel berichtet eine Seelsorgerin im Interview von einer Patientin, die an Krebs in einem weit fortgeschrittenen Stadium erkrankt ist und von sich aus nicht mehr genügend Nahrung zu sich nimmt. Im Zuge der Entscheidung, ob eine künstliche Ernährung aufgenommen werden soll oder nicht, kommt es zu einem Konflikt zwischen der behandelnden Ärztin und den Angehörigen. Die Ärztin zieht die Seelsorgerin hinzu, die die Patientin noch nicht kennt. Nach einigen Gesprächen mit den Beteiligten versucht die Seelsorgerin, sich selbst ein Bild vom Wollen der Patientin zu machen und besucht sie am Krankenbett. Im Nachhinein resümiert sie:

> Wenn ich jetzt nochmal kritisch draufgucke, würde ich sagen, ich war da, was ich sonst in der Seelsorge nicht bin, schon ein bisschen zielorientiert. Stimmt, das wird mir gerade so bewusst. Man muss wissen, diese Patientin hat […] von sich aus nichts erzählt. Ja, insofern musste ich irgendwo ansetzen und habe angesetzt, wie es ihr geht. Da stand das Frühstück noch, und es ging ja nun um die Essensfrage, ich habe also mit den sichtbaren Dingen angefangen zu sprechen, wie es denn mit dem Essen stand heute früh. Und dann hat sie erzählt, dass sie einmal [vom Brötchen] abbeißt, und dann reicht es schon, und dann ist alles satt in ihr. Und ich habe schon da den Faden verfolgt, wie satt sie eigentlich das Leben letztlich hat. An welchem Punkt sie selbst ist, also nicht so plump von dem Satz mit dem Brötchen aus, aber das war ein Pfad. Und wenn ich jetzt ehrlich bin, dann hatte ich auch schon auf dem Weg, als ich zu ihr ging, im Hinterkopf, dass ich selbst einen Eindruck davon haben möchte, wo die Patientin eigentlich hinwill.[42]

---

41 Zur Bedeutung von Interviews für die praxistheoretische Forschung vergleiche Alkemeyer 2013, 17; Reckwitz 2008, 196–197 sowie Reckwitz 2008, 201–208 zu „Praxis/Diskurs-Formationen". Kritisch Schmidt, 48–49.

42 Die Zitate sind um der Lesbarkeit willen moderat geglättet; Nachweise für dieses und alle weiteren Zitate in Moos et al. 2016.

Die Seelsorgerin geht von der starken, von Medizinethik und Recht institutionell gestützten Voraussetzung aus, die Patientin wolle „eigentlich“ etwas; sie habe eine belastbare Vorstellung davon, wie es mit ihr weitergehen solle. Zur Subjektform der Patientin gehört der, in diesem Fall verborgene, vorhandene Wille, dessen Aufdeckung sie sich zur Aufgabe macht. Erst im Verlauf des Interviews erkennt sie, wie stark dies ihr Agieren bestimmt hat. Anstatt, wie es ihrem Seelsorgeverständnis eigentlich entspräche, der Patientin ein offenes Gespräch anzubieten, sieht sie sich beauftragt, Eindeutigkeit herzustellen. Um dieses Ziel zu erreichen, setzt sie elementare seelsorgliche Fertigkeiten ein. Das materielle Umfeld der Patientin, das noch nicht abgeräumte Frühstück und hier das bloß angebissene Brötchen, bieten einen Ausgangspunkt für das Gespräch. Schon die Einleitungsfrage, wie es denn mit dem Essen stand heute früh, schillert zwischen seelsorglich-lebensweltlicher und ärztlich-prüfender Zuwendung. Im Anschluss wird das Gespräch über das Essen für die Seelsorgerin zum symbolisch auszulegenden Text: Wie satt hat die Patientin das Leben? Sie versucht mit den professionstypischen Mitteln einer Seelsorgerin diejenige Eindeutigkeit herzustellen, die für die Planung der weiteren Behandlung erforderlich ist, die aber die Ärztin und die Angehörigen bisher nicht erreichen konnten. Unter dem Einfluss des Modells des Patientenwillens ändern sich die routinisierten Praktiken des seelsorglichen Gesprächs; sie werden (mindestens auch) zu Praktiken der Willensabforderung. Dieser Wandel geschieht *in actu* stillschweigend; erst in der Interviewsituation reflektiert die Seelsorgerin, dass sich etwas geändert hat.

In einem weiteren Beispiel berichtet ein Seelsorger über einen anderen Komplex von Praktiken der Willensgenerierung. Eine ältere Patientin wird hochgradig ausgezehrt und mit schweren Bewusstseinstrübungen in die Klinik eingeliefert. Mit heftigem körperlichem Widerstand wehrt sie sich dagegen, Essen angereicht zu bekommen. Der Seelsorger berichtet aus der ethischen Fallbesprechung, in der über die Aufnahme künstlicher Ernährung entschieden werden soll:

> Und wir waren dann der Meinung […], dass wir gesagt haben, keine PEG-Sonde mehr. Dass wir der Überzeugung waren, das, was sie mit Verweigerung von Nahrung deutlich macht, ist doch noch ihr Wille. Ja, sie scheint, etwas zu begreifen, selbst wenn sie nicht mehr ganz bei klarem Sachverstand ist. Bei 25 Kilo kann man nicht mehr davon ausgehen, weil ja dann auch die ganze Versorgung über Niere und so nicht mehr gut funktioniert. Und trotzdem waren wir der Überzeugung, ein Mensch kann auch, wenn er nicht mehr bei ganz klarem Sachverstand ist, noch einen Willen äußern. Ob es jetzt der ist, dass man den Kopf wegdreht, den Mund fest zusammenzwingt, sich wehrt gegen alles, was in einen noch reingeschoben wird […]. Dann habe ich das zu achten als auch eine Willensäußerung: „Ja, nicht mehr länger mit mir.“

Die Legitimität dieses Vorgehens – und die Angemessenheit des korrespondierenden Rechtsbegriffs des „natürlichen Willens“ – soll hier nicht ethisch diskutiert werden.[43] Interessant ist wiederum die Praktik der Willensermittlung: In der Deutung des Seelsorgers und des medizinischen Teams werden die Körperbewegungen der Patientin zu Willensäußerungen, die der erforderlichen Eindeutigkeit, Stimmigkeit und Haltbarkeit des Willens genügen. „In“ der schwerstkranken Patientin ist ein Wille, der solcherart zutage tritt und der zu achten ist – dem also in der Gestaltung des weiteren Behandlungsverlauf entsprochen werden muss. Eine elementare körperliche und möglicherweise ohne Worte durchgeführte Praktik der Pflege, das Anreichen von Essen, wird zu einer Praktik der Willensermittlung. In dieser doppelt kodierten Praktik hängt es von der Perspektive ab, ob sie gelingt oder nicht: Je eindeutiger sie als Pflegepraktik misslingt, desto erfolgreicher ist sie als Willensgenerierungspraktik. Die Doppelkodierung entsteht im vorliegenden Fall im Nachhinein durch Deutung in der ethischen Fallbesprechung. An anderer Stelle kann sie auch simultan vorliegen, wenn etwa die Eindeutigkeit und die Haltbarkeit des Patientenwillens gezielt dadurch geprüft werden, dass verschiedene Pflegepersonen Essen anreichen.[44]

Hier und an anderer Stelle erweist sich der Kern des dargestellten Willensmodells, die Zuschreibung von Urheberschaft, als eine hochgradig stabile und weit über Praktiken expliziter Willensabforderung hinausreichende Deutung. Selbst gemeinhin als unwillkürliche Körperreaktionen gedeutete Verhaltensweisen können so noch auf die Urheberschaft des Einzelnen zurückgeführt, also der Selbststeuerung des Subjekts zugeschrieben werden. Eine Pflegekraft berichtet in einer ethischen Fallbesprechung über eine Patientin mit hochgradiger Demenz in der letzten Phase ihres Lebens:

> Seit sie Morphin bekommt, ist sie ruhiger. Im Bett nimmt sie freiwillig eine Embryonalhaltung ein. Sie zieht die Decke über den Kopf. Sie möchte nicht essen. Sie macht auch

---

43 Kritisch dazu Jox, Ralf J.: „Widerruf der Patientenverfügung und Umgang mit dem natürlichen Willen“. In: Borasio, Gian Domenico et al. (Hrsg.): *Patientenverfügung. Das neue Gesetz in der Praxis*. Kohlhammer: Stuttgart 2011, S. 129–139. Positiv Hofmann, Irmgard: „Leibliche Ausdrucksformen als Zeichen der Selbstbestimmung“. In: Wiesemann, Claudia / Simon, Alfred (Hrsg.): *Patientenautonomie. Theoretische Grundlagen – Praktische Anwendungen*. mentis: Münster 2013, S. 355–363, 361; 363, sowie Rehbock. Zum natürlichen Willen cf. auch den Beitrag von Adrian Schmidt-Recla im vorliegenden Band.

44 Zu diesem Vorgehen cf. Hofmann.

> dann den Mund nicht auf. Sie möchte auch kein Licht. Sie entfernt sich psychisch. Wir fühlen eine Distanz. Verstehen sie das? Dies ist mein subjektiver Eindruck.[45]

Hier wird die Sterbende als Urheberin noch ihres Rückzugs aus dem Leben beschrieben. Obwohl hier nicht mehr *sensu strictu* vom Willen die Rede ist, handelt es sich hier doch um Abschattungen der Willenszuschreibungen an der Grenze des Lebens – nicht umsonst wird von Freiwilligkeit gesprochen. So lässt sich ein Kontinuum an Zuschreibungen der Urheberschaft aufzeigen: von Körperreaktionen über diffuse Strebungen und artikulierte Wünsche bis hin zu dezidiert als solche vorgetragenen Willensäußerungen.[46] Das ist ein Hinweis darauf, dass die normative Klarheit einer kategorialen Unterscheidung zwischen Patientenwille (Kontext Autonomie) und bloßem Wünschen Nichteinwilligungsfähiger (Kontext Patientenwohl)[47] auf der Ebene der Praktiken nicht durch entsprechend klar voneinander abgrenzbare Praxisformen untersetzt ist.[48] Dabei ist die normative Erwartung, die Subjektform „Patientin" möge mit einem Willen ausgestattet sein, extrem stark. Eine Vielzahl von Kanälen wird eröffnet, auf denen die Patientin dieser Erwartung entsprechen kann.

In wiederum eine andere Form der Willensermittlung ist eine Seelsorgerin in einer Sitzung des Ethikkomitees involviert. Im folgenden Auszug aus dem Gedächtnisprotokoll einer ethischen Fallbesprechung geht es um die Therapie eines bewusstlosen Patienten am Lebensende. Im Laufe der Sitzung holt die Seelsorgerin mehrfach die Patientenverfügung hervor, blättert darin, liest daraus vor und interpretiert.

---

45 Bei diesem Aussschnitt handelt es sich um ein Gedächtnisprotokoll aus dem Feldtagebuch (cf. Moos et al. 2016, 164).

46 Cf. dazu auch die Modi der Expressivität der Personen bei Lindemann, Gesa: *Die Grenzen des Sozialen. Zur sozio-technischen Konstruktion von Leben und Tod in der Intensivmedizin.* (Texte und Studien zu Handlung, Sprache und Lebenswelt 48). Fink: München 2002, 347.

47 Vgl. dazu Jox, Ralf J. / Ach, Johann S. / Schöne-Seifert, Bettina: „Der ‚natürliche Wille' und seine ethische Einordnung". *Deutsches Ärzteblatt* 111(10), 2014, S. 394–396, 395; Jox, Ralf J.: „Der ‚natürliche Wille' bei Kindern und Demenzkranken. Kritik an einer Aufdehnung des Autonomiebegriffs". In: Wiesemann, Claudia / Simon, Alfred (Hrsg.): *Patientenautonomie. Theoretische Grundlagen – Praktische Anwendungen.* mentis: Münster 2013, S. 329–339, 334.

48 Das spräche noch nicht gegen die Unterscheidung, wenn sie denn wirklich kategorial gefasst wird. Doch auch dann wäre darüber Auskunft zu geben, wie diese sich auf die Praxis bezieht; es wären also phänomenale Adäquatheitsbedingungen dafür anzugeben, wann etwas als Willensäußerung zu verstehen ist.

> Seelsorgerin: „Ich kenne den Patienten nicht. Ich stelle die Frage, wenn er hätte hier sitzen können und alles gehört hatte, was würde er antworten? Ich möchte den mutmaßlichen Patientenwillen herausfinden." Nach einer längeren Diskussion um die Patientenverfügung sagt der Sohn: „Wir machen dies. Es ist eine Willenskundgebung." Und später: „Ich entscheide dies. […] Der Wille des Vaters ist hier ziemlich klar."

Was sich hier vollzieht, ist die kollektive Praktik einer Willensgenerierung im Umgang mit dem Artefakt „Patientenverfügung", also im Modus der Textinterpretation. Dieser Abschnitt macht das intrikate Wechselverhältnis zwischen einem in der Vergangenheit abgefassten schriftlichen Text und den aktuellen Entscheidungsprozessen derer deutlich, die *als Stellvertreter des Patienten* und gleichzeitig *als sie selbst* zu einer Bestimmung des Willens kommen müssen. In der Generierung des mutmaßlichen Willens zerfällt die Subjektposition des Wollenden in drei verschiedene Subjektpositionen, denen jeweils ein Aspekt des Willens zugerechnet wird.[49] Zum Willen gehört zuerst die planende Vorwegnahme des Handlungsresultats; diese hat der Patient bei Abfassung der Verfügung erbracht. Weiterhin bedarf es der Energie zur Umsetzung des intendierten Resultats; diese ist in der Gegenwart von Angehörigen bzw. Behandelnden aufzubringen („Wir machen dies" bzw. „Ich entscheide dies"). Der dritte Aspekt des Willens, die Urheberschaft für eine Handlung, wird hingegen dem gegenwärtigen Patienten zugeteilt („Der Wille des Vaters ist hier ziemlich klar"). Mit der Hilfe zweier Typen von Stellvertretern wird der bewusstlose Patient zum wollenden Subjekt: Das Artefakt der Patientenverfügung und die Seelsorgerin, die diese immer wieder durchblättert und aus dem Text zitiert, vertreten ihn in der Artikulation des Wollens; Angehörige und Behandelnde vertreten ihn in der Ausführung. Die Willenspraktik wird strukturell reicher und komplexer, bleibt aber, zumindest in diesem Fall, in der Zurechnung von Urheberschaft und der korrespondierenden Zuweisung der Verantwortungslast erfolgreich.

Doch die Seelsorgenden sind nicht nur gleichsam affirmativ an Praktiken der Generierung des Willens beteiligt. An anderer Stelle konterkarieren sie diese auch. Ein eindrückliches Beispiel ist der Fall einer demenzkranken Frau, deren Sohn, ihr Betreuer, gleichsam ihr „Deuteengel" ist. Aus den für andere unverständlichen Körperbewegungen und Äußerungen seiner Mutter erschließt er ihren Willen und kommuniziert diesen an die behandelnden Ärzte. Doch als schließlich die Entscheidung zur Aufnahme künstlicher Ernährung ansteht, scheitert diese routinisierte Willensabforderung. Der Sohn vermag es nicht, den Willen seiner

49 Zu den genannten Willensaspekten Murphy / Throop, 34–36.

Mutter zu bestimmen. Die Seelsorgerin resümiert im Interview über einen langen Prozess:

> Bis zum Schluss würde ich sagen, dass diese Unsicherheit da war. Er ist nicht zu dem Ergebnis gekommen, sie will nicht mehr essen, sie will nicht mehr leben, an dem Punkt war er nicht. Das hat es auch noch mal ein Stück schwieriger gemacht, dass, obwohl er so einen dichten Kontakt hat, da keine Klarheit war. Oder bzw. weil er so einen engen Kontakt zu der Mutter hatte, war es glaube ich deutlich, dass es da auch keine Klarheit gab, die Mutter war nicht klar, glaube ich auch […].

In einer auf die Generierung des mutmaßlichen Willens ausgerichteten Umgebung ist die Seelsorgerin in diesem Fall die Einzige, die das Scheitern der Willenserzeugung zugestehen kann. Sie arbeitet mit dem Sohn heraus, dass eine haltbare Eindeutigkeit nicht geschaffen werden konnte, weil die Erwartung, die Mutter hätte einen Willen, den es lediglich zu ermitteln gelte, an dieser Stelle unangemessen ist. Doch was, wenn der Wille trotzdem gefordert ist? Die Auflösung, von der die Seelsorgerin im Interview berichtet, ist nicht regelkonform: Nun entscheidet der Sohn selbst. Er zieht seine Willensstellvertretung für die Mutter noch weiter aus und übernimmt nicht nur Artikulation und Umsetzung, sondern auch Urheberschaft – damit ist der gegenwärtige medizinethisch-medizinrechtliche Konsens überschritten.

Eine weitere willensskeptische Position einer Seelsorgerin zeigt sich in folgenden Ausführungen zum Gewissen. Hier geht es nicht um den Willen einer Patientin, sondern um die Willenserklärung eines Angehörigen. Bei einer Patientin in palliativer Situation steht die Einstellung künstlicher Ernährung zur Diskussion. Ihre Patientenverfügung ist entsprechend formuliert; die Tochter, ihre Bevollmächtigte, befürwortet das. Doch ein Enkel tritt in dieser Situation vehement als wollendes Subjekt auf und widerspricht: Es sei seine christliche Auffassung, dass ein Mensch bis zum letzten Moment ernährt werden müsse. Diesen Fall führt die Seelsorgerin im Interview auf die Frage an, ob und wo das Gewissen in ethischen Situationen eine Rolle spiele:

> Weil natürlich häufig das Gewissen auch gespeist wird durch sehr markante Sätze des Umfeldes. Also z. B. […] wenn jemand wie dieser junge Mann sagt, sein christlicher Glaube und damit sein Gewissen kann es nicht zulassen, dass wir nicht alles Menschenmögliche machen, damit die Großmutter wieder gesund wird. […] Und wo ich dann entdecke, da ist eigentlich ein Gewissen, was sehr dominant einerseits ist, aber auch sehr verunsichert […]. Also, wenn jemand in den vielen Regenbogenblättchen gelesen hat, und wir das als allgemeines Volksgut, als unser Gewissen haben, dass ein Mensch mit drei Tagen ohne Wasser stirbt […], und das verinnerlicht hat, was wir ja in der Regel haben, und dann kommt hier die Bitte des Arztes, darüber nachzudenken, weil es medizinisch nicht mehr indiziert ist, sowohl Nahrung als auch Flüssigkeit wegzunehmen:

> Dann kommt dieses Gewissen zum Vorschein, ich darf doch, sie darf nicht verhungern und sie darf nicht verdursten.

Der Willensäußerung des Einzelnen ist nach Auffassung der Seelsorgerin mit Skepsis zu begegnen. Zwar sind im Falle des jungen Mannes, der sich auf seinen christlichen Glauben beruft, wenn er auf Maximaltherapie am Lebensende plädiert, die Willensmomente der Eindeutigkeit, der Haltbarkeit und durchaus auch der Stimmigkeit vorhanden, aber es ist die Urheberschaft, die ihm die Seelsorgerin nicht zuschreiben will. Im Willen spricht nicht er aus sich selbst, sondern es sprechen das angelesene Wissen aus den „Regenbogenblättchen" und der moralische Druck der anderen.

Seelsorgende sind also in vielfacher Weise an Willenspraktiken in der Klinik beteiligt. Zum einen partizipieren sie an der Willenszuschreibung, indem sie insbesondere Beiträge zum Verstehen von Körperbewegungen und sprachlichen Äußerungen *als* Willensäußerung leisten. Direkte und symbolische Rede, nichtsprachliches körperliches Verhalten, aber auch schriftliche Texte werden als Willensäußerungen behandelt. Andererseits haben Seelsorgende auch an Prozessen teil, in denen die Willensabforderung scheitert. Sie unterlaufen die Routinen der Willenszuschreibung und konstatieren die Nichteindeutigkeit oder Nichthaltbarkeit des Willens, sie verweigern die Zurechnung von Urheberschaft oder Stimmigkeit des Gewollten. Das ist bemerkenswert und erklärungsbedürftig angesichts des Umstandes, dass die normative Erwartung, eine Patientin müsse einen Willen haben, sich als sehr stabil erweist.

Das Agieren der Seelsorgenden steht in auffallender Korrespondenz zu ihrer Berufsrolle. Viele Klinikseelsorgende bezeichnen es als ihre Aufgabe, vor allem die Belange der Patienten in der Klinik zur Geltung zu bringen. Zudem ist dem Theologenberuf, insbesondere aber der Seelsorge, eine grundlegend hermeneutische Orientierung eingeschrieben. Der Doyen der klinischen Seelsorgeausbildung, Anton Boisen, spricht von den Patienten als von „Living human documents", die es zu „lesen" gelte.[50] Dies ist kompatibel mit dem Modell des vorhandenen Willens, den es zu ermitteln, aus einem Menschen herauszulesen, gilt. So kann das Seelsorgegespräch – entgegen dem Ideal einer non-direktiven, nur an den Bedürfnissen der Klienten orientierten Gesprächsführung, das viele Seelsorgende vertreten – zur Praxis der Willensabforderung werden. Doch auch die willensskeptischen Praktiken haben tiefliegende theologische Wurzeln. Die beiden großen theologischen Streiter gegen die Idee des freien Willens, Augustin und Luther, haben

---

50 Cf. Asquith, Glenn H.: „Anton T. Boisen and the Study of ‚Living Human Documents'". *Journal of Presbyterian History (1962–1985)* 60(3), 1982, S. 244–265.

unterschiedliche Strategien der Widerlegung eines freien Willens verfolgt. Für Augustin kann der Wille nicht frei sein, weil er nicht eindeutig ist. Viele Willen stehen gegeneinander, eine Eindeutigkeit ist nicht gegeben – das ist das willensskeptische Modell des „Deuteengel"-Beispiels. Für Luther ist der Wille nicht frei, weil er, so das berühmte Gleichnis, Reittier entweder Gottes oder des Teufels ist, der Wille also gerade nicht auf die Urheberschaft des Einzelnen zurückgeht – das ist das willensskeptische Modell des „Regenbogenblättchen"-Interviews.[51] Dies umgreifend ist es die in der theologischen Tradition tief verankerte anthropologische Grundüberzeugung, dass die Person anderen wie sich selbst verborgen ist,[52] die sich im seelsorglichen Handeln spiegelt. Eine Seelsorgerin beruft sich explizit auf Friedrich Schleiermachers Diktum von der „Wut des Verstehens", also gerade jener übersteigerten Suche nach sinnhafter Eindeutigkeit, die das Verstehen verunmöglichen kann.[53]

Die Seelsorgenden haben also theologische Deutungsmuster für die Schwierigkeiten der Subjektform „wollender Patient" und der mit ihr assoziierten Praktiken. Diese Deutungsmuster sind nicht allein angelesene theologische Sätze; sie reichen vielmehr hinab in das Praxiswissen der Seelsorge, in der Erfahrungen antagonistischer Strebungen ebenso wie Erfahrungen, in einem bestimmten Verhalten „nicht man selbst gewesen" zu sein, thematisiert werden. Von hier werden sie auf die Praktiken der Willensgenerierung übertragen und dienen dazu, diese infrage zu stellen.[54]

---

51 Cf. dazu Pesch, Otto H.: Art. *Wille / Willensfreiheit III. Dogmen- und theologiegeschichtlich*. In: *Theologische Realenzyklopädie* 36, 2004, S. 76–97, 79–81; 82–83. Als „säkulare" willensskeptische Position vergleiche Feuerstein 2013, S. 252 gegen den „biopolitischen Paternalismus", in dem gesellschaftliche Zwänge und soziale Erwartungen bereits die Form des Wunsches angenommen haben. Hufen, 440 empfiehlt, Willensskeptiker nicht oder nur bei großer Rollenklarheit in Ethikkomitees zuzulassen.

52 Dazu cf. Zarnow, Christopher: *Religion und Identität*. Mohr: Tübingen 2010.

53 Schleiermacher, Friedrich D.E.: *Über die Religion. Reden an die Gebildeten unter ihren Verächtern* (1799/1806/1821), Studienausgabe hrsg. von N. Peter. Theologischer Verlag: Zürich 2012, 133. Zur Selbstbestimmung aus theologischer Perspektive cf. auch Coors, Michael: „Selbstbestimmung: relational – responsiv – hermeneutisch. Evangelisch-theologische Perspektiven". In: Wiesemann, Claudia / Simon, Alfred (Hrsg.): *Patientenautonomie. Theoretische Grundlagen – Praktische Anwendungen*. mentis: Münster 2013, S. 154–166.

54 Vergleiche Alkemeyer 2013b, 35.

V. Kontext: Praktiken der Personalisierung

Neben den Praktiken des Willens bestehen in der Klinik noch eine Fülle weiterer Praktiken, in denen das Personsein der Patienten ins Werk gesetzt wird.[55] Es sind Praktiken, in denen ein menschlicher Körper als zentrierte, individuell bestimmte, in Beziehung stehende und mit Ansprüchen auf Anerkennung und Achtung versehene soziale Person sichtbar wird.[56] Diese Praktiken haben ihren Ort nicht zuletzt in den Situationen, in denen Personsein prekär ist – also insbesondere am Lebensanfang und am Lebensende. Wo menschliches Leben nicht sofort als personales Leben erkennbar ist, ist es oftmals nicht nur der Wille, der die Person zutage bringt. Im palliativmedizinischen Kontext gehört hierzu etwa die Ermittlung der Vorlieben eines Patienten, der sich nicht mehr äußern kann, dem aber – durch einen Duftstoff, den er gerne mag, durch einen Geschmacksstoff im Spray zur palliativen Mundbefeuchtung oder durch bevorzugte Musik – etwas Gutes getan werden soll. Wenn im Gespräch mit Angehörigen solche Vorlieben ermittelt werden, vertritt die diachrone Identität der Vorlieben das personale Aktzentrum „aktualer Wille".

Analog wäre hier die Biographiearbeit mit dementen Patientinnen und Patienten zu nennen. Im Versuch, frühe Erinnerungen aufzurufen und, etwa mithilfe von alten Möbeln, Fotos oder Alltagsgegenständen, eine vertraute Umwelt zu schaffen, tritt ebenfalls die Person der Patientin zutage – im Spiegel biografischer Narrative und in dinglichen Sedimenten des gelebten Lebens. Schließlich gehören auch Abschiedsrituale religiöser oder nichtreligiöser Art in der Klinik zu den Praktiken, in denen das Personsein der verstorbenen Patienten wiederum auf andere Weise zutage tritt: insbesondere in der symbolischen Repräsentation einer ganzen, in der Fragmentarität des Lebens nur unvollständig realisierten Person.

Solche Praktiken stellen mindestens zum Teil funktionale Äquivalente der Willenspraktiken dar. Sie haben insbesondere dort ihren Ort, wo die Subjektivierung als „wollende Patientin" misslingt. Wenn also durch Befragung der Angehörigen Vorlieben ermittelt werden, so soll auch hier eine Eindeutigkeit erzeugt werden, die die Handlungen anderer zu orientieren vermag. Ebenfalls werden eine Stimmigkeit zur ganzen Person und eine die Zeit überdauernde Identität der

---

55 Zum Folgenden vergleiche Moos et al. 2016, 154–183.

56 Zur Beziehung zwischen Körper, Personsein und Subjektivierung vergleiche Lindemann, Gesa: „Subjektivierung in Relationen. Ein Versuch über die relationistische Explikation von Sinn". In: Alkemeyer, Thomas / Budde, Gunilla / Freist, Dagmar (Hrsg.): *Selbst-Bildungen. Soziale und kulturelle Praktiken der Subjektivierung*. Transcript: Bielefeld 2013, S. 101–124.

ermittelten Vorlieben vorausgesetzt. Vor allem aber – die Kernfunktion der Willenspraktik – erscheint der Patient noch als Subjekt dessen, was an ihm passiert.

Ähnlich wie beim Willen agieren die Seelsorgenden auch bei der Zuschreibung von Personalität nicht nur verstärkend, sondern auch abschwächend. Dies lässt sich insbesondere zeigen an verschiedenen Beispielen im Kontext der Perinatalmedizin, etwa im Falle totgeborener Kinder. Hier sind Seelsorgende auf der einen Seite intensiv an Personalisierungspraktiken beteiligt: Sie wirken darauf hin, dass diese Kinder angesehen und berührt werden, dass ihr Name genannt wird. Sie führen Taufen, Sterbesegen und andere religiöse Rituale personaler Anerkennung durch. Auch ermutigen sie die Eltern, Traueranzeigen in die Zeitung zu setzen. In all dem erscheinen Seelsorgende als Hebammen der sozialen Geburt derjenigen Personen, die biologisch nicht das Licht der Welt erblickt haben. Sie fungieren als Dritte (*Tertius*) für die Zuerkennung des Status einer sozialen Person.[57] Auf der anderen Seite sind Seelsorgende jedoch auch daran beteiligt, Personzuschreibungen abzuschwächen. In Bestattungsreden sprechen sie von Schmetterlingskindern, Sternenkindern, von Knospen, gar davon, dass die Kinder nun „ausgesät" würden. Unabhängig davon, für wie geglückt man diese Bilder hält, haben sie doch gemeinsam, dass sie aus dem Bereich der Pflanzen- und Tierwelt stammen. Auch wenn Tiere oder Pflanzen, etwa im Kontext der Fabel, als mit „Charakter" oder „Persönlichkeit" ausgestattet gedacht werden können, handelt es sich doch der Tendenz nach um personalitätsreduzierende Bilder. Wie im Falle des Willens, sind die Seelsorgenden also auch im Falle des Personstatus allgemein teils an seiner Zuschreibung und Stärkung, teils an seiner Abschwächung beteiligt.[58]

---

57 Cf. Lindemann, Gesa: *Das Soziale von seinen Grenzen her denken*. Velbrück: Weilerswist 2009, 226–256.

58 An dieser Stelle lässt sich die Grenzregimeanalyse nach Gesa Lindemann fruchtbar anwenden (cf. ibid.). Diese hat eine Pointe darin, den Umfang derer, die als soziale Personen in Betracht kommen, nicht sozialtheoretisch vorauszusetzen, sondern die Prozesse der Grenzziehung zwischen Person und Nichtperson empirisch zu studieren. Allerdings ist dies zu erweitern: Es geht nicht nur um den Status der aktualen Person, sondern auch um den der gewesenen Person (etwa um die Eltern eines totgeborenen Kindes vom Verdacht der Idiosynkrasie zu befreien, wenn sie sich fragen, ob es dieses Kind „wirklich gegeben" hat); und es gilt, die binäre Zuschreibung von Person/Nichtperson zu differenzieren, um der Fülle der Praktiken des Umgangs mit schwindendem Personsein auf der Ebene der Beschreibung gerecht zu werden. Gerade in der Beziehung zwischen der normativen Absolutheit und der empirischen Unvollständigkeit und Abgestuftheit von Anerkennungsverhältnissen liegen denn auch theologische Pointen des Themas verborgen.

VI. Zusammenfassung und Ausblick

Es gibt differenzierte und abgestufte Willenspraktiken in der Klinik. Symbolische Rede, Körpersprache, die Abfassung eines Textes in der Vergangenheit: Der Wille einer Person wird aufgrund von mündlichen Äußerungen, Körperbewegungen und Artefakten, die als Willensausdruck verstanden werden, zugeschrieben und anerkannt. Sowohl vergangenes als auch gegenwärtiges Verhalten wird, zuweilen in komplexen Deutungspraktiken, als Willensäußerung verstanden. Dabei können andere Praktiken, etwa des seelsorglichen Gesprächs oder der pflegerischen Versorgung, zu Willenspraktiken „umgeschrieben" werden.

Die Subjektivierung als „wollende Patientin" erweist sich als sehr stabil: Der Wille steht im Schnittpunkt einer Fülle von Praktiken, die auch noch in solchen Situationen gelingen, in denen die Fähigkeiten der Patienten, sich selbst als Urheber des mit ihnen Geschehenden zu zeigen, deutlich reduziert sind. Wie gezeigt wurde, geschieht dies unter anderem dadurch, dass Elemente des Willens auf Subjektpositionen anderer Beteiligter übertragen werden, ohne dass der Kern der willensförmigen Subjektivierung, die Zuschreibung von Urheberschaft, dadurch Schaden nähme. Von dem, was in der Perspektive der ersten Person, etwa bei Thomas Fuchs,[59] als Wille beschrieben wird, kann sich dies weit entfernen.

Gleichwohl ist der Patientenwille eine hoch voraussetzungsreiche Konstruktion. Er ist, so könnte man in einer mathematischen Analogie sagen, die Projektion einer komplexen Lebensführung auf einen institutionell gesetzten Entscheidungsraum.[60] Es soll eine akzeptable Abbildung zwischen einer Person in der Fülle ihres gelebten Lebens und einer durch wenige Optionen gekennzeichneten Entscheidung erzeugt werden. Eine Willensgenerierung in diesem Sinne geschieht in anspruchsvollen kommunikativen Praktiken, in die je nach Situation verschiedene Akteure involviert sind. So kann die Subjektform „wollendes Subjekt" trotz ihrer Stabilität in manchen Fällen auch scheitern; oder sie kann gleichsam willensskeptisch unterlaufen werden; oder sie kann an den Randzonen des Willens gerade eben noch festgehalten werden.

In ethischer Hinsicht ist zu betonen, dass die Beachtung des Patientenwillens eine große medizinethische Errungenschaft ist. Sie ist ein machtvolles Mittel, Menschenwürde zu achten. Gleichwohl können die Praktiken der Generierung des Willens und der Behaftung auf ihn problematisch sein: dann nämlich, wenn

59 Siehe seinen Beitrag in diesem Band.

60 Hiermit ist keine Projektion im psychologischen Sinne gemeint, sondern lediglich auf das Faktum der starken Komplexitätsreduzierung hingewiesen (hier die Individualität des Patienten in ihrer ganzen Komplexität, dort ein winziger Entscheidungsraum von zwei, drei oder wenig mehr Optionen).

die Zuschreibung der Willensmomente (etwa der Eindeutigkeit) in der Situation dieses Menschen nicht überzeugend gelingt, und infolgedessen die Übertragung von Verantwortungslasten als unangemessen erscheint.[61] Die Frage ist dann nicht mehr: „Haben wir den Willen der Patientin richtig ermittelt?", sondern: „Tun wir recht daran, ihr einen Patientenwillen zuzuschreiben?".

Dann ist es von großer Bedeutung wahrzunehmen, dass die Willenspraktiken nur ein Teil der Praktiken der Inszenierung von und der Achtung vor Personalität sind. Die Zentralposition des Willens und insbesondere das spezifische Modell des Patientenwillens repräsentieren keine überzeitlichen anthropologischen Gegebenheiten, sondern sind vielmehr historisch kontingent. Es ist zu fragen, ob die Fokussierung der Achtung vor der Person auf Willenspraktiken nicht eine Reduzierung bedeutet – im doppelten Sinne: Normativ wäre zu untersuchen, ob die praktische Anerkennung des Patienten als Person viel umfangreicher sein müsste, als dies einer willenszentrierten Ethik entspricht, und empirisch wäre zu eruieren, ob sie es in der Praxis nicht ohnehin ist.

Doch dies bedürfte weiterer Studien. Es wäre zu fragen, wie Praktiken der Willensgenerierung und -behaftung in der Klinik allgemein verfasst sind. Mikroanalysen wären ertragreich: die Gesten der Beteiligten, die Blickrichtungen im Wechsel zwischen „Sprechen mit" und „Sprechen über", der Wechsel zwischen verschiedenen Konstellationen von Beteiligten, die Übergänge zwischen Routinen und deren Unterbrechung oder Modifikation etc. Im Kontext der Randzonen des Willens wäre dabei von besonderem Interesse, in welchen Fällen es zu eindeutigen Willenszuschreibungen kommt – und wo dies gerade nicht der Fall ist. Zu fragen wäre ferner nach Zwischenstufen sowie nach Umformungen, Abweichungen, Subversionen der Willenspraktiken. Durch solche primär empirisch angelegten Untersuchungen könnten die zuweilen schematisch anmutenden Diskussionen um den freien Willen sowie um das Verhältnis von Autonomie und Fürsorge neue Nahrung und größere Dichte bekommen.

VII. Literatur

Alkemeyer, Thomas / Budde, Gunilla / Freist, Dagmar (Hrsg.): *Selbst-Bildungen. Soziale und kulturelle Praktiken der Subjektivierung.* Transcript: Bielefeld 2013.

Alkemeyer, Thomas: „Einleitung". In: id. / Budde, Gunilla / Freist, Dagmar (Hrsg.): *Selbst-Bildungen. Soziale und kulturelle Praktiken der Subjektivierung.* Transcript: Bielefeld 2013a, S. 9–30.

61 Zum Überforderungsproblem cf. etwa Simon / Nauck, 177. Geboten ist weder eine reine Entlarvung des Autonomiegedankens noch eine unkritische Vertretung dessen.

Alkemeyer, Thomas: „Subjektivierung in sozialen Praktiken. Umrisse einer praxeologischen Analytik“. In: id. / Budde, Gunilla / Freist, Dagmar. (Hrsg.): *Selbst-Bildungen. Soziale und kulturelle Praktiken der Subjektivierung.* Transcript: Bielefeld 2013b, S. 33–68.

Asquith, Glenn H.: „Anton T. Boisen and the Study of ‚Living Human Documents‘“. *Journal of Presbyterian History* (1962–1985) 60(3), 1982, S. 244–265.

Beauchamp, Tom L. / Childress, James F.: *Principles of Biomedical Ethics*. Oxford University Press: New York 2013.

Beck, Ulrich: *Risikogesellschaft. Auf dem Weg in eine andere Moderne.* Surkamp: Frankfurt a. M. 1986.

Coors, Michael: „Selbstbestimmung: relational – responsiv – hermeneutisch. Evangelisch-theologische Perspektiven“. In: Wiesemann, Claudia / Simon, Alfred (Hrsg.): *Patientenautonomie. Theoretische Grundlagen – Praktische Anwendungen.* mentis: Münster 2013, S. 154–166.

Dülmen, Richard van: *Die Entdeckung des Individuums. 1500–1800.* (Europäische Geschichte). Fischer: Frankfurt a. M. 2002, S. 97–105.

Feuerstein, Günter: „Biopolitische Paradoxien der Patientenautonomie“. In: Wiesemann, Claudia / Simon, Alfred (Hrsg.): P*atientenautonomie. Theoretische Grundlagen – Praktische Anwendungen.* mentis: Münster 2013, S. 250–262.

Fuchs, Thomas: *Leib und Lebenswelt. Neue philosophisch-psychiatrische Essays.* (Die graue Reihe 51). SFG: Kusterdingen 2008.

Gehring, Petra: „Autonomie als Diskursbaustein. Die ‚Informierte Einwilligung‘ unter Machtgesichtspunkten“. In: Schnell, Martin W. (Hrsg.): *Pflege und Philosophie. Interdisziplinäre Studien über den bedürftigen Menschen.* Verlag Hans Huber: Bern et al. 2002, S. 23–33.

Gläser, Jochen / Laudel, Grit: *Experteninterviews und qualitative Inhaltsanalyse. Als Instrumente rekonstruierender Untersuchungen.* Springer VS: Wiesbaden 2010.

Hofmann, Irmgard: „Leibliche Ausdrucksformen als Zeichen der Selbstbestimmung“. In: Wiesemann, Claudia / Simon, Alfred (Hrsg.): P*atientenautonomie. Theoretische Grundlagen – Praktische Anwendungen.* mentis: Münster 2013, S. 355–363.

Hollan, Douglas W.: „Afterword: Willing in Context“. In: Murphy, Keith M. / Throop, C. Jason (Hrsg.): *Toward an Anthropology of the Will.* Stanford University Press: Stanford 2010, S. 177–196.

Huber, Lara: „Patientenautonomie als nichtidealisierte ‚natürliche Autonomie‘“. *Ethik in der Medizin* 18, 2006, S. 133–147.

Hufen, Friedhelm: „Gefährden Ethikkomitees die Autonomie des Patienten?“ In: Wiesemann, Claudia / Simon, Alfred (Hrsg.): *Patientenautonomie. Theoretische Grundlagen – Praktische Anwendungen.* mentis: Münster 2013, S. 431–444.

Illhardt, Franz Josef: *Die ausgeblendete Seite der Autonomie. Kritik eines bioethischen Prinzips.* (Ethik in der Praxis 27). Lit: Münster 2008.

Jox, Ralf J. / Ach, Johann S. / Schöne-Seifert, Bettina: „Der ‚natürliche Wille' und seine ethische Einordnung". *Deutsches Ärzteblatt* 111(10), 2014, S. 394–396.

Jox, Ralf J.: „Der ‚natürliche Wille' bei Kindern und Demenzkranken. Kritik an einer Aufdehnung des Autonomiebegriffs". In: Wiesemann, Claudia / Simon, Alfred (Hrsg.): *Patientenautonomie. Theoretische Grundlagen – Praktische Anwendungen.* mentis: Münster 2013, S. 329–339.

Jox, Ralf J.: „Widerruf der Patientenverfügung und Umgang mit dem natürlichen Willen". In: Borasio, Gian Domenico et al. (Hrsg.): *Patientenverfügung. Das neue Gesetz in der Praxis.* Kohlhammer: Stuttgart 2011, S. 129–139.

Lindemann, Gesa: „Subjektivierung in Relationen. Ein Versuch über die relationistische Explikation von Sinn". In: Alkemeyer, Thomas / Budde, Gunilla / Freist, Dagmar (Hrsg.): *Selbst-Bildungen. Soziale und kulturelle Praktiken der Subjektivierung.* transcript: Bielefeld 2013, S. 101–124.

Lindemann, Gesa: *Das Soziale von seinen Grenzen her denken.* Velbrück: Weilerswist 2009.

Lindemann, Gesa: *Die Grenzen des Sozialen. Zur sozio-technischen Konstruktion von Leben und Tod in der Intensivmedizin.* (Texte und Studien zu Handlung, Sprache und Lebenswelt 48). Fink: München 2002.

Mattingly, Cheryl: „Moral Willing As Narrative Re-Envisioning". In: Murphy, Keith M. / Throop, C. Jason (Hrsg.): *Toward an Anthropology of the Will.* Stanford University Press: Stanford 2010, S. 50–68.

Mayring, Philipp: *Qualitative Inhaltsanalyse. Grundlagen und Techniken.* Beltz: Basel 2010.

Mol, Annemarie: *The Logic of Care. Health Care and the Limits of Choice.* Retrieved 20.11.2015, from gafc.khu.ac.kr/html_2013/scholarship/pdf/2011PBF/3.The%20Body%20and%20Culture.pdf.

Moos, Thorsten et al.: *Ethik in der Klinikseelsorge. Empirie, Theologie, Ausbildung.* Vandenhoek und Ruprecht: Göttingen 2016.

Moos, Thorsten: *Ethik als Herausforderung der Klinikseelsorge. Ergebnisse einer neuen empirischen Studie, Wege zum Menschen* 67, 2015, S. 605–616.

Moreira, Tiago: „Now or later? Individual disease and care collectives in the memory clinic". In: Mol, Annemarie et al. (Hrsg.): *Care in Practice. On Tinkering in Clinics, Homes and Farms.* transcript: Bielefeld 2010.

Murphy, Keith M. / Throop, C. Jason: *Toward an Anthropology of the Will.* Stanford University Press: Stanford 2010.

Nassehi, Armin: „Die Praxis ethischen Entscheidens. Eine soziologische Forschungsperspektive". *Zeitschrift für medizinische Ethik* 52, 2006, S. 367–377.

Pesch, Otto H.: Art. Wille / Willensfreiheit III. Dogmen- und theologiegeschichtlich. In: *Theologische Realenzyklopädie* 36, 2004, S. 76–96.

Polanyi, Michael: *Implizites Wissen*. Suhrkamp: Frankfurt a. M. 1985[1966].

Reckwitz, Andreas: „Praktiken und Diskurse. Eine sozialtheoretische und methodologische Relation". In: Kalthoff, Herbert / Hirschauer, Stefan / Lindemann, Gesa (Hrsg.): *Theoretische Empirie. Zur Relevanz qualitativer Forschung*. Suhrkamp: Frankfurt a. M. 2008, S. 188–209.

Reckwitz, Andreas: „Grundelemente einer Theorie sozialer Praktiken. Eine sozialtheoretische Perspektive". *Zeitschrift für Soziologie* 32, 2003, S. 282–301.

Reckwitz, Andreas: *Die Transformation der Kulturtheorien. Zur Entwicklung eines Theorieprogramms*. Velbrück: Weilerswist 2000.

Rehbock, Theda: „Wie kann ich wissen, was du willst? Zur Bedeutung sprachlicher und leiblicher Kommunikation in ethischer Hinsicht". In: Leeten, Lars (Hrsg.): *Moralische Verständigung. Formen einer ethischen Praxis*. Alber: Freiburg et al. 2013, S. 171–208.

Schaider, Andreas et al.: „Ermittlung des mutmaßlichen Patientenwillens: eine Interviewstudie mit Klinikern". *Ethik in der Medizin* 27, 2015, S. 107–121.

Schleiermacher, Friedrich D.E.: *Über die Religion. Reden an die Gebildeten unter ihren Verächtern 1799/1806/1821*, Studienausgabe hrsg. von N. Peter. Theologischer Verlag: Zürich 2012.

Schmidt, Robert: *Soziologie der Praktiken. Konzeptionelle Studien und empirische Analysen*. Suhrkamp: Frankfurt a. M. 2012.

Seifart, Carola: „Paradoxer Paternalismus? Widerspricht ein Teilnahmeverzicht am informed consent dem Prinzip der Patientenautonomie?" In: Wiesemann, Claudia / Simon, Alfred (Hrsg.): *Patientenautonomie. Theoretische Grundlagen – Praktische Anwendungen*. mentis: Münster 2013, S. 364–375.

Tanner, Jakob: „Historische Anthropologie". In: Bohlken, Eike / Thies, Christian (Hrsg.): *Handbuch Anthropologie*. Metzler: Stuttgart / Weimar 2009, S. 147–156.

Simon, Alfred / Nauck, Friedemann: „Patientenautonomie in der klinischen Praxis". In: Wiesemann, Claudia / Simon, Alfred (Hrsg.): *Patientenautonomie. Theoretische Grundlagen – Praktische Anwendungen*. mentis: Münster 2013, S. 167–179.

Zarnow, Christopher: *Religion und Identität*. Mohr: Tübingen 2010.

Cheryl Mattingly

‚Der Wille' als eine verkörperte, soziale und narrative Praktik

I. Der Wille aus Perspektive der Anthropologie: eine Sache der Sozialität und Kultur

Meine Betrachtung des Wollens spielt sich vor dem Hintergrund der Wissenschaftsdisziplin der soziokulturellen Anthropologie ab.[1] Zugrunde liegt ihr eine empirische Forschung mit afroamerikanischen Familien in Los Angeles, die Kinder mit chronischen Gesundheitsbeschwerden oder erheblichen Behinderungen großziehen, sowie mit den behandelnden Klinikärzten. Diese empirische Langzeit-Ethnographie mit mehr als vierzig Familien, die sich über vierzehn Jahre erstreckte, wurde zusammen mit einer Gruppe von Kollegen zwischen 1997 und 2011 durchgeführt. Zwar war es nicht ausdrückliches Anliegen der Studie, herauszufinden, wie Eltern oder Kliniker ihren Willen einsetzen, wenn medizinische Entscheidungen anstehen, aber selbstverständlich war es den Eltern selbst ein wichtiges Anliegen. Das zeigte sich besonders deutlich, wenn die Wahl der einen auf die Wahl der anderen Beteiligten prallte, was bei belastenden Entscheidungen oft geschah, etwa wenn es um die Anordnung ging, jemanden wiederzubeleben oder es nicht zu tun.

Derartige, den Willen fordernde Entscheidungen provozieren zwar Auseinandersetzungen zwischen Eltern und Klinikpersonal und müssen als Problemfälle medizinischer Ethik betont werden. Sie sind jedoch nur die Spitze des Eisbergs,

---

1 Ich möchte Mitgliedern des Forschungsteams ‚Grenzüberschreitung' danken: Erica Angert, Nancy Bagatell, Jeanine Blanchard, Jeannie Adams, Lanita Jacobs-Huey, Teresa Kuan, Stephanie Mielke, Ann Neville-Jan, Melissa Park, and Kim Wilkinson. Spezielle Anerkennung gebührt Teresa Kuan für all ihre Hilfe bei der Vorbereitung dieses Beitrags. Besonders herzlich danke ich Mary Lawlor, meiner Partnerin bei langjährigen Forschungen. Ebenso danke ich der *Narrative Study Group* für Kommentare zu früheren Fassungen dieses Beitrags: Linda Garro, Elinor Ochs, Janet Hoskins, Marjorie Goodwin, Gelya Frank, Nancy Lutkehaus und wiederum Mary Lawlor. Ich würdige dankbar die Unterstützung, die das *National Center for Medical Rehabilitation Research, The National Institute of Child Health and Human Development* und das *National Institute of Health* (1RO1HD38878) gewährten. Frühere alternative Fassungen dieses Beitrags sind andernorts erschienen.

wenn es darum geht, die Rolle des Willens im moralischen Leben zu verstehen, so wie es in diesen Familien erfahren und praktiziert wird. Selbst die Ausdrücke ‚Entscheidung' oder ‚Wahl', die so oft mit dem Willen assoziiert werden, führen in mancher Hinsicht in die Irre oder reichen zumindest nicht aus, die komplexen moralische Anstrengungen voll zu erfassen, mit der Eltern im Laufe unserer Studie die vielen vor ihnen liegenden ethischen Dilemmata und Herausforderungen angingen.

Wenn dieses Kapitel zu einer Erörterung des Wollens ‚am Rande' beiträgt, dann nicht einfach deshalb, weil die Fallstudie aus meiner Feldforschung marginal ist, d. h. am ‚Rand' des als normal zu bezeichnenden Lebens in den Vereinigten Staaten liegt (schließlich hat nicht jede amerikanische Familie ein schwerkrankes, traumatisiertes oder behindertes Kind). Wichtiger ist vielleicht: Auch die begriffliche Formulierung, die ich hier anbiete, ist marginal oder wenigstens nicht dominant in der Philosophie – und gewiss nicht in der Anthropologie.

Als ich mir (vor einem Jahrzehnt) anlässlich der Reflexion meines ethnographischen Materials die anthropologische Literatur vornahm, fand ich nichts offensichtlich Hilfreiches, sondern nur zu viel oder zu wenig Relevantes. Zu wenig: Das Wollen als Kultur-Phänomen ist in der Anthropologie kaum ausdrücklich erörtert worden[2], im Gegensatz zu Philosophie und Psychologie, wo enormes Interesse am Wollen als allgemein menschlicher Fähigkeit herrschte. Zu viel: Die Betrachtung des Wollens als Kultur-Prozess erzeugte immer mehr anthropologische Literatur über Intentionalität, soziales Handeln, die kulturelle Ausprägung von Emotionen sowie über die Diskurse der kürzlich aufgekommenen *Moral Anthropology* zu menschlicher Freiheit[3]. Diese Menge an fraglos relevanten Arbeiten spricht allerdings meist nur indirekt vom Wollen, oft als Teil einer Behandlung von Intentionalität oder Emotion in Theorien menschlichen Handelns allgemein.

Meine Lösung für dieses Zuviel- Zuwenig-Dilemma ist: Ich gehe bei meiner Darstellung des Konzepts vom moralischen Willen kurz auf jüngere anthropologische Erörterungen zu Handeln, Intention und Emotionen ein, insbesondere auf die für meine Argumentation relevantesten Arbeiten. Jedoch, wie schnell klar

2 Murphy, Keith / Throop, C. Jason: "Willing Contours: Locating Volition in Anthropological Theory". In: id. (Hrsg.): *Toward an Anthropology of the Will.* Stanford University Press: Stanford 2010, S. 1–27; Robbins, Joel: Becoming Sinners: *Christianity and Moral Torment in a Papua New Guinea Society.* University of California Press: Berkeley 2004.

3 Laidlaw, James: *The Subject of Virtue: An Anthropology of Ethics and Freedom.* Cambridge: Cambridge University Press 2014; id.: "Agency and Responsibility: Perhaps You Can Have Too Much of a Good Thing". In: Lambek, Michael (Hrsg.): *Ordinary Ethics.* Fordham University Press: New York 2010.

werden wird, beruht die von mir entwickelte Perspektive auf den moralischen Willen am meisten auf der Philosophie, wo der Wille ausdrücklicher Gegenstand der Aufmerksamkeit und Auseinandersetzung ist.

Eine Zeitlang beschäftigte man sich in der Anthropologie, zumindest in einigen ihrer Bereiche, damit, Vorstellungen vom individuellen Handeln zu entwickeln und in die Sozialtheorie zu integrieren. Kritik am Kultur-Holismus und das Aufkommen alternativer Theoriediskurse, insbesondere die ‚Praxis-, und die ‚Phänomenologische Wende', boten Gelegenheit, ja haben dies geradezu als Notwendigkeit in den Vordergrund gerückt, soziale Akteure – einschließlich individueller Akteure statt ausschließlich kollektiver – in die soziale Szenerie einzufügen: Wir haben es nun mit bestimmten Personen und ihren spezifischen Interessen, Bestrebungen und Motiven zu tun. Aber dieses Einfügen schafft auch neue Unklarheiten, neue Theorie-Lücken. Selbst wenn das grundlegende analytische Erkenntnisinteresse der Anthropologie dem Sozialen gilt, so kann nicht problemlos von einer Art kollektiver auf eine individuelle Subjektivität und ihr praktisches Räsonieren (vernünftiges Überlegen) geschlossen werden. William Reddy formuliert dies im Hinblick auf die anthropologische Untersuchung von Emotionen so: „Eine zentrale theoretische Schwierigkeit bleibt ungelöst: Wie ein Terrain individueller Autonomie zu konzeptionalisieren ist, ohne dass das große Umfeld kollektiver Konstruktion zu kurz kommt"[4]. In der jüngeren *Moral Anthropology* haben einige Wissenschaftler als Gegengewicht zu übermäßig mechanistischen und deterministischen Auffassungen des moralischen Lebens Ausdrücke wie ‚Freiheit' und *agency* (Handlungsmacht) eingeführt (dort, wo man sich an einem besonders privilegierten Platz den ‚Willen' vorstellen könnte).[5]

Kurz, vielen von uns in der Anthropologie ist klar geworden, dass wir Vorstellungen davon, worum es individuellen Akteure beim Handeln oder Erfahren der Welt geht, komplizierter formulieren müssen. Und die Anthropologie muss noch um einiges gehaltvollere Konzepte von *agency* entwickeln. Das Phänomen des Wollens zu erkunden, ist besonders interessant, weil es traditionell in der westlichen Philosophie und westlich-volkstümlich so sehr mit der Vorstellung des persönlichen und insbesondere des disziplinierten Agierens identifiziert worden ist – etwa wenn wir vom Ausüben der ‚Willenskraft' sprechen. Möchten wir wegkommen von deterministischen Modellen sozialen Handelns, möchten wir, anders gesagt, geltend machen, dass soziales Leben weder vollständig kulturell

4 Reddy, William: "Emotional Liberty: Politics and History in the Anthropology of Emotions". *Cultural Anthropology* 14(2), 1999, S. 256–288, 262.

5 Laidlaw 2014.

vorgezeichnet, noch ganz und gar von Machtstrukturen diktiert ist, dann müssen wir unsere Vorstellungen von praktisch-vernünftiger Überlegung und praktischer Erfahrung verfeinern.

Diese Einsichten sind nicht gerade neu, was dafür spricht, dass der Aufgabe offenbar schwer beizukommen ist. Vor mehr als zwanzig Jahren vertrat zum Beispiel Sherry Ortner Ähnliches in ihrem viel beachteten Essay *Theory in Anthropology since the Sixties*.[6] Ortner rückt in ihrer intellektuellen Geschichte der Anthropologie seit Mitte des 20. Jahrhunderts in den Vordergrund, wie man allmählich auf bestimmte Akteure und ihr Handeln aufmerksam und zugleich unzufrieden wurde mit strukturfunktionalistischen, marxistischen oder sonstigen totalisierenden Sozialmodellen, die soziales Handeln gänzlich deterministisch erklärten. Praxistheoretiker verschafften dem individuellen Akteur immerhin etwas Platz. (Allerdings würden viele behaupten, dass in der Praxistheorie der individuelle Akteur tatsächlich weniger Platz hatte, als Ortner in ihrer Besprechung annahm). Praxistheoretiker wie Bourdieu argumentierten gegen eine für frühere anthropologische und soziologische Modelle charakteristische Ansicht von „Handeln als schiere Aufführung oder Umsetzung von Regeln und Normen“[7], indem sie einige Grade individueller Improvisation zuließen.

In ihrer Rückschau auf die Praxistheorie verweist Ortner auf eine bedenkliche Verengung, die meines Erachtens immer noch besteht. Sie stellt fest, dass diese Theoretiker keine irgendwie nuancierte Motivationstheorie anstreben. „Weil die Struktur als so dominierend für Akteure im Bedenken und Erfinden ihrer Welten angesehen wird, ist der praktische Akteur sehr beschränkt handlungsfähig – primär im Sinne pragmatischen Wählens und Entscheidens und/oder im aktiven Kalkulieren und Taktieren“[8]. „Unglücklicherweise“ klagt sie, „haben Anthropologen in der Regel befunden, Akteure mit zu großem psychologischem Tiefgang seien methodologisch schwierig zu handhaben, und Praxistheorien bilden keine Ausnahme“. Angeleitet von der Interessentheorie wurde der motivierte Akteur in der Regel abgebildet als „eigennützig, rational, pragmatisch, und womöglich zudem maximierungsorientiert. Akteure, so wird vorausgesetzt, verfolgen rational das, was sie haben wollen, und haben wollen sie, was ihnen im Kontext ihrer kulturellen und historischen Situation materiell und politisch nützt“.[9]

6 Ortner, Sherry: “Theory in Anthropology since the Sixties”. *Comparative Studies in Society and History* 26(1), 1984, S. 126–166.

7 Op. cit, 150.

8 Ibid.

9 Op. cit., 151.

Präsentiert man uns einen Akteur, den ein einziges übermächtiges Motiv zu ständigem Taktieren und scharfem Kalkulieren antreibt, dann wird eine ganze Skala anderer Emotionen und Werte ausgeblendet, die ebenso zwingend zum Handeln motivieren können. Theoretiker wie Bourdieu gestatten zwar unserer Intentionalität und vernünftigen Überlegung einigen (wenn auch sehr vorreflexiven, durch einen vorgegebenen Habitus geprägten) Raum, aber sie bieten uns ein sehr enges Bild eines strategischen Akteurs, dessen bewusstes Räsonieren äußerst instrumental ist und lediglich Mittel zum Zweck. Wenn aber, konträr zu Bourdieu, Handlungen und die ihnen zugrunde liegende vernünftige Überlegung keine bloße Strategie sind (ein Standpunkt, von dem ich weiter unten in diesem Beitrag ausgehe), dann benötigen Praxistheorien viel subtilere und komplexere Theorien praktischen Denkens und Reflektierens.

Ortner diskutierte auch andere damals aktuelle anthropologische Arbeiten, die sich mit Selbst, Leib, Emotion und Erfahrung beschäftigten, in der Hoffnung, dass die Psychologie von Akteuren in diesen Diskursen komplexer gesehen und ein komplexeres Bild von Motivation erschlossen werden könnte – besonders die „variable Konstruktion von Selbst, Person, Emotion und Motiv aus kulturvergleichender Perspektive".[10] Sie schrieb weiterhin:

> Man darf auf eine gegenseitige Befruchtung der Ergebnisse der mehr soziologisch ausgerichteten Praxis-Forschung, mit ihren relativ denaturierten Vorstellungen vom Motiv, und einigen dieser gehaltvoller texturierten Darstelllungen von Emotion und Motivation hoffen.[11]

In diesem Beitrag versuche ich eine solche gegenseitige Befruchtung zu bieten: ein Konzept des Wollens als narrative Praktik, unter ausgiebiger Verwendung von Erkenntnissen gewisser ‚narrativistischer' Moralphilosophen.[12]

---

10 Ibid.

11 Ibid.

12 Die hier vorgelegte Argumentation steht in Zusammenhang mit meinem größeren Projekt, der Konstruktion einer narrativen Theorie der Praxis, und auch hier kommt meine Inspiration aus phänomenologischen und hermeneutisch-philosophischen Traditionen, literarischer Theorie und Kulturpsychologie – ebenso wie aus anthropologischen Theorien der Praxis, Darstellung und Erfahrung. Die narrative Theorie, die ich vorlege, ist sowohl praxisorientiert als auch phänomenologisch. Sie beleuchtet die Aktivitäten und Erfahrungen bestimmter Akteure in bestimmten historischen Situationen, was wiederum komplexe soziale Räume erhellt und nachzukonstruieren hilft sowie die erforderliche praktisch-vernünftige Überlegung und praktische Erfahrung zum Vorschein bringt.

II. ‚Wollen' als (moralische) Wahl

Was meinen wir, wenn wir von ‚wollen' sprechen? Anthropologen mögen das Konstrukt ‚Wille' vernachlässigt haben, Philosophen taten dies nicht. Beim Nachdenken über das Willensproblem konsultierte ich etliche Philosophen. In westlicher Perspektive, im allgemeinen Sprachgebrauch und in der Philosophie meint Wollen gewöhnlich, ein bestimmtes ‚Handeln zu wählen'. Betont wird ein Augenblick des Wählens; manchmal, in schwierigen Situationen, auch das die Wahl umgebende Abwägen; ferner das Tun von etwas: ein Zusammenhang zwischen Motiv und bestimmtem Handeln in der Öffentlichkeit. In der Philosophie und im Alltagsleben ist der Wille auch mit Moralität verknüpft worden – moralisches Wählen.[13] Der Zusammenhang von Wollen und Handeln ist, wenn es sich um die moralische Wahl handelt, besonders folgenreich. Im Allgemeinen setzen Philosophen voraus, dass Beschlüsse, wenn sie nur privat gefasst werden (ich sage mir, ‚Ich werde bekennen, dass ich das Geld stahl'), nicht als Wollen von etwas zählen, sondern dass ein öffentlich beobachtbares Handeln erfolgen muss – ein Bekennen-Wollen zum Beispiel muss erst zu einem öffentlichen Bekenntnis geworden sein. Nicht von ungefähr habe ich als Beispiel das Bekennen gewählt. In der Philosophie, und auch im Alltag, ist der Wille mit Moralität verknüpft als ein Fähigsein – oder man könnte sagen ‚Willens'-Sein – zu moralischem Wählen.

Dieses Bild vom Wollen als *Moment erwogener Wahl* wird fraglich, wenn man zu verstehen versucht, wie in den afroamerikanischen Familien, die ich sieben Jahre lang begleitet habe, das Wollen funktioniert. Diese Familien haben Kinder mit erheblichen Krankheiten und Behinderungen. Der Wille, insbesondere der moralische Wille, ist ihnen ein Anliegen. Die als Eltern fungierenden Verwandten zerbrechen sich den Kopf darüber, was sie denn tun sollten, um am besten für ihre Kinder zu sorgen. Es geht ihnen ausdrücklich oder indirekt darum, wie man die *Kraft* aufbringt, das Richtige zu tun. Diese Kraft verstehen sie als eine Stärke des Willens, sich zu richtigem Handeln durchzuringen, selbst gegen die Neigung, einen leichteren Weg einzuschlagen – etwa sich nicht mit den vom Krankengymnasten verordneten Übungen abzugeben; einen Arztbesuch auszulassen, der eine drei

13 Charles Taylor behauptet, dass die Verknüpfung von Wille und Moralität (insbesondere als Transformierung des Willens verstandene Moralität) primär vom Christentum in das westliche Denken eingeführt wurde, dass dieser Zusammenhang aber diverse Übergänge ins Säkulare durchlaufen hat und im säkularen Gewande eines der mächtigsten ethischen Prinzipien im westlichen Denken bleibt (Taylor, Charles: *Sources of the Self: The making of the Modern Identity*. Harvard University Press: Cambridge 1989, 22).

Stunden lange Autobusfahrt mit einem behinderten Kind erfordern würde; wieder Drogen zu nehmen und das Kind der Pflege eines anderen Familienmitglieds zu überantworten.

Wenn moralisch so Wichtiges ansteht, mag es Augenblicke des Wählens geben, aber die Aufgabe, das Richtige zu tun, umfasst in einzelnen Augenblicken viel mehr als gutes Wählen – und gutes Handeln. Die Eltern bzw. die als Eltern fungierenden Verwandten werfen sich zum Beispiel selbstkritisch vor, dass sie nicht immer stark genug sind, für ihre Kinder zu sorgen, so wie sie es sollten. Sie reden vom ‚Müde Werden', ‚schrecklich müde', und doch ‚weitermachen müssen', und unterstreichen, wie viel Willenskraft dazu gehört, ein gutes Leben zu führen, gute Eltern zu sein; ja einfach nur die täglichen Drangsale durchzustehen, die Armut, Rassismus und schwere Krankheiten auferlegen. Sie sprechen vom Finden des Willens, weiter zu machen, auch wenn das Leben hart ist; zu hoffen, auch wenn Verzweiflung nahe liegt. In dieser afroamerikanischen Gemeinschaft sind moralische Wahl, moralische Wandlung und moralische Leistung grundlegende und oft geäußerte Anliegen. Ihr moralisches Wählen schildern sie unweigerlich im Zusammenhang mit dem Prozess des Werdens zum Selbst, zum gemeinschaftlich erschaffenen Selbst, das keine individuelle Errungenschaft ist.

Im Anschluss an etliche Moralphilosophen – insbesondere an Iris Murdoch, Alasdair McIntyre, Charles Taylor, Martha Nussbaum – möchte ich ein anderes Bild vom Willen vorlegen; es entspricht, meine ich, viel besser den Äußerungen dieser afroamerikanischen Familien zu ihren Dilemmata und ihrem Ringen sowie ihrer Auffassung vom Willen – insbesondere wie Wille erfasst wird als ‚Kraft schöpfen', ‚das Rechte' zu tun. Weil diesen Familien so sehr am ‚moralischen Willen' liegt, konzentriere ich mich hier auf denjenigen Willen, der an spezifisch moralisches Handeln gebunden ist.

Ich identifiziere vier wesentliche Grundzüge dieser alternativen Auffassung des Willens unter besonderer Berücksichtigung von ‚moralischem Willen':

1. Moralisches Wollen lässt sich besser beschreiben als Re-Fokussieren (Neueinstellen) der Aufmerksamkeit, statt als Treffen einer Wahl am Punkt einer einzelnen Entscheidung;
2. das an moralisches Wollen gebundene Tun wird ebenso wahrscheinlich auf eine innere Re-Orientierung – ‚Emotionsarbeit' – wie auf eine äußere Handlung gerichtet sein;
3. solches Tun verlangt nach einem nicht-atomistischen, sondern nach einem narrativen Akt-Begriff;

4. moralisches Wollen kann nicht getrennt vom Selbst begriffen werden; das im moralischen Wollen einbegriffene Selbst ist sowohl ein soziales (gemeinschaftlich erschaffenes) als auch ein narratives (erzählbares) Selbst.

1. Wollen als Re-Orientierung der Aufmerksamkeit statt als Augenblick der Wahl

In der westlichen Philosophie ist das Augenblicks-Wahl-Modell des Wollens oft als Freiheitsmoment porträtiert worden: Ein privates Selbst behauptet sich gegen die Tyrannei der öffentlichen, bereits entschiedenen Meinung.[14] Wie spielt sich dieses Auseinander-Dividieren von persönlicher Freiheit und öffentlichem Determinismus ab? „Ich kann entscheiden, was ich sage [womit ich meinen Willen ausübe], aber nicht, was die Worte bedeuten, die ich gesagt habe [denn diese sind öffentlich, haben eine öffentlich definierte sprachliche Bedeutung]." Desgleichen kann „ich entscheiden, was ich tue [wiederum meinen Willen ausübend, eine

---

14 Die Vorstellung vom Wollen ist mit mehreren binären Gegensätzen identifiziert worden: zwischen Objektivität und Subjektivität; zwischen öffentlicher Meinung und privatem Selbst; zwischen Determinismus und Freiheit. Diese Gegensätze werden von der üblichen Unterscheidung zwischen Denken und Wollen getragen. Denken oder Räsonieren (sich seines Verstandes bedienen) wird als objektiver Prozess konzipiert, der sich unter dem Diktat von Begriffen und Regeln vollzieht, die notwendigerweise öffentlich sind. (Denn sie gründen in der Sprache und in anderen sozialen Bedeutungsnetzen). Wollen wird im Kontrast dazu porträtiert als eine völlig persönlich-subjektive Entscheidung zu einem Tun. Murdoch formuliert in ihrer kritischen Wiedergabe dieser Argumentationsrichtung: „Vernunftgründe sind öffentliche Gründe, Regeln sind öffentliche Regeln. Vernunft und Regel repräsentieren eine Art unpersönlicher Tyrannei, wohingegen der persönliche Wille perfekte Freiheit repräsentiert. Der Mechanismus ist unnachgiebig, aber vor dem Wahl-Augenblick steht der Akteur außerhalb des Mechanismus… Was ich ‚objektiv' bin, unterliegt nicht meiner Kontrolle; Logik (also die öffentlich geltenden Meinungen, Regeln und Vernunftgründe) wird darüber entscheiden. Was ich ‚subjektiv' bin, ist ungezügelter, solitärer, substanzloser Wille. Persönlichkeit schrumpft zu einem Punkt puren Willens" (Murdoch, Iris: *The Sovereignty of Good*. Ark Paperbacks: London et al. 1969, 15–16). Sie wehrt sich besonders gegen eine Vorstellung vom Agieren, die das Handlungssubjekt nur in diese kurzen Augenblicke „freier Wahl" verbannt. „Der Akteur," schreibt sie, „dünn wie eine Nadel, erscheint in dem jähen Lichtblitz des wählenden Willens" (op. cit., 59). Stattdessen vertritt sie, der Akteur müsse geschichtsträchtig aufgefasst werden, damit überhaupt eine angemessene, insbesondere dem moralischen Willen angemessene Vorstellung vom Wollen entsteht.

Wahl treffend], aber ich bin nicht Herr über die Bedeutung meines Tuns [weil die Bedeutung von Akten, wie die von Worten, eine rein öffentliche Sache ist]".[15]

Dieses Bild wird von Iris Murdoch in mehrfacher Hinsicht angefochten. Sie legt ein Gegenbeispiel vor, das die beiden ersten der von mir oben skizzierten vier Grundzüge des moralischen Willens illustriert: moralisches Wollen als Sache der Ausrichtung auf etwas, nicht so sehr als Vollzug einer moralischen Wahl, und moralisches Wollen als auf innere Arbeit gerichtet, nicht nur auf öffentlich beobachtbare Akte. Das Beispiel ist eine Situation, in der man sich entscheidet, sich von jemandem zu entlieben (als Gegenteil von verlieben). „Wo starke Emotionen sexueller Liebe … betroffen sind, richtet ‚reiner Wille' gewöhnlich kaum etwas aus. Es nützt wenig, sich zu befehlen: ‚Höre auf, verliebt zu sein'".[16] In diesem Beispiel steht Wollen im Zusammenhang mit derjenigen Emotionsarbeit, in der man sich aufmacht, sich zu ändern. Murdoch bemerkt, so wie der „neukantianisch-existentialistische ‚Wille'" gemeinhin dargestellt werde, sei er ein „Prinzip reiner Bewegung", eine Art Sprung, mit dem der eine und nicht ein anderer Kurs des Agierens eingeschlagen wird. Eine solche Auffassung sei alles andere als hilfreich beim Beschreiben, was geschieht, wenn wir uns ändern. Für das Nachdenken darüber, wie man an die Aufgabe beispielsweise des Entliebens herangeht, schlägt Murdoch stattdessen vor, Wille als gebunden an etwas wie Lernen oder, mit ihrem Ausdruck, „Orientieren" aufzufassen. So begriffen ist Wille dann eine Sache des Lernen-Wollens, seine Aufmerksamkeit zu verlagern, sich zu reorientieren, eigene Hinsichten und Imaginationen zu revidieren.

Murdochs Position steht im Einklang mit bestimmten anthropologischen Untersuchungen zu persönlicher Transformation. Csordas bietet für das Geschehen einer Transformation des Selbst in einem religiösen Kontext das aufschlussreiche Bild des „Aufmerkens" an. Er schildert religiöses Heilen, wie es unter nordamerikanischen charismatischen Katholiken praktiziert wird, als Re-Orientierung „somatischer Aufmerksamkeits-Modi" (*modes of attention*); in dieser Tradition sei persönliche Veränderung fundamental mit einem Akt der Imagination leiblicher Re-Orientierung verknüpft. (Der Kranke imaginiert sich durch bildliches Vorstellen heil.) An Geertz' Beschreibung der Untersuchung religiöser Wandlung als „Sozialgeschichte der Imagination"[17] erinnernd, stellt Csordas fest: „Imagination ist die allgemeine Fähigkeit, die eigene Orientierung in der Welt zu transformieren."[18]

---

15 Op. cit., 20.

16 Op. cit., 55.

17 Geertz, Clifford: *Islam Observed: Religious Development in Morocco and Indonesia.* Yale University Press: New Haven 1968, 19.

18 Csordas, Thomas: *The Sacred Self: a Cultural Phenomenology of Charismatic Healing.* University of California Press: Berkeley 1994, 74.

2. Wollen als inneres Ringen: Emotionsarbeit

Wie Murdochs Beispiel zeigt, beinhaltet eine solche Neubetrachtung oder Re-Imagination auch ein inneres Ringen und manifestiert sich nicht notwendigerweise nur (oder primär) in gewandelten äußeren Akten. Auch dies wurde in Beschreibungen des Wollens übersehen – es ist merkwürdig, findet Murdoch, dass der Gedanke des Ringens in philosophischen Diskussionen des Willens fehlt. Beim Sich-entlieben-Wollen genügt kein einzelner moralischer Wahlakt, nicht einmal eine Reihe moralischer Wahlakte samt den aus ihnen resultierenden Aktionen, sondern es gehört ein Üben dazu, das beträchtliche innere Arbeit umfasst.

> Sich absichtlich zu entlieben, ist kein Sprung des Willens, sondern das Aneignen neuer Aufmerksamkeits-Objekte und infolge dessen neuer Energien als Resultat des Re-Fokussierens. Die Orientierungs-Metapher kann allerdings auch Momente abdecken, in denen erkennbare ‚Willensanstrengungen' gemacht werden, aber ausdrückliche Willensanstrengungen sind nur ein Teil der Gesamtsituation.[19]

Martha Nussbaums ausführliche Reflexionen legen recht ähnliche Akzente auf das Kultivieren moralischer Emotionen, speziell in *Upheavals of Thought,* in denen sie auf antike griechische und römische Philosophen, im Besonderen auf Aristoteles, zurückgreift.[20]

Diese philosophische Anerkennung, dass moralische Emotionen *kultiviert* werden, stimmt an interessanten Schnittpunkten überein mit Ergebnissen anthropologischer Untersuchungen zu Emotionsarbeit in einer Vielzahl von Gesellschaften. Der Zusammenhang von Kultur und Emotionen hat Anthropologen schon seit langem fasziniert. In einem vor gut zwanzig Jahren geschriebenen Überblick über die Anthropologie der Emotionen bemerken Lutz und White, dass einige Anthropologen, statt Emotionen als „irrationale Kräfte" zu behandeln, damit begonnen haben, die kulturell gestaltete „Formulierung von Emotion im bewussten Verstehen und im interaktiven Diskurs"[21] zu untersuchen, eine Formulierung, die direkt mit einer Moral-Ordnung zusammenhängt[22]. Es wurden

---

19 Murdoch, 56.

20 Nussbaum, Martha: *Upheavals of Thought: The Intelligence of Emotions*. Cambridge University Press: Cambridge 2001.

21 Lutz, Catherine / White, Geoffrey M.: "The Anthropology of Emotions". *Annual Review of Anthropology* 15, 1986, S. 405–436, 417.

22 Rosaldo, Renato: "Grief and a Headhunter's Rage: On the Cultural Force of Emotions". *In* Plattner, Stuart / Bruner, Edward M. (Hrsg.): *Text, Play, and Story: The Construction and Reconstruction of Self and Society*. American Ethnological Society: Washington, D. C. 1984, 178–195; Basso, Keith: "'Stalking with Stories': Names, Places, and Moral

beachtliche ethnographische Forschungen darüber durchgeführt, wie Kinder als Teil ihrer Sozialisierung emotional in die Gesellschaft integriert werden.[23] Throop zeigt, dass insbesondere psychoanalytisch orientierte Anthropologen „eine signifikante Rolle dabei gespielt haben, die Bedeutung von Emotion, Motivation und frühkindlicher Erfahrung bei der Gestaltung der subjektiven Erfahrung und des sozialen Handelns nach kulturellem Muster zu betonen".[24]

Das anthropologische Studium der Gestaltung von Emotionen durch kulturelle Praktiken und Prozesse leistet wichtige Vorarbeit für das Betrachten emotionaler Re-Orientierung und moralischen Wollens. Insbesondere relevant für mein Thema sind Untersuchungen dazu, wie Menschen unter diversen kulturellen Umständen die Aufgabe persönlicher Transformation anpacken und wie dies sie in ein Ringen um das „Re-Orientieren" ihrer Emotionen verwickelt. Lone Grøn zum Beispiel erforschte ein dänisches Gesundheitsprogramm zur „Lebensstil-Veränderung", das Menschen mit schweren chronischen Gesundheitsproblemen (die gewöhnlich durch erhebliches Übergewicht verursacht wurden) helfen sollte, ihre Bewegungs- und Ernährungsgewohnheiten gemäß gesunderen Routinen zu modifizieren. Als Teil ihrer Feldforschung begleitete sie einige Patienten, die an diesem Programm teilnahmen, um zu sehen, was für Erfahrungen sie mit der Aufgabe machten, diese Verschiebungen im Alltagsleben umzusetzen. Wenn diese Patienten von ihrem Ringen darum sprachen, Grundmuster in ihrem Leben zu ändern, kam das Willensproblem wiederholt auf. Vom Standpunkt der Gesundheitsförderung aus wurden diese Veränderungen oft behandelt als Ausüben von Willenskraft, als Erlernen neuer Informationen über den Körper und als Treffen gewisser Schlüsselentscheidungen; aus der Patientenperspektive hingegen ging es weit mehr um die eigene Re-Orientierung und um das innere Ringen nach einem neuen Sinn für sich und das eigene Leben. Eine dieser Patientinnen sagte: „Du

Narratives among the Western Apache". In: op. cit., 19–55; Levy, Robert I.: *Tahitians: Mind and Experience in the Society Island*. University of Chicago Press: Chicago 1973.

23 Briggs, Jean L.: *Inuit Morality Play: The Emotional Education of a Three-Year-Old*. Yale University Press: New Haven 1998; Geertz, Hildred: "The Vocabulary of Emotion: A Study of Javanese Socialization Processes". *Psychiatry* 22, 1959, S. 225–236; Goodwin, Marjorie H.: *He-said-she-said: Talk as Social Organization among Black Children*. Indiana University Press: Bloomington 1990; Ochs, Elinor: *Angry Words*. Presented at the 83rd Annual Meeting of the American Anthropological Association: Denver 1984; Ochs, Elinor / Smith, Ruth / Taylor, Carolyn: "Dinner Narratives as Detective Stories". *Cultural Dynamics* 2(2), 1989, S. 238–257.

24 Throop, Jason: "On Crafting a Cultural Mind: A Comparative Assessment of Some Recent Theories of 'Internalization' in Psychological Anthropology". *Transcultural Psychiatry* 40(1), 2003, S. 109–139, 110.

musst mit deinem Kopf und deinem Herzen wollen“, um überhaupt eine Chance zu haben, derart große Veränderungen hinzubekommen. Es ist nicht einfach eine Sache der Entschlusses, weniger zu essen oder sich mehr zu bewegen, sondern du musst versuchen, bereits die Objekte deines Begehrens zu verschieben, „deinen Kopf zu bearbeiten“, wie diese Patientin es bezeichnete.[25] Ein anderes Beispiel zur Illustration: Auch Cain stellte fest, als sie Gruppen der Anonymen Alkoholiker in den Vereinigten Staaten untersuchte, dass es die Gruppenmitglieder selbst waren, die sich nicht einfach auf das Nicht-trinken-‚Wollen‘ verließen – Wollen allein würde sie niemals vom Trinken abhalten. Vielmehr müsse die grundlegende Veränderung von Kopf und Herz ausgehen und auch die Re-Orientierung der eigenen Überzeugungen einschließen sowie das Gefühl, sich oder das Leben im Allgemeinen unter Kontrolle zu haben.[26] Das berühmte Gelassenheits-Gebet der Anonymen Alkoholiker ist in hohem Maße eine Übung, anders fühlen zu lernen: eine emotionale Re-Orientierung.

3. Wollen als narrativer Akt

Wollen als Moment der Wahl, aus dem eine spezifische Aktion hervorgeht, passt insbesondere zu einem atomistischen Bild des Handelns. Laut Alasdair McIntyre ist diese, in der analytischen Philosophie und im Existentialismus entwickelte, Konzeption des Handelns auch in soziologischen und psychologischen Theorien dominierend. Atomistische Diskurse setzen voraus, dass Handeln sich in einfache und von einander trennbare Teile zerlegen lässt. In einem atomistischen Rahmen „analysiert man komplexe Aktionen und Transaktionen nach einfachen Komponenten“.[27]

Aber wenn Wollen eine Sache der Orientierung ist, wird es nötig, Handeln selbst anders zu definieren. Indem ich mir hier eine andere, im Wesentlichen narrative Sicht zu Eigen mache, schließe ich mich McIntyres nützlicher Umformulierung an. Statt vorauszusetzen, dass Handeln in jedem Fall in Grundelemente zerlegt werden kann, vertritt er die Ansicht, Handeln sei nur als eingebettet in größere Kontexte zu verstehen. Und diese seien im Wesentlichen narrativ: „Handlungen beziehen

25 Grøn, Lone: Winds of Change, Bodies of Persistence: Health Promotion and Lifestyle Change in Institutional and Everyday Contexts. (Ph.D. dissertation) University of Aarhus, Department of Anthropology and Ethnography: Aarhus 2005.

26 Cain, Carole: “Personal Stories: Identity Acquisition and Self-Understanding in Alcoholics Anonymous”. *Ethos* 19, 1991, S. 210–253; Holland, Dorothy et al.: *Identity and Agency in Cultural Worlds*. Harvard University Press: Cambridge.

27 McIntyre, Alasdair: *After Virtue: A Study in Moral Theory*. University of Notre Dame Press: Notre Dame, IN 1991, 190.

ihre Eigenart aus größeren Ganzheiten, deren Teile sie sind."[28] Im alltäglichen praktischen Leben kann ein Akt, wenn er verständlich bleiben soll, nicht von analytischen Philosophen als eine ‚Grundaktion' isoliert werden, sondern er muss in einen größeren narrativen Kontext eingebettet bleiben, aus dem er seine Verständlichkeit bezieht – innerhalb dessen von ihm gesagt werden kann, er bedeute etwas. McIntyre, der eine der klarsten Argumentationen hierzu bietet, schreibt präzise: „Bei erfolgreichem Identifizieren und Verstehen dessen, was ein anderer tut, bewegen wir uns stets hin zum Situieren einer bestimmten Episode im Kontext zusammengehöriger Narrative – sowohl der betroffenen Individuen als auch der Umgebungen, in denen sie agieren und leiden."[29] Dies ist eine von Grund auf historische Perspektive – bestimmte Handlungen erhalten ihre Bedeutung aufgrund ihres Ort in der Geschichte oder, genauer gesagt, in einer Reihe von Geschichten.[30]

Wenn nur narrative Akte sinnvolle Akte sind, also lediglich als Teile sich entfaltender Erzählungen verständlich werden, was bedeutet das dann für das Wollen? Ich möchte nun vor dem Hintergrund dieser Auffassung des Wollens – als Sich-Orientieren statt als Handeln in einem Moment der Wahl – das Wollen als narrative Praktik betrachten. Wenn Wollen in vielen Situationen die Aufgabe der Re-Orientierung einschließt, ist jedes spezifisch moralische Wählen als Teil einer Vergangenheit und einer Zukunft zu verstehen, aus denen dieser bestimmte Augenblick seinen (moralischen) Sinn bezieht. Das heißt, er wird verständlich als an eine Orientierung gebunden, die Teil einer Geschichte ist – die ihre eigene Vergangenheit (etwa das Sich-Verlieben in diesen bestimmten, irgendwie unpassenden Mann) und ihre eigene erwünschte Zukunft hat (sich von diesem

---

28 Ibid.

29 Op. cit., 197.

30 McIntryre (1991, 90) belegt mit überzeugenden Beispielen, wie notwendig diese größeren Kontexte sind. Man stelle sich vor, so schreibt er, ein Philosophie-Lehrer kommt in den Unterrichtsraum und, statt über Locke zu dozieren, stellt er eine Schüssel aufs Pult und mischt darin Eier, Mehl und Zucker. Was er tut, ist als ‚Grundaktion' verständlich – offensichtlich will er einen Kuchen backen –, aber rätselhaft, weil es gegen den Kontext verstößt, der das Handeln verständlich macht (Haushalt, Küche, Backofen). Um nachzuvollziehen, was das rätselhafte Tun des Lehrers bedeutet, werden die Schüler sich Geschichten ausdenken, die seinem bizarren Verhalten Sinn geben. Hat er etwa einen Nervenzusammenbruch? Er probiert vielleicht eine neue Lehrmethode aus, welche die Unterrichtsteilnehmer neu einbezieht. Solches Rätseln ist, wie auch Jerome Bruner (Bruner, Jerome: *The Culture of Education*. Harvard University Press: Cambridge 1996; id.: *Acts of Meaning*. Harvard University Press: Cambridge 1990; id.: *Actual Minds, Possible Worlds*. Harvard University Press: Cambridge 1986) eindringlich aufgezeigt hat, im Wesentlichen narrativer Natur.

Mann zu entlieben). Insofern kann Wollen als Re-Orientierung erzählt werden, als Geschehenszusammenhang in der Zeit.

Offensichtlich kann eine solche Geschichte eingebettet sein in größere soziale und persönliche Geschichtserzählungen jeglicher Art. Es gibt kein singuläres Narrativ, innerhalb dessen allein ein Handeln korrekterweise sinnvoll verständlich wäre. Vielmehr wird hier behauptet, dass Handeln nicht auf eine Sinneinheit reduziert werden kann, die von jedwedem größeren Narrativ (oder Narrativen) abgesondert ist – seien es persönliche (etwa meine romantische Vergangenheit) oder soziale Erzählungen (zum Beispiel die Geschichte des Liebesromans in Amerika).[31] Da zur Antwort auf die Frage ‚Was tut sie?' oder ‚Was will sie?' viele Erzählkontexte sinnvoll geltend gemacht werden können – wie sollte man aussortieren, welcher Geschichtserzählung das Primat der Antwort gebührt? McIntyre sagt, wir sollten den „primären Intentionen" des Akteurs selbst besondere Aufmerksamkeit widmen: Wie würde er seine primären Intentionen beim Ausführen dieser Aufgabe charakterisieren? (Was, sagt er, hat er eigentlich vor?). Diese Auskunft ist dem Anthropologen wahrscheinlich zu schlicht, aber viele würden beipflichten, dass die Charakterisierung der Intentionen durch die handelnde Person wenigstens als Ausgangspunkt einer Analyse auf der Suche nach dem Sinn eines Handelns selber privilegiert werden müsse. Anthropologen mögen sich lieber *nicht* auf die bewussten Anliegen derer konzentrieren, die sie studieren, aber es hat in der Anthropologie durchaus den Aufruf gegeben, zu verstehen, was für die Akteure „auf dem Spiel steht".[32] Dies unterstützt McIntyres

---

31 McIntyre gibt folgendes Beispiel: „Die Frage ‚Was tut er?' ist genauso wahrheits- und sachgemäß zu beantworten mit ‚Er gräbt', ‚Er gärtnert', ‚Er verschafft sich Bewegung', ‚Er macht etwas winterfest' oder ‚Er erfreut seine Frau'. Einige dieser Antworten charakterisieren Intentionen des Akteurs, andere nennen nicht intendierte Konsequenzen seines Handelns, und von diesen unbeabsichtigten Handlungsfolgen mögen einige dem Akteur bewusst sein und andere nicht" (McIntyre, 192). Einige dieser Antworten fügen die Episode in eine Geschichte ein, die von hauswirtschaftlichen Aktivitäten im Jahreszyklus an einem bestimmten sozialen Ort erzählt – sagen wir, vom Gärtnern in Nordengland. Andere verweisen auf eine bestimmte Ehe und vielleicht auf Ehe als soziale Institution an einem bestimmten sozialen Ort. Um den Sachverhalt noch komplizierter zu machen, sind Geschichten von Hauswirtschaftsaktivitäten und Geschichten von Ehen offenbar gegenseitig aufeinander bezogen.

32 Jackson, Michael: *Paths Toward a Clearing: Radical Empiricism and Ethnographic Inquiry*. Indiana University Press: Bloomington 1989; id.: *At Home in the World*. Duke University Press: Durham, N. C. 1995; Kleinman, Arthur: *Writing at the Margin: Discourse between Anthropology and Medicine*. University of California Press: Berkeley 1994; id. / Kleinman, Joan: "Suffering and its Professional Transformation: Toward

Position. Bei der Wahl sinnvoller narrativer Rahmen, um einem Handeln Sinn zu geben, spricht einiges dafür, die Aufmerksamkeit auf das zu richten, worum es jenen geht, die man untersucht. Selbst wenn dies nicht der einzige narrative Rahmen ist, den man zur teilweisen Beantwortung der Frage ‚was sie tut' oder ‚was sie (tun) will' anlegen möchte. Aufmerksamkeit für die persönliche Perspektive des Akteurs und seine Anliegen – als ein zentraler Ansatz unter mehreren – ist besonders wichtig, wenn wir uns ein Bild vom Wollen zu machen haben, das der eigenen Sicht des Akteurs vom moralischen Willen, moralischen Dilemmata und moralischem Ringen Platz einräumt. Denn der wie auch immer definierte Wille führt die Vorstellung einer gerichteten Intentionalität mit sich, insbesondere einer solchen Intentionalität, die dem Akteur bis zu einem gewissen Grade bewusst ist: Absichtlichkeit. Ich ‚will' mich von jemandem entlieben, und selbst wenn sich das nicht in einen sofortigen Herzenswandel umsetzt, steuert es doch den Kurs der Veränderung, den ich einschlage: (m)ein Persönlichkeits-Projekt. Wegen des Absichts- und Richtungs-Charakters des moralischen Willens muss eine narrative Konzeption des Wollens besonderes Augenmerk auf die bewussten Intentionen und die gerichteten Anliegen des Akteurs legen.

4. Wollen als narratives Re-Vidieren des Selbst

Ein narratives Bild vom moralischen Willen verbindet Re-Orientierung mit einem sich transformierenden Selbst. Dass Wollen mit einem persönlichen Projekt der Selbst-Transformation zusammenhängt, wird besonders bei den afroamerikanischen Familien deutlich, deren Ringen darum, gute Eltern für schwerkranke und behinderte Kinder zu sein, ich begleitet habe. Sie verknüpfen sehr häufig den moralischen Willen (oder das ‚aus Stärke handeln'-Können, wie sie es gewöhnlich ausdrücken) mit einem moralischen Projekt der Persönlichkeitswandlung. Ein primärer narrativer Kontext ist die Geschichte ihres eigenen Lebens zusammen mit dem Leben derer, die sie umsorgen; das entspricht der These der ‚narrativistischen' Moralphilosophen, auf die ich mich hier beziehe.

Nach McIntyre ist es notwendig, das, was im jeweiligen Akt „auf dem Spiel steht", an ein Narrativ des Selbst zu binden, weil ein zureichendes Verständnis der Bedeutung eines Aktes nicht erreicht wird, wenn man nur naheliegende Intentionen betrachtet; dies gehe nicht tief genug. Wir müssen etwas über die

an Ethnography of Interpersonal Experience". *Culture, Medicine and Psychiatry* 15(3), 1991, S. 275–301; Reddy 1999, 256–288; Wikan, Unni: "Beyond the Words: The power of Resonance". *American Ethnologist* 19(3), 1991, S. 460–482; id.: *Managing Turbulent Hearts: A Balinese Formula for Living*. University of Chicago Press: Chicago 1990.

„längerfristigen und letztlichen Intentionen" wissen „und wie die kurz- auf die langfristigen Intentionen bezogen sind". Länger anhaltende Intentionen sagen etwas über das Selbst-Gefühl einer Person aus. Das Selbst ist, nach McIntyre, narrativ – indem wir wahrnehmen, worauf eine Person längerfristig hinaus will, „sind wir dabei, Erzähl-Geschichte zu schreiben".[33] Charles Taylor baut auf McIntyres Erkenntnis auf, jedoch in entgegengesetzter Richtung. Es ist nicht nur so, dass wir aus vielerlei narrativen Kontexten die Absicht herauslesen müssen, um zu verstehen, was eine Person tut (oder will). Vielmehr, so argumentiert Taylor, sind es in erster Linie die Dinge, die „auf dem Spiel stehen", durch die man überhaupt ein Selbst hat. Also wenn man vom Versuch spricht, zu verstehen, was für die Akteure auf dem Spiel steht, so spricht man vom Versuch, zu verstehen, wer sie sind. „Wir sind Selbste nur darin, dass es uns um bestimmte Dinge geht. Was ich als Selbst bin, meine Identität, ist wesentlich durch das definiert, was für mich wichtig ist … wir sind nur insofern Selbste, als wir uns in einem bestimmten Frage-Raum bewegen – im Suchen und Finden einer Orientierung am Guten." Taylor fährt fort, es sei unmöglich, vom Verstehen einer Person zu sprechen „abgesehen von deren Selbst-Interpretation" – und Selbst-Deutungen betreffen nur, was von Bedeutung ist.[34] Moralischer Wille besagt etwas über unseren Sinn für Bedeutsames, für das, was Taylor unsere „Orientierung am Guten" nennt.

Nach Taylor sind diese Orientierung und das durch sie konstituierte Selbst ganz wesentlich narrativ. Ferner versichert er, dass diese Orientierung nur im Lichte eines narrativ verstandenen Selbst Sinn ergibt: „Dieser Sinn für das Gute muss verwoben sein mit dem Verständnis meines Lebens als sich entfaltender Geschichte."[35] Unsere Selbstidentität bilde sich, so vertritt es Taylor, zuerst und zuvorderst um Moralität herum – um Orientierungen an „dem Guten". Iris Murdoch nennt uns „Moral-Pilger", eine Vorstellung, die der narrativen Such-Struktur

33 McIntyre, 193.

34 Taylor, 34.

35 Op. cit., 47. Taylor baut auf Heideggers Diskussion der temporalen Struktur des Seins in „Sein und Zeit" auf – besonders auf Heideggers zentraler These, dass wir wissen, wer wir sind, als Wesen, die werden –, um eindringlich für narrative Identität zu argumentieren, die von Grund auf moralisch ist. „Ausgehend von meinem Sinn dafür, wo ich relativ zu ‚dem Guten' bin, und umgeben von verschiedenen Möglichkeiten, entwerfe ich die Richtung meines Lebens im Verhältnis dazu. Mein Leben ist immer zu dem Grade narrativ zu verstehen, als ich mein gegenwärtiges Handeln in der Form eines ‚und dann' verstehe: da war A (was ich bin), und dann tue ich B (was zu werden ich mir vornehme)" (ibid.).

dieses moralischen Selbst entspricht, das immer im Werden begriffen ist. Zu beachten sei, dass das narrativ konstruierte Selbst keine individuelle Errungenschaft, sondern immer gemeinschaftlich geprägt ist. Taylor formuliert dies so: „Ein Selbst kann man nicht von sich aus sein." Ein Selbst ist immer unter Bezug auf bestimmte definierende Gemeinschaften zustande gekommen; dieses dialogische Selbst hängt, mit Taylors Worten, von „Gesprächsnetzen" ab.[36] Murdochs Diskussion der moralischen Wahl, die dominante Konzeptionen des Willens so herausfordert, hängt auch von einer im Wesentlichen narrativen Konzeption des Selbst ab, obwohl sie nicht ausdrücklich von einem „narrativen Selbst" spricht.

Die Situation der Wahl ist sicherlich verschieden, je nachdem, ob wir an eine den Willen *zwingende* gegenwärtige Welt [die von Murdoch abgelehnte existentialistische Position] oder aber an das Wahrnehmen und Erkunden der Welt denken, welches ein langsames Unternehmen ist. Moralische Wandlung und moralische Errungenschaft kommen langsam zustande; wir sind nicht in dem Sinne frei, dass wir uns plötzlich zu ändern vermögen, weil wir nicht plötzlich ändern können, was wir sehen und folglich was wir ersehnen und was uns zwingt.[37]

III. Eine neue Art von Mutter, eine neue Art von Familie werden: Moralischer Wille im ethnographischen Kontext

Um die eben dargelegten vier Elemente des moralischen Willens zu überprüfen, wende ich mich nun einer der Familien aus meiner Feldforschung zu, einem Haushalt dreier Mütter, in dem ein Kind schwerste Verbrennungen erlitten hatte.[38]

Sonya ist eine Frau, deren Sohn Gus vor fünf Jahren, als er kaum älter als ein Jahr alt war, von einem Unfall im Haushalt schreckliche Verbrennungen davontrug. Sonya und Gus wohnen zusammen mit Sonyas Mutter Doreen, mit Mary, einer älteren Schwester Sonyas, sowie mit Marys vier Kindern zusammen. Sonya und Mary sind die Jüngsten von zehn Geschwistern. Sonya, die jetzt 27 Jahre alt ist, hat immer zu Hause gewohnt. Der Zusammenhalt in dem Drei-Generationen-Haushalt ist eng, obgleich Sonya und Mary extrem unterschiedlich aussehen und handeln. Ich traf Gus und seine Mutter wenige Monate nach dem Verbrennungsunfall (im September 1999); die Familie war mir aber bereits seit 1997 bekannt, weil eines

36 Op. cit., 36.

37 Murdoch, 39.

38 Dieser Fallstudie liegen dokumentierte Interviews, Feldnotizen und Videobänder von Interaktionen im Haushalt und im Krankenhaus zugrunde. Der erforderlichen Kürze halber stütze ich mich hier vornehmlich auf Interviews über mehrere Jahre hinweg mit der Mutter Sonya.

der Kinder Marys wegen angeborener Hüftprobleme gleich am Anfang in unsere Studie aufgenommen worden war.

Der Unfall geschah in der Küche. Gus spielte auf dem Fußboden. Seine zehnjährige Cousine (eine von Marys Töchtern) kochte etwas. Sie sollte auf Gus aufpassen, bemerkte aber nicht, dass er plötzlich nach oben griff und das in einer Pfanne brennende Fett in sein Gesicht kippte. Seine Großmutter wählte sofort die Notruf-Nummer 911. Gus wurde in feuchte Handtücher gewickelt. Dann warteten sie auf den Sanitäter. Sonya war nicht zu Hause, als dies passierte. Der schreckliche Unfall stellte sie vor zahlreiche moralische Herausforderungen und Wahlmöglichkeiten. Einige der möglichen Entschlüsse, die sie ausgemacht hat, sind folgende:

1. Sollte sie in riskante chirurgische Eingriffe an Gus einwilligen?
2. Sollte sie ihm sagen, wie die Verbrennungen passiert sind, dass es seine Cousine Candace war, die beim Kochen nicht richtig auf ihn aufpasste?
3. Sollte sie mit Candace über das sprechen, was geschehen war?
4. Sollte sie Gus an dem *Camp* für Kinder mit Brandverletzungen teilnehmen lassen, wo er unter anderen Kindern mit Verbrennungen sein könnte und sich dann möglicherweise als irgendwie behindert begreift? Als ‚Brand-Überlebender'?
5. Sollte sie ihn zum Anlegen der therapeutischen Masken und des Mundstücks zwingen, was er hasst, obwohl diese wohl helfen, die Narbenbildung wohl zu verringern? Wann sollte sie auf das Tragen dieser Dinge bestehen und wann sollte sie gestatten, dass er sie abnimmt?
6. Sollte sie wütend sein und ihrer Nichte Candace oder ihrer Schwester und ihrer Mutter Vorwürfe machen, die alle zu Hause waren, als der Unfall passierte?
7. Sollte sie sich selber vorwerfen, ihren einjährigen Sohn in diesem geschäftigen, lauten Haus gelassen zu haben, während sie arbeiten war?

Einige dieser praktischen und moralischen Probleme erfordern klare Entschlüsse, um zu handeln; dies entspricht der dominierenden Vorstellung vom Wollen. Aber Entscheidungen kamen erst zustande, nachdem Sonya ihre Emotionen beträchtlich re-orientiert hatte. (Sonya entscheidet sich gleich nach dem Unfall für die chirurgischen Eingriffe und sie schickt Gus, als er älter ist, ins *Camp* für Kinder mit Brandverletzungen). Sie musste innerlich ringen, um von einem Ort der Stärke aus entscheiden zu können. (In ihren Berichten findet sich nirgendwo ein Anklang an ein existentialistisches Bild vom freien Willen in einer ansonsten determinierten Welt). Ferner haben viele der moralischen Dilemmata, die sie im Laufe der Jahre anführte (und die oben aufgelistet sind), etwa ob sie wütend sein sollte oder nicht, überhaupt keine Handlungsfolgen, sondern sie sprechen, genau wie Murdoch es behauptet, für ein inneres Ringen, ihre Weltanschauung in einer von ihr für richtig befundenen (der moralischsten) Weise zu revidieren. Man beachte, dass in der Klinik-Literatur diese Situationen oft so porträtiert werden, als träfe der Patient eine Augenblicks-Wahl. Aber auf die Art hat Sonya solche Situationen nicht erlebt.

1. Re-Orientieren statt Wählen im Augenblick

Über die Jahre hat Sonya wiederholt von bestimmten Dilemmata gesprochen, vor die sie das Sorgen für ihren Sohn stellt. Gelegentlich benutzt sie die Sprache des klaren moralischen Wählens, dem ein Handeln folgt. Zum Beispiel hat sie beschlossen, ihrem Sohn nicht zu sagen, wie der Unfall passiert ist, weil sie nicht will, dass er seiner Cousine, die auf ihn hätte aufpassen sollen, Vorwürfe macht: „Er weiß nicht, wie es zu den Verbrennungen kam, und ich habe mir geschworen, das sage ich ihm nie… weil ich nicht haben will, dass da mal kommt, du hast mir das angetan." Aber separate Entschlüsse wie dieser sind selten. Meistens müssen sogar Situationen, die auf eine Entscheidung drängen, nach und nach angegangen werden, sowohl indem mit Freunden und der Familie besprochen wird, wie das Problem anzupacken wäre (Wie sollte ich mich fühlen? Wie sollte ich mich zu dieser Situation stellen?), als auch in tief dringender Selbstreflexion. Sie beschreibt zum Beispiel detailliert die Qual, die sie vor dem Zustimmen zur ersten Operation ihres Sohnes ausstand, ein Horror, der bei späteren Operationen nie ganz wich: „Sie [die Klinikärzte] erzählten mir all die schlimmen Dinge, die möglich wären. Wie dass er bewusstlos würde und stürbe. Wissen Sie, weil wir doch seinen Körper vom Hals abwärts mit Medikamenten lähmen… So etwas sagen sie mir… seine Kehle könnte zuschwellen, während operiert wird, und dann verliert er den Atem." Sonya selber musste gegen die Lähmung durch die Angst vor diesen schrecklichen Möglichkeiten ankämpfen: „Da schlage ich mich mit dem Gedanken herum, dass er jetzt Verbrennungen hat, und weiß, ich muss damit fertig werden, dass sie vielleicht aus diesem Raum herauskommen und mir sagen, mein Sohn ist gestorben."

Sie präsentiert das Problem des rechten Entscheidens nicht als eine Sache des Wollens von etwas, des Wählens in einem besonderen Augenblick, sondern eher als das Aufsichnehmen der größeren Aufgabe, die Art Person zu sein, die solch strapazierendes Wählen verkraftet. Im Kultivieren ihres Mutterseins für ihren Sohn sieht sie ihre größte Aufgabe. Einmal äußerte sie klagend: „Alle sagen immer, du musst stark sein für ihn [den Sohn]. Aber, ich meine, wie tust du das, wie bist du stark, weißt Du? Es ist eben, das ist eben, das ist mein Kleiner… Ich bin wehrlos, verstehst Du? Weil dies mein Kleiner ist, und er hat eben erlitten, weißt Du, was ich mir nie hätte vorstellen können." Sonya spricht hier darüber, etwas lernen zu müssen, sich einen Willen anderer Art einzuverleiben. Um von einem Ort der Stärke aus die chirurgischen Eingriffe zu wählen, muss sie sich ihrer eigenen Verwundbarkeit stellen. Diese von ihr ausgemalte Erfahrung ist ein Widerhall von Iris Murdochs Auffassung des Wollens als „Orientierung", oder in diesem Fall von Re-Orientierung.

In dieser Gemeinschaft wird ein solches Re-Orientieren fast nie als isolierte individuelle Angelegenheit geschildert. Das Unterfangen, für ihren Sohn stark zu werden und dadurch zu besseren Entscheidungen im Stande zu sein, wenn Fragen wie die nach erneuten Operationen aufkommen, ist ein soziales Projekt, das ihre ganze Familie einbezieht, welche sie unterstützt und berät, wenn schwierige Entscheidungen anstehen. Sonya sagt: „Meine Mutter machte mir Mut [der Operation zuzustimmen]. Mary [die Schwester] auch." Sonya erzählt, was sie ihr rieten: „Wenn es für ihn das Beste ist, dann mach das, und weißt du, wir werden schon damit fertig… jeder Schritt, der gegangen werden muss, wir kommen damit klar, wenn es soweit ist."

Ihrem Bericht wohnt eine ‚Wir-Form' inne, die hervorhebt, wie die ganze Familie mit der moralischen Aufgabe der Re-Orientierung konfrontiert wurde. Dies ist ebenso offensichtlich in unseren Interviews mit Sonyas Schwester Mary und ihrer Mutter. Anfangs, sagt Sonya, legte dieses grauenvolle Ereignis die Familie „lahm": „Als Gus die Verbrennungen bekam, lähmte uns das." Aber dann änderten sich die Dinge. Die Familie „umarmte" Gus und den Schmerz über das Geschehen; tatsächlich, wie die drei Mütter in der Familie oft sagen, brachte diese Tragödie sie neu zusammen. Sie antworteten darauf, indem sie lernten, stärker zu werden. Alle Kinder beteiligten sich an Gus' Versorgung. Jeder wollte ihn baden, seine Wunden reinigen. Sonya beschrieb es so:

> Wir hatten uns noch nie um etwas als Familie gekümmert. Also, als er Verbrennungen bekam, da nahm ihn eben jeder und drückte ihn an sich und tat wie ‚das ist meines'. Weißt du, es war ja auch eben wirklich hart und tat uns allen weh, aber das, damit mussten wir als Familie umgehen, nicht bloß ich als Mutter oder meine Mutter als Großmutter. Wir nahmen es einfach und gingen damit um.

2. Re-Orientieren als inneres Ringen

Sonyas Mühen um richtige Entscheidungen, etwa in Bezug auf Operationen, bringt zum Vorschein, dass Wollen häufig an eine Emotionsarbeit gebunden ist, in der man sich daran macht, sich selbst zu verändern, die Welt anders in den Blick zu nehmen, um strapazierenden Situationen und Entschlüssen, die sich ergeben, gewachsen zu sein. Wollen schließt hier Umbesinnung, Herzenswandel ein. Offenkundige einzelne Willensakte sind lediglich sporadische Manifestationen dieser Transformation. Besonders deutlich tritt inneres Ringen in diesem Fall in Sonyas Anstrengung hervor, sich nicht von Bitterkeit und Wut überwältigen zu lassen. Es war schwierig für sie, nicht ärgerlich zu sein auf die Nichte, die in der Küche war, als Gus Verbrennungen geschahen, aber sie wusste, dass es ihrer Nichte nicht nur „richtig richtig leid tat“, sondern dass sie sich schrecklich schuldig fühlte. „Sie konnte nicht mal, als ich ins Krankenhaus kam, sie konnte mich nicht mal anblicken.“ Im Krankenhaus handelt Sonya großmütig – sie drückt ihre Nichte ans Herz. Aber dieser Akt der Großmut ist nur ein Moment in einem fortlaufenden Bemühen, nicht bitter zu werden oder irgendjemandem Vorwürfe zu machen. Diese innere Anstrengung bildet den Kern der vielen Geschichten Sonyas vom Sorgen für ihr Kind. Hier dazu ein Zitat von vielen: „Es war, oh Gott, so, so schmerzlich für, für mich… weil du erstmal, ich meine, es drängt dich, wütend zu sein. Das ist es, was ich anfangs wollte. Vor Wut außer mir sein.“ Sie musste mit dieser Wut ringen. „Ich wollte mit aller Macht nicht wütend sein, nicht bitter sein, weil ich ja weiß, was das aus einem Menschen machen kann…“ Sie ist dankbar, dass trotz ihrer Wut das Gefühl der Verletzung überwog. Und selbst dieser Schmerz klang allmählich ab. Sie konnte voran gehen, sich sogar glücklich schätzen über ihr Kind, das die Operationen überlebt hat und „so, so intelligent“ ist. Sie drückt diese moralische Re-Orientierung in der Sprache des Heilens aus: „Ich heilte von meiner Verletzung.“

Solche Heilung, wie innerlich auch immer, ist ebenfalls keine individuelle Aufgabe. Viele soziale Kontakte sind daran beteiligt und, wie Sonya klarmacht und wie wir bei der Durchführung dieser Forschung gesehen haben, Familie und Freunde helfen entscheidend durch Rat und Tat. Jedes Mal, wenn Gus für Operationen ins Krankenhaus musste – und besonders bei der ersten Operation, als er dreißig Tage lang stationär behandelt wurde –, war Gus von seiner Familie und von Sonyas Freunden aus der Kirchengemeinde umgeben. Für das Klinikpersonal geriet die Menge der Besucher in seinem Zimmer oft zu einem Problem. Diese Aktivitäten und die Ratschläge für Sonya, wie sie sich zu der Verletzung ihres Sohnes verhalten sollte, haben ihr geholfen, über ihre Wut hinweg zu kommen. Niemand sagte ihr, sie solle „wütend sein“, erinnert sie sich. Im Gegenteil: „Die ganze Zeit hatte ich positive Leute um mich“, und sie rieten ihr, „einfach gute Gedanken zu denken und… was du denkst, das wird geschehen“. Sonya bemerkt dankbar, wie gut dieser Rat war, wie sehr er ihr geholfen hat, von Verletzung und Wut zu „heilen“.

3. Wollen als narrativer Akt

Dass moralischer Wille, aufgefasst als moralisches Revidieren, narrativ ist, zeigt sich an diesem Fall gleich mehrfach. Die Interpretation des Vorgefallenen durch Sonya und ihre Familie ruft eine Anzahl narrativer Kontexte auf den Plan. Da ist der narrative Kontext von Gus: Was wird er – ein starker und intelligenter Mensch, der seine Mutter tröstet, wenn sie sich schwach fühlt, den (laut Sonya) seine Narben nicht stören und der sie daher durch seine Sicht von sich selbst lehrt, wie sie ihn sehen kann. Da ist der narrative Kontext von Sonyas eigenem Lebenslauf; darauf werde ich im folgenden Abschnitt zurückkommen. Und da ist natürlich der Kontext der Familie. In Interviews mit Sonya und anderen Familienmitgliedern erfährt der gesamte Prozess der Re -Orientierung eine narrative Behandlung. Wie sich die Familie nach der „Lähmung" durch den Unfall zur „Umarmung" des Schmerzlichen wandelt, wird als ein Prozess erzählt, in dem besondere Aktionen (oder die Bereitschaft zu handeln), zum Beispiel das Bestehen der Cousine darauf, sie bei der Versorgung von Gus helfen zu lassen, ihre (moralische) Bedeutung als Episoden in einer sich entfaltenden Familiengeschichte erhalten. Da werden sogar Zukunftsgeschichten erzählt, die helfen, indem sie einen Pfad skizzieren, den Sonya in ihrer Qual nicht hatte sehen können. Eine besonders vertraute „superchristliche" Cousine verbrachte zum Beispiel gleich nach der Verletzung von Gus viel Zeit mit Sonya. Sie bot ihr ein Hoffnungsnarrativ an, das sich Sonya nach und nach zu eigen machen konnte und das sie aus der anfänglichen Wut und Verletzung heraus an einen Ort des Glaubens und der Annahme führte – eine Heilungsgeschichte: „Sie sprach einfach zu mir von Jesus und wie Gott das schon hinkriegt… Ich muss einfach glauben, das kommt in Ordnung, weißt Du? Dann, und dann nachher, da wird der Heilungsprozess beginnen."

Einige Zukunftsnarrative beabsichtigt Sonya durch ihr Handeln abzublocken. Sie schwört sich, Gus nicht zu sagen, dass Candace ihn vernachlässigt hatte und so auch an dem, was passiert war, beteiligt gewesen war. Gus liebt Candace. Sonya will eine solch bittere Geschichte nicht in Umlauf bringen. Sie tut, was sie kann – wie auch andere Familienmitglieder es tun -, auf dass dieser Unfall sie enger zusammenbringt, statt sie auseinanderzureißen.

4. Wollen als narratives Revidieren des Selbst

In dieser afroamerikanischen Gemeinschaft kommen moralische Willenstransformationen oft in einer besonderen Erzählgattung daher: als *Heilungsnarrativ* eines im Werden begriffenen moralischen Selbst. Sonya porträtiert ihr schwierigstes Ringen als Bekämpfen ihrer anfänglichen Bitterkeit und Wut. Sie beschreibt ihr allmählich wachsendes Vermögen, diese heftigen Emotionen zu überwinden, als „Heilung". In der Fallstudie sind viele persönliche Geschichten miteinander verwoben. Zur Illustration dieses letzten Punktes betrachte ich kurz Sonyas Geschichte. In unseren Forschungsdaten wird wiederholt hervorgehoben, dass einer der bedeutsamsten Bezugskontexte Sonyas, wenn Entscheidungen beim Sorgen für Gus zu treffen oder anstehende moralische Entschlüsse zu prüfen sind, ihr eigenes sich entfaltendes Leben ist. Dieses Leben wird höchst narrativ geschildert: Von dramatischen Umschwüngen, Vorher-Nachher-Kontrasten ist die Rede, besonders wenn der Unfall selbst im Zentrum steht. Gus Unfall, sagt sie, „änderte mein Lebensgefühl total". Sie ruft sich in Erinnerung, wie unvertraut die Welt war, in die sie jählings eintauchen musste. Während der Schwangerschaft hörte sie von den üblichen Kinderkrankheiten, aber niemand sagte ihr, „wie man fertig wird mit einem Kind, wenn es schwere Verbrennungen erhält". Wieder und wieder wurde sie mit dieser neuen Welt konfrontiert, denn „egal, ob du denkst, du hast es auf eine Art geschafft, na da taucht immer noch etwas Neues auf. Wenn du denkst, okay, dies ist erledigt, na da passiert wieder etwas Neues. Vielleicht erzählen die Ärzte dir von einer neuen Operation und du musst all deine Ängste noch einmal verkraften, oder vielleicht wird er gehänselt, wo er jetzt zur Schule geht, und du musst damit fertig werden". Diese Situationen, mit denen jemand „fertig werden" muss, könnten theoretisch als Augenblicke moralischen Wählens behandelt werden. Aber für Sonya sind sie verständlich als Episoden in ihrer sich entfaltenden Lebensgeschichte und aus dieser Erzählperspektive am tiefsten zu verstehen. Mit dieser narrativen Perspektive auf ihr Leben kann sie auch die andauernde Arbeit daran, beim Sorgen für Gus gut zu wählen, einem umfassenderen Umkrempeln ihres eigenen Lebens zuordnen. Sie glaubt, ein besserer Mensch geworden zu sein, weil ihr *dies* geschehen ist. Früher sei sie Leuten gegenüber ziemlich „beurteilend" gewesen, aber *dies* hat sie genötigt, sich zu ändern. „Es machte einen besseren Menschen aus mir... Weil ich eben immer einfach am Beurteilen war, ‚Ach, was haben die denn für ein Problem?' oder ‚Was ist denn mit denen los?'. Aber *dies* machte mir irgendwie klar, weißt du, dass Leute dasselbe tun, was ich anderen antat."[39] Sie antwortet auf *dies* nicht nur so, dass sie ihren Sohn zu schützen versucht, sondern auch durch eine moralische Neubetrachtung, sodass sie den Schmerz anders „annehmen" kann.

---

39 Matthäusevangelium 7,1 „Richtet nicht"; 7,12 ‚Was ihr wollt, dass man es euch (nicht) tu, fügt es auch (nicht) andern zu' (Anm. d. Übers.).

IV. Schluss

Ich habe hier ein atomistisches Bild des Willens kritisiert – zumindest im Hinblick auf den moralischen Willen. Ich habe die These aufgestellt, dass es zu reduktionistisch wäre, Wollen phänomenologisch als ein Erfahrungsbruchstück zu betrachten, als einen isolierten Lebensaugenblick des Wählens und Handelns. Moralischer Wille, so versuchte ich zu zeigen, wird leibhaftig, sozial gestaltet und zeitlich komplex ausgeübt. Ich habe ein narratives Bild gezeichnet, das Wollen als Vorgang des Neubetrachtens und Re-Orientierens definiert und besondere Wahlpunkte untrennbar in größere moralische Projekte einbindet.

In den von uns untersuchten afroamerikanischen Familien wurden Augenblicke des Wollens, des Wählen-Müssens, als Teile von Geschichten erlebt – geschlagene Schlachten, sich ändernde oder sich zu ändern versäumende Charaktere, moralische Heilung, die nicht nur Eigenleistung ist, sondern Gabe anderer, deren Handeln und Haltung, sowohl menschlich als auch spirituell bedeutsam waren. Vor allem ist dieser moralische Wille mit dem Projekt verbunden, ein anderer, besserer Mensch zu werden, der die Kraft erlangt, unerwartete Härten zu bewältigen und mit der Welt einfühlsamer umzugehen. Dieses Vorhaben in die Tat umzusetzen dauert und ein Gelingen ist nicht garantiert. Daher erfordert es so viel Aufmerksamkeit.[40]

V. Literatur

Basso, Keith: "'Stalking with Stories': Names, Places, and Moral Narratives among the Western Apache". In: Plattner, Stuart / Bruner, Edward M. (Hrsg.): *Text, Play, and Story: The Construction and Reconstruction of Self and Society*. American Ethnological Society: Washington, D. C. 1984, 19–55.

Briggs, Jean L.: *Inuit Morality Play: The Emotional Education of a Three-Year-Old*. Yale University Press: New Haven 1998.

Bruner, Jerome: *The Culture of Education*. Harvard University Press: Cambridge 1996.

Bruner, Jerome: *Acts of Meaning*. Harvard University Press: Cambridge 1990.

Bruner, Jerome: *Actual Minds, Possible Worlds*. Harvard University Press: Cambridge 1986.

Cain, Carole: "Personal Stories: Identity Acquisition and Self-Understanding in Alcoholics Anonymous". *Ethos* 19, 1991, S. 210–253.

40 Der vorliegende Beitrag wurde aus dem Amerikanischen übersetzt von Ilse Tödt.

Csordas, Thomas: *The Sacred Self: a Cultural Phenomenology of Charismatic Healing*. University of California Press: Berkeley 1994.

Geertz, Clifford: *Islam Observed: Religious Development in Morocco and Indonesia*. Yale University Press: New Haven 1968.

Geertz, Hildred: "The Vocabulary of Emotion: A Study of Javanese Socialization Processes". *Psychiatry* 22, 1959, S. 225–236.

Goodwin, Marjorie H.: *He-said-She-said: Talk as Social Organization among Black Children*. Indiana University Press: Bloomington 1990.

Grøn, Lone: *Winds of Change, Bodies of Persistence: Health promotion and Lifestyle Change in Institutional and Everyday Contexts*. (Ph.D. dissertation) University of Aarhus, Department of Anthropology and Ethnography: Aarhus 2005.

Holland, Dorothy et al.: *Identity and Agency in Cultural Worlds*. Harvard University Press: Cambridge 1998.

Jackson, Michael: *At Home in the World*. Duke University Press: Durham, N. C. 1995.

Jackson, Michael: *Paths Toward a Clearing: Radical Empiricism and Ethnographic Inquiry*. Indiana University Press: Bloomington 1989.

Kleinman, Arthur: *Writing at the Margin: Discourse Between Anthropology and Medicine*. University of California Press: Berkeley 1994.

Kleinman, Arthur and Joan Kleinman: "Suffering and its Professional Transformation: Toward an Ethnography of Interpersonal Experience". *Culture, Medicine and Psychiatry* 15(3), 1991, S. 275–301.

Laidlaw, James: *The Subject of Virtue: An Anthropology of Ethics and Freedom*. Cambridge: Cambridge University Press 2014.

Laidlaw, James: "Agency and Responsibility: Perhaps You Can Have Too Much of a Good Thing". In: Lambek, Michael (Hrsg.): *Ordinary Ethics*. Fordham University Press: New York 2010.

Levy, Robert I.: *Tahitians: Mind and Experience in the Society Island*. University of Chicago Press: Chicago 1973.

Lutz, Catherine / White, Geoffrey M.: The Anthropology of Emotions". *Annual Review of Anthropology* 15, 1986, S. 405–36.

Mattingly, Cheryl: *Moral Laboratories: Family Peril and the Struggle for a Good Life*. University of California Press: Berkeley 2014.

Mattingly, Cheryl: "Moral Willing as Narrative Re-Envisioning". In: Murphy, Keith / Throop, Jason (Hrsg.): *Toward an Anthropology of the Will*. Stanford University Press: Stanford 2010.

McIntyre, Alasdair: *After Virtue: A Study in Moral Theory*. University of Notre Dame Press: Notre Dame, IN 1991.

Murdoch, Iris: *The Sovereignty of Good*. Ark Paperbacks: London et al. 1969.

Murphy, Keith / Throop, C. Jason: "Willing Contours: Locating Volition in Anthropological Theory". In: id. (Hrsg.): *Toward an Anthropology of the Will*. Stanford University Press: Stanford 2010, S. 1–27.

Nussbaum, Martha: *Upheavals of Thought: The Intelligence of Emotions*. Cambridge University Press: Cambridge 2001.

Ochs, Elinor: *Angry Words*. Presented at the 83rd Annual Meeting of the American Anthropological Association: Denver 1984.

Ochs, Elinor / Smith, Ruth / Taylor, Carolyn: "Dinner Narratives as Detective Stories". *Cultural Dynamics* 2(2), 1989, S. 238–257.

Ortner, Sherry: "Theory in Anthropology Since the Sixties". *Comparative Studies in Society and History* 26(1), 1984, S. 126–166.

Reddy, William: "Emotional Liberty: Politics and History in the Anthropology of Emotions". *Cultural Anthropology* 14(2), 1999, S. 256–288.

Robbins, Joel: Becoming Sinners: *Christianity and Moral Torment in a Papua New Guinea Society*. University of California Press: Berkeley 2004.

Rosaldo, Renato: "Grief and a Headhunter's Rage: On the Cultural Force of Emotions". In: Plattner, Stuart / Bruner, Edward M. (Hrsg.): *Text, Play, and Story: The Construction and Reconstruction of Self and Society*. American Ethnological Society: Washington, D. C. 1984, S. 178–195.

Taylor, Charles: *Sources of the Self: The making of the Modern Identity*. Harvard University Press: Cambridge 1989.

Throop, Jason: "On Crafting a Cultural Mind: A Comparative Assessment of Some Recent Theories of 'Internalization' in Psychological Anthropology". *Transcultural Psychiatry* 40(1), 2003, S. 109–139.

Wikan, Unni: "Beyond the Words: The power of Resonance". *American Ethnologist* 19(3), 1991, S. 460–482.

Wikan, Unni: *Managing Turbulent Hearts: A Balinese Formula for Living*. University of Chicago Press: Chicago 1990.

Monica Heintz

Der Wille in Fällen moralischer Devianz

Auf dem Wege zur Neueinschätzung eines vernachlässigten Begriffs?

I. Einleitung

In der Anthropologie ist der Wille kein Thema. Wenigstens fand er keine besondere Beachtung, bis kürzlich in Amerika eine von der Phänomenologie beeinflusste Anthropologie an die umgangssprachliche Verbreitung des Begriffs im Kontrast zu seiner mangelnden wissenschaftlichen Berücksichtigung erinnerte.[1] Im Rückblick auf die Geschichte der Anthropologie zeigt sich eine größere Nähe zum Willensbegriff bei der amerikanischen Forschung der 1930er Jahre zu Kultur und Persönlichkeit, etwa als Margaret Mead auf kollektive psychologische Merkmale wie Temperament einging.[2] Auch in der Praxistheorie mit ihrer Betonung von Vorstellungen wie *agency*[3] und ‚Intentionalität' könnte man den Willen stillschweigend vorausgesetzt sehen. In den letzten Jahrzehnten sind dem Willen verwandte Themen anthropologisch erforscht worden: Moralität, Emotionen, Leiblichkeit. Mit ihrer Hilfe dürfte der Begriff des Willens auch außerhalb der psychologischen Dimension, aus der er stammt, zu erörtern sein.

Das soll nicht heißen, dass ‚Wille' in der Sozialforschung nicht vorkäme. Der individuelle Wille steht vielmehr als unangefochtenes Axiom hinter den beiden methodologischen Hauptrichtungen in den Sozialwissenschaften. Seit Anbeginn sind die Sozialwissenschaften bis in ihre Grundfesten erschüttert worden vom Streit zwischen sozialdeterministischen Ansätzen, die Kultur als ‚Barriere des Willens' sehen, und dem methodologischen Individualismus, für den Kultur ‚Bildner des Willens' ist. Bei ersteren wird die Abwesenheit des individuellen Willens, beim zweiten die Wahl- (und Willens-)Freiheit als Grundlage sozialen Lebens vorausgesetzt. In der zweiten Perspektive fällt der Wille oft mit freier Wahl zusammen – siehe

1 Murphy, Keith M. / Throop, Jason (Hrsg.): *Toward an Anthropology of the Will.* Cambridge University Press: Cambridge 2011.

2 Mead, Margaret: *Sex and Temperament in Three Primitive Societies.* William Morrow: New York 1963.

3 Der englische Terminus könnte vielleicht mit Handlungsträgerschaft übersetzt werden (Anm. d. Ü.).

die Modelle des rational (utilitaristisch) wählenden *homo oeconomicus*. Und in der ersten Perspektive wird die Annahme, der Wille stieße auf Kultur (Habitus) und Moralität, Emotionen und andere mentale und physiologische Schranken, nach dem Modell begrenzter Rationalität[4] beschrieben.

Ich frage in diesem Beitrag, ob im Licht jüngerer Entwicklungen der Anthropologie der Moralitäten (*Anthropology of Moralities*), der Leiblichkeit und der Emotionen heute ein Interesse daran besteht, den Willensbegriff in die Landkarte sozialwissenschaftlicher Begriffe aufzunehmen und die übliche Annahme zu hinterfragen, dass Analysen im Sinne begrenzter Rationalität die soziale Realität hinter dem Begriff hinreichend abdeckten. Zuerst zeige ich, was jüngere Entwicklungen in der Anthropologie der Moralitäten zum Begriff des Willens beitragen könnten. Dann wende ich einen methodologisch-individualistischen Ansatz auf eine Fallstudie (‚milder' sozialer Devianz) aus meiner Feldforschung in Rumänien an und zeige die Betonung des Willens, die diesem Ansatz innewohnt, sowie die Grenzen seiner Leistungsfähigkeit, der beobachteten Realität gerecht zu werden. Schließlich nehme ich dieselbe Fallstudie mittels eines interaktionistischen Ansatzes neu in den Blick und zeige die Komplexität und die Notwendigkeit einer Re-Konstruktion des Willensbegriffs, damit dieser der sozialen Wirklichkeit in dieser Perspektive angemessen ist.

II. Die Anthropologie der Moralitäten und ‚der Wille'

1. Terminologie

Das Oxford-Wörterbuch definiert ‚Wille' als Begehren, Wunsch, Verlangen oder als Mögen, Neigung, Disposition, etwas zu tun. ‚Wille' erhält auch eine dynamische Definition als *Akt* des Wollens oder Wählens: eine geistige Bewegung oder Haltung, ausgerichtet in bewusster Intention auf ein physisches oder mentales Tun. Dem gegenüber ist, gemäß demselben Wörterbuch, Moralität ein auf kulturelle Begriffe und Überzeugungen (*beliefs*) gegründetes Bündel von Prinzipien und Beurteilungen, mit denen Menschen bestimmen, ob ein Handeln richtig

4 Das Konzept der begrenzten Rationalität (Vernünftigkeit) ist gründlich analysiert und angereichert worden, seit Herbert Simon es als erster im Zuge des Modellierens von Entscheidungen definierte (Simon, Herbert: *Models of Man: Social and Rational*. John Wiley and Sons, Inc.: New York 1957). Beim Entscheiden (das sich aus freiem Willen ergeben sollte) ist die Rationalität des Menschen begrenzt durch die verfügbare Information, durch die zum Treffen der Entscheidung verfügbare Zeit und durch seine geistigen Kapazitäten.

oder falsch ist. Normen sind implementierte Werte, in einer Gesellschaft sozial durchgesetzte und sanktionierte Regeln.

Doch diese Definitionen stammen aus einem Wörterbuch des Englischen. Anthropologen arbeiten aber oft in Gesellschaften, wo Ausdrücke wie ‚Moralität' gar nicht existieren.[5] Vor die Schwierigkeit gestellt, eine universale Definition von Moralität zu erreichen, optieren Forscher für interkulturelle Arbeitsdefinitionen. In meiner Moralitätsforschung[6] bin ich zu der Arbeitsdefinition gelangt, Moralität meine diejenigen Prinzipien, die emotionale Akzeptanz bzw. Verwerfung durch die Gemeinschaft auslösen. Die Form der Verwerfung – von Missbilligung über Warnung bis zur Ausgrenzung – entspricht nicht direkt dem moralischen Anstoß, da auch andere Faktoren, nicht nur Moralität, eine Gemeinschaft reglementieren. Diese Arbeitsdefinition hat sehr pragmatische Gründe und beansprucht nicht, sich einer universalen Definition zu nähern. Verwerfung macht Lärm, löst Diskussion aus, ist sichtbar und konnte daher beobachtet, analysiert, verglichen werden. Infolge dessen betreffen die meisten von mir analysierten Fallstudien Fälle von Devianz, in denen moralische Regeln oder soziale Normen verletzt worden sind.

Um Vorurteile zu vermeiden, die beim Studium von Moralitäten unterlaufen könnten, haben Forscher diese nicht nur als Bündel geltender Werte in einer Gesellschaft porträtiert, an die Individuen sich halten oder nicht.[7] Sie haben eingesehen, dass zur Vermeidung verzerrender Übersetzungen (*translation bias*) oft die Sprache umgangen und auch auf Handlungen, nicht nur auf Aussagen zur Moralität, geachtet werden muss[8]; dass Emotionen gute Indikatoren für umstrittene moralische Themen sind[9]; dass Verwerfung und Devianz besser zum Verstehen von Moralität anleiten, als Normalität es kann[10]; und dass die Freiheit, die eigene

5 Z.B. Humphrey, Caroline: "Exemplars and Rules". In: Howell, Signe (Hrsg.): *The Ethnography of Moralities*. Routledge: London 1997, S. 25–47.

6 Heintz, Monica: "Why There Should be an Anthropology of Moralities". In: id. (Hrsg.): *The Anthropology of Moralities*. Berghahn: Oxford 2009, S. 1–19.

7 Lambek, Michael (Hrsg.): *Ordinary Ethics: Anthropology, Language, and Action*. Fordham University Press 2010.

8 Z.B. bei Heintz, Monica: *'Be European, Recycle Yourself!' The Changing Work Ethic in Romania*. LIT: Münster 2006.

9 Haidt, Jon: "The Emotional Dog and Its Rational Tail: A Social Intuitionist Approach to Moral Judgment". *Psychological Review* 108, 2001, S. 814–834.

10 Z.B. bei Robbins, Joel: *Becoming Sinners: Christianity and Moral Torment in a Papua New Guinea Society*. University of California Press: Berkeley 2004.

Moralität handelnd auszudrücken, nicht leicht zu messen ist.[11] Diese jüngsten Einsichten bestärken uns in dem Versuch, den Willensbegriff zu überdenken.

2. Wo Wille und Moralität sich treffen

Eine erste Frage wäre: Stand hinter einer falschen Handlung der Wille, etwas Falsches zu tun? Die meisten Untersuchungen zur Anthropologie der Moralität verneinen das; sie nehmen vielmehr an, jedes menschliche Wesen strebe über seine Partikularität hinaus auf ein ewig unerreichbares Ideal zu. Tugendethik hat in den einschlägigen aktuellen Untersuchungen einen wichtigen Platz. Das könnte am Anthropologen liegen, der tugendhaftes Streben *a priori* voraussetzt, oder an den Akteuren, die *a posteriori*, um ihr Fehlverhalten vor der Gemeinschaft zu entschuldigen, Rechtfertigungen nachreichen, beteuern, sie hätten es nicht gewollt, und sich auf sozialen Determinismus, Willkür oder Missverständnisse berufen. Aber man weiß: Wenn in unserer westlichen Gesellschaft eine deontologische Ethik eine Rolle spielt[12], dann ist sie stets von Konsequentialismus begleitet. Zum Beispiel gilt vor dem Gesetz, was man getan hat, nicht bloß was man vorhatte, auch wenn die tatsächliche Absicht als mildernder Umstand gewertet werden kann.

Ein zweites Thema könnte in der Moralerziehung zu finden sein. Viele westliche Gesellschaften legen bei der Bildung des Willens den Nachdruck auf dessen Stärke: Bringe mehr Willen auf zur Überwindung gewisser Hindernisse, strebe deine Ziele (oder die Ziele anderer) an! Aber dieses Merkmal ist keineswegs universal, und Rydstroms Ethnographie von Mädchenerziehung in Vietnam[13] zeigt ganz klar, dass Mädchen nicht zur Durchsetzung ihres Willens erzogen werden, sondern dazu, ihn zu mäßigen und in der Familienlandschaft verschwinden zu lassen.

Schließlich ist noch ein potentieller Schnittpunkt zwischen dem Willen und moralischen Werten auszumachen im Umkreis der Vorstellung von kollektivem Handeln auf Grund gemeinsam geteilter Intentionalität. Handeln könnte durch – zum Beispiel im Zusammenarbeiten entstandene – gemeinsam geteilte Intentionalität in Gang gesetzt werden anstatt durch Gruppen-Identität. Was wäre der Unterschied zwischen gemeinsam geteilter Intentionalität (einer zufällig geglückten

11 Laidlaw, James: "For an Anthropology of Ethics and Freedom". *Journal of the Royal Anthropological Institute* 8(2), 2002, S. 311–332.

12 Siehe die Ergebnisse kognitiver Tests bei Nichols, Shaun / Knobe, Joshua: "Moral Responsibility and Determinism: The Cognitive Science of Folk Intuitions". *Nous* 41, 2007, S. 663–685.

13 Rydstrom, Helle: *Embodying Morality: Growing Up in Rural Northern Vietnam.* Hawai'i University Press: Honolulu 2003.

Aggregation individueller Willen) und kollektivem Willen (einer bewussten Aggregation individueller Willen)?

Als Anthropologen möchten wir der Komplexität der Realität gerecht werden – und geben oft zu guter Letzt die Theorie auf zugunsten rein ethnographischer Berichte, deren unterliegende theoretische Rahmungen uneinheitlich, unbestimmt oder inexistent sind. In diesem Beitrag beabsichtige ich, die theoretischen Prämissen der Analyse meines ersten ethnographischen Materials offenzulegen, das ich während meiner Feldforschung zwischen 1999 und 2000 in einer rumänischen Nicht-Regierungs-Organisation gesammelt habe. Nach der Erörterung der Methoden, über die wir für die Untersuchung von Werten verfügen, zeige ich, wie meine Vorliebe sich vom methodologischen Individualismus zum Interaktionismus entwickelte, da dieser sich für den Zugang zu den Forschungsdaten als leistungsfähig erwies. Damit hoffe ich auch, ans Licht zu bringen, dass ‚Wille' in der Auffassung, die dem methodischen Individualismus zugrunde liegt – reduktionistisch als ‚Wahlfreiheit' verstanden –, unzulänglich erfasst ist.

III. Der methodologisch individualistische Ansatz erfasst den Ausdruck des Willens

1. Methodenwahl

James Laidlaw bestreitet Durkheims simple deterministische Verhältnisbestimmung zwischen Gesellschaft und Individuen, nach der die bestmöglichen Normen von der Gesellschaft diktiert und vom Individuum aus Überzeugung respektiert werden. Moralität frustriert, wie Nietzsche[14] anmahnt, in unnatürlicher Weise die Grundbedürfnisse des Menschen – Hunger, Durst, sexuelle Begierde. Menschliches Handeln resultiert aus einem Kompromiss zwischen egoistischen Tendenzen und aufgenötigter Kooperation in der Gesellschaft. Das Individuum ist oft dem Dilemma ausgesetzt, entweder gesellschaftlichen Normen zu folgen oder dem eigenen Begehren nachzugeben; so hängt sein Handeln gleichermaßen von seinem vernünftigen Abwägen wie von seiner Freiheit ab, vernünftig zu überlegen und dementsprechend zu handeln.[15] Individuen folgen gesellschaftlichen Normen nicht blind; sie wählen, handeln aus, widerstehen oder fügen sich ihnen gemäß der eigenen Vernunftgründe wie auch des eigenen Begehrens. Individuen, die ihrer sozialen Stellung bzw. gesellschaftlichen Herkunft nach verschieden sind,

---

14 Nietzsche, Friedrich: *The Genealogy of Morals.* Übersetzung von Alexander Tille. Macmillan: Chicago 1987.

15 Laidlaw.

unterscheiden sich darin, wie sie ihre persönlichen Werte definieren, mit gesellschaftlichem Druck fertig werden und ihre Glaubensüberzeugungen und persönlichen Werte in Handeln umsetzen. Eine Harmonisierung von Werten zwischen Individuen geschieht in der Konfrontation mit den Lösungen der anderen für moralische Dilemmata und entwickelt sich zur kollektiven Ausarbeitung von Werten und Normen.

Dieses Handlungsmodell setzt eine saubere Trennung zwischen Individuum und Gruppe voraus. Aber wenn Mitglieder einer Gemeinschaft in einem situativen Kontext spontan und kollektiv moralische Werte erzeugen, so wäre schwerlich zwischen individuellen und kollektiven Werten zu differenzieren. Dass ein Individuum gemäß seiner eigenen Interpretation vorhandener moralischer Werte handelt, ist nur anzunehmen, wenn die Gruppenwerte eine gewisse Distanz zu ihm haben, also vor seiner Ankunft in der bzw. Integration in die Gruppe erarbeitet worden sind (wie es bei Migranten der Fall ist). Würden diese Werte konstant ‚mit ihm' und ‚für es' erarbeitet, ließe sich das Verhältnis des Individuums zu Werten kaum als Aushandeln, Widerstehen oder Annehmen beschreiben. Das heißt auch, dass der Wille des Individuums nicht genötigt ist, sich dem kollektiven Willen auszuliefern oder ihm zu widerstehen, wenn es an der Bildung des kollektiven Willens teilhatte.

In meiner früheren Forschung bin ich methodologisch individualistisch vorgegangen[16]; jedoch hat mich die Methode des Hervorlockens von moralischen Dilemmata, die Thomas Widlok[17] auf anthropologische Feldforschung anwandte, stark inspiriert. Die Methode des Dilemma-Hervorlockens besteht darin, Szenarien moralischer (und moralisch neutraler) Dilemmata zu entwerfen und Material zu sammeln, das sichtbar und hörbar dokumentiert, wie Individuen mit einem potentiellen Dilemma umgehen würden. Die von Forschern im Max Planck-Institut (MPI) für Psycholinguistik in Nijmegen ausgearbeitete Methode unterläuft die Universalismus-/Relativismus-Debatte (ein westliches moralisches Dilemma mag zum Moralbereich einer nicht-westlichen Gesellschaft gehören oder nicht) dadurch, dass sie dichte Beschreibungen der hervorgerufenen moralischen Äußerungen zugänglich macht und so die oben angesprochenen Übersetzungsverzerrungen vermeidet. Diese Methode vermeidet auch eine zweite Voreingenommenheit bei der Untersuchung von Moralität, nämlich die Beschränkung des Moralbereichs auf

16 Rasanayagam, Johan / Heintz, Monica: "An Anthropology of Morality". *MPI Report 2004/ 2005.* Max Planck Society 2005, S. 51–60.

17 Widlok, Thomas: "Norm and Spontaneity. Elicitation with Moral Dilemma Scenarios". In: Heintz, Monica (Hrsg.): *The Anthropology of Moralities*. Berghahn: Oxford 2009, S. 20–45.

ausdrückliche moralische Verlautbarungen und moralische Rechtfertigungen, die sogenannte „kodifizierte Moralität“. Man wird bei dieser Methode zum Zeugen der Erarbeitung kollektiver Werte, der unmittelbaren Produktion der Weitergabe von Gemeinschaftsnormen unter gegebenen gesellschaftlichen Machtverhältnissen, von Modalitäten des Sprechens miteinander, von Formen verbaler Auseinandersetzungen und der Reaktionen der Zuhörer darauf. Die von mir im Feld verwendete Methode ist der Methode des Hervorlockens von Dilemmata verwandt, außer im systematischen Vorgehen: Reaktionen rief ich nicht meinerseits hervor, sondern ich verfolgte von moralischen Dilemmata provozierte, ‚natürlich‘ aufkommende Debatten, wie etwa die in Frankreich um die Hinrichtung einer afghanischen Witwe entbrannte Auseinandersetzung. Meine Methode hat den Nachteil, dass sie keine interkulturell vergleichbaren Daten liefert. Während im MPI-Psycholinguistik-Projekt die Mitglieder verschiedener Gemeinschaften demselben Bündel von Dilemmata ausgesetzt waren, ist die Anthropologin auf den ‚Zufall‘ angewiesen, dass umstrittenes Handeln im Feld beobachtbar passiert. Der Vorteil ist die Spontaneität der beobachteten Auseinandersetzungen, die sich um ein moralisches Fehlverhalten herum anlagern (oder nicht), entsprechend dem Interesse der Gruppe (nicht dem der Anthropologin). Auch wie häufig solches Geschehen ist, wie es sich ausdrückt, wann es erfolgt und wann man beginnt, sich damit auseinanderzusetzen, sind Faktoren, die Einfluss auf moralische Werte haben; sie könnten und sollten berücksichtigt werden.

Die Analyse moralischer Auseinandersetzungen bliebe vom wirklichen Handeln eines Individuums weit entfernt, würde sie nicht ergänzt durch ethnographische Beobachtung realen Verhaltens im Kontext. Was bei einer Auseinandersetzung zu beobachten ist, entspricht einem Bündel provozierter und punktueller Fälle moralischer Überlegungen, die geformt wurden durch Lebenserfahrungen von Individuen, durch in der Gemeinschaft vorhandene Bezugsrahmen für Moral und durch die Herausforderung, die der spezifische Kontext der Äußerung darstellt. Schwieriger jedoch ist die Analyse moralischer Werte, auf die sich das beobachtete Verhalten stützt, da vom Anthropologen nicht leicht zu bestimmen (und auch vom Akteur kaum akkurat auszudrücken) wäre, hinsichtlich welcher moralische Rahmungen der Akteur eine Situation moralisch bewertet und dieser Bewertung gemäß handelt. Das kommt deutlicher zur Sprache an Orten und zu Zeiten, an denen mehrere moralische Rahmungen im Konflikt stehen oder Moralrahmen sich verändern (insbesondere weil Veränderung oft, aber nicht exklusiv, das Resultat der Konfrontation verschiedener vorhandener Moralrahmen ist). Auf diese Vermutung bin ich an meinen ethnographischen Standorten in Osteuropa gestoßen, wo mehrere moralische Bezugsrahmen zur Stelle waren, auf die man sich beim

Argumentieren und Handeln berufen konnte. An Standorten wie Osteuropa, die in rapider sozialer Transformation begriffen sind, werden moralische Phänomene für die Feldforschung sichtbarer, da das ‚Moralische' auffälliger wird, wo unterschiedliche (z. B. alte und neue) Bezugsrahmen aufeinander treffen. Ich konzentrierte mich zudem weniger auf normales als auf abweichendes Verhalten: Lüge, Neid, Faulheit und andere nicht die sozialen Normen erfüllende, Auseinandersetzungen auslösende Verfehlungen. Indem ich Feldforschungsmaterial daraufhin analysiere, wie in einer Gemeinschaft Fälle von Devianz wahrgenommen, toleriert oder stigmatisiert werden, kann ich bestimmen, auf welche Weise moralische Werte geschaffen und bestärkt werden.

2. Eine Fallstudie

Die Leistungsfähigkeit zweier Methoden – des methodologischen Individualismus, der die individuelle Willensäußerung einfängt, und des Interaktionismus, der das offensichtlich nicht tut – will ich vergleichen an Hand von Beobachtungen in einer rumänischen Nicht-Regierungs-Organisation (NGO[18]) mit der Frage, welche Verbindlichkeit Angestellte arbeitsbezogenen Werten zumessen. Um das Jahr 2000, als wirtschaftlicher Notstand und verschärfter Individualismus herrschten, habe ich in dieser NGO intensive Feldforschungen durchgeführt. Ich wähle diese Fallstudie nicht von ungefähr. Schon 2005 hatte ich mit ihr aufgewiesen, wie Individuen (durch moralisches Erwägen) in einer Zeit des Wandels aushandeln, an welches ‚Moralmodell' unter mehreren sie sich halten und wie moralische Rechtfertigungen für das Abweichen von modellgemäßem Verfahren konstruiert werden.[19] Ich zollte damals noch meiner Schulung im methodologischen Individualismus Tribut und hielt daher Dumonts Hierarchie moralischer Werte[20] für das am klarsten in Betracht kommende Modell. Spätere Feldforschungsdaten bewogen mich, die Dinge anders und moralische Werte dynamischer zu sehen. Im letzten Teil dieses Beitrags werde ich dieselbe Fallstudie über die Einstellung der rumänischen NGO-Belegschaft zu arbeitsbezogenen Werten in interaktionistisch-methodischem Rahmen erneut betrachten.

Die Moralmodelle, auf die rumänische Städter sich beziehen, sind divers und geraten manchmal miteinander in Konflikt. Rumänien nach 1989 ist gekennzeichnet von rapidem Wandel sowohl der ökonomischen und politischen Strukturen

---

18 Abkürzung des englischen Begriffs *Non-Governmental Organization* (Anm. d. Red.).

19 Rasanayagam / Heintz.

20 Dumont, Louis: *Essai sur l'individualisme. Une perspective anthropologique sur l'idéologie moderne*. Le Seuil: Paris 1983.

als auch der individuellen und kollektiven Werte. In der Arbeitswelt wird z. B. den neuen Werten, die mit liberaler Politik einhergehen, Legitimität zugebilligt, weil sie mit ‚europäischen' moralischen Werten assoziiert sind. Die Arbeitnehmer haben also konkurrierende Wertebündel vor sich: sozialistische Moralität, die Gleichheit und individuelle Bedürfnisbefriedigung betont, und liberale Werte wie Wettbewerb, Leistung und Meritokratie, von denen westeuropäische Gesellschaften geprägt sind. Rhetorisch wird versichert, das neue Bündel liberaler Werte sei wegen seines Zusammenhangs mit wirtschaftlich erfolgreichen Gesellschaften das überlegene. Das alte Bündel sozialistischer Werte steht jedoch den tatsächlichen Arbeitspraktiken näher und kann sie leichter erklären (da es eine ‚Tradition' von Rechtfertigungen und Erklärungen etabliert hat, die diesen Werten angepasst sind). Die Orientierung in der Landschaft moralischer Bezugsrahmen wird noch komplizierter dadurch, dass die christliche Moralität in ihrer ostkirchlichen (orthodoxen) Version zur Arbeitswelt nichts Konkretes aussagt und so das individuelle Handeln sowohl im ‚alten' als auch im ‚neuen' Rahmen ausblendet. Über das Gewicht und den Einfluss der verschiedenen Moralmodelle auf das individuelle Handeln wird gründlich verhandelt; der Zusammenprall von Bezugsrahmen ist zu neu, als dass eine Synthese oder auch nur ein Gleichgewicht dieser Modelle hätte zustande kommen können.

Erfolgt sozialer Wandel unter solchen Umständen, in denen in der Gesellschaft mehrere Moralmodelle gleichzeitig am Werk sind, so sind die noch präsente sozialistische Vergangenheit und die attraktive ‚europäische' Gegenwart verantwortlich dafür, dass die Menschen stark an die Kraft dieser Modelle glauben. In der Tat resultierte die Enttäuschung über das sozialistische System hauptsächlich aus der Duplizität von und der Spannung zwischen sozialistischen Werten und faktischer Praxis (in sozialwissenschaftlichen Untersuchungen reflektiert als klassischer Unterschied zwischen ‚Sozialismus' und ‚real existierendem Sozialismus'[21]). Nachdem der Sozialismus in Osteuropa 1989 kollabiert und vom Volk verworfen worden war, erhoffte man, dass die neue Sozialordnung nicht heuchlerisch zwielichtig sein würde.

Daher wurde das Volk stark dazu angespornt, jetzt an die neuen Werte zu glauben und sich ihnen gemäß ‚wirklich' moralisch zu verhalten, weil eben wegen der Verwerfung des Sozialismus neue demokratische Werte angenommen werden müssten, und sicherlich, weil das eine Vorbedingung zum ‚Europäisch-Werden' war. Man stellte hohe moralische Ansprüche, was öffentlich als neu erlangte Freiheit gepriesen wurde. Die Regierungen nach 1989, die Massenmedien und Intellektuelle

---

21 Bahro, Rudolf: *The Alternative in Eastern Europe*. Verso: London 1978.

übten Druck auf die Normalbürger aus, ‚neue Menschen zu werden' und ‚die alten Gewohnheiten abzulegen', wenn sie ‚nach Europa' wollten (also in die Europäische Union).

Nicht nur starke und konfligierende Moralmodelle, wie sie das rumänische Wertesystem heute prägen, sondern auch Praktiken spielen bei der Ausformung moralischer Werte mit. Abweichendes Handeln – zu dessen moralischer Rechtfertigung Individuen sich ausdrücklich oder implizit auf Moralmodelle berufen – wird milder beurteilt, wenn es sich wiederholt oder wenn die Präsenz konfligierender Moralmodelle das Ausarbeiten konkreter Richtlinien verhindert. Im Austarieren von Werturteilen und praktischem Verhalten wird das hohe Niveau moralischer Werte abgesenkt und umgeformt, um sich der Praxis anzugleichen, die man sonst als ‚abnorm' oder ‚unmoralisch' betrachtet hätte.

Dies traf mit Sicherheit auf Tudor zu. Der Angestellte der humanitären NGO, Mitte Zwanzig, verbrachte seine Zeit damit, seinen mangelnden Einsatz für die Organisation vor den Kollegen, die am Arbeitsplatz anscheinend eifriger waren, zu rechtfertigen. Offensichtlich wollte er seine Arbeit gut verrichten. Er glaube durchaus, dass in einer humanitären Organisation zu arbeiten Selbstaufopferung, Überstunden und eine gewisse ‚Berufung' erfordere. Aber seine Annahme der Anstellung als Koordinator der Öffentlichkeitsarbeit bei dieser bestimmten Organisation sei gerechtfertigt, weil er Geld brauche und in Bukarest, der Hauptstadt Rumäniens, leben müsse, um sich für die Aufnahmeprüfungen an der Akademie für Theater und Film vorzubereiten, denn er wolle Filmregisseur werden und wisse sich zu diesem Beruf ‚berufen'. So lag ihm auch stark daran, sich gut auf seine Examen vorzubereiten. Die Arbeitszeit hielt er zwar ein, aber seine Gedanken schweiften ab in shakespearsche Gefilde, und so unterliefen ihm in der prosaischeren Korrespondenz mit Partnerinstitutionen zahlreich Fehler, mit denen er den Aktivitäten und dem Ruf der NGO schadete. Es war Tudor bewusst, dass keines der Moralmodelle, die er zur Rechtfertigung seiner Geistesabwesenheit beschwor, ihn von diesem Fehler freisprechen würde. Nichtsdestoweniger legte er seinen Kollegen dar, er arbeite doch andauernd acht Stunden am Tag unter widrigen Bedingungen – 40 Grad Celsius im Sommer ohne Kühlung im Büro –, was nach dem Modell sozialistischer Arbeitsethik zufriedenstellend sei, welches Schwitzen mit Schwerarbeit gleichsetzt. Zudem widme er dem Arbeiten doch sein ganzes Leben, arbeite nach den acht Stunden in der NGO noch bis spät in die Nacht hinein weiter für seine Aufnahmeprüfungen, was den Erfordernissen selbst der extremen Varianten protestantischer Arbeitsethik genügen würde. Schließlich hege er tiefes Mitempfinden für die Schützlinge der NGO, die unheilbaren Kinder, das sähe man doch an seinem Umgang mit ihnen und ihren Eltern. So wollte er auch von seinen Kollegen als schwer arbeitende und moralische Person wahrgenommen werden. Keine von Tudors Rechtfertigungen war gelogen, er hatte vermutlich sämtliche beschworenen Werte verinnerlicht, aber nichts davon entschuldigte ihn – er versah seine Arbeit einfach nicht ordentlich. Seinen aufrichtigen, aber einander entgegengesetzten Aspirationen konnte er einfach nicht gleichzeitig nachkommen, da die Zeit, das Wissen und die Geisteskräfte, über die er verfügte, begrenzt waren. Vermutlich war ihm bewusst, dass es für diese Situation keine Lösung gab, und doch fuhr er fort, seine Schuld daran zum Ausdruck zu bringen. Weshalb?

Tudor war nach allen von ihm herangezogenen Moralmodellen schuldig, weil sein Handeln nicht zu den Werten passte, die er vorgab. Seine Rechtfertigungen waren zu dem Zweck konstruiert, vor den Kollegen weniger deviant dazustehen. Als Entschuldigungsstrategie berief er sich auch auf die dürftigen Anstrengungen und Verrichtungen der Staatsbediensteten in den Institutionen, mit denen er Kontakt hatte; sie würden ihm gegenüber noch schlimmere Fehler machen, nicht sofort auf Briefe antworten und so weiter. Diese Behauptungen, zusammen mit dem Argument, die NGO-Verwaltung liefere keine klaren Normen, sollten sein deviantes Verhalten weniger relevant erscheinen lassen, indem sie das System arbeitsbezogener Werte so justierten, dass es zu seinem Verhalten passte. Er handelte sowohl mit seinem eigenen Gewissen als auch mit seinen Kollegen aus, wie hoch der persönliche Einsatz in einer humanitären Organisation sein müsse, und schlug niedrigere Verhaltensstandards vor.

Dieses Verhalten war unter Beschäftigten im Dienstleistungssektor in Bukarest verbreitet, denen bewusst war, dass ihre Leistung nicht ihren eigenen und anderer Leute Werten entsprach, sie aber ‚nicht anders konnten'. Trotz der Bemühung, Werte der Praxis anzunähern, blieben die meisten Beschäftigten ‚zwischendrin': Sie wussten, was ‚eigentlich' getan werden müsste, und taten, was sie konnten unter den fordernden Umständen rapiden sozialen Wandels.

Das hier von mir benutzte Erklärungsmodell legt die Makro-Ebene der (multiplen) Moralrahmen und die Ebene des individuellen Argumentierens und Aushandelns übereinander. Auf Aushandlung drängen ein innerer Antrieb (Streben nach Frieden mit sich selbst als besserer Mensch) und ein externer Druck (den Kollegen sein Bestreben, ein besserer Mensch zu sein, zeigen zu müssen). Hätte ich mich auf Interviews mit Tudor verlassen, statt mit ihm im selben Büro zu arbeiten und ihn tagein, tagaus zu beobachten, dann hätte ich gewiss auf Grund von Tudors Selbstdarstellung ein einliniges Erklärungsmodell moralischer Werte in Aktion generiert. Aber Rechtfertigungen *post factum* (und das wohnt sprachlichen, in Worte gefassten Rechtfertigungen notgedrungen inne) sind Ergebnisse einer Rationalisierung und vorteilhafter Umdeutung der eigenen Motive und Handlungen. Sie haben oft mit dem wirklichen Handeln nichts mehr zu tun.

Man könnte natürlich überlegen, eine moralische Beurteilung dessen in einem deontologischen oder in einem konsequentialistischen Rahmen vorzunehmen. Zählt nur die Intention, Gutes zu tun gewollt zu haben, selbst wenn das Tun des Guten verfehlt wurde (deontologische Ethik), dann könnte man Tudors Handeln moralisch nennen (oder jedenfalls rechtfertigte er sich so). Zählt das Ergebnis (Konsequentialismus), dann wiegt Tudors Versagen, die von ihm erwartete Arbeit zu tun, schwer, zumal die Konsequenzen ernst sein konnten – manchmal versehentlich den Namen eines Schützlings auszuradieren, konnte ein Leben kosten. Um dieses konsequentialistische Versagen in die Willensbegrifflichkeit zu übersetzen, könnten wir sagen, Tudors ‚Wille', Gutes zu tun, habe nicht gereicht, ihn als einen guten Angestellten, geschweige denn als guten Menschen erscheinen zu lassen.

IV. Aber der Interaktionismus erfasst die Komplexität der sozialen Wirklichkeit

1. Interaktionismus

In dem nun folgenden Bericht über dieselbe NGO-Realität verlasse ich die beiden klaren Methoden-Standpunkte des Holismus und des methodologischen Individualismus zugunsten eines vielleicht hybrid anmutenden methodologischen Versuchs, direkt auf den Dialog von individuellem Argumentieren, Gruppendruck und bestimmten Vorstellungen des Guten einzugehen. Im letzten halben Jahrhundert stellte der Interaktionismus Instrumente zwischen dem holistischen und dem individualistischen Verfahren bereit, mit deren Hilfe Anthropologen Wirklichkeit durch Beobachtung des sozialen Wechselwirkungsgeschehens analysieren können. Interaktionismus setzt die Existenz einer Gruppe nicht schon voraus, sondern zeigt, wie unter Individuen mit je eigener Subjektivität im Einwirken aufeinander kollektives Handeln entsteht. Obwohl der Interaktionismus bei Anthropologen populär ist, hat seine Perspektive noch nicht ganz die Anthropologie der Moralität durchdrungen. Viele Anthropologen setzten lieber voraus, dass Gruppen bzw. Gemeinschaften existieren – jedenfalls lässt sich das aus Ethnographien ablesen, in denen die beobachteten Fakten von kollektiven Überzeugungen und Verhaltensweisen abgeleitet und durch sie vorbestimmt zu sein scheinen. Und andere Anthropologen zogen sich auf rein methodologisch-individualistische Ansätze zurück und konzentrierten sich nur aufs Interviewen, statt in mikrosoziologischer Beobachtung Daten zu sammeln.

Außer dass das interaktionistische Verfahren kompliziert ist, stehen noch weitere Faktoren seiner Ausbreitung (als Theorie) in der Anthropologie entgegen. Der Interaktionismus wurde auch deswegen nicht voll in die Anthropologie aufgenommen, weil die von ihm betonte interaktive Erzeugung von Regeln und Normen, also radikaler Konstruktivismus, im Gegensatz steht zu dem (unenthüllbaren) Essentialismus hinter dem Dauerinteresse von Forschern an kulturellen *Survivals*, indigenen Kulturen, Ethnien – um nur das Offensichtlichste anzuführen. Wenn wir Howard Beckers *labelling theory*[22] in Betracht ziehen – sie versichert, Abweichung sei das Ergebnis eines Ausgrenzungsprozesses, in dem Aktivitäten als nicht konform mit den Regeln in der Gesellschaft zu einem bestimmten Zeitpunkt (oder noch radikaler: mit dem, was die Untergruppe der Moral-Unternehmer als Regeln auszugeben beschließt) etikettiert werden –, ist die Furcht von Anthropologen, ins Willkürliche abzugleiten, verständlich. Tradition und Konformität erscheinen von großer Bedeutung in holistisch-anthropologischen Ansätzen wie im Funktionalismus und Strukturalismus, auf denen die moderne Anthropologie als Wissenschaftsdisziplin aufbaute. Der Interaktionismus stellt Kultur als Essenz oder Substanz in Frage und bevorzugt die Dynamik der Begegnung sozialer Akteure. Und doch lässt er Raum für die Affirmation kultureller Tendenzen, die Akteure als kulturelles Gepäck in die Interaktion einbringen und die innerhalb dieser Dynamik nicht abgetan, sondern bejaht werden.

Dank seiner Konzentration auf die Mikroebene bekommt der Interaktionismus das Wechselspiel von Fakten, Texten und Subjektivitäten in den Griff, aber die Zeit scheint ihm zu entgehen; Interaktionismus leidet an chronischem Präsentismus. Als Anthropologin muss ich diesem Ansatz die Zeitdimension und die historische Perspektive hinzufügen, um es als Instrument der Analyse tauglich zu machen. Das Verstreichen von Zeit (und sozialen Wandel) einzubeziehen heißt, auf der Ebene des Datensammelns und auf der Analyseebene vergangene individuelle oder kollektive Erfahrungen (Geschichte, kulturelles Erbe) zu berücksichtigen, weil sie gegenwärtiges Handeln beeinflussen.

2. Ein erneuter Durchgang durch dieselbe Fallstudie

Die NGO, in der ich gearbeitet habe – sie möge Alpha heißen –, war eine der unmittelbar nach der rumänischen Revolution entstandenen NGOs, zehn Jahre vor meinem Eintreffen mit internationalen Finanzmitteln gegründet. Sie entsprang

22 Becker, Howard: *Outsiders*. Metailié: Paris 1985[1963].

dem spontanen Enthusiasmus einiger westlicher Persönlichkeiten, das Elend junger Waisen in Rumänien zu lindern.[23]

Die Verwaltung der NGO saß daher hauptsächlich im Ausland, das gesamte Durchführungsteam aber in Bukarest, mit kleineren Zweigstellen in rumänischen Provinzstädten. Zwei Jahre vor meiner Ankunft hatte die NGO die anfänglichen Spenden aufgebraucht und begonnen, sich selber zu finanzieren durch Bewerbungen auf Projektausschreibungen. Auch hatte sie ihre Dienstleistungen beschränkt auf die exklusive Zuständigkeit für eine bestimmte Kategorie unheilbarer Kinder. Aus einer humanitären NGO war sie zu einer medizinisch spezialisierten NGO geworden, arbeitete eng mit Krankenhäusern und Gesundheitsämtern zusammen und versuchte, deren Versagen auszugleichen. Meine NGO-Kollegen fanden, in einem Staat, der diesen Kindern Pflege und Versorgung angedeihen lassen könnte, wäre die NGO überflüssig. Und anfangs sahen sie ihre Aufgabe auf die Organisation des Feldes beschränkt: alle Schützlinge zu identifizieren, zu registrieren und zu diagnostizieren und sie medizinisch, psychologisch und sozial zu versorgen, damit anschließend ihre Behandlung von Krankenhäusern und Gesundheitsämtern übernommen würde. Die Krankenhäuser ihrerseits verließen sich ganz auf die NGO, denn nur sie konnte Finanzmittel für die von den Schützlingen benötigte teure Medizin beantragen und beschaffen. Einige der 6000 landesweit betreuten Kinder waren schwer krank, wurden medizinisch überwacht und brauchten kostspielige Medikation. Doch die Versorgung der vielen anderen Kinder, die weit geringere Kosten verursachten, war wegen fehlender Mittel ebenso problematisch. Der finanzielle Unterschied zwischen der NGO und dem öffentlichen Sektor zeigte sich auch auf der Seite der Beschäftigten. Verglichen mit der durchschnittlichen Besoldung im öffentlichen Sektor hatten die Angestellten der NGO ein zwei- bis dreifaches Einkommen und bessere Arbeitsbedingungen. Ich hatte während meiner Arbeit für diese NGO Gelegenheit, zu den Zweigstellen

23 Anders als in den übrigen sozialistischen Staaten verbot Ceaucescu, der die Stärke der Nation durch Bevölkerungswachstum vergrößern wollte, in Rumänien 1967 Abtreibung per Dekret. Das Verbot war eine der ersten rechtlichen Regelungen, die Ende 1989 aufgehoben wurden. Das Phänomen der Abtreibung ist weitgreifend studiert worden (Gal, Susan / Kligman, Gail (Hrsg.): *Reproducing Gender: Politics, Publics and Everyday Life after Socialism*. Princeton University Press: Princeton 2000; Anton, Lorena: „«On n'en parlera jamais…». Interroger la mémoire de l'avortement en Roumanie communiste". *Ethnologie Française* 3, 2014, S. 421–428). Eine Folge des Dekrets von 1967 war, dass unerwünschte Kinder zwar geboren, aber sofort ausgesetzt wurden. Nach der rumänischen Revolution gingen mediengerecht aufgemachte Bilder von überfüllten Waisenhäusern mit minimaler Belegschaft und ohne Hilfsmittel um die Welt.

in der Provinz zu reisen und den NGO-Bereich in Hospitälern oder Kliniken zu besuchen. Die Ausstattung, die Ruhe und der Friede des NGO-Bereichs standen in scharfem Kontrast zu den Verhältnissen im übrigen Krankenhaus. Das blieb der Belegschaft im öffentlichen Sektor durchaus nicht verborgen.

Die NGO-Leute waren allerdings nur relativ, im Vergleich zu öffentlichen Einrichtungen, in einer bevorzugten Lage. Was von außen betrachtet eine Oase des Friedens und der Perfektion zu sein schien, war tatsächlich eine Organisation mit starker Personalfluktuation. In den sechs Monaten in der NGO erlebte ich die Umbesetzung von nicht weniger als vier Leitungspositionen. Die NGO hatte vier Direktoren, aber der Generaldirektor war gewöhnlich auswärts, eine Exekutivdirektorin hatte Mutterschaftsurlaub (der in Rumänien etwa zwei Jahre dauert), ihre Stellvertretung verließ die NGO während meines Aufenthalts dort, und die Organisation wurde faktisch bis zur Rückkehr der Exekutivdirektorin von einem Übergangsmanager geleitet. Ihn habe ich in der meisten Zeit meiner Feldforschung erlebt. Seine extreme Nachsichtigkeit, gekoppelt mit dem ‚Geist der NGO', führte zur Lockerung interner Regelungen und zum fast völligen Verlust der Kontrolle über die Arbeit der Beschäftigten. Die Beschäftigungsprofile veränderten sich, nachdem die NGO ihre Aktivitäten und den Finanzierungsmodus umgestellt hatte, besonders in der Hauptverwaltung, wo zehn Angestellte arbeiteten. Die Tätigkeiten des Buchhalters und des Finanzverwalters waren klar definiert, aber die Projektleiter und der Fahrer mussten sich ständig neu erfinden und sich ihre Aufgaben und Nischen in der Organisation suchen. Der Übergangsmanager verließ sich darauf, dass alle Leute wussten, was sie zu tun hatten – was unwahrscheinlich war, wenn Arbeitsplätze erst im Zuge der Entwicklung der NGO geschaffen wurden und die Angestellten dauernd von einem zum anderen Arbeitsplatz wechselten. Er verließ sich zumindest darauf, dass alle Leute motiviert waren, ihre Arbeit zu tun.[24] Die Angestellten waren überqualifiziert, zu jung und zu ehrgeizig, als dass sie von sich aus eine Gemeinschaft oder kollektive Identität hätten bilden wollen. Vom Management kam keine Hilfestellung und nicht einmal die Zielvorgabe, sich mit der Organisation zu identifizieren.

Der Wechsel des Personals ist das erste Symptom des Scheiterns dieser NGO[25]: Nach einem oder zwei Jahren in der NGO verließen Arbeitnehmer sie, trotz der

---

24 Die einzige Person, die während meines Aufenthalts schließlich entlassen wurde, war der Fahrer. Gefeuert wurde er aber nicht wegen Faulheit, sondern weil er wiederholt auf dem Anwesen stahl.

25 Personalwechsel gilt als Anzeichen mangelnder Zufriedenheit mit der Arbeit. Hirschman nennt zwei mögliche Reaktionen auf Unzufriedenheit in Organisationen: Austritt oder ‚Äußerung' (voice) (Hirschman, Albert: *Exit, Voice, and Loyalty: Responses to Decline in*

relativ guten Arbeitsbedingungen und Einkünfte und obwohl es in ihr keine wirklichen Probleme gab (Konflikte, Arbeitsdruck etc.). Ich sollte betonen, dass Personalfluktuation für diese Organisation, die zum Verfolgen ihrer Ziele viel größere Stabilität brauchte, verheerend war. Zu ihrer Aufgabe gehörte es, ihren Schützlingen, die voraussichtlich lebenslang auf Versorgung angewiesen blieben, als Informationsquelle und Bezugspunkt zu dienen. Auch für die Beziehungen zu ihren zahlreichen externen Partnern tat Kontinuität an den Arbeitsplätzen not. Damals wurden, angesichts der Unsicherheit der rumänischen Wirtschaft, Geschäftsbeziehungen in der Tat meist auf persönlicher Grundlage geknüpft. Die Basis musste Vertrauen sein – oder im Laufe der Zeit erworbenes Vertrauen.[26] Einige Angestellte hatten die Arbeit in der NGO von vornherein bewusst aus Opportunismus angenommen – weil sie finanziell profitierten, nicht aus wirklichem Interesse an humanitärem Handeln; das verstieß völlig gegen den Geist der NGO Anfang der 1990er Jahre. Oft schlossen die Manager, obgleich sie aus einem großen Reservoir von Kandidaten schöpfen konnten, Arbeitsverträge mit Arbeitnehmern ab, von denen sie wussten, dass sie nicht in der Organisation zu bleiben gedachten (mich selber rekrutierte man aus etwa hundert Bewerbern, und die Manager wussten, dass ich nur sechs Monate bleiben würde). *Summa summarum*: keine strengen Betriebsregeln, keine klaren Beschreibungen des Aufgabenprofils bei der Anstellung und, meist deswegen, beträchtlicher Personalwechsel und kein Sinn für die Zugehörigkeit zu einer Gemeinschaft oder für den Aufbau einer kollektiven Identität. Einer derartigen Organisation würden die meisten Management-Theoretiker den Zusammenbruch vorhersagen. Dennoch war gemeinschaftliches Handeln möglich (wenngleich nicht gut koordiniert), Angestellte widmeten sich mehr als vierzig Wochenstunden ihrer Arbeit, und die NGO funktionierte, wenn auch nicht bestmöglich, gut. Warum? Ich würde sagen: Wo klare organisatorische Regelungen hätten stehen sollen, standen starke moralische Werte.

Erstens: Offenbar machte ein erklärtermaßen auf der Ebene des individuellen Willens angesiedelter ausgeprägter Sinn für humanitäre Verantwortung gemeinschaftliches Handeln möglich. In den informellen Interviews mit mir beteuerten alle meine Kollegen ihre Hingabe für die Schützlinge (unheilbare Kinder). Der individuelle Wille, ihnen Gutes zu tun, wirkte stärker als die Unternehmensregeln. Keiner der Angestellten knauserte mit Zeit in der NGO, ein jeder setzte

Firms, Organizations, and States. Harvard University Press: Cambridge 1970). Wenn die Missfallensäußerung nichts nützt, bleibt nur noch der Personalwechsel.

26 Dass Geschäftsbeziehungen in Rumänien an der Wende zum 21. Jahrhundert persönlicher Art waren, habe ich 2006 ausführlich behandelt (Heintz 2006).

sich engagiert für diese ‚hilflosen Kinder' ein. Alle klagten über den Mangel an starker Führung der Arbeitskräfte und den Mangel an Organisation, alle betonten, dass lockeres Management sie schon verleitet haben könnte, anders (als gewissenhaft) zu handeln, und alle äußerten von sich aus, sie hingen persönlich an den Kindern und nicht am Arbeitsplatz. Aber die Arbeit wurde immer erledigt, und die Angestellten kooperierten miteinander (trotz kritischer Einwände gegeneinander) wegen dieser unsichtbaren Bindung an die bedürftigen Kinder. Auf Befragen versicherten alle, ihre ethische Einstellung sei individuell, habe sich in ihrem persönlichen Bildungsgang entwickelt und könnte ihre Ursprünge in der Schnittmenge verschiedener zu der Zeit in der Gesellschaft verfügbarer ethischer Bezugsrahmen haben. Offensichtlich ist das Nebeneinander ähnlicher individueller Ethik-Kodizes noch kein kollektiver Ethik-Kodex. Aber wenn es klappte, dass gemeinschaftliches Handeln zustande kam – von unten, von den Arbeitnehmern her (die Führung war zu locker, das Handeln einzuordnen, und begnügte sich mit der Vorgabe von Zielen) –, dann geschah das aus Einigkeit über übergreifende Werte: Erbarmen und Verantwortlichkeit angesichts hilfloser Kinder. Hier war die miteinander geteilte Ethik nicht gebunden an eine präexistente Gruppe und stärkte auch keinen Gruppengeist. Sie entsprang dort, wo jedes Individuum mit jedem anderen einig war: in der Intention oder dem Ziel, Kindern zu helfen.

Zweitens: Für die Entwicklung dieser ‚Individual'-Ethik war die schweigende Gegenwart der NGO-Kollegen von entscheidender Bedeutung. Ein Individuum mag der Ansicht zustimmen, es sei eine edle Tat, zum Wohl der Kinder in aller Welt beizutragen, aber daraus folgt nicht unbedingt, dass es spontan für UNICEF spendet. Zum Spenden könnte jedoch der Druck des Blickes bewegen, mit dem ein anderer es ansieht, oder, nach Margaret Gilbert,[27] ein gemeinsames Ziel, das Verbindlichkeiten zwischen denen schafft, die es verfolgen. Trotz mangelnden Gruppengeistes übten meine NGO-Kollegen, die hingebungsvoll arbeiteten, durch ihre Gegenwart stillschweigend Druck auf Tudor aus. Sie machten Überstunden, erwarben freiwillig zusätzliche Kompetenzen, um Projekte voran zu bringen, und mobilisierten ihre Familienkontakte, um Verwaltungswege zu ebnen. Diese Zeichen individuellen Willens bekamen in der Ökonomie des gemeinschaftlichen Handelns großes Gewicht. Sie galten bald als einzig legitim, so dass jedes Verhalten, das bloß Routine war, geächtet wurde. Auf diesen Druck reagierte jedes Individuum anders: mit Korrektur seines Verhaltens aus Scham oder aus Furcht, als ‚gefühllos', ‚egoistisch' etc. gebrandmarkt zu werden, oder mit dem Bedürfnis,

27 Gilbert, Margaret: *Living Together: Rationality, Sociality, and Obligation*. Rowman and Littlefield: Lanham 1996.

sein Handeln für irgendwie sinnvoll, relevant und in Harmonie mit dem Handeln der anderen zu erklären. Tudor, der deviante Angestellte (ich erinnere daran, dass er als Abweichler nur insofern galt, als er aufgrund seiner alternativen Berufung, Filmregisseur zu werden, weniger hingegeben in der NGO arbeitete), fühlte sich oft genötigt, sein Verhalten zu rechtfertigen, um nicht negativ beurteilt zu werden, obwohl er in dieser schwach zusammengefügten Gemeinschaft kaum Gefahr lief, ausgegrenzt zu werden. Im Gegenteil: Eine der schwer Arbeitenden, Carla, beklagte sich dauernd über die mangelnde Personalführung und damit vermutlich über mangelnde Anerkennung ihres Einsatzes für die NGO.

Drittens: Die meisten Arbeitnehmer in der NGO hatten an früheren Arbeitsplätzen unangenehmere Erfahrungen gemacht: geringere Bezahlung, rüdere Führungskräfte und eine weniger noble Aufgabe. Dieser Aspekt kam in Gesprächen auf und half ihnen, ihre Kritik an den Alpha-Arbeitgebern zurechtzurücken. Die Beurteilung der gegenwärtigen Situation spiegelte, auch wenn sie das nicht klar ausdrückten, vergangene ethische Erfahrungen wider. Erlebte Tatsachen und Ereignisse und persönliche Lebensläufe haben Einfluss darauf, wie Individuen Werte stützen, verwerfen oder umgestalten.

Im Rückblick auf unseren ersten Durchgang durch Tudors Fall, in dem nur sein konfligierendes Wollen betont wurde, wird nun verständlich, warum seine Position ausweglos war. Tudor war nie mit einer Führungskraft konfrontiert, gegen die er sich wehren und die ihn strafen konnte, wenn er seine Arbeit nicht tat. Er hatte nie Gelegenheit, seinen Willen mit dem Willen der Autorität (oder gar mit dem kollektiven Willen seiner Kollegen) zu messen. Vielmehr entwickelte er sich in einer Umgebung, in der seine Arbeit von seinem eigenen Willen und Bewusstsein abhing, sein Bestes für die verletzlichen Kinder zu tun; aber in dieser Umgebung spürte er den stillschweigenden Druck seiner Kollegen, die anscheinend ihr Bestes für diese Kinder taten. Das machte seine Situation schmerzhaft und trieb ihn in Rastlosigkeit hinein. Sein Wille und der der anderen waren einander nicht klar entgegengesetzt; vielmehr kam es in dieser Umgebung, wo Modelle guten Verhaltens sich nicht in Worten, sondern in Taten ausdrückten, wo möglicherweise sehr schlimme frühere Arbeitserfahrungen vorlagen, wo humanitärer Geist omnipräsent war, zu einem Widerspruch in seinem Inneren. All das Individuelle und Kollektive, Vergangene und Gegenwärtige um ihn herum drängte ihn dazu, seine unlösbare Schuldverhaftung in ständiger Selbstrechtfertigung auszudrücken.

Der Interaktionismus erlaubt es, den Augenblick des Aushandelns und alle Faktoren in den Blick zu nehmen, die beeinflussen, wie Werte durch Handeln kontinuierlich gestärkt oder neu erzeugt werden. Mit diesem Ansatz lassen sich Fixiertheit und Reduktionismus und dadurch ein gewisser Sozialdeterminismus überwinden, der in Ausdrucksweisen wie ‚sozialistische Moral' oder ‚religiöse moralische Werte' steckt. Die Frage nach dem individuellen Willen wird in einem neuen Rahmen gestellt, und es zeigt sich: Was auch immer individuell gewollt ist, muss, ehe gehandelt wird, ständig vergewissert und neu erwogen werden, wenn dieser individuelle Wille auf andere individuelle Willen wie auch auf den entstehenden gemeinsam geteilten Willen des Kollektivs trifft.[28]

V. Literatur

Anton, Lorena: „«On n'en parlera jamais…». Interroger la mémoire de l'avortement en Roumanie communiste". *Ethnologie Française* 3, 2014, S. 421–428.

Bahro, Rudolf: *The Alternative in Eastern Europe*. Verso: London 1978.

Becker, Howard: *Outsiders*. Metailié: Paris 1985[1963].

Dumont, Louis: *Essai sur l'individualisme. Une perspective anthropologique sur l'idéologie moderne*. Le Seuil: Paris 1983.

Gal, Susan / Kligman, Gail (Hrsg.): *Reproducing Gender: Politics, Publics and Everyday Life after Socialism*. Princeton University Press: Princeton 2000.

Gilbert, Margaret: *Living Together: Rationality, Sociality, and Obligation*. Rowman and Littlefield: Lanham 1996.

Haidt, Jon: "The Emotional Dog and Its Rational Tail: A Social Intuitionist Approach to Moral Judgment". *Psychological Review* 108, 2001, S. 814–834.

Heintz, Monica: "Why There Should be an Anthropology of Moralities". In: id. (Hrsg.): *The Anthropology of Moralities*. Berghahn: Oxford 2009, S. 1–19.

Heintz, Monica: *'Be European, Recycle Yourself!' The Changing Work Ethic in Romania*. LIT: Münster 2006.

Hirschman, Albert: *Exit, Voice, and Loyalty: Responses to Decline in Firms, Organizations, and States*. Harvard University Press: Cambridge 1970.

Humphrey, Caroline: "Exemplars and Rules". In: Howell, Signe (Hrsg.): *The Ethnography of Moralities*. Routledge: London 1997, S. 25–47.

Laidlaw, James: "For an Anthropology of Ethics and Freedom". *Journal of the Royal Anthropological Institute* 8(2), 2002, S. 311–332.

Lambek, Michael (Hrsg.): *Ordinary Ethics: Anthropology, Language, and Action*. Fordham University Press: New York 2010.

Mead, Margaret: *Sex and Temperament in Three Primitive Societies*. William Morrow: New York 1963.

28 Der vorliegende Beitrag wurde aus dem Amerikanischen übersetzt von Ilse Tödt.

Murphy, Keith M. / Throop, Jason (Hrsg.): *Toward an Anthropology of the Will.* Cambridge University Press: Cambridge 2011.

Nichols, Shaun / Knobe, Joshua: "Moral Responsibility and Determinism: The Cognitive Science of Folk Intuitions". *Nous* 41, 2007, S. 663–685.

Nietzsche, Friedrich: *The Genealogy of Morals.* Übersetzung von Alexander Tille. Macmillan: Chicago 1987.

Rasanayagam, Johan / Heintz, Monica: "An Anthropology of Morality". *MPI Report 2004/ 2005.* Max Planck Society 2005, S. 51–60.

Robbins, Joel: *Becoming Sinners: Christianity and Moral Torment in a Papua New Guinea Society.* University of California Press: Berkeley 2004.

Rydstrom, Helle: *Embodying Morality: Growing Up in Rural Northern Vietnam.* Hawai'i University Press: Honolulu 2003.

Simon, Herbert: *Models of Man: Social and Rational.* John Wiley and Sons, Inc.: New York 1957.

Widlok, Thomas: "Norm and Spontaneity. Elicitation with Moral Dilemma Scenarios". In: Heintz, Monica (Hrsg.): *The Anthropology of Moralities.* Berghahn: Oxford 2009, S. 20–45.

II. Entscheidungskonstellationen

A) Die Gewebespende Minderjähriger

Wenn ein Kind an Leukämie erkrankt und, nach dem Fehlschlagen anderer Therapien, nur noch durch eine Blutstammzellspende gerettet werden kann, kann es sein, dass ein Geschwisterkind nicht nur als potentieller Spender infrage kommt, sondern auch aufgrund der genetischen Nähe die mit Abstand beste Spende abgeben könnte. Diese Lage stellt ein ethisches Dilemma dar: Auf der einen Seite erscheint die Belastung für das potentielle Spenderkind angesichts der lebensbedrohlichen Situation des Geschwisters vergleichsweise gering; andererseits würde hier ein medizinisch nicht indizierter, fremdnütziger Eingriff an einem gesunden Kind vorgenommen. Die gesetzliche Regelung sieht vor, dass auch der Wille eines nichteinwilligungsfähigen Kindes in dieser Situation beachtet werden soll. Was aber kann „Beachtung“ des Willens, etwa im Falle eines Kindes im Grundschulalter, heißen, inwieweit ist der so generierte Kindeswille in der Lage, das ethische Gewicht, das ihm beigemessen wird, zu tragen, und wie sollten Praktiken beschaffen sein, diesen Willen abzufordern?

Im Folgenden werden zunächst die medizinischen Hintergründe dargestellt, bevor das Problem aus unterschiedlichen ethischen Perspektiven diskutiert wird.

Matthias Eyrich

Praxisbericht

Die Stammzellspende Minderjähriger stellt eine medizinische Sondersituation dar. Normalerweise sind lebende Kinder und Jugendliche von allen Formen der Organ- und Gewebespende ausgeschlossen. Dies gilt auch für Blut-, Plasma- oder Thrombozytenspenden. Allein bei der Stammzelltransplantation hat sich eine historisch bedingte Ausnahmesituation herausgebildet, welche besondere ethische Überlegungen notwendig macht und hohe Anforderungen an die Entscheidungsfindung und Aufklärung zur Spende bedingt.

Klinischer und historischer Hintergrund

Das Blutsystem mit all seinen zellulären Komponenten hat seinen Ursprung im Knochenmark. Daher ist es eine naheliegende Idee, bei schweren Erkrankungen des Knochenmarkes (dazu gehören angeborene wie erworbene Blutbildungsstörungen, aber auch bösartige Erkrankungen wie Leukämien) dieses durch ein gesundes Knochenmark auszutauschen. In der ersten Hälfte des vergangenen Jahrhunderts wurde die Entdeckung gemacht, dass ionisierende Strahlung und bestimmte Chemikalien beim Menschen zu einem irreversiblen Funktionsverlust des blutbildenden Systems führen. Ohne weitere Behandlung ist eine solche *Knochenmarkaplasie* letal. Nachdem Tierversuche gezeigt hatten, dass eine Knochenmarkübertragung von einem verwandten Tier ein bestrahltes Tier retten kann, wurden sehr rasch erste Heilversuche mit diesem neuen Therapieprinzip gemacht. Die ersten Heilversuche wurden seit Ende der 1960er Jahre[1] an Kindern – genauer gesagt an Zwillingspaaren – durchgeführt: ein Kind war dabei an Leukämie erkrankt, das andere war gesund. Dem lag die Hypothese zugrunde, dass eine enge Verwandtschaft zwischen Spender und Empfänger ein erfolgreiches Anwachsen des Knochenmarkes begünstigen würde. Und tatsächlich konnte bei dem an Leukämie erkrankten Zwilling, welcher vor der Übertragung hochdosiert bestrahlt worden war, ein erfolgreiches Anwachsen des Knochenmarkes beobachtet werden.

---

1 Zur komplexen Geschichte der Knochenmarktransplantation cf. das historische Kapitel in Busch, Lina: *Zur Entwicklung der Auffassungen der ethischen Problematik der Stammzelltransplantation zwischen Geschwisterkindern in Deutschland seit ihrer Einführung bis heute. Interviews mit Klinikern und Klinikerinnen und die Regulierungsdiskussion.* (Dissertation) Universität zu Lübeck: Lübeck 2015.

Auch wenn diese ersten Heilversuche langfristig gesehen noch nicht erfolgreich waren, so hatten sich hier doch einige wichtige, auch heute noch gültige Prinzipien der *allogenen* Knochenmarktransplantation gezeigt: 1. *allogenes* Knochenmark ist in der Lage, in einem fremden Körper anzuwachsen und dort langfristig eine Blutbildung zu etablieren, 2. ein erfolgreiches Anwachsen des Knochenmarkes erfordert eine enge (Verwandtschafts-)Beziehung zwischen Spender und Empfänger, und 3. vor der Knochenmarkübertragung muss das Knochenmark des Patienten eliminiert werden, um Platz für das Anwachsen des neuen Systems zu schaffen.

Diese bahnbrechenden Entdeckungen wurden in den folgenden Jahren durch eine Vielzahl von neuen Forschungsergebnissen komplementiert und haben wichtige Entwicklungen und Verbesserungen ermöglicht: Durch die Entdeckung der HLA-Gewebemerkmale wurde das Merkmalssystem charakterisiert, welches maßgeblich für eine Abstoßung oder Annahme des Knochenmarks verantwortlich ist. Damit konnten nun in der Bevölkerung Individuen gesucht werden, welche mit einem Patienten zwar nicht verwandt sind, jedoch zufällig in allen relevanten HLA-Merkmalen übereinstimmen. Man war damit nicht mehr einzig auf Geschwisterspender angewiesen. Eine weitere, sehr wichtige Entdeckung war, dass man für eine Regeneration des blutbildenden Systems nicht zwingend komplettes Knochenmark benötigt, sondern dass dafür die Übertragung blutbildender Stammzellen ausreicht. Diese *hämatopoetischen* Stammzellen können aus dem Knochenmark oder aber auch, nach einer kurzen Vorbehandlung des Spenders, aus dem *peripheren* Blut gewonnen werden. Diese Weiterentwicklungen haben dazu geführt, dass heute beinahe 80 % der ca. 30.000 *allogenen* Stammzelltransplantationen, welche weltweit pro Jahr durchgeführt werden, mit *peripheren* Blutstammzellen von erwachsenen Fremdspendern erfolgen.[2] Bei pädiatrischen Transplantationen liegt der Anteil der Transplantationen mit peripheren Blutstammzellen bei unter 50 %.[3] In vielen Institutionen gilt die Knochenmarkentnahme bei minderjährigen Geschwisterspendern immer noch als das Standardverfahren zur Stammzellgewinnung.

---

2 Pasquini, Marcelo C. / Wang, Z.: *Current Use and Outcome of Hematopoietic Stem Cell Transplantation: 2013. CIBMTR Summary Slides.* Retrieved 25.11.2015, from http://www.cibmtr.org/referencecenter/slidesreports/summaryslides/Pages/index.aspx#DownloadSummarySlides.

3 Pasquini / Wang.

Technik der Knochenmark- oder *peripheren* Blutstammzellspende

Bei der klassischen Knochenmarkentnahme wird dem Spender in einer Vollnarkose durch wiederholte Punktionen des hinteren Beckenkammhöckers ca. ein Liter Knochenmarkblut entnommen. Bei Kindern, Jugendlichen und sehr leichten Erwachsenen wird dieses zu entnehmende Volumen gewichtsadaptiert. Die Entnahme dauert ca. eine Stunde, danach kann der Spender wieder erwachen und das Krankenhaus in der Regel nach einer Nacht Überwachung wieder verlassen. Insgesamt gilt die Knochenmarkentnahme als sehr sicher, das Komplikationsrisiko entspricht dem einer Standardnarkose. Unerwünschte Nebenwirkungen beschränken sich meist auf postpunktionelle Schmerzen, die bei Erwachsenen meist stärker ausgeprägt sind als bei Kindern und rasch wieder abklingen.

Bei der *peripheren* Blutstammzellsammlung wird der Spender über fünf Tage mit dem Wachstumsfaktor für Blutzellen *G-CSF* vorbehandelt. Dies führt zu einer starken Ausschüttung von blutbildenden Stammzellen ins *periphere* Blut, welche dann mittels eines Zellseparators über einen *peripheren* Venenzugang gesammelt werden können. Eine Vollnarkose ist nicht erforderlich. Nach über 25 Jahren Erfahrung mit diesem Verfahren kann die *periphere* Blutstammzellsammlung als sehr sicher gelten. Da für eine solch altruistische Spende einer gesunden Person jedoch besonders hohe Sicherheitsanforderungen gelten müssen, gibt es für die Stammzellspender weiterhin Nachsorgeprogramme, um sicherzustellen, dass mit der Wachstumsfaktorbehandlung keine langfristigen gesundheitlichen Einschränkungen verbunden sind.

Sowohl die Knochenmarksentnahme als auch die periphere Blutstammzellsammlung hinterlassen beim Spender keine Defizite, die entnommene Zellmenge wird vom Körper problemlos wieder ausgeglichen.

Besonderheiten in der Kinderheilkunde

Bei Kindern und Jugendlichen ist im Besonderen das niedrigere Körpergewicht zu berücksichtigen. Es können dementsprechend weniger Knochenmark oder auch nur weniger *periphere* Blutstammzellen entnommen werden. Die Zellseparatoren sind von ihrem *extrakorporalen* Volumen nicht auf Kinder ausgerichtet. So besitzen die derzeit verfügbaren Zellseparatoren ein Totraumvolumen von ca. 250 ml, was bei einem erwachsenen Spender mit einem Gesamtblutvolumen von ca. 3,5 l klinisch nicht ins Gewicht fällt. Bei kleineren Kindern von 10 bis 15 kg mit nur ca. 1000 ml Blutvolumen müssen jedoch besondere Vorsichtsmaßnahmen getroffen werden, um die Kreislaufstabilität nicht zu gefährden. Auch ist bei Kindern aufgrund der schlechteren Venenverhältnisse wesentlich häufiger die Anlage eines zentralen Venenkatheters zur Zellseparation erforderlich. Trotz dieser Einschränkungen kann die Knochenmark- und Blutstammzellsammlung auch bei Kindern als relativ sicheres Verfahren angesehen werden, obgleich zugegeben werden muss, dass die Datenlage hier wesentlich schlechter als bei Erwachsenen ist.[4] Eine kürzlich von der europäischen Fachgesellschaft durchgeführte Fragebogenaktion war die erste systematische Datenerhebung zu diesem Thema. Die erhobenen Daten zeigen, dass die Stammzellspende bei Kindern und Jugendlichen mach- und vertretbar ist, jedoch von ihren Risiken her auch nicht unterschätzt werden darf.[5] Schwerwiegendere Komplikationen treten bei ca. 0,7 % der *peripheren* Blutstammzellsammlungen bei Kindern auf, kleinere Spenderkinder mit weniger als 20 kg Körpergewicht benötigen überproportional oft eine Fremdbluttransfusion im Zusammenhang mit der Spende.[6]

Der Einsatz des Wachstumsfaktors G-CSF bei gesunden Kindern wird von noch größeren Zweifeln begleitet als bei Erwachsenen. Auch wenn keine belastbaren Daten vorliegen, die eine schlechtere Verträglichkeit oder höhere Nebenwirkungsraten von G-CSF bei Kindern im Vergleich zu Erwachsenen belegen[7], ist in einigen Ländern der Einsatz komplett untersagt und wird auch in Deutschland sehr kritisch gesehen.

Gesetzliche Regelung der Knochenmark- und Stammzellspende Minderjähriger in Deutschland

In Deutschland können Minderjährige Knochenmark und periphere Blutstammzellen für Verwandte ersten Grades spenden. Hierfür ist aus juristischer Sicht eine schriftliche Einwilligungserklärung der Eltern nach ausführlicher Aufklärung

---

4 **Pulsipher**, Michael A. et al.: "Safety and Efficacy of Allogeneic PBSC Collection in Normal Pediatric Donors: the Pediatric Blood and Marrow Transplant Consortium Experience (PBMTC) 1996–2003". *Bone Marrow Transplantion* 35(4), 2005, S. 361–367.

5 **Sevilla**, Julián et al.: "Peripheral Blood Progenitor Cell Collection Adverse Events for Childhood Allogeneic Donors: Variables Related to the Collection and Safety Profile". *British Journal of Haematology* 144(6), 2009, S. 909–916.

6 **Styczynski**, Jan et al.: "Risk of Complications during Hematopoietic Stem Cell Collection in Pediatric Sibling Donors: a Prospective European Group for Blood and Marrow Transplantation Pediatric Diseases Working Party study". *Blood Journal* 119(12), 2012, S. 2935–2942; Pulsipher et al. 2005, S. 361–367; Sevilla et al. 2009, S. 909–916.

7 **Pulsipher**, Michael A. et al.: "Weighing the Risks of G-CSF Administration, Leukopheresis, and Standard Marrow Harvest: Ethical and Safety Considerations for Normal Pediatric Hematopoietic Cell Donors". *Pediatric Blood & Cancer* 46(4), 2006, S. 422–433.

erforderlich. Sollen Kinder und Jugendliche für Verwandte jenseits des ersten Grades spenden, ist hierfür eine Entscheidung des Familiengerichtes herbeizuführen. In der allgemeinen Rechtsprechung sowie in der klinisch-ethischen Praxis setzt sich jedoch mehr und mehr die Auffassung durch, dass zusätzlich zur elterlichen Einwilligungserklärung – nach altersadäquater Aufklärung – auch die Meinung des Minderjährigen gehört und beachtet werden soll, vorausgesetzt er ist in der Lage, Wesen, Bedeutung und Tragweite der Entscheidung zu erfassen. Aktuell sind diesbezüglich die Richtlinien der Bundesärztekammer im August 2014 überarbeitet und präzisiert worden.[8] Bei der *peripheren* Blutstammzellspende ist laut der aktuellen Richtlinie noch besonders zu beachten, dass *periphere* Blutstammzellen nach deutschem Recht durch das Transfusionsgesetz und nicht wie Knochenmark durch das Transplantationsgesetz geregelt werden. Die Vorgaben im Transfusionsgesetz bezüglich der Einwilligung sind noch enger gefasst als im Transplantationsgesetz, sodass nach der neuen Richtlinie eine periphere Blutstammzellsammlung nur noch bei einwilligungsfähigen Minderjährigen möglich ist. Wann eine Einwilligungsfähigkeit gegeben ist, bedarf einer Prüfung des Einzelfalles, besteht jedoch in der Regel ab einem Alter von 14 Jahren.

Fallbeispiele

Fall 1: Ein vier Monate altes Mädchen erkrankt an einer akuten Leukämie und hat ohne Transplantation ein sehr hohes Rückfallrisiko. Ein Rückfall wäre mit einer sehr hohen Sterblichkeit assoziiert. Daher hat eine Knochenmarktransplantation für das Mädchen einen sehr hohen Stellenwert. Ihr viereinhalbjähriger Bruder ist in allen HLA-Gewebemerkmalen identisch zu seiner Schwester, er ist gesund und wäre daher der ideale Spender. Obwohl er vor dem Piksen und der Knochenmarkspende Angst hat, will er als großer Bruder seiner kleinen Schwester doch helfen und lässt sich, auch mit Hilfe vieler Geschenke, überreden, die Spende mitzumachen. Die Knochenmarkspende verläuft problemlos, auch die Transplantation der Schwester geht glatt. Fünf Monate später benötigen wir vom Bruder noch eine Lymphozytenspende zur notfallmäßigen Behandlung einer drohenden Abstoßungskrise. Auch dies verläuft komplikationslos, die Abstoßung kann verhindert werden, die Patientin bleibt geheilt.

---

8 Bundesärztekammer: „Richtlinie zur Herstellung und Anwendung von hämatopoetischen Stammzellzubereitungen". *Deutsches Ärzteblatt* 111(33–34), 2014, S. 1–25.

Fall 2: In einer sozial schwachen Familie erkrankt ein sechsjähriger Junge an Knochenmarkversagen. Seine neunjährige Schwester ist zu ihm HLA-identisch und wäre laut Behandlungsprotokoll eine geeignete Spenderin. Diese will ihrem Bruder zwar helfen, hat aber vor den medizinischen Prozeduren Angst, die sich auch durch gutes Zureden und vertrauensbildende Maßnahmen nicht vollständig ausräumen lassen. Da die Eltern die Spende aber wollen und die Zeit drängt, wird die Spende trotzdem durchgeführt. Bei der Spende, die als *periphere* Stammzellspende durchgeführt wird, gibt es anfänglich noch etwas Protest, danach akzeptiert die Schwester jedoch die Situation und die Spende kann problemlos durchgeführt werden. Später ist die Spenderin stolz, diesen Schritt geschafft zu haben und ihr Bruder kann wenige Wochen später geheilt nach Hause entlassen werden.

Fall 3: Ein zwölfjähriger Junge will seinem an Lymphknotenkrebs erkrankten siebzehnjährigen Bruder unbedingt helfen, er ist sehr motiviert. Sein Bruder hat eine aggressive Erkrankung mit schlechter Prognose, eine *allogene* Stammzelltransplantation ist aber noch eine Chance. Der Bruder spendet bereitwillig die Stammzellen und die Transplantation kann erfolgen. Leider ist die Erkrankung des Bruders aber dadurch nicht zu stoppen und er stirbt drei Monate nach der Transplantation an einem unaufhaltsamen Fortschreiten der Erkrankung. Den Bruder überfallen danach heftige Schuldgefühle und Versagensängste, er wird phasenweise depressiv. Er sagt, er hätte einer Spende nie zugestimmt, wenn er den Verlauf hätte erahnen können, bricht jeglichen Kontakt ab und nimmt die angebotenen Nachsorge- und Gesprächstermine nicht mehr wahr.

Ethische Problemfelder

Die Neuordnung des Arzt-Patienten-Verhältnisses, welche im 20. Jahrhundert begonnen hat und weiter andauert, hatte u. a. die heute unumstrittene Konsequenz, dass alle ärztlichen Behandlungen und Eingriffe grundsätzlich einer Einwilligung durch den Patienten oder – im Falle Minderjähriger – durch deren gesetzliche Vertreter bedürfen. Das Wort *Einwilligung* suggeriert bereits den Einklang des Willens des Patienten mit der beabsichtigten Behandlung. Diese Mindestanforderung wird in den letzten Jahren zunehmend auch auf die Notwendigkeit der Einwilligung durch die minderjährige Person selbst ausgeweitet. Spätestens hier stellt sich die Frage nach der Freiheit einer Willensentscheidung, ihrer Beeinflussbarkeit durch andere Personen, Vorerfahrungen und kurzfristige Gefühle und auch nach den Grenzen des Willens. In den Fällen 1 und 2 hatten beide minderjährige Spender Angst vor den Entnahmeprozeduren. Während Spender 1 seine Ängste durch vertrauensvolle Zuwendung der Eltern und des medizinischen Personals überwinden konnte, gelang dies Spenderin 2 aufgrund der schwierigen sozialen

Familienumständen mit bereits mehrfachem Erleben von Vertrauensmissbrauch nicht. Trotzdem war auch bei ihr der prinzipielle Wille vorhanden, ihrem Bruder durch eine Spende zu helfen. Hätte man ihre Skepsis gegenüber der Entnahme als willentliche Ablehnung interpretiert und akzeptiert, hätte dies zu einem späteren Zeitpunkt zu Selbstvorwürfen führen können, zumal wenn ihrem Bruder durch die Nichtdurchführung der Spende möglicherweise gesundheitliche Nachteile entstanden wären. Dies zeigt auch Fallbeispiel 3, in dem sich der freie Wille des jugendlichen Spenders durch künftige Ereignisse buchstäblich ins Gegenteil verkehrt. Die Freiheit des Willens ist in solchen Situationen nicht zuletzt dadurch in Frage gestellt, dass durch die oft lebensbedrohliche Erkrankung eines nahestehenden Familienmitgliedes die Gesamtsituation emotional stark überlagert ist.

Ein ähnliches Problem existiert für die Eltern, die in einem Interessenskonflikt zwischen dem Wunsch nach einer effektiven, vielleicht sogar lebensrettenden Therapiemöglichkeit für das erkrankte Kind einerseits und der Fürsorgepflicht bezüglich der körperlichen Unversehrtheit des gesunden Spenderkindes andererseits stehen. Trotz dieses Interessenskonfliktes besitzen die Eltern die zeitgleiche juristische Einwilligungsbefugnis für beide Prozesse. Es ist in diesen Situationen die verantwortungsvolle Aufgabe des Arztes, hier nicht nur juristisch einwandfrei aufzuklären, sondern durch Erfahrung, Einfühlungsvermögen und zugleich kritisch-distanzierte Betrachtung der Gesamtsituation einen Interessensausgleich wiederherzustellen, in dem die Chancen für den Patienten gewahrt werden, ohne das gesunde Spenderkind unverhältnismäßig zu belasten.

Christina Schües

Kommentar

Eine der Aufgaben von Ethik ist es, mitmenschliche Beziehungen und zeitliche Perspektiven, implizite Normen und Werten von Situationen oder Fallkonstellationen zu beschreiben und ethisch relevante Entscheidungen und Handlungen hinsichtlich ihrer Voraussetzungen und Legitimation zu bewerten. Eine ethische Reflektion beschäftigt sich mit den Gründen, die für oder gegen eine bestimmte Entscheidung oder Handlung sprechen, aber auch mit den Umständen und Strukturen, mit den Voraussetzungen und Konsequenzen, die jeweils zu einer Entscheidung oder Handlung gehören können.

Im Falle einer geschwisterlichen Gewebespende sind die Eltern in einem Fürsorgekonflikt. Sie brauchen ihr gesundes Kind, um zu geben, was sie nicht haben: das passende Körpergewebe, um ihr krankes Kind zu heilen. Üblicherweise willigen die Eltern in die Blutstammzelltherapie für ihr krankes Kind ein, das nach einer Immunsuppression die neuen Blutstammzellen intravenös zugeführt bekommt. Häufig und in den hier beschriebenen Fällen stammt das heilbringende Therapeutikum – die Blutstammzellspende (BSZS) – vom Geschwisterkind, für das sie auch das stellvertretende Einwilligungsrecht haben. Die Eltern geben also zweimal ihre stellvertretende Einwilligung: Für einen medizinisch indizierten und für einen medizinisch nicht-indizierten Eingriff. Hier geht es um die Beachtung des Kindeswillens des Spenderkindes, die eng verknüpft ist mit der Frage, wie eine elterliche Einwilligung in einen medizinischen Eingriff und eine Verletzung eines gesunden Kindes rechtfertigt werden kann. Die Beachtung des Kindeswillens wird als ein Kernelement des Kindeswohls gesehen.[1] Die *Meinung* des Kindes in Bezug auf die es betreffende Angelegenheit soll gehört und *angemessen berücksichtigt* werden. Entsprechend kann argumentiert werden, dass die Nichtbeachtung des Kindeswillens einen Eingriff in das Kindeswohl bedeuten würde.[2] Gleichzeitig

---

1 Cf. UN-Kinderrechtskonvention, Art. 12 (Berücksichtigung des Kindeswillens).

2 Cf. UN-Kinderrechtskonvention; Moritz, Heinz Peter: *Die (zivil-)rechtliche Stellung der Minderjährigen und Heranwachsenden innerhalb und außerhalb der Familie*. Duncker & Humblodt: Berlin 1989, 221; Schües, Christina: „Kindeswohl". In: Gröschner, Rolf / Kapust, Antje / Lembcke, Oliver (Hrsg.): *Wörterbuch der Würde*. Fink: München 2013, S. 354–355. Dörries, Andrea: „Zustimmung und Veto. Aspekte der Selbstbestimmung im Kindesalter". In: Wiesemann, Claudia / Simon, Alfred (Hrsg.): *Patientenautonomie. Theoretische Grundlagen, praktische Anwendungen*. mentis: Münster 2013, S. 180–189.

kann es aber auch Fälle geben, die das Kindeswohl gefährden, wenn der Wille des Kindes befolgt wird.

Im Folgenden werde ich erst allgemein einige in der Literatur häufiger angeführte Rechtfertigungsmodelle vorstellen. Motiv und Grundüberzeugung dieser Modelle ist, dass Eltern letztendlich die Entscheidung, was zu tun ist, auch nicht auf ihre Kinder abwälzen können. Kinder an Entscheidungsprozessen teilhaben zu lassen, ihren Willen und ihre Wünsche zu beachten, bedeutet nicht, ihnen alle Entscheidungen zuzumuten. Eltern brauchen eine gewisse Sicherheit, um entsprechend gut ihre Kinder in dieser schwierigen Situation der Krankheit, der Ängste und Sorgen begleiten zu können. Hier bietet Ethik Orientierung.

Unterschiedliche Modelle der Rechtfertigung für eine geschwisterliche Stammzellspende werden in der Literatur diskutiert.[3]

Verschiedene Argumentationsstrategien, die auch miteinander verschränkt werden können, bieten sich an:

1. ***Best Interest***: Mit dem Modell des *Best Interest* wird argumentiert, dass das Geschwisterkind einen psychosozialen Nutzen hat, wenn es spendet, da andernfalls sein Bruder oder seine Schwester sterben würde. Deshalb ist die Spende durch das Geschwisterkind erlaubt. Dieser Argumentationsstrang kann auch für die Behandlung von chronisch kranken Kindern herangezogen werden, denn – sicherlich – ist es auch im besten Interesse für ein Kind, wenn seine Geschwister gesund sind. Der Begriff „Best Interest" wird meist im Sinne von zukünftigen Interessen verstanden. Auch der Begriff des Kindeswohls dient in diesem Zusammenhang als Leitbegriff für Entscheidungen, die sowohl die Gegenwart als auch die Zukunft des Kindes betreffen.
2. **Der Wille in retrospektiver Zustimmung**: Dieser Ansatz versucht einen Willen nachträglich zu repräsentieren. Eltern versuchen so zu entscheiden, dass das Kind später im Rückblick zustimmen kann. Die Eltern hoffen, dass die Kinder später, wenn sie alt genug sind, um die Sachlage und elterliche Entscheidung zu verstehen, diese nachträglich gutheißen. Eltern fühlen sich

3 Da in der pädiatrischen Praxis aus unterschiedlichen Gründen erst nachrangig die anonyme Spenderdatei angefragt wird, lasse ich sie hier unthematisiert. Es wird selten expliziert, ob eine Geschwisterspende nur *erlaubt sein* sollte oder – stärker noch – *geboten sein* sollte und entsprechend Eltern ihre stellvertretende Einwilligung für die geschwisterliche Spende geben *sollten*. Die Pflichtzuschreibung für das nicht-einwilligungsfähige Spenderkind zu diskutieren, scheint mir aus verschiedenen Gründen abwegig. Dazu Schües, Christina / Rehmann-Sutter, Christoph: „Hat ein Kind eine Pflicht, Blutstammzellen für ein krankes Geschwisterkind zu spenden?" *Ethik in der Medizin* 25(2), 2013, S. 89–102.

in ihren Entscheidungen an die spätere Zustimmung der Kinder gebunden. Wichtig ist vor allem, dass das erwachsen gewordene Kind die Entscheidung der Eltern nachträglich teilt, egal ob er oder sie als Kind sie gewollt hatte. Der Kindeswille der damaligen Gegenwart, soweit er erinnert wird, beeinflusst möglicherweise eine retrospektive Zustimmung. Allerdings wird diese Zustimmung, so erhofft sie sein mag, nicht die vorangegangene, bereits getroffene *Entscheidung selbst* rechtfertigen können.

3. **Der Kindeswille im Konjunktiv**: Eine dritte Variante repräsentiert den Willen als Willens*entscheidung* und argumentiert, dass das Kind spenden wollen würde, wenn es entscheiden könnte. Diese Unterstellungskonstruktion ist oft auch im Zusammenhang von Entscheidungssituationen bei älteren Menschen mit Demenz zu finden. Hierbei wird versucht, im Rückgriff auf bekannte Lebenseinstellungen zu entscheiden, wie der Mensch entsprechend entschieden hätte. Bei Kindern, besonders bei kleinen Kindern, ist dieser Rückgriff nicht möglich. Es sind eher die Eltern, die entsprechend ihrer Werte und Normen vermuten, dass das Kind etwas so gewollt hätte, wenn es könnte. Eine spätere Affirmation der Willensentscheidung, so wie sie unterstellt wurde, ist möglich.
4. **Elterliche Versagensängste missachten den Kindeswillen**: Eltern müssen alles in ihrer Macht stehende tun, um für ihre Kinder zu sorgen. Dem kranken Kind geht es deutlich schlecht. Wenn sie jetzt nicht den Rat der Ärzte für eine Transplantation befolgen, dann hätten sie nicht *alles* gegeben. Womöglich würden sie eine Ablehnung später bereuen und auch noch Vorwürfe von dem potentiellen Spenderkind, wenn es älter geworden ist, bekommen. Dieses Gefühl des „anticipated decision regret",[4] wie es der Psychologe Tjeerd Tymstra (für andere Fälle der Medizin) treffend beschrieben hat, entsteht bei Eltern, die sich vor der Schuld fürchten, wenn das Kind stirbt. Würden sie eine Spende ablehnen, wäre der Tod des kranken Kindes ihr Versagen. Dieser psychologische Mechanismus ist mit dem normativen Grundsatz „Leben muss gerettet werden!" verbunden. Deshalb muss *alles* für das Überleben eines kranken Kindes getan werden. Diese Überlegungen berühren aber nicht den Willen des Kindes, das die therapeutisch passenden Blutstammzellen besitzt.

Besonders dieses letzte Entscheidungskriterium zeigt, dass im Zusammenhang der Stammzelltherapie die Ablehnung oder die Zustimmung einer Spende seitens des minderjährigen Geschwisterkindes weder gleichwertigen Wahlmöglichkeiten

---

4 Tymstra, Tjeerd: "The Imperative Character of Medical Technology and the Meaning of 'Anticipated Decision Regret'". *International Journal of Technology Assessment in Health Care* 5, 1989, S. 207–213.

darstellen noch in allen ethischen Modellen als relevant gesehen wird. Die Praxis ist etabliert, die Heilungschancen für das kranke Kind im Großen und Ganzen gut, die Testung auf HLA-Kompatibilität erfolgt vor der Entscheidung zur Transplantation. Von daher ist bereits klar, wer spenden könnte. In anderen Worten, ein Pfad der Therapie ist gelegt. Die Ablehnung einer Spende bräuchte *gute Gründe* und scheint angesichts der lebensbedrohlichen Erkrankung eines Kindes, schwerer zu rechtfertigen als eine Zustimmung. Dennoch erfolgt die pädiatrische Spendenpraxis von Blutstammzellen nicht ohne ethisches Unbehagen.

Wie können die vorgestellten Fallkonstruktionen interpretiert und bewertet werden? Und wir wollen schauen, ob und inwiefern der jeweilige Wille des Kindes auszumachen ist und beachtet wurde.

Die Konstellationen der drei Fälle sind sehr unterschiedlich.

Fall 1: Serielle Gewebespenden und die langfristige körperliche Beziehung

Sind erst die *HLA*-Merkmale als identisch bekannt, ist die Rolle des Spenderkindes *als* Spenderkind in seinen Körper eingeschrieben. „Wer helfen kann, soll helfen", so sagt der Volksmund. Gilt das dann ein Leben lang? Wann wäre die Grenze der Zumutbarkeit erreicht? Wann hat ein Kind oder ein Erwachsener genug gegeben? Wie kann ein Weiterspenden bzw. ein Aufhören des Spendens begründet werden? Die HLA-Testung zeigt auf die Möglichkeit einer lebenslangen Spenderbeziehung. Die Blutstammzellspende ist u.U. kein einmaliger Eingriff. Über das Verhalten des Spenderkindes bei der weiteren Spende erfahren wir nichts. Ist in diesem Fall überhaupt der Kindeswille ein Thema gewesen? Geschenke und gutes Zureden haben offensichtlich mindestens zu einer kooperativen Bravheit geführt. Dass man die Lymphozytenspende auch noch genommen hat, ist aus medizinischer und familiärer Sicht verständlich. Das Spenderkind kann sich aber auch betrogen fühlen, wenn es vermittelt bekam, dass die BSZS eine einmalige Sache war, so wie wahrscheinlich auch die Geschenke nicht als Routinegabe – was wohl ein Oxymoron wäre – dargestellt wurden.

Fall 2: Kann ein Kind „gute Gründe" der Ablehnung haben?

Ein Kind mit neun Jahren geht zur Grundschule, kann über einige Dinge des Alltags entscheiden und verfügt üblicherweise über die Fähigkeit der vorausschauenden Reflexion. Das im Fall beschriebene Mädchen hat Angst vor dem Eingriff. Vertrauensbildende Maßnahmen helfen vielleicht gegen Angst und sind wichtig für eine gute Begleitung des Kindes. Argumentationstheoretisch führt die Suche nach „guten Gründen" zur folgenden Figur: Die Angst eines Kindes wird zumeist nicht als Argument gegen einen nicht-indizierten medizinischen Eingriff gesehen, weil *nur* die Angst vor der Spritze thematisiert wird. Aber die Spritze sei ja nicht wesentlich für die Frage der Knochenmarkspende selbst. Eltern wollen etwas tun, was sie nicht können, weil sie nicht haben, was ihr krankes Kind bekommen soll. Das neunjährige Mädchen will etwas nicht geben, was sie hat, weil sie vor dem *Eingriff* Angst hat. Das heißt aber nicht notwendig, dass sie dem Bruder etwas vorenthalten möchte, was sein Leben retten könnte. Kann also Angst ein guter Grund der Ablehnung eines medizinischen Eingriffs sein? Der Kindeswille äußert sich auf einer Ebene, die dem medizinischen Ernstfall einer BSZS und der Möglichkeit der Therapie nicht angemessen *scheint*. Ist diese Disqualifikation der Willensäußerung aber ethisch angemessen? Kann das Kind *gehört* werden und doch die Äußerung aus der Entscheidung selbst rausgehalten werden?

Rechtlich gesehen, können Erwachsene eine Spende ablehnen, ohne Gründe zu nennen. Ethisch betrachtet würde vielleicht auch mit einer Erwachsenen diskutiert werden, wenn sie einem Familienmitglied eine Blutstammzellspende verweigern würde. Einer Ablehnung gerade von sehr jungen Kindern wird allerdings nicht gefolgt, denn ihre mangelnde Einwilligungsfähigkeit lässt eine Ablehnungsäußerung nicht begründet oder nur als Angst vor der Spritze und nicht als Ablehnung der *Spende selbst* erscheinen. Rechtfertigungsmodelle der Erwachsenen sind stärker als die (klein-)kindliche Ablehnung. Je besser die Gründe und je einwilligungsfähiger eine Person erscheint, desto eher würde man eine Ablehnung ernstnehmen.

Die bereits genannte Asymmetrie wird deutlich: Die Zustimmung eines Kindes braucht keine guten Gründe, die Ablehnung sehr wohl. Wie könnte überhaupt der Wille eines kleinen Kindes beachtet werden? Richtig erscheint mir folgendes: Ist die Transplantation beschlossen und das Immunsystem des kranken Kindes bereits zerstört, solle ein Kind (aber auch der oder die Erwachsene) keine Ablehnungsmöglichkeit mehr haben. Es kann dann nur noch um die bestmögliche Begleitung gehen: Seine Ängste ernst nehmen, die Situation gut erklären, ihm oder ihr zuhören bzw. Raum geben für Gefühle, Aufmerksamkeit schenken.... Kurz gesagt: Das Kind kann die Form seiner Begleitung beeinflussen, aber nicht die Entscheidung zur Spende selbst. Aber gilt das auch für einige Zeit vorher? Ganz kleine Kinder könnten nicht Tage im Voraus planen. Eine Neunjährige kann das sehr wohl. Von daher ist zu fragen, wie dem Kind die Angst genommen werden kann und ob es noch weitere Vorbehalte gegen seine Teilnahme an einer Spende hat.

In der Geschichte des Falles wird ein weiterer interessanter Aspekt genannt, der die nachträgliche Zustimmung zur Spende nahezulegen scheint. Die Spenderin ist stolz im Nachhinein! Worauf aber ist sie stolz? Sie ist darauf stolz, irgendwie trotz Angst etwas geleistet zu haben? Darauf, ihrem Bruder geholfen zu haben? Nehmen wir an, das Mädchen kommt zur Einsicht, dass es doch gut war, die Spende gemacht zu haben, dann kann dieses als retrospektive Zustimmung gewertet werden. Allerdings muss Stolz nicht gleich diese Einsicht bedeuten. Ein Kind kann auch stolz über das Bestehen einer Mutprobe sein, z. B. einen Ladendiebstahl begangen zu haben. In solch einem Fall wäre sie vielleicht in gewisser Weise stolz, würde aber vermutlich der Richtigkeit der Tat nachträglich nicht zustimmen. Deshalb ist Stolz alleine keine Grundlage für ein Modell nachträglicher Zustimmung. Darüber hinaus muss unterschieden werden zwischen dem Anspruch der Rechtfertigung über eine nachträgliche Zustimmung und über die Frage, ob überhaupt nachträglich eine Rechtfertigung für medizinisch nicht-indizierte Eingriffe eingeholt werden kann. Die nachträgliche Zustimmung ist ja deshalb nachträglich, weil sie zur Zeit des Eingriffs nicht vorlag bzw. rechtlich und ethisch nicht überzeugend vorliegen konnte. Auf jeden Fall aber ist die nachträgliche Zustimmung wichtig für das Gefühl der eigenen Integrität und den Lebensweg der Familie. So wichtig die Zustimmung für den emotionalen Zusammenhalt und das Wohl der Familie in Gegenwart und Zukunft ist, so wenig vermag eine nachträgliche Zustimmung die *Rechtfertigung*, die im Augenblick des Entscheidens notwendig ist, zu leisten.

Egal ob das Spenderkind älter oder jünger ist – die narrative Dimension ist sehr wichtig. Wie wird in der Familie kommuniziert? Wie viel Aufmerksamkeit bekommt das Spenderkind? Natürlich ist die Frage, wie über die Beziehungen und die Handlungen, die Transplantation und die Spende in der Familie (oder auch im Freundeskreis) gesprochen wird, für alle Beteiligten wichtig und mitentscheidend welche Bilder und Gefühle langfristig im Kopf bleiben. Eine Möglichkeit, die bisweilen Kinderärzte/-innen raten, wäre es, einen Brief für später zu schreiben, was – mit entsprechendem Briefinhalt – dem Rechtfertigungsmodell der *retrospektiven Zustimmung* entsprechen könnte.

Fall 3: Schuldgefühle des Spenders, weil die Therapie erfolglos war

Dieser Fall dokumentiert, wie sich ein 12-jähriger Junge verraten fühlen kann. Die Fallbeschreibung legt nahe, dass ihn der mangelnde Erfolg der Transplantation und der Tod des älteren Bruders unvorbereitet treffen. Aus der Fallbeschreibung wird nicht deutlich, ob er ungenügend informiert wurde oder ob er trotz der Information über einen möglichen schlechten Ausgang der Therapie diese nicht wahrhaben konnte. Auf jeden Fall hat der Spender zugestimmt, weil er dachte, dass er damit seinen Bruder retten könnte. Üblicherweise wollen Kinder helfen.[5] Der gute Grund des Helfens hat sich als falsch erwiesen. Gerade bei einer Erkrankung, bei der die Aussichten nach einer Transplantation zweifelhaft sind, muss eine umfassende Aufklärung des Spenders vorher erfolgen. Das Alter des Jungen spricht umso mehr

5 Cf. das Kapitel von Gertrud Nunner-Winkler in diesem Band.

dafür, dieses auch zu tun. Nicht weniger wichtig, und das ist auch eine ethische Aufgabe, ist nicht nur in solch einem Fall die psychosoziale Nachbetreuung der Familie.

Weiterhin deutet dieser Fall auf zwei mögliche Entscheidungsmodelle: Etwas kann aufgrund eines erwünschten Ergebnisses hin entschieden oder getan werden (Konsequenzialismus) oder aus einer bestimmten persönlichen Haltung heraus, um vielleicht später zu sagen: „Wenigstens habe ich alles getan, was mir möglich ist!“ (Gesinnungsethik). Ein konsequenzialistischer Ansatz beansprucht als Entscheidungsgrundlage die Einschätzung des zukünftigen Verlaufs und der Folgen einer Handlung. Gerade hier hätte der mögliche Misserfolg thematisiert gehört. Ein gesinnungsethischer Ansatz führt eher zu Entscheidungen für Handlungen, aus einer Haltung z. B. des Helfens heraus, ohne das Ergebnis gedanklich vorwegzunehmen. Von daher würde mit einem gesinnungsethischen Ansatz der Misserfolg nicht so leicht in Schuldgefühle übersetzt werden. Ob aber der Eindruck bleibt, nicht genug getan zu haben, zu Versagungsängsten führen kann, bliebe dennoch offen.

Es gibt ethische Fragestellungen, die nicht mit einer nur guten Entscheidung gelöst werden können. Es gilt, die angemessene Wahl zu treffen, die langfristig gut in die Biographie eingebaut werden kann, die später vermittelbar ist und die keine offensichtlich unumkehrbaren Schäden hervorruft (z. B. bei einer Organentnahme). Den Kindeswillen zu beachten bedeutet, ein Kind in seiner Persönlichkeit ernst zu nehmen, es in die Praxis einzubeziehen und ihm Raum für den Ausdruck seiner Gefühle zu geben. Die Beachtung des Kindeswillens ist tragend für die Begleitung, aber nicht notwendig für die Entscheidung für oder gegen eine Spende in einem konkreten Fall. Einem Kind Entscheidungen von solch einer Tragweite aufzubürden, kann auch eine unzumutbare psychische Belastung bedeuten. Von daher bleibt der Zwiespalt: Das Kind muss mitentscheiden dürfen, aber doch auch nicht durch Entscheidungen unzumutbaren Belastungen ausgesetzt werden.

Rechtfertigungsmodelle können Eltern Reflexionskriterien und Entscheidungssicherheit geben. Aber die Beachtung des Kindeswillens und eine adäquate Begleitung des Kindes, das spendet, oder auch des Kindes, das nicht spendet, gehen über die Konstruktion von Legitimationsstrategien hinaus.

Problematische Entscheidungskonstellationen, wie in den konkreten Fällen geschildert, deuten darauf, dass die Forschung aufgerufen ist, Therapien zu entwickeln, die auf diese Art von körperlichen Ausnutzungsverhältnissen nicht mehr angewiesen sind.

Alexander Bagattini

Kommentar

Die Grundstruktur von Christina Schües Argument hat zwei Teile: im ersten Teil werden vier „unterschiedliche Modelle der Rechtfertigung für eine geschwisterliche Stammzellspende" diskutiert. Im zweiten Teil werden die angesprochenen drei Fälle einer solchen Stammzellspende dann ethisch bewertet. Meine Frage ist, wie beide Teile systematisch zusammenhängen. Es ist zum Beispiel nicht ganz klar, wie die besprochenen Modelle der Rechtfertigung geschwisterlicher Stammzellspende in normativer Hinsicht bewertet werden bzw. ob eines oder mehrere der Modelle selbst vertreten werden. Es ist sinnvoll, diesen Kritikpunkt in eine Reihe von Einzelfragen zu zerlegen.

Noch eine Vorbemerkung: Gerechtfertigt werden soll natürlich nicht die geschwisterliche Stammzellspende als solche, sondern das Recht der Eltern, *qua proxy-consent* für ihre Kinder zu entscheiden, dass eine solche Spende – von Geschwister zu Geschwister – durchgeführt wird; evtl. sogar gegen den Willen des Spenderkindes. Das erste von Christina Schües genannte Modell der Rechtfertigung in solchen Fällen bedient sich des so genannten *Best-Interest*-Prinzips. Das *Best Interest*-Prinzip ist ein paternalistisches Prinzip, das wir in Fällen anwenden, in denen wir legitimerweise davon ausgehen können, dass eine Person ihre Interessen nicht selbst vertreten kann. Ich habe zunächst zwei Fragen zur Verwendung des *Best Interest*-Prinzips:

1. Es wird behauptet, dass sich der Terminus des besten Interesses auf zukünftige Interessen bezieht. Wenn dies so wäre, könnte man mit dem *Best Interest*-Prinzip alle Maßnahmen rechtfertigen, die den Interessen der zukünftigen Person (zu der das Kind später wird oder werden soll) dienen. Ich sehe hier zwei Probleme: Erstens ist der Unterschied zwischen aktualen und zukünftigen Interessen eines Kindes nicht immer eindeutig zu bestimmen. Ein Kind hat etwa ein aktuales Interesse an Schmerzfreiheit. Es ist sicher sinnvoll, manchmal gegen dieses Interesse zu handeln, etwa bei einer notwendigen Zahnbehandlung. Auf der anderen Seite kann eine Vernachlässigung des Interesses an Schmerzfreiheit zu einer Traumatisierung des Kindes und damit auch der zukünftigen Interessen des Kindes führen, etwa wenn es als Erwachsener starke Angst vor Schmerzen hat. Mein zweites Problem mit der engen, auf zukünftige Interessen bezogenen Interpretation des *Best Interest*-Prinzip ist grundsätzlicher Natur. Denn es verstößt meines Erachtens gegen das Instrumentalisierungsverbot.

Kinder sind Personen und haben ein Recht darauf, dass ihre aktualen Interessen nicht, oder zumindest nicht ohne die Angabe weiterer Gründe, für die Verwirklichung zukünftiger Interessen ‚instrumentalisiert' werden. Hier stellt sich die Frage, wie genau das *Best Interest*-Prinzip verwendet wird bzw. was darunter verstanden wird. Ist gemeint, dass auch aktuale Interessen unter das *Best Interest*-Prinzip fallen? Wenn ja, wie sind diese dann gegenüber zukünftigen Interessen zu gewichten?

2. Wie strikt soll das *Best Interest*-Prinzip auf Kinder angewendet werden? Bei der Bewertung der drei Fälle wird manchmal mit dem *Best Interest*-Prinzip argumentiert, wie etwa bei Fall 2, wo es zumindest prinzipiell als legitim angenommen wird, das neunjährige Mädchen auch gegen seinen Willen zu einer Spende zu bewegen. Auf der anderen Seite wird mehrfach betont, dass der Kindeswille beachtet werden soll, nämlich dann, wenn das Kind gute Gründe, etwa Angst, hat. Wenn man das *Best Interest*-Prinzip strikt auf Kinder anwendet, würde dies bedeuten, dass Erwachsene, normalerweise die Eltern, entscheiden, was im Interesse des Kindes ist. Dies halte ich zumindest im Fall des neunjährigen Mädchens für problematisch. Eine strikte Anwendung des *Best Interest*-Prinzips auf Kinder setzt eine ebenso strikte paternalistische Konzeption der Kindheit voraus, wie sie beispielsweise von Tamar Shapiro in ihrem Aufsatz „What is a Child"[1] vertreten wird. Diese Annahme ist zumindest kontrovers und erfordert eine separate Begründung.

Dies führt mich zu meiner nächsten Frage hinsichtlich der angegebenen vier Modelle der Bewertung geschwisterlicher Stammzellspende: Warum werden zwei naheliegende Modelle nicht angeführt, und zwar 1. die Respektierung des Kindeswillens und 2. die Hinzunahme eines anonymen Spenders?

1. Zunächst zur Respektierung des Kindeswillens: Es wird zwar bei der ethischen Bewertung der drei Fälle mehrfach betont, dass der Kindeswille bei Entscheidungen über eine Gewebsspende nicht völlig außer Acht bleiben soll. Mir ist allerdings nicht klar geworden, wie dieser berücksichtigt werden soll. Ein Kriterium, das angegeben wird, ist, dass das Kind in der Lage sein soll, Gründe anzugeben, warum es eine bestimmte medizinische Maßnahme, in unserem Fall die Gewebsspende, ablehnt. Ich teile die Intuition, dass die Artikulation eines Angstgefühls ein solcher Grund ist. Allerdings glaube ich nicht, dass es für eine Berücksichtigung des Kindeswillens notwendig ist, dass dieses Kind Gründe (wie etwa bei der Artikulation eines Angstgefühls) *angeben* kann. Es

1 Shapiro, Tamar: "What is a Child?". *Ethics* 109(4) 1999, S. 715–738.

reicht meines Erachtens aus, dass das Kind ein Interesse hat (z. B. Schmerzen zu vermeiden), und dass es über ein rudimentäres kausales Verständnis der Welt verfügt (z. B. über den Zusammenhang von Nadelstichen und Schmerzen). Der hier relevante Unterschied ist der zwischen Gründe angeben und Gründe haben. Ein Kind kann durchaus Gründe haben, wie den, Schmerzen vermeiden zu wollen, ohne in jedem Fall in der Lage zu sein, diese Gründe auch explizit zu machen. Beide Bedingungen sind bereits bei sehr kleinen Kindern erfüllt. Dies bedeutet, dass von Fall zu Fall zu prüfen ist, ob ein kindliches Interesse daran, Schmerzen zu vermeiden Vorrang gegenüber anderen Interessen hat, die das Kind vielleicht noch nicht einsehen kann. Ich habe mich weiterhin gefragt, warum meines Erachtens überhaupt nicht auf Kinder anwendbare Modelle, wie das des hypothetischen Kindeswillens, bei den Rechtfertigungsmodellen genannt werden, nicht aber das viel näher liegende Modell der Respektierung des Kindeswillens. Der hypothetische Wille einer Person kann nur rekonstruiert werden, wenn diese Person schon existiert oder existiert hat, wie dies etwa bei Komapatienten oder dementen Personen der Fall ist. Daher macht es, meiner Meinung nach, keinen Sinn, zumindest dieses Modell auf Kinder anzuwenden.

2. Ein Punkt, der zwar genannt wird, der aber meiner Meinung nach nicht stark genug gewichtet wird, ist die Möglichkeiten, einen anonymen Spender hinzuzuziehen. Medizinethisch betrachtet, spricht eine Anwendung des Schadensprinzips (bzw. des Prinzips des Vermeidens unnötiger Verletzungen) dafür, von zwei möglichen medizinischen Maßnahmen immer die vorzuziehen, die weniger schädlich ist. Wenn es also die Möglichkeit gibt, die Spende bei gleichbleibender Qualität des Materials mit einem anonymen freiwilligen Spender durchzuführen, dann hätte dies den Vorteil, dass wir zumindest auf der Spenderseite nicht das Problem bekommen, wie der Kindeswille zu berücksichtigen ist (vorausgesetzt natürlich, dass es sich um einen volljährigen anonymen Spender handelt.) Interessant – und schwieriger zu beurteilen – ist der Fall, wenn die Qualität der Spende beim anonymen Spender schlechter ist. Hier sind die Risiken der anonymen Spende gegen die Risiken des Spenderkindes (Traumatisierung etc.) abzuwägen.

Gertrud Nunner-Winkler

Kommentar

Die folgenden Anmerkungen betreffen zunächst die von Frau Schües vorgestellten Modelle der Rechtfertigung elterlichen Entscheidens, sodann die vorgetragenen Fälle und schließlich die Frage nach einer möglichen Spendenverpflichtung. Dabei nehme ich auch einige Überlegungen auf, die in der Diskussion vorgetragen wurden.

Zu den Rechtfertigungsmodellen

Wie ich in meinem Hauptbeitrag zu diesem Band dargestellt habe, greift aus meiner Sicht beim *Best Interest*-Modell der Bezug allein auf den Verlust des Geschwisterkindes zu kurz. Studien zur Trauerbewältigung zeigen, dass Familien beim Tod eines Kindes in hoher Gefahr sind, auseinanderzubrechen.[1] Dies gilt schon im Normalfall und dürfte sich erheblich verschärfen, wenn das Spenderkind das erkrankte Kind vielleicht hätte retten können. Die Eltern werden sich dann vorwerfen, dass sie es nicht geschafft haben, den Widerstand zu überwinden, der ihnen als bloßer Egoismus erscheinen wird. Das Modell *Kindeswille im Konjunktiv* lässt sich durch einen Befund aus meiner Studie stützen.[2] In einer Geschichte bittet der Protagonist um Hilfe in einem Leistungswettbewerb – ein Kind verweigert sie, ein anderes hilft. Die Fragen lauteten: „Soll man helfen oder braucht man das nicht? Wie fühlt sich Helfer? Wie fühlt sich Nichthelfer? Warum?“ Fast alle der Sechs- bis Siebenjährigen anerkennen eine Hilfeleistungspflicht und eine große Mehrheit erwartet, dass sich der Helfer gut fühlen werde – weil er eine moralische Pflicht erfüllt hat oder seiner spontanen Hilfsbereitschaft gefolgt ist. Das stimmt mit der von Herrn Eyrich berichteten Untersuchung zusammen, nach der die meisten Spenderkinder angaben, sich „hilfreich/glücklich/stolz“ zu fühlen. Die für das konjunktivische Modell spezifische Annahme, das Kind würde spenden wollen, wenn es sich dafür hätte entscheiden können, wird durch Antworten der folgenden Art bestätigt: „Helfer fühlt sich gut, weil er geholfen hat, Nichthelfer fühlt sich eifersüchtig, weil er wollte so viel Leistung erbringen und er hat es nicht geschafft, zu helfen.“ Mit anderen Worten: Nichthelfer

---

1 Singg, Sangeeta: “Parents and the Death of a Child”. In: Bryand, Clifton D. (Hrsg.): *Handbook of Death and Dying* (Volume II). Sage Publications: Thousand Oaks et al. 2003, S. 880–888.

2 Nunner-Winkler, Gertrud: „Zum Verständnis von Moral – Entwicklungen in der Kindheit“. In: Weinert, Franz E. (Hrsg.): *Entwicklungen im Kindesalter*. Beltz: Weinheim 1998, S. 133–152.

verfügte nicht über die notwendigen exekutiven Fähigkeiten, er vermochte die kollidierenden Ziele nicht angemessen zu hierarchisieren; so verweigerte er die Hilfe, obwohl er eigentlich gewollt hätte, helfen zu können. Das *retrospektive* Modell – die Eltern entscheiden so, dass das Kind später zustimmen könnte – wurde von Herrn Bagattini problematisiert. Nicht immer, so sein Argument, ist es angemessen, die je aktuellen Interessen des Kindes den (von Erwachsenen antizipierten) künftigen Interessen unterzuordnen. Die Missachtung seiner Wünsche und Bedürfnisse mag das Kind langfristig schädigen, im Extremfall gar traumatisieren. Die Frage nach der relativen Gewichtung jetziger und künftiger Interessen – so meine Position – lässt sich allerdings nicht situationsübergreifend klären. Einschätzungsdifferenzen sind unvermeidbar – zu stark differieren die Bewertungen unterschiedlicher Arten von Folgen und zu fallibel sind deren empirische Vorhersagen.

In der vorliegenden Situation neige ich allerdings dazu, dem künftigen Wohlergehen des Kindes Vorrang einzuräumen. Es kommt ja durchaus vor, dass Menschen lebenslänglich Schuldgefühle mit sich herum tragen. Ich würde erwarten, dass das Kind später den Eltern vorwirft, sie hätten es seinerzeit zwingen müssen. Schließlich würde doch fast jeder Erwachsene meinen, und zwar zu Recht, folgt man Herrn **Eyrichs** Darstellung der medizinischen Fakten, starke Ängste seien rein sachlich nicht wirklich gerechtfertigt und die Schmerzen eigentlich vertretbar. Da würde das ablehnende Kind doch später kaum umhin kommen zu urteilen, dass seine damalige kindliche Angst kein ausreichend guter Grund war, die möglicherweise lebensrettende Spende zu verweigern, zumal sich ja, wie ich zu zeigen versucht habe, das Todesverständnis im Laufe der Entwicklung vertieft: Das erwachsene Spenderkind begreift, dass es am Tod seines Geschwisterkindes indirekt beteiligt war, dass es eine Mitschuld daran trägt, dass sein Geschwisterkind kein Leben hat führen können.

In diesem Zusammenhang finde ich die Schlussfolgerung von Frau Schües wichtig, dass die Eltern dem Kind die Entscheidung nicht zumuten sollten – sie sollten das Kind hören, begleiten, seine Meinung erfragen, aber letztlich die Entscheidung selbst treffen. Dies ist keine faule Kompromisslösung. Gerade bei Fragen, in denen Konsens nicht zwingend zu erzielen ist, spielt nicht nur das Ergebnis eine Rolle, sondern auch die Art und Weise, wie es zustande gekommen ist – die gewissenhafte Beachtung von Verfahrensgerechtigkeit ist entscheidend für seine Akzeptanz. Es gibt eine interessante einschlägige Studie[3]: Man hat Erzieher und Eltern sowie Kinder gefragt, was Kindern in Interessenkonflikten mit ihren Eltern

3 Thomas, Nigel / O'Kane, Claire: "When Children's Wishes and Feelings Clash with their 'Best Interests'". *The International Journal of Children's Rights* 6(2), 1998, S. 137–154.

wichtig ist. Die meisten Erwachsenen erwarteten, die Kinder wollten hauptsächlich ihre eigenen Wünsche durchsetzen. Die Kinder selbst hingegen erachteten es als wichtiger, dass sie angehört und ernst genommen werden – es ging ihnen nicht darum, unbedingt inhaltlich ihre Bedürfnisse durchzusetzen. Allerdings meine ich, in Übereinstimmung mit Frau Schües, dass in so stark belasteten Entscheidungssituationen eine externe Begleitung des Kindes hilfreich, vielleicht gar notwendig ist.

Zu den Einzelfällen

Die Spendenbereitschaft des viereinhalbjährigen Jungen in Fall 1 hatte Frau Schües als Ausdruck kooperativer Bravheit gewertet. Ohne das zu bestreiten, möchte ich darauf hinweisen, dass hier auch eine genuin prosoziale Leistung vorliegen kann. Vermutlich handelt es sich um eine Mischung von prosozialem Verhalten plus Gehorsamsbereitschaft. Schließlich ist Handeln ja häufig durch mehrere Motive bestimmt. Bei Fall 2 – da stimme ich mit Frau Schües voll überein – liegt das Problem schon in den vorauslaufenden negativen Erfahrungen mit den Eltern. Dazu kommt vielleicht noch ein zusätzliches Erschwernis: Dieses Mädchen wurde als ältere Schwester von dem jüngeren Bruder entthront, der noch dazu aufgrund seiner Erkrankung überproportional viel Aufmerksamkeit auf sich zog. Wahrscheinlich hat es unter starker Eifersucht gelitten. Von solchen Gefühlen würde sie sich jedoch aus der künftigen Erwachsenenperspektive vermutlich zumindest soweit distanzieren, dass sie sie nicht mehr als guten Grund für die Verweigerung anerkennen könnte. Andrerseits – und hier greife ich die Überlegung einer Diskussionsteilnehmerin auf – könnte das Mädchen auch (sexuellen) Übergriffen ausgesetzt gewesen sein und die Spendenerwartung als weiteren Beleg ihrer Erfahrung verstehen, dass ihr nicht einmal über ihren eigenen Körper ein Selbstbestimmungsrecht zugestanden wird. Hier könnte in der Tat die von Herrn Bagattini angeführte Gefahr einer Traumatisierung entstehen. Gerade in solch einer komplexen Situation wäre es wichtig gewesen, hätte eine dritte Person das Vertrauen des Kindes zu gewinnen vermocht. Bei Fall 3 könnten die Schuldgefühle des zwölfjährigen Jungen – so meine etwas spekulative Überlegung – noch andere Mitursachen haben. Zum einen haben Forschungen in der Piaget-Tradition gezeigt, dass bei jedem kognitiven Entwicklungsschub die Kraft der neu erworbenen Denkfähigkeiten erheblich überschätzt wird. In der Adoleszenz setzt das formal-operationale Denken ein. Konstitutiv hierfür ist das hypothetische Denken, dem das je Vorfindliche als ein quasi nur zufällig realisierter Ausschnitt aus einem umfassenden Möglichkeitsraum erscheint. Die Überschätzung der Kraft des hypothetischen Denkens begünstigt einen überzogenen Machbarkeitswahn,

Phantasien persönlicher Allmacht. Elkind[4] spricht von adoleszentem Egozentrismus und meint, dieser erkläre auch, warum Jugendliche so häufig verunglücken: Sie bauen quasi eine „personal fable“ auf, einen Glauben an die eigene Unverletzlichkeit. Der Fehlschlag der Spende mag in dieser Situation dann über den Verlust des Bruders hinaus zusätzlich als persönliche Kränkung erfahren werden. Zum andern belegen Untersuchungen, dass Überlebende – des Holocaust, von Naturkatastrophen – häufig eine Art existentieller Schuldgefühle empfinden.[5] Die weitere Möglichkeit – dass aus Beziehungsproblemen latente Todeswünsche erwachsen mögen, die dann bei Eintreten des Todes starke Schuldgefühle erzeugen – dürfte in dem vorliegenden Fall ausgeschlossen sein: Der Junge hatte ja den älteren Bruder wirklich als Unterstützung empfunden und sicherlich gehofft, gar erwartet, stolz sein zu können, dass nun einmal er als Jüngerer ihm helfen könnte. Diese Erwartung wurde bitter enttäuscht.

Zur Frage einer Spendeverpflichtung

Abschließend möchte ich gerne die Frage aufwerfen, warum man nicht von einer Hilfeleistungspflicht sprechen kann. Ich beziehe mich dabei natürlich nicht auf Kleinkinder: Diese haben zwar einen klaren Willen, der jedoch noch der ersten Stufe des unmittelbaren Wollens zuzurechnen ist. Aber ab etwa sechs bis sieben Jahren wissen fast alle Kinder, dass man helfen sollte. Auch haben etliche bereits eine moralische Motivation aufgebaut – die Bereitschaft, das als richtig Erkannte auch dann zu tun, wenn es spontanen Bedürfnissen widerstreitet. (Faktisch entwickelt sich moralische Motivation – auch in Abhängigkeit von Kontextbedingungen – unterschiedlich rasch und erfolgreich). Zum Begriff moralischer Pflichten gehört unvermeidlich die Erwartung, dass die Gesellschaft ihre Erfüllung notfalls auch mit Druck durchzusetzen sucht.

Gegen diesen Konzeptualisierungsvorschlag wurde in der folgenden Diskussion eingewandt, Spendenbereitschaft sei nicht im Kontext einer Sollensethik, sondern einer Strebensethik zu behandeln: Nicht um begründbare moralische Pflichten gehe es sondern um Fragen einer gelingenden Lebensführung. Schließlich habe kein Mensch – so auch der Philosoph Jonas – das Recht auf den Leib eines anderen. Jeder Mensch kann frei entscheiden, wie weit er gehen will, und zwar ohne

---

4 Elkind, David: „Egozentrismus in der Adoleszenz“. In: Döbert, Rainer / Habermas, Jürgen / Nunner-Winkler, Gertrud (Hrsg): *Entwicklung des Ichs*. Verlag Anton Hain: Königstein/Ts. 1980, S. 170–178.

5 Niederland, William G.: *Folgen der Verfolgung. Das Überlebenden-Syndrom*. Suhrkamp: Frankfurt a. M. 1980. Hirsch, Mathias: *Schuld und Schuldgefühl. Zur Psychoanalyse von Trauma und Introjekt*. Vandenhoek & Ruprecht: Göttingen 2014.

rechtfertigungspflichtig zu sein. Das Zugeständnis solcher Freiheitsräume ist unverzichtbar.

Gleichwohl möchte ich versuchen, am pflichtethischen Rahmen festzuhalten. Zunächst – so wurde auch im Diskussionsbeitrag festgestellt – setzt eine Strebensethik voraus, dass wir Einigkeit über Fragen des guten Lebens erzielen. Nun ist es jedoch für pluralistische Gesellschaften konstitutiv, dass jedem die Freiheit zukommt, die eigene Lebensführung selbst zu bestimmen – solange dies mit der gleichen Freiheit der anderen verträglich ist. Allerdings ist die Herstellung von Einigkeit im vorliegenden Kontext nicht so schwierig: Der Tod eines Kindes gilt wohl universell als moralisch relevant und im säkularen Denken ist die Wahrnehmung zumutbarer Eingriffsmöglichkeiten geboten. Des Weiteren fordert die Strebensethik Entscheidungsfreiheit für den potentiellen Spender. Aber auch die Pflichtenethik sieht Freiheitsspielräume vor. Unstrittig sind sie im Konzept der *supererogatorischen* Pflicht, die eine Handlung als wünschenswert auszeichnet, ihre Ausführung lobt, ihre Unterlassung jedoch nicht tadelt. Dieses Konzept entspricht wohl weitgehend den strebensethischen Vorstellungen.

Aber man könnte auch von Pflichten im engeren Sinn sprechen. Bei der Spendenbereitschaft ginge es um eine positive, also eine unvollkommene Pflicht. Anders als die vollkommenen Pflichten, die allein die Unterlassung schädigender Handlungen gebieten und als bloße Unterlassungen von jedermann allzeit gegenüber jedermann erfüllbar sind[6], erfordert die Erfüllung unvollkommener Pflichten Urteilskraft: Es gilt abzuwägen, in welchem Umfang ihnen wann und gegenüber wem nachzukommen ist. Schwierig ist diese Abwägung insbesondere dann, wenn sie mit solchen Eigeninteressen kollidieren, die Kant[7] unter den Begriff der Pflichten gegen sich selbst rechnet. Dazu zählt insbesondere auch die Wahrung der körperlichen Integrität. Die Forderung, das Individuum habe in solchen Dilemmata eigenständig abzuwägen, unterstellt notwendig individuelle Freiheitspielräume – ohne jedoch den Gedanken, dass auch Gebote im Spiel sind, gänzlich zu verwerfen. Schließlich gibt es in Deutschland (nicht jedoch beispielsweise in den USA) ein Gesetz, das unterlassene Hilfeleistung unter Strafe stellt (StGB § 323c). Natürlich ist im Gesetzestext von der Zumutbarkeit der Hilfeleistung die Rede. Die Hilfeerwartung verstärkt sich im Kontext der Familiensituation: Familiale Pflichten sind – im Sinne Parsons[8] (1951) – diffuse, nicht – wie etwa Berufspflichten – spezifische Pflichten.

6 Gert, Bernard: *Morality. A New Justification of the Moral Rules.* Oxford University Press: New York et al. 1988.

7 Kant, Immanuel: *Die Metaphysik der Sitten.* Suhrkamp: Frankfurt a. M. 1968[1797], S. 549–583, A61–115.

8 Parsons, Talcott: *The Social System.* Free Press of Glencoe: London 1951.

Der Unterschied betrifft die Frage der Beweislast. Wird eine Bitte vorgetragen, so muss im Falle der diffusen Pflichten begründen, wer ihre Erfüllung abschlägt, im Falle der spezifischen Pflichten, wer sie erhebt. In jedem Fall ist bei positiven Pflichten stets die Abwägungskompetenz des Individuums gefordert. Im Übrigen bin ich mir nicht so sicher, ob die These, der Körper setze eine absolute Grenze, wirklich so eindeutig ist wie unterstellt wird. Auch wer etwa *supererogatorisch* ins Wasser springt, um ein ertrinkendes Kind zu retten, gefährdet unter Umständen sein Leben. Kurz: Ich stimme zu, dass das Zugeständnis eines Freiraums der Entscheidung zwingend ist. *Per definitionem* gehört zu positiven, unvollkommenen Pflichten, erst recht zu *supererogatorischen* Pflichten, die Freiheit der Ablehnung.

Thorsten Moos

Zusammenfassung der Diskussion

Das besondere Interesse galt in der Diskussion dem Fall 2, in dem ein neunjähriges Mädchen aus ‚schwieriger' Familiensituation aus Angst vor dem Eingriff zunächst nicht für ihren Bruder spenden will. Ihr Widerstand („etwas Protest") wird dann aber überwunden. Sie ist im Nachhinein stolz, ihrem Bruder geholfen zu haben. An der Frage, ob es zu rechtfertigen ist, auch gegen den Widerstand eines Grundschulkindes in dessen Körper einzugreifen, wird das gesamte Dilemma der geschwisterlichen Gewebespende deutlich. Zwei Extreme wären unerträglich: Das Kind wird nicht gefragt, der Eingriff wird ohnehin durchgeführt – der Kindeskörper ist sozialpflichtig, das heißt, die Allgemeinheit hat unter gewissen Voraussetzungen ein Zugriffsrecht. Auf der anderen Seite: Das Kind entscheidet selbst; mit der Zuschreibung eines freien Willens wird ihm auch die volle Verantwortung übertragen. Wenn sich beides verbietet, ist zu fragen, ob es eine Zwischenlösung gibt, die nicht heuchlerisch oder missbräuchlich ist. Die Rede von einer Beachtung des Willens oder wenigstens einer Beteiligung des Kindes an der Entscheidung setzt nach Meinung vieler Teilnehmerinnen und Teilnehmer voraus, dass die Entscheidungsfindung ergebnisoffen ist. Es muss also möglich sein, die Spende nicht durchzuführen. Ist dies nicht der Fall, sind also die Legitimationsmodelle so verfasst, dass jedwede Äußerung des Kindes – etwa im Namen seines besten Interesses oder eines hypothetischen Willens – so uminterpretiert wird, dass die Spende gerechtfertigt ist, wird das Kind als Person missachtet und instrumentalisiert. Niemand, so wurde mit Bezug auf Hans Jonas betont, hat ein Recht auf den Leib des anderen.

Doch ist in der vorausgesetzten Konstellation eine Unterlassung der Spende überhaupt denkbar? Ist der Fall nicht zu eindeutig, das Leben des einen Geschwisters gegen ein relativ geringes Risiko des anderen? Welche guten Gründe für eine Ablehnung wären angesichts dieser Asymmetrie überhaupt denkbar? Wäre zudem der aktuelle psychische Druck nicht zu groß? „Der Familienkontext überreitet regelmäßig den freien Willen", so ein Arzt in der Diskussion. Und ist das nicht sinnvoll? Würde sich das potentielle Spenderkind nicht später in Selbstvorwürfen verzehren, wenn es erfährt, dass das Geschwister infolge seines Widerstands keine Chance mehr auf Genesung hatte? Hätten die Eltern nicht schon um des potentiellen Spenders willen die Pflicht, dessen Widerstand zu überwinden?

Im Kontext der Familie, mindestens im hier dargestellten Fall, scheitert also das Autonomiemodell des Willens. Es bedarf einer Familienethik, die berücksichtigt, dass die Fähigkeit, einen Willen zu bilden, beim Kind erst im Prozess des Ausreifens ist; dass die Familie der Kontext ist, in dem das Kind seine Vorstellungen davon, was erstrebenswert ist, allererst bildet; und dass die Familie einen Kontext diffuser Verpflichtungen, verschränkter Interessen und verschlungener Entscheidungswege darstellt.

Auch wenn dies nicht weiter ausgeführt werden konnte, so bedeutet das doch für die Praxis des Umgangs mit der geschwisterlichen Gewebespende, dass ein abgestufter, zeitlich ausgedehnter und differenzierter Umgang mit den verschiedenen Strebungen und Interessen des Kindes notwendig ist. Es bedarf, das kann als Ergebnis der Diskussion notiert werden, einer umfassenden, an die Bedürfnisse und Fähigkeiten des (potentiellen) Spenderkindes angepassten Begleitung, die lange vor dem Eingriff beginnt und lange nach ihm noch nicht zu Ende ist (so zeigt Fall 3, dass auch im Fall bereitwilliger Zustimmung des Spenderkindes für dieses erhebliche Probleme nachfolgen können). Die aus dem Autonomiemodell des Willens abgeleitete Praxis der Abforderung einer punktförmigen Entscheidung, auf die der Einzelne, ist sie einmal gefällt, behaftet werden kann, ist offenbar kein geeignetes Modell einer Einbeziehung des Kindes in die elterliche Entscheidung über die Gewebespende (auch wenn es, wie Christina Schües betont, eine solche Behaftung geben muss: in dem Moment nämlich, wenn das Immunsystem des Empfängerkindes in der Vorbereitung der Transplantation zerstört ist).

So erscheinen die Konturen einer Praxis der Berücksichtigung von Belangen, Interessen und Strebungen unterhalb der emphatischen Zuschreibung eines autonomen Willens. Was bleibt, ist der Verdacht der vollständigen Instrumentalisierung; um sie zu verhindern, hat der Wille ja so einen hohen Stellenwert in der Ethik erhalten. Für das Thema der Tagung darf aus der Diskussion gefolgert werden, dass es nicht genügt, hier ein schlichtes Auseinanderklaffen des empirischen und des transzendentalen Autonomiebegriffs festzustellen. Auch das Kind, das empirisch noch keinen Willen im Vollsinne bilden kann, hat doch im vollen Umfang Anspruch auf Achtung seiner Subjektqualität. Diese Achtung muss praktisch werden; und wenn die Praktiken der Willenszuschreibung hier nicht angemessen sind, müssen andere Praktiken an deren Stelle bzw. an deren Seite treten: Praktiken der Begleitung, wie oben beschrieben; Praktiken des Respekts vor dem einwilligungsfähigen Wesen, dass das Kind später einmal sein wird (vergleiche das Modell der retrospektiven Zustimmung); gegebenenfalls eine Vertretung des potentiellen Spenderkindes durch einen externen Kindesanwalt, der seine Interessen zur Geltung bringt; und schließlich auch der Verzicht auf extreme Gewalt: Gegen den starken Widerstand eines Kindes, so betonte Matthias Eyrich gegen Ende der Diskussion, würde kein Arzt eine Stammzellspende entnehmen.

Somit erscheinen die Probleme der Einwilligung in die geschwisterliche Gewebespende auch über die konkreten Fallkonstellationen hinaus von Interesse für den Willen in seinen Randzonen. Sie zeigen die Notwendigkeit, die Aufmerksamkeit auf die konkreten Kontexte diffuser Pflichten und verschränkter Interessen zu richten, in denen der Einzelne steht und aus denen er durch Praktiken der Willensabforderung gleichsam punktuell herausgehoben wird. Auch zeigen sie die Bedeutung der Frage nach angemessener Übertragung von Verantwortungslasten und angemessener „Zumutung" einer Willenszuschreibung (nicht nur) in den „Randzonen des Willens". In der Diskussion wurde die Relevanz des Themas an verschiedenen Analogien deutlich, die zu anderen Fallkonstellationen gezogen wurden: Was etwa ist die Zustimmung eines Kindes wert, wenn angeblich aus ethnologischen Studien zum Menschenhandel bekannt sei, dass einzelne Kinder selbst ihrem Verkauf in die Prostitution mit Stolz zustimmen, weil sie so die Familie unterstützen können? Muss nicht der Widerstand von Kindern viel stärker gewertet werden angesichts der Tatsache, dass die Rechtsprechung zur Sterilisation von Menschen mit geistiger Behinderung bereits einen diffusen Widerstand gegen die ärztliche Untersuchung als bindendes Veto betrachtet? Ist in Öffentlichkeitskampagnen zur Organspende eine ähnliche Sozialpflichtigkeit des Körpers vorausgesetzt, wie sie in der geschwisterlichen Gewebespende droht – die selbstverständliche, nicht mehr zu hinterfragende Verpflichtung, Teile des eigenen Körpers hier prä-, dort postmortal zum Wohle Anderer zur Verfügung zu stellen? Solche Analogien sind mit großer Vorsicht zu betrachten, aber sie zeigen die paradigmatische Bedeutung dieses Themas. Dies gilt es im Durchgang durch die weiteren Fallkonstellationen anzureichern und zu differenzieren.

Literatur

Bundesärztekammer: „Richtlinie zur Herstellung und Anwendung von hämatopoetischen Stammzellzubereitungen“. *Deutsches Ärzteblatt* 111(33–34), 2014, S. 1–25.

Busch, Lina: *Zur Entwicklung der Auffassungen der ethischen Problematik der Stammzelltransplantation zwischen Geschwisterkindern in Deutschland seit ihrer Einführung bis heute. Interviews mit Klinikern und Klinikerinnen und die Regulierungsdiskussion.* (Dissertation) Universität zu Lübeck: Lübeck 2015.

Dörries, Andrea: „Zustimmung und Veto. Aspekte der Selbstbestimmung im Kindesalter“. In: Wiesemann, Claudia / Simon, Alfred (Hrsg.): *Patientenautonomie. Theoretische Grundlagen, praktische Anwendungen.* mentis: Münster 2013, S. 180–189.

Elkind, David: „Egozentrismus in der Adoleszenz“. In: Döbert, Rainer / Habermas, Jürgen / Nunner-Winkler, Gertrud (Hrsg.): *Entwicklung des Ichs.* Verlag Anton Hain: Königstein/Ts. 1980, S. 170–178.

Gert, Bernard: *Morality. A New Justification of the Moral Rules.* Oxford University Press: New York et al. 1988.

Hirsch, Mathias: *Schuld und Schuldgefühl. Zur Psychoanalyse von Trauma und Introjekt.* Vandenhoek & Ruprecht: Göttingen 2014.

Kant, Immanuel: *Die Metaphysik der Sitten.* Suhrkamp: Frankfurt a. M. 1968[1797].

Moritz, Heinz Peter: *Die (zivil-)rechtliche Stellung der Minderjährigen und Heranwachsenden innerhalb und außerhalb der Familie.* Duncker & Humblodt: Berlin 1989.

Niederland, William G.: *Folgen der Verfolgung: Das Überlebenssyndrom.* Suhrkamp: Frankfurt a. M. 1980.

Nunner-Winkler, Gertrud: „Zum Verständnis von Moral – Entwicklungen in der Kindheit“. In Weinert, Franz E. (Hrsg.): *Entwicklung im Kindesalter.* Beltz Psychologische Verlagsunion: Weinheim 1998, S. 133–152.

Pasquini, Marcelo C. / Wang, Z.: *Current Use and Outcome of Hematopoietic Stem Cell Transplantation: 2013. CIBMTR Summary Slides.* Retrieved 25.11.2015, from http://www.cibmtr.org/referencecenter/slidesreports/summaryslides/Pages/index.aspx#DownloadSummarySlides.

Parsons, Talcott: *The Social System.* Free Press of Glencoe: London 1951.

Pulsipher Michael A. et al.: “Weighing the Risks of G-CSF Administration, Leukopheresis, and Standard Marrow Harvest: Ethical and Safety Considerations for Normal Pediatric Hematopoietic Cell Donors". *Pediatric Blood & Cancer* 46(4), 2006, S. 422–433.

Pulsipher, Michael A. et al.: "Safety and Efficacy of Allogeneic PBSC Collection in Normal Pediatric Donors: the Pediatric Blood and Marrow Transplant Consortium Experience *(PBMTC) 1996–2003*". *Bone Marrow Transplantion* 35(4), 2005, S. 361–367.

Schües, Christina: „Kindeswohl". In: Gröschner, Rolf / Kapust, Antje / Lembcke, Oliver (Hrsg.): *Wörterbuch der Würde*. Fink: München 2013, S. 354–355.

Schües, Christina / Rehmann-Sutter, Christoph: „Hat ein Kind eine Pflicht, Blutstammzellen für ein krankes Geschwisterkind zu spenden?" *Ethik in der Medizin* 25(2), 2013, S. 89–102.

Shapiro, Tamar: "What is a Child?". *Ethics* 109(4), 1999, S. 715–738.

Singg, Sangeeta: "Parents and the Death of a Child". In: Bryand, Clifton D. (Hrsg.): *Handbook of Death and Dying* (Volume II). Sage Publications: Thousand Oaks et al. 2003, S. 880–888.

Thomas, Nigel / O'Kane, Claire: "When Children's Wishes and Feelings Clash with their 'Best Interests'". *The International Journal of Children's Rights* 6(2), 1998, S. 137–154.

Tymstra, Tjeerd: "The Imperative Character of Medical Technology and the Meaning of 'Anticipated Decision Regret'". *International Journal of Technology Assessment in Health Care* 5, 1989, S. 207–213.

Sevilla, Julián et al.: "Peripheral Blood Progenitor Cell Collection Adverse Events for Childhood Allogeneic Donors: Variables Related to the Collection and Safety Profile". *British Journal of Haematology* 144(6), 2009, S. 909–916.

Styczynski, Jan et al.: "Risk of Complications during Hematopoietic Stem Cell Collection in Pediatric Sibling Donors: a Prospective European Group for Blood and Marrow Transplantation Pediatric Diseases Working Party study". *Blood Journal* 119(12), 2012, S. 2935–2942.

II. Entscheidungskonstellationen

B) Willensäußerungen dementiell Erkrankter

Wenn Menschen neuropsychiatrisch und somatisch erkrankt sind, ist oft auch ihre Fähigkeit, eine Entscheidung zu treffen und ihren Willen zu äußern, eingeschränkt. Man beobachtet dann häufig eine Fluktuation oder Ambivalenz in der Willensbildung; auch die Kommunikation scheint oft eingeschränkt oder schwierig. Was gewollt wird, ist nicht einfach herauszufinden. Dennoch bleibt das Anliegen, im Sinne einer Person zu entscheiden. Die Würde der Menschen soll gewahrt und respektiert werden, und dieser Respekt äußert sich auch in der Achtung des Willens einer Person. In der medizinischen Praxis und ihren bisweilen existentiellen Entscheidungen über lebenserhaltende Maßnahmen kommt es besonders auf den Willen einer Patientin oder eines Patienten an. Wann aber kann wirklich geurteilt werden, dass eine Person nicht mehr weiterleben und sogar sterben will? Reicht eine Patientenverfügung und damit der Verweis darauf, dass eine Person zu Lebzeiten und im Zustand der Entscheidungskompetenz und Einwilligungsfähigkeit verfügt hat, sie wolle im Falle der Demenz nicht mehr weiterleben? Worauf deutet das Verhalten der Nahrungsablehnung hin? Kann Verhalten als Willensäußerung verstanden werden? Im Folgenden werden zwei Fälle vorgestellt, zu denen diese zentralen Fragen gestellt und diskutiert werden können. Nach der Vorstellung der Fälle aus der Praxis werden der Bioethiker Christoph Rehmann-Sutter, die Philosophin Theda Rehbock und der Jurist Adrian Schmidt-Recla diese Fälle jeweils kommentieren. Die auf der Tagung im Anschluss stattgefundene Diskussion fasst Christina Schües zusammen.

Ralf J. Jox

Praxisbericht

Hintergrund

Die Metapher von den „Randzonen des Willens" findet in besonderem Maße im Kontext der Medizin ihre Anwendung und Berechtigung. Zugleich zeigt gerade die Medizin, dass die Metapher auf verschiedene Weise verstanden und ausgelegt werden kann. Denn nicht nur fordern verschiedene somatische Erkrankungen den Willen des Patienten in besonderem Maße heraus und begünstigen Willensfluktuationen, Willensambivalenzen oder extreme Willensintensitäten verschiedener Richtungen, sondern in besonderem Maß stellen uns neuropsychiatrische Erkrankungen und Symptome vor Schwierigkeiten, insofern sie die Bildung, Aufrechterhaltung und Kommunikation des Willens beeinträchtigen oder in Zweifel ziehen können.

Diese Schwierigkeiten, den menschlichen Willen in seinen „Randzonen" zu verstehen und normativ einzuordnen, werden dadurch noch potenziert, dass es in der Medizin ganz besonders auf den Willen des Patienten ankommt. Es geht nicht selten um drängende Entscheidungen, die existentielle Folgen nach sich ziehen. Dabei ist der Wille des Patienten nicht nur deshalb relevant, weil er die Form ist, in der sich die Selbstbestimmung des Betroffenen realisiert, sondern auch deshalb, weil er Erkenntnisbedingung und Wesenselement menschlichen Wohlergehens ist.[1]

Eine medizinische Situation, in der all diese Schwierigkeiten kumulieren, ist die Demenz. Die S3-Leitlinie der Deutschen Gesellschaft für Neurologie und der Deutschen Gesellschaft für Psychiatrie, Psychotherapie, Psychosomatik und Nervenheilkunde definiert die Demenz so:

> Demenz ist ein Syndrom als Folge einer meist chronischen oder fortschreitenden Krankheit des Gehirns mit Störung vieler höherer kortikaler Funktionen, einschließlich Gedächtnis, Denken, Orientierung, Auffassung, Rechnen, Lernfähigkeit, Sprache, Sprechen und Urteilsvermögen im Sinne der Fähigkeit zur Entscheidung. […] Gewöhnlich begleiten

---

1 Jox, Ralf J.: „Bewusstlos, aber autonom?! – Ethische Analyse stellvertretender Entscheidungen für einwilligungsunfähige Patienten". *Ethik in der Medizin* 16, 2004, S. 401–414.

Veränderungen der emotionalen Kontrolle, des Sozialverhaltens oder der Motivation die kognitiven Beeinträchtigungen; gelegentlich treten diese Syndrome auch eher auf.[2]

Bei Demenzen, so verschieden sie auch imponieren, kommt es insbesondere in fortgeschrittenen Stadien zu einem Verhalten, das sich von dem üblichen Verhalten gesunder Erwachsener deutlich unterscheidet. Die zunehmende Beeinträchtigung der verbalen Kommunikation erschwert sodann das Verständnis des Demenzkranken. Hinzu kommt, dass die Demenz in den allermeisten Fällen eine unumkehrbare neurodegenerative Entwicklung darstellt, so dass man nicht, wie bei heilbaren Erkrankungen, genesene Patienten danach fragen kann, wie sie den Krankheitszustand erlebt haben (was bei der Demenz schon aufgrund der mnestischen Störung kaum möglich wäre). All dies führt dazu, dass das subjektive Erleben einer Demenz für andere sehr schwer nachzuvollziehen ist, und ein Hiatus zwischen dem beobachtbaren und beschreibbaren Verhalten einerseits und dem subjektiv-mentalen Erleben andererseits und damit auch zwischen den körperlichen Korrelaten des Willens und dem subjektiven Phänomen des Willens entsteht.

Das Spektrum der Verhaltensweisen demenzkranker Personen ist sehr breit und vielfältig. Doch für die Zwecke dieses Buches seien zwei prototypische Fallbeispiele geschildert, welche sowohl die konzeptionell-philosophischen als auch die medizinisch-praktischen Probleme besonders gut verdeutlichen. Beides sind reale Geschehnisse, wobei das zweite Beispiel ein anonymisiertes klinisches Erlebnis darstellt, das andernorts in größerer Ausführlichkeit geschildert ist.[3] Das erste Beispiel ist nicht anonym, sondern betrifft eine verstorbene Person des öffentlichen Lebens. Hierbei ist zu berücksichtigen, dass alle Informationen nicht aus erster Hand, sondern aus veröffentlichten Aussagen von Angehörigen und Freunden des Betroffenen stammen. Beide Beispiele werden hier in jener kurzen Schilderung wiedergegeben, wie sie auch den Kommentatoren, deren Texte im Folgenden abgedruckt sind, zur Verfügung standen. Als Reflexions- und Diskussionsanregung folgen nach den Fallschilderungen ein paar Fragen, deren Sinn weiter unten noch erläutert wird.

---

2 Deutsche Gesellschaft für Neurologie und Deutsche Gesellschaft für Psychiatrie, Psychotherapie, Psychosomatik und Nervenheilkunde: *S3-Leitlinie Demenzen*. 2009. Retrieved 15.01.2015, from http://www.dgppn.de/fileadmin/user_upload/_medien/download/pdf/kurzversion-leitlinien/s3-leitlinie-demenz-lf.pdf.

3 Anonymus: „Verschiebung der Verantwortung am Lebensende". *Ethik in der Medizin* 23(2), 2011, S. 135–136.

Fallszenario A: Walter Jens

Der renommierte Tübinger Rhetorikprofessor, Literaturkritiker und Schriftsteller Walter Jens war bekannt als engagierter Verfechter aufklärerischer und freiheitlicher Prinzipien. In den 1990er Jahren veröffentlichte er gemeinsam mit dem Tübinger Theologen Hans Küng ein Buch, in dem beide die Beachtung von Patientenverfügungen und die Legalisierung der „aktiven Sterbehilfe" forderten. In Interviews erklärte Jens, dass insbesondere der Zustand der fortgeschrittenen Demenz für ihn als *Homme de lettres* ein Schreckensszenario darstelle, das er für sich selbst nicht für lebenswert erachte. Dies legte er auch gemeinsam mit seiner Frau Inge in einer Patientenverfügung fest.[4]

Tragischerweise erkrankte Jens mit über 80 Jahren an einer rasch progredienten Demenz, die so weit fortschritt, dass er weder schreiben noch lesen konnte und engste Angehörige und Freunde oft nicht mehr erkannte.[5] Obwohl er phasenweise verzweifelt und lebensmüde wirkte, gab es auch Situationen, in denen seine Angehörigen ihn als glücklich und lebensfroh erlebten. Der Asthmatiker und frühere Vegetarier, der Kontakt zu Tieren gemieden hatte, besuchte mit seiner Pflegerin mit großer Freude immer wieder einen Bauernhof und genoss es, die Tiere zu streicheln und „Fleischkäsweckle" zu essen. Seine Frau bemerkte in einem Interview über ihren Mann: „Er hat seinen Lebenswillen durch die Demenz nicht verloren. Sein Lebenswille bezieht sich nicht mehr auf sein geistiges Wirken. Er hat sich zu einem biologischen Leben in einem Maße verschoben, wie ich es selbst nicht für möglich gehalten hätte."[6]

Inge Jens und ihr Sohn Tilman quälten sich lange mit dem Gedanken, wie sie entscheiden sollten, wenn Walter Jens z. B. im Rahmen einer Lungenentzündung lebenserhaltende medizinische Maßnahmen (Antibiotika, Intensivmedizin) benötigen würde.

Fragen:

- Inwiefern war Jens Verhalten als Willensäußerung – und, falls ja, worauf bezogen – aufzufassen?

---

4 Herwig, Marc: „Vorkämpfer der Sterbehilfe: Walter Jens hängt am Leben" DPA, 19. Juli 2009. Retrieved 15.01.2015, from http://www.n-tv.de/panorama/Walter-Jens-haengt-am-Leben-article417892.html.

5 Siehe vor allem Jens, Tilman: *Demenz: Abschied von meinem Vater*. Goldmann: München 2010; id.: *Du sollst sterben dürfen*. Gütersloher Verlagshaus: Gütersloh 2015 (hierin ist auch die Patientenverfügung von Walter Jens abgedruckt); Küng, Hans: *Erlebte Menschlichkeit. Erinnerungen*. Piper: München 2013.

6 Herwig.

- War Jens' Patientenverfügung unverändert gültig oder stellte sein Verhalten einen Widerruf der Patientenverfügung dar?
- Wie verhält sich die Frage der diachronen personalen Identität zu dem Problem des Patientenwillens in Bezug auf Therapieentscheidungen?

Fallszenario B: Frau D.

Frau D. war eine 78jährige frühere Balletttänzerin und Gymnastiklehrerin, die unverheiratet war und zeitlebens sehr selbstbestimmt gelebt hatte. Sie wohnte alleine in einer kleinen Wohnung einer süddeutschen Großstadt und hatte lediglich hin und wieder Kontakt zu einer Nachbarin. Nachdem der Nachbarin aufgefallen war, dass Frau D. schon seit vielen Monaten immer öfter stürzte, Probleme mit der räumlichen Orientierung hatte und zunehmend ungepflegt wirkte, kam Frau D. in eine neurologische Klinik. Es wurde eine Demenz im fortgeschrittenen Stadium festgestellt.

Frau D. war nicht mehr in der Lage, sich verständlich verbal zu äußern. Sie wirkte leidend und stöhnte viel. Bei pflegerischen und ärztlichen Maßnahmen zeigte sie oft eine körperliche Abwehr in Form von Wegdrehen, Abwehr mit Händen und Füßen und murrendem Stöhnen. Essen, das man ihr hinstellte, rührte sie nicht an, und beim Versuch, ihr das Essen in den Mund zu geben, kniff sie den Mund zusammen. Der Oberarzt stellte die Indikation für die Anlage einer Magensonde zur künstlichen Ernährung (PEG-Sonde). Es lag keine Patientenverfügung vor und ein mutmaßlicher Wille konnte mangels Angehöriger nicht ermittelt werden. Die Nachbarin konnte hierzu keine Informationen beisteuern; eine Sozialarbeiterin, die zur Berufsbetreuerin bestellt wurde, äußerte, sie würde sich nach der ärztlichen Empfehlung richten.

Welche Rolle spielt das Verhalten von Frau D. bei der Entscheidung für oder gegen eine Magensonde?

Fragen:

- Ist das Verhalten von Frau D. als Willensäußerung anzusehen und, wenn ja, wie ist die Willensäußerung zu verstehen?
- Wie könnte eine Hermeneutik nicht-sprachlicher Äußerungen aussehen?
- Inwiefern stellt das Faktum einer hirnorganischen Erkrankung (hier Demenz) ein Problem für diese Hermeneutik, d. h. für die Schlussfolgerung von motorischem Verhalten auf intentionale bzw. mentale Inhalte, dar?
- Welches Gewicht sollte das Verhalten von Frau D. in Bezug auf die Therapieentscheidung haben?

Die Beispiele im Vergleich

Die beiden Beispiele wurden so gewählt, dass sie sich in relevanten Gesichtspunkten möglichst deutlich voneinander unterscheiden. Dies betrifft zunächst die Tatsache, dass Walter Jens als Person des öffentlichen Lebens, durch seine Bücher und Artikel, durch Reden und Medienberichte bekannt war. Selbst seine eigene Positionierung in Bezug auf medizinische Entscheidungen am Lebensende war nicht zuletzt durch das Buch *Menschenwürdig sterben* aus dem Jahr 1994 bekannt.[7] Im Gegensatz hierzu war Frau D. eine Unbekannte: Über ihre Persönlichkeit, ihre Überzeugungen, Einstellungen und Wünsche war kaum etwas bekannt, noch nicht einmal Angehörige waren präsent, sie lebte zurückgezogen. Die Folgen dieses unterschiedlichen Bekanntheitsgrades sind je unterschiedlich: bei Walter Jens tritt ein möglicher Konflikt zwischen früheren Äußerungen (insbesondere in der Patientenverfügung) und aktuellem Verhalten auf. Bei Frau D. hingegen fehlen eindeutige frühere Äußerungen, so dass die Deutung des aktuellen Verhaltens und dessen normative Einordnung im Zentrum stehen.

In beiden Fällen waren die Betroffenen durch die fortgeschrittene Demenz kaum mehr zu verbalen Äußerungen imstande. Doch das nonverbale Verhalten unterschied sich zumindest in zwei relevanten Aspekten: (1) Das im Fokus der Aufmerksamkeit stehende Verhalten bei Walter Jens waren die (wenn auch nur phasenweisen) Zeichen von Wohlergehen, Lebensfreude und vielleicht sogar von einem ‚Lebenswillen'. Bei Frau D. hingehen war es ein aversives Verhalten, das eher eine Verneinung als eine Bejahung zum Ausdruck brachte und sogar als Sterbewille gedeutet werden konnte. (2) Der zeitliche und kontextuelle Charakter des Verhaltens unterschied sich zwischen den beiden: Das bejahende Verhalten von Walter Jens manifestierte sich offenbar über eine längere Zeit hinweg durch unterschiedliche mimische, gestische, performative Ausdrücke in durchaus verschiedenen Situationen. Das Verhalten von Frau D. hingegen ereignete sich in einem sehr spezifischen Kontext auf einer Krankenhausstation an wenigen Tagen, trat in typischen Situationen auf (insbesondere wenn die Pflegenden Essen reichen wollten) und beinhaltete klar objektbezogene körperliche Handlungen der Abwehr und Ablehnung. Insofern ist also der *intentionale* (Handlungs-) Charakter des Verhaltens von Frau D. konkreter und klarer als im Fall der Verhaltensmuster von Walter Jens.

---

7 Jens, Walter / Küng, Hans: *Menschenwürdig sterben. Ein Plädoyer für Selbstverantwortung*. Piper: München 1995.

Problemaufriss durch die Fragen

In beiden Fällen ist eine zentrale Frage zunächst die, ob das Verhalten überhaupt als Willensäußerung anzusehen ist. Schließlich ist der Begriff des Verhaltens als deskriptiver Begriff deutlich weiter und umfasst etwa auch reflexhaftes, instinktives oder anderes unbewusstes Verhalten, das Menschen an anderen wahrnehmen. Thomas von Aquin hat diese Erkenntnis so ausgedrückt, dass es menschliches Verhalten gebe, das zwar eine *actio hominis* darstelle, weil sie dem Menschen zurechenbar sei und von ihm ausgehe (etwa das gedankenverlorene Kratzen am Kopf), aber zugleich keine *actio humana* (spezifisch menschliche Handlung), weil sie nicht mit einer bewussten Absicht verbunden sei.[8]

Doch selbst wenn ein nonverbales Verhalten recht eindeutig als Willensäußerung einzustufen ist, taucht die noch schwierigere Frage auf, welches der Inhalt der Willensäußerung ist bzw. worauf sich die Willensäußerung bezieht. Die Vielfalt möglicher Bezüge ist insbesondere für die Gegenwehr geriatrischer Patienten bei der Essensgabe oder bei Pflegehandlungen offenkundig.[9] Im Fall von Frau D. wird besonders deutlich, wie dringend nötig wir eine spezifische Hermeneutik nichtsprachlicher Äußerungen bei Demenzkranken bräuchten, welche auch berücksichtigen müsste, dass bei hirnorganischen Veränderungen die übliche Koppelung zwischen mentalem Gehalt (z. B. Absicht) und empirisch wahrnehmbarem Handlungskorrelat verändert oder gelockert sein kann. So leiden etwa viele Demenzkranke unter einer Apraxie, was bedeutet, dass sie ihre Handlungsabsichten nicht in die korrekte Handlung umsetzen können, da ihnen das unbewusste motorische Wissen über die Initiierung und den Ablauf der Bewegungen verloren gegangen ist.

Beide bisherigen Fragen bewegen sich aber noch in der deskriptiven Sphäre. Für die Therapieentscheidungen ist letztlich aber relevant, welches normative Gewicht das jeweilige Verhalten hat. In beiden Beispielen wird dies deutlich, bei Walter Jens noch zugespitzt in der Abwägung zwischen Vorausverfügung und aktuellem Verhalten, wobei hier zu berücksichtigen ist, dass eine Patientenverfügung von

---

8 Thomas von Aquin: *Summa theologica* I–II, q.1 a.1. Alfred Kröner Verlag: Stuttgart 1985, S. th. 1–2 q.1 a.1.

9 Jox, Ralf J.: „Der ‚natürliche Wille' als Entscheidungskriterium: rechtliche, handlungstheoretische und ethische Aspekte". In: Schildmann, Jan / Fahr, Uwe / Vollmann, Jochen (Hrsg.): *Entscheidungen am Lebensende in der modernen Medizin: Ethik, Recht, Ökonomie und Klinik.* LIT: Berlin 2006, S. 69–86. Kühlmeyer, Katja et al.: "Evaluating Nonverbal Behavior of Individuals with Dementia during Feeding: A Survey of the Nursing Staff in Residential Care Homes for Elderly Adults." *Journal of the American Geriatric Society,* 63(12), 2015, S. 2544–2549.

vielen Verfassern nicht nur als Wunsch, sondern als performativer Akt verstanden wird, d. h. sie handeln darin bereits vorausgreifend, nur dass die Folgen dieser Handlung sich erst in der Zukunft realisieren werden. Unter diesem Blickwinkel kann sich ein kategorialer Konflikt zwischen einer früheren Willensäußerung in einem relativ autonomen Zustand und einer späteren Willensäußerung in einem weniger autonomen Zustand ergeben, der die grundlegenden Fragen aufwirft, welche normative Relevanz diesen Formen der Autonomie zukommt und ob für den Menschen eher seine momentanes Wohlbefinden sowie seine Situations- und Kontextbestimmtheit oder sein zeitüberdauernder Lebensentwurf samt Identitätsbedürfnis und Werteüberzeugungen größeres Gewicht haben sollten.[10]

---

10 Jox, Ralf J. / Ach, Johann S. / Schöne-Seifert, Bettina: „Patientenverfügungen bei Demenz: Der ‚natürliche Wille' und seine ethische Einordnung". *Deutsches Ärzteblatt* 111(10), 2013, S. A394–A396.

Christoph Rehmann-Sutter

Kommentar

Zu Walter Jens

Bevor wir zu den Vorgängen im Zusammenhang mit der fortschreitenden Demenz von Walter Jens ein Urteil fällen können, ist es wichtig abzuklären, was wir überhaupt wissen und was wir nicht wissen. Wenn man aufgrund von Fallvignetten arbeitet, besteht durch die unvermeidliche Selektivität und Voreingenommenheit der Darstellung im Vignettentext eine Distanz zwischen uns und der beschriebenen Wirklichkeit, die man bei den Beurteilungen berücksichtigen sollte. Wir wissen z. B. nicht, wie das in der Patientenverfügung genau formuliert war, dass er mit Demenz nicht weiter leben wollte. Jens hatte so etwas in Interviews öffentlich gesagt, auf die die Fallbeschreibung Bezug nimmt, dass „insbesondere der Zustand der fortgeschrittenen Demenz für ihn als *homme des lettres* ein Schreckensszenario darstelle, das er für sich selbst nicht für lebenswert erachte".[1] Es ist denkbar, dass in der Patientenverfügung stand, er wolle in bestimmten Fällen keine lebensverlängernden medizinischen Maßnahmen. Durch die Aussagen von Inge Jens und ihrem Sohn Tilman, dass sie sich mit dem Gedanken gequält haben, wie sie entscheiden sollten, wenn Walter Jens im Rahmen einer Lungenentzündung lebenserhaltende medizinische Maßnahmen (z. B. Antibiotika oder Intensivmedizin) benötigen würde, können wir schließen, dass die Patientenverfügung ebensolches im Fall einer eingetretenen Demenz ausgeschlossen hätte.

Die Demenz, die ihm nicht nur mentale Fähigkeiten (lesen, schreiben, Angehörige erkennen) raubte, veränderte offenbar auch seine Persönlichkeit. Sie veränderte sein Verhältnis zu Tieren: Jetzt liebte er sie, während er sie früher mied. Er aß nun Fleisch – vorher war er Vegetarier. Und er entwickelte eine andere Art von Lebenswillen, die sich, wie seine Frau sagte, nicht mehr auf sein geistiges Wirken bezog, sondern „auf sein biologisches Leben verschoben" habe. Seine Lebensziele und –inhalte waren nicht mehr dieselben. Er fand im Zustand der Demenz Freude an Dingen, die ihm vorher nicht so viel bedeutet hatten. Es waren nun Dinge für ihn bedeutungsvoll – das scheint mir ganz wichtig –, die jetzt in seinem Leben erreichbar waren. Die Dinge, in denen er früher Erfüllung

1 Zitate ohne weitere Angaben beziehen sich auf die oben abgedruckte Fallbeschreibung von Ralf Jox.

gefunden hatte, nämlich die Literatur, all die geistigen Dinge, waren für ihn jetzt nicht mehr erreichbar. Sie hatten nun auch keine Bedeutung mehr. Das heißt, er vermisste sie nicht, oder nicht in diesem Maße, wie er vorher geglaubt hatte, sie in einer solchen Situation vermissen zu müssen. Der in der Patientenverfügung festgehaltene Wille war ein auf eine *Vorstellung* seiner Zukunft bezogener Wunsch, der auf der Kenntnis seiner eigenen Werte beruhte, wie er sie im bisherigen Leben kannte. Die Angehörigen konnten ihn nun aber – entgegen den eigenen früheren Vorstellungen seiner zukünftigen Befindlichkeit im Fall einer Demenz – in Situationen erleben, in denen er glücklich und lebensfroh wirkte, wenn er auch phasenweise verzweifelt und lebensmüde war.

Sie beobachteten, dass sein Leben im Zustand der Demenz offensichtlich für ihn nicht in dem Maße schrecklich war, wie er sich das vorher, im Zustand voller geistiger Fähigkeiten, vorgestellt hatte. Die Patientenverfügung gründete auf dieser früheren Einschätzung. Sie *konnte* auch nur auf dieser Einschätzung beruhen. Weil es aber offensichtlich der Fall ist, dass diese *Bewertungsgrundlage* des Walter Jens im Zustand vor der Erkrankung, die ihn zur Abfassung seiner Patientenverfügung veranlasst hat, im aktuellen Lebenszustand, nachdem die Krankheit eingetreten war, nicht mehr galt, stellte sich für die Angehörigen und für diejenigen, die ihn ärztlich betreuten, die Frage, ob der Patientenverfügung überhaupt noch eine Relevanz zukommen kann.

Welchen Schluss können wir in diesem Fall für die Gültigkeit der Patientenverfügung ziehen? Wenn die Bewertungsgrundlage weiter bestehen würde, bzw. wenn wir keinen Anlass haben, daran zu zweifeln, dass sie weiter besteht, dann müsste die Patientenverfügung im Sinn ihres Autors als gültiger Ausdruck seines damaligen Willens in Dingen angesehen werden, über die er im Zustand einer möglicherweise nicht mehr vorhandenen Entscheidungsfähigkeit nicht mehr fähig ist, sich einen Willen neu zu bilden. Es wäre dann eine klassische Anwendungssituation einer Patientenverfügung gewesen: Abwesenheit von Entscheidungsfähigkeit in Bezug auf die Entscheidung einer lebensverlängernden medizinischen Maßnahme und Vorliegen einer triftigen Patientenverfügung, die genau die Situation beschreibt und abdeckt und im Zustand voller Urteilsfähigkeit verfasst worden ist. Aber die Bewertungsgrundlage ist jetzt aus der von den Angehörigen und Pflegenden vermuteten aktuellen subjektiven Sicht von Jens eine andere geworden. Deshalb kann die Patientenverfügung nicht als vorbehaltlos gültig angesehen werden.

Man kann aber nicht so weit gehen, zu sagen, die Patientenverfügung sei durch sein aktuelles Verhalten widerrufen worden. Eine Willensäußerung kann nur durch eine neue Willensäußerung widerrufen werden. Das ist aber nicht geschehen. Was in diesem Fall durch die neuen Vorlieben von Walter Jens höchstens widerrufen worden sein könnte, wäre die Bewertungsgrundlage seiner Patientenverfügung, nicht aber der Inhalt der Patientenverfügung selbst. Es kann also immer noch sein, dass Jens gewollt hätte (im Zustand der Urteilsfähigkeit), dass er selbst dann, wenn er teilweise noch Lebensfreude hat, aber dement ist, keine lebensverlängernden medizinischen Maßnahmen wollte, um den Zustand dieser unvorhergesehenerweise in einem veränderten Sinn weiter bestehenden Lebensfreude nicht mit medizinischen Maßnahmen zu verlängern. Damit hätte er einem möglicherweise eintretenden schlechteren Zustand *nach* der Durchführung einer lebensrettenden Behandlung vorgebeugt. Ein solcher hypothetisch unterstellter Wille von Walter Jens, den er im Zustand der Entscheidungsfähigkeit gehabt haben könnte, wäre nachvollziehbar und verständlich: im Zustand einer eintretenden Demenz trotz unverhofft neu gefundener Lebensfreude lebensverlängernde Maßnahmen abzulehnen, um einem Lebenszustand vorzubeugen, in dem diese Lebensfreude verloren ist. Die Tatsache, dass er jetzt unvorhergesehene Lebensfreude hat, spricht also nicht grundsätzlich dagegen, dass der Wille, der in der Patientenverfügung formuliert ist, weiter als gültig angesehen werden kann.

Ralf Jox stellt die präzise und tatsächlich für das Willensthema noch fundamentalere Frage: Inwiefern ist Jens Verhalten als Willensäußerung aufzufassen, und falls ja, worauf ist dieser Wille bezogen? Ich glaube, dass Jens Verhalten in der Tat als Willensäußerung aufgefasst werden muss: Er möchte Freude erleben; er will z. B. Tiere streicheln und „Fleischkäsweckle" essen. Das ist das, was er offensichtlich im neuen Lebenszustand in bestimmten Situationen tatsächlich tun möchte und er freut sich daran, dies tun zu können. Die Frage ist aber, worauf sich *diese* Willensäußerung nun bezieht. Ich glaube aus eben genannten Gründen nicht, dass sie sich darauf bezieht, den Inhalt der Patientenverfügung zu widerrufen. Das wäre ein konstruiertes Argument, das der subjektiven Wirklichkeit von Walter Jens nicht gerecht würde. Diese aktuelle Willensäußerung bezieht sich auf die freudvollen Lebenssituationen, die er erleben kann, auf das Tiere-Streicheln, Fleischkäsweckle-Essen. Daraus können wir (oder die Angehörigen) höchstens den Schluss ziehen, dass Jens *vielleicht* die Patientenverfügung anderes abgefasst hätte, wenn er schon gewusst hätte, dass er im Zustand der Demenz an diesen Dingen Freude empfinden wird. Aber wir können auch das nicht wissen. Es bleibt, wie ausgeführt, immer noch die Möglichkeit, dass Jens die Verfügung im Bezug auf die lebenserhaltenden medizinischen Maßnahmen dennoch genauso abgefasst hätte, wie er es tatsächlich getan hat.

Für die Therapieentscheidungen würde ich aus diesen Erfahrungen und Überlegungen keine wirklich radikalen Schlüsse ziehen, aber doch diesen: Diejenigen, die solche Therapieentscheidungen zu verantworten haben, müssen wissen, dass Walter Jens nicht *à tout prix leben* wollte. Er wollte Sinn und Freude am Leben haben können, sonst würde er lieber sterben dürfen, bzw. sterben können. Sinn und Freude am Leben hatte er an geistigen Dingen erleben können; nun erlebt er sie an anderen Dingen. Aber der Wunsch, dann nicht durch massive Interventionen weiter am Leben gehalten zu werden, wenn das Leben keinen Sinn und keine Freude mehr hergibt, bleibt auch jetzt zu respektieren. Der Inhalt von Sinn und Freude hat sich zwar gewandelt, nicht aber die Bedingungen, die verlangen, seine Grundeinstellung zu respektieren. Dagegen erwachsen aus seinem unerwarteten neuen Verhalten keine triftigen Gründe.

Herr Jens selbst hatte durch den Akt des Verfassens seiner Patientenverfügung ein Kriterium angegeben: es kommt ihm auf Sinn und auf Freude am Leben an, nicht auf die Lebensdauer *per se*. Das kann unter Umständen wichtig sein, um Entscheidungen patientengerecht zu treffen. Eine therapeutische Maßnahme, die für ihn keine Freude und keinen Sinn im Leben mehr erwarten lässt, ob in der alten oder in der neuen Form, auch wenn sie Leben verlängert, sollte man unter Berufung auf die Patientenverfügung unterlassen.

Zu Frau D.

Frau D., so erfahren wir aus der Fallbeschreibung, war Balletttänzerin und Gymnastiklehrerin. Dies sind Berufe, die der Körpersprache innerhalb der verschiedenen Formen des menschlichen Ausdrucksverhaltens einen hohen Stellenwert verleihen. Frau D. lebte körperbetont. Ihre körperliche Abwehr in Form von Wegdrehen, Abwehren mit Händen und Füßen und das murrende Stöhnen, in Form des Nichtanrührens von Essen, vor allem auch das Zusammenkneifen des Mundes beim Versuch, sie zu ‚füttern', könnten von da aus gesehen als Äußerungen verstanden werden, die intentional offensichtlich auf die Ernährung gerichtet sind. Nur eine distanzierte und abstrakte Beurteilung des Oberarztes, die ihren persönlichen Hintergrund nicht berücksichtigte, konnte zum Schluss kommen, dass die Indikation für das Anlegen einer PEG-Sonde unter diesen Umständen gegeben sei. Dies kann nur eine eingeschränkte Erfassung der Situation gewesen sein, etwa so: Nicht mehr selbst essen können, ergibt die Indikation für die Einrichtung einer Sondenernährung. Dies betrachtet die Ernährungsfunktion des Körpers kontextlos und ohne Bezug auf den Sinn für die Patientin, missachtet die offensichtlichen Willensbekundungen von Frau D., die gegen das Essen gerichtet ist. Er hätte dann Frau D. als bloßen Organismus behandelt.

Wenn es zum Streit kommt, sind Argumente gefragt. Um die von mir bevorzugte Beurteilung zu verteidigen, brauchen die Beteiligten nicht zu behaupten, dass sich Frau D.s körpersprachlich geäußerter Wille gegen das Anlegen einer PEG-Sonde gerichtet habe. Dies wäre unplausibel. Denn man müsste unterstellen, dass sie deutlich verstehen konnte, was das ist, „eine PEG-Sonde". Die Behandelnden wissen genau, wozu die PEG-Sonde dient, nämlich dazu, der Patientin Nahrung zu verabreichen. Nahrung ist aber das, was sie nicht zu sich nehmen wollte. Diese Aversion entstand nicht aus irgendwelchen körperlichen Hindernissen wie mangelndes Schluckvermögen oder eine Blockade im Verdauungstrakt. Die PEG-Sonde ist nicht nur ein Weg, um derartige körperliche Hindernisse zu umgehen, sondern auch ein Mittel, das es dem ernährten Menschen wesentlich erschwert oder gar verunmöglicht, einen körpersprachlichen Willen gegen die Ernährung zu äußern. Wenn sie über die Bedeutung dieses Schlauches durch die Bauchdecke im Bilde wäre, könnte sie sich die Sonde herausziehen. Wenn dies Frau D. jedoch täte, würden es die Ärzte aber vielleicht auch nicht als Willensäußerung gegen die Ernährung ernst nehmen. Sie würden die Sonde neu legen und ihr den Zugriff zum Schlauch verunmöglichen. Eine PEG-Sonde kann die Patientin auf der körpersprachlichen Ebene deshalb wirkungsvoll zum Schweigen bringen.

Die vorgeschlagene Deutung, die sich auf die sehr reduzierten Angaben in der Darstellung des Falles stützen müssen und vielleicht in der Wirklichkeit durch andere Aspekte ergänzt oder in Frage gestellt werden können, läuft darauf hinaus, dass das Anlegen einer PEG-Sonde in dieser Situation eine ethisch zumindest fragwürdige Maßnahme wäre. Sie wäre aus einer gewissen Sicht sogar eine illegitime Körperverletzung. Die Behandelnden hätten dann umgekehrt die Pflicht, den Willen von Frau D. zu respektieren, der sich scheinbar klar und deutlich als Ablehnung des Essens äußerte.

Ralf Jox stellt die Frage nach einer „Hermeneutik nicht-sprachlicher Äußerungen". Diese wichtige Frage kann ich an dieser Stelle natürlich nicht in der ausreichenden Tiefe beantworten. Aber im Bezug auf den Fall von Frau D. sind doch drei Dinge festzustellen, mit denen sich vielleicht eine Interpretation der Körperäußerungen als „Wille, nicht zu essen" begründen ließe: 1. Die Körperbewegungen, um die es geht, sind willkürliche, keine unwillkürlichen Bewegungen. Es ist nicht wie das Schütteln und Zittern, das Parkinsonkranke befällt. Dies gilt auch, wenn die Patientin nicht in der Lage ist, zu erklären (d. h. in Worten auszudrücken), was sie damit wollte. 2. Die Körperbewegungen scheinen intentional auf das Essen gerichtet zu sein. Und 3. gibt es die stützende biographische Information, dass Frau D. an der körpersprachlichen Fähigkeit (als Balletttänzerin) viel gelegen ist. Sie war eine Expertin für gelebte Körpersprache. Sie hatte diese Sprachform als Kunst-Sprache erlernt und praktiziert. Nur wenn man sich auf die Wort-Sprache fixiert, kommt es zum Eindruck eines „unklaren Willens".

Grundsätzliche Überlegungen

Walter Jens Wille spielt sich auf mindestens den folgenden drei Ebenen ab: 1. Wille zum Empfinden von Freude und Sinn und zum Erleben der Dinge, die freud- und sinnvoll sind; 2. Wille, dass der eigene Wille respektiert wird; 3. Wille, im Zustand der Demenz nicht mehr weiterleben zu wollen, weil dieses Leben schrecklich scheint. Auch wenn der Wille (3) nicht mehr besteht, weil er durch eigene Erfahrung widerlegt ist, müssen Wille (2) und Wille (1) als weiter gültig angesehen werden.

Der Wille ist dem Wollenden näher als der sprachliche Ausdruck eines Willens. Das ist im Beispiel von Frau D. wichtig. Sie kann sich äußern, in sichtbar intentionaler Weise, verstehbar für alle, die sich ihr zuwenden. Aber man muss sich ihr zuwenden, um sie zu verstehen. Sie kann es nicht mehr erklären. Sie kann nicht mehr sagen, was sie dabei wollte, als sie *zeigte*, was sie wollte. Der körpersprachlich geäußerte Wille zeigt sich direkter, während sich der in Wort-Sprache geäußerte Wille zeigt, indem er sich sprachlichen Zeichen bedient und sich so symbolisch verständlich macht. Wille zeigte sich hier in einer Kommunikation, die zuerst körperlich war. Diese Kommunikation kann auch schweigend stattfinden, wenn Sprache wortlos geworden ist. Das hermeneutische Problem beim körpersprachlich geäußerten Willen ist noch schwerwiegender: Es ist ja schon eine Deutung, die körperlichen Bewegungen überhaupt ‚als Wille' in Bezug auf eine Handlungsthematik zu verstehen. Man kann die Person, die sich so äußerte, nicht fragen, ob die Deutung richtig war. Und wenn man Handlungen darauf abstellt, dass man bestimmte Bewegungen als körperlich geäußerten Willen deutete, muss man für diese Deutung, die man gewählt hat, auch die Verantwortung tragen.

Theda Rehbock

Kommentar

Gemäß Fallbeschreibung werfen beide Fälle die allgemeine Frage auf, ob nonverbale, leibliche Verhaltensweisen von an schwerer Demenz erkrankten Menschen als Äußerungen ihres Willens zu verstehen und ob bzw. wie sie im Rahmen von Therapieentscheidungen zu beachten sind. Im Zentrum der beiden Fälle steht die speziellere Frage, ob das Verhalten von Walter Jens als Ausdruck eines *Lebenswillens* und das Verhalten von Frau D als Ausdruck eines *Sterbewillens* zu deuten ist.

Die allgemeine Frage ist aus meiner Sicht grundsätzlich zu bejahen, wenn wir den Begriff des Wollens in einem weiten Sinne fassen.[1] Das ist im Blick auf die hier zu diskutierenden „Randzonen des Willens" notwendig, um die ethische Problematik angemessen zu beschreiben. Das leibliche Verhalten von Menschen, die noch nicht oder nicht mehr einen rational begründeten, reflektierten Willen ausbilden sowie sprachlich artikulieren und mitteilen können, ist gleichwohl im allgemeinen sehr gut als Ausdruck ihres Wollens zu verstehen, wenn man sich auf die leibliche Kommunikation mit ihnen einlässt. Wenn Kinder schreien, nach etwas greifen oder auf etwas zulaufen, dann ist meist klar, was sie wollen, zum Beispiel trinken, mit etwas spielen oder jemanden begrüßen. Das gleiche gilt für schwer demente Menschen. Sie bringen durch ihr Verhalten keineswegs nur einen inneren Zustand des Wohlbefindens oder Unbehagens zum Ausdruck, wie oft behauptet wird, sondern ihren Willen. Wenn Walter Jens zu den Tieren auf dem Bauernhof läuft, sich aufmerksam und freudig mit ihnen beschäftigt, dann *will* er dies offenbar.

Wie dies möglich ist, wird klar, wenn wir den menschlichen Leib nicht als bloßen *Körper*, sondern als *Leib*, als Medium des Lebens und damit des Strebens, Begehrens und Wollens auffassen. Aus dieser Sicht weist nicht nur das bewusste, rationale Wollen, sondern auch das in der leiblichen Verfassung fundierte vorbewusste oder präreflexive Empfinden und Fühlen eine Intentionalität auf, durch die es sich in strukturierter Weise auf die Dinge richtet, wie Merleau-Ponty besonders deutlich gemacht hat. Auf dieser leiblichen Ebene sind allgemein geteilte

1 Für eine ausführlichere Begründung cf. Rehbock, Theda: „Wie kann ich wissen, was du willst? Zur Bedeutung des Zusammenhangs zwischen Sprache und Leiblichkeit für die Ethik". In: Leeten, Lars (Hrsg.): *Moralische Verständigung. Formen einer ethischen Praxis*. Alber: Freiburg / München 2013, S. 171–208.

Grundformen des menschlichen Wollens aufweisbar, die sich typischerweise in den verschiedenen leiblichen Organen wie dem Mund, den Händen und Füßen oder den Geschlechtsorganen manifestieren. Vor diesem Horizont eines allgemeinen Wollens verstehen wir zum Beispiel aus der Situation heraus ganz selbstverständlich, dass jemand essen will, ohne dass er oder sie dies sagen oder womöglich begründen müsste. Ohne diesen Horizont wäre auch der rationale, sprachlich geäußerte Wille nicht verstehbar.

Das gilt in besonderer Weise für den *Lebenswillen*. Der Wille zum Leben ist, als notwendige Bedingung jedes konkreten Wollens, eine Art implizites Wollen. Aristoteles folgend ist zu sagen: Das Leben selbst *ist* ein Streben und Wollen. Ein Leben aktiv zu beenden bedeutet, das Streben und Wollen unmöglich zu machen. Der Lebenswille ist mit dem Faktum des Lebens unmittelbar gegeben. Er äußert sich mit dem ersten Schrei oder den ersten Lebensregungen im Mutterleib, und er schwindet mit dem Sterben. Der Lebenswille ist weder beim Gesunden noch beim Kranken von Verhaltensweisen der Lebensfreude abhängig zu machen. Die bloße Tatsache, dass jemand schwer leidet und wenig oder fast gar nichts Gutes erfährt, ist keine hinreichende Bedingung für die Zuschreibung eines Sterbewillens. Es ist eine bekannte Tatsache, dass Menschen gerade unter extremen Leidensbedingungen einen besonders entschiedenen Willen zum Leben entwickeln können. Der Lebenswille ist also im Allgemeinen ganz selbstverständlich vorauszusetzen – es sei denn, dass jemand seinen Sterbewillen unmissverständlich zum Ausdruck bringt. Insofern besteht eine krasse Asymmetrie zwischen dem Lebens- und dem Sterbewillen: Nicht wer leben will, sondern nur wer sterben will, muss seinen Willen äußern, wenn er die Unterstützung anderer Menschen wünscht, die Beweislast liegt sozusagen beim Sterbewilligen, nicht beim Lebenswilligen. Damit komme ich zu den Fällen.

Im Fall von Frau D. ist ihr Verhalten der Abwehr und Zurückweisung als Ausdrucksform eines Willens ernst zu nehmen und unbedingt zu beachten; es ist aber nicht ohne weiteres als Ausdruck eines Sterbewillens zu verstehen, sondern könnte viele Gründe haben. Vielleicht schmeckt ihr das Essen nicht, vielleicht hat sie Schmerzen, vielleicht reagiert sie abwehrend auf unfreundliche Behandlung, vielleicht erfolgte schon die Einweisung in die Klinik gegen ihren Willen und Widerstand und hatte traumatische Auswirkungen, die zu dem aktuellen Verhalten führen, vielleicht gibt es behebbare neurologische Gründe usw. All diese möglichen Gründe sind sorgfältig und mit großer Sensibilität abzuklären, um herauszufinden, was die Patientin will oder nicht will. Vielleicht ist es möglich, die äußeren Umstände ihrer Situation so zu verändern und zu gestalten, dass sie ihr Verhalten ändert und im Rahmen ihrer Möglichkeiten wieder Lebensfreude zeigt.

Ihr Abwehrverhalten zu ignorieren und umstandslos eine Magensonde zu legen, ist eindeutig ein Akt der Gewalt und der Missachtung ihrer Würde. Sollte trotz aller Bemühungen damit zu rechnen sein, dass sie ohne Magensonde verhungert oder verdurstet, bedürfte es eines hohen Maßes an sensibler Wahrnehmung ihrer leiblichen Verfassung und Befindlichkeit sowie der aufmerksamen Kommunikation mit Frau D., soweit möglich, und auf jeden Fall zwischen allen, die mit ihr zu tun haben, um herauszufinden, was sie will: leben oder sterben? Wie wurde zum Beispiel mit der Nachbarin kommuniziert, was wurde sie gefragt? Ob diese Entscheidung *richtig* war, wird sich oft nicht mit letzter Sicherheit feststellen lassen. Dafür, dass es eine *gute* Entscheidung war, ist am Ende ausschlaggebender, *wie*, das heißt: mit wie viel Sorgfalt, sensibler Wahrnehmung und aufmerksamer, auch nicht-verbaler Kommunikation sie zustande kam, und nicht, *was* am Ende geschieht.

Im Fall von Walter Jens, käme niemand auf die Idee, seinen Lebenswillen in Frage zu stellen, wenn es nicht seine früheren Stellungnahmen zur aktiven Sterbehilfe und eine Patientenverfügung gäbe. Über den Verlauf seiner Erkrankung ist viel durch Berichte von Inge und Tilman Jens zu erfahren. Inge Jens hatte ursprünglich die bejahende Einstellung ihres Mannes zu aktiver Sterbehilfe in vollem Umfang geteilt. Auf Grund seiner früheren Äußerungen ist anzunehmen, dass er sich im persönlichen Verhältnis von seinen Angehörigen und seinem befreundeten Hausarzt mehr an Hilfe gewünscht hatte, als sich in Deutschland schriftlich verfügen lässt, mehr also als den bloßen Verzicht auf die Behandlung einer Lungenentzündung. Nur vor diesem Hintergrund ist der Konflikt in seiner ganzen Tragweite zu verstehen, wie er von Inge und Tilman Jens erfahren wird. Durch die aktuelle Erfahrung mit der Demenzerkrankung ihres Mannes verkehrt sich für Inge Jens ihre ursprüngliche Haltung zwar nicht in ihr Gegenteil, sie wird aber zweifelnder, skeptischer, zurückhaltender hinsichtlich seines tatsächlichen Sterbewillens und hinsichtlich ihrer Bereitschaft, den Tod ihres Mannes (aktiv) herbeizuführen. Diese Haltung der Ambivalenz, Skepsis und Zurückhaltung halte ich für die angemessenste und humanste Haltung angesichts einer Situation, die sich nur als ein Dilemma (unlösbare Zwangslage) beschreiben lässt, was ich abschließend mit Blick auf die Willensthematik kurz verdeutlichen möchte.

Lässt sich das Verhalten von Walter Jens im Zustand der Demenz als Äußerung eines Lebenswillens verstehen, wodurch die frühere Äußerung eines Sterbewillens für diese Situation außer Kraft gesetzt werden könnte? Diese Frage ist, so meine ich, genau falsch herum gestellt. Das aktuelle Verhalten ist ganz eindeutig als Ausdruck eines Lebenswillens zu verstehen, unabhängig davon, ob es ihm gerade gut oder schlecht geht, solange er nicht eindeutig im Sterben liegt oder sich wie Frau D. verhält. Diese Gewissheit kommt zum Ausdruck, wenn Inge Jens im Anschluss an die in der Fallbeschreibung von Ralf Jox zitierte Stelle sagt: „Genauso sicher, wie wir uns damals waren, dass wir beide so nicht leben wollten, weiß ich heute, dass mein Mann nicht sterben möchte.“ Zu fragen ist vor diesem Hintergrund vielmehr, ob der damals geäußerte Wille, so wohl überlegt und rational begründet er sein mag, überhaupt als *Wille* im eigentlichen Sinn zu verstehen ist.

Notwendige Bedingung für die Zuschreibung eines Willens ist nach üblicher Auffassung die „Kompetenz zu autonomen Entscheidungen“[2], die ein Mindestmaß an kognitiven Vermögen voraussetzt. Eine solche Kompetenz ist jedoch weder eine notwendige noch eine hinreichende Bedingung für die Willensbildung. Notwendig ist aber der unmittelbare leiblich-affektive Bezug zur Situation, auf die der Wille gerichtet ist und in der das Gewollte positiv bzw. das Nicht-Gewollte negativ bewertet und handelnd Bemühungen und Schritte zur Ausführung des Gewollten unternommen werden. Das Wollen manifestiert sich notwendigerweise im Handeln, erst durch das Handeln zeige und bekräftige ich, was ich wirklich *will*, und nicht bloß *wünsche*, oder wie Wittgenstein schreibt: „Das Wollen, wenn es nicht eine Art Wünschen sein soll, muss das Handeln selber sein. Es darf nicht vor dem Handeln stehen bleiben.“[3]

Aus diesem Grund sind wir, wenn jemand *sagt*, er wolle etwas Bestimmtes, keineswegs auf der sicheren Seite, solange er nicht im Rahmen seiner ihm bewussten Handlungsmöglichkeiten entschlossen konkrete Schritte zur Realisierung des Gesagten unternimmt. Wenn es stimmt, was Tilman Jens über seinen Vater schreibt, dass er zwar öffentlich engagiert für die aktive Sterbehilfe eintrat, aber dazu überredet werden musste, für sich selbst eine Patientenverfügung zu verfassen, und dass er zu Beginn der Demenz in einem geistig noch relativ klaren Zustand im Kreis der Familie zunächst dazu ansetzte, den Arzt für die Realisierung des assistierten Suizids zu rufen („Ihr Lieben, es ist soweit.“), dann aber nach einer Weile betretenen Schweigens sagte „Aber schön ist es doch“[4] – so ist schon zu diesem Zeitpunkt an seinem tatsächlichen Sterbewillen zu zweifeln.

Auf Grund der notwendig untrennbaren Verbindung der Willensbildung mit konkreten Handlungsmöglichkeiten ist es gar nicht möglich, schriftlich oder mündlich einen für andere verbindlichen *Willen* für eine nur mögliche, in der Zukunft liegende Situation zu bilden, der später außer Kraft gesetzt werden könnte, sondern nur einen *Wunsch* an andere, später entsprechend zu handeln (und

---

2 Quante, Michael: *Personales Leben und menschlicher Tod. Personale Identität als Prinzip der biomedizinischen Ethik*. Suhrkamp: Frankfurt a. M. 2002, 272.

3 Wittgenstein, Ludwig: *Philosophische Untersuchungen*. Suhrkamp: Frankfurt a. M. 1971, § 615.

4 Jens 2010, 144f.

das auch zu wollen). In dem speziellen Fall des Sterbewunsches für die Situation der Demenz bringe ich andere unweigerlich in das unlösbare Dilemma, in dem Inge und Tilman Jens sich befinden bzw. befanden. Einerseits möchten sie den früheren Wunsch ihres Angehörigen respektieren und ihn erfüllen, andererseits müssten sie diese Erfüllung des früheren Wunsches gegen seinen aktuellen Lebenswillen durchsetzen, sein Leben also gegen seinen Willen beenden. Dieses Dilemma ist aus meiner Sicht ein Anlass zu fragen, ob zumindest für die Situation der Demenz die Möglichkeiten der Selbstbestimmung mittels Patientenverfügung nicht an eine unüberschreitbare Grenze geraten. Martin Seel folgend plädiere ich angesichts solcher Grenzsituationen für eine Haltung der Gelassenheit und des *Sich-bestimmen-Lassens.*[5] Nicht nur unvorhersehbare äußere Ereignisse, sondern auch die nie völlig kontrollierbare Entwicklung der eigenen inneren Haltung zu diesen Ereignissen durch die eigenen Wünsche, Präferenzen und Willensbildungen anlässlich neuer und neuartiger Situationen ist etwas, was mir widerfährt und wodurch ich mich im Handeln bestimmen lassen kann. Nur eine solche Haltung und Bereitschaft zur Einsicht in die Grenzen der Verfügbarkeit des Menschen über sich selbst (und über andere) ist eine wirklich vernünftige Form der Selbstbestimmung.

5 Seel, Martin: *Sich bestimmen lassen. Studien zur theoretischen und praktischen Philosophie.* Suhrkamp: Frankfurt a. M. 2002, S. 279–298, besonders 292. Cf. auch id.: „Grenzfälle der Selbstbestimmung. Über die Teilnahme am Leben anderer“. In: id.: *Paradoxien der Erfüllung. Philosophische Essays.* Fischer: Frankfurt a. M. 2006, S. 115–129.

Adrian Schmidt-Recla

Kommentar

Die juristische Diskussion über das teilweise auch aus der Tagespresse bekannte, in den Fallbeispielen Ralf Jox zur Diskussion gestellte Problem der eventuellen Inferiorität bzw. Superiorität verschiedener Äußerungen einer Person im Hinblick auf die Güte des in der Äußerung ausgedrückten ‚Willens' ist noch nicht abgeschlossen. Zu der Frage, ob eine wirksame Patientenverfügung später nur dann ‚widerrufen' (so die bisher übliche Terminologie) werden kann, wenn die widerrufende Person zum Zeitpunkt der Änderung mindestens einwilligungsfähig ist, werden (auch) unter Juristen differierende Ansichten vertreten.[1] Nach drei Vorbemerkungen (1.–3.) rekurriert die hier vertretene Ansicht auf das von einem Doktoranden des Verfassers, der Erfahrungen als Betreuungsrichter hat, vorgeschlagene Lösungsmodell (4.).

1. Vorab ist zu bemerken, dass der Begriff ‚Widerruf' in der hier gegebenen Situation insofern nicht wie im bürgerlichen Recht sonst üblich verwendet werden kann, weil in ihr Interessen des Rechtsverkehrs von vornherein nicht betroffen sind: Es geht nicht um die nachträgliche Beseitigung einer Willenserklärung, die ansonsten im Rechtsverkehr rechtliche Außenwirkungen entfaltet, sondern es geht um die Rücknahme einer eine bestimmte (ärztliche) Handlung gestattenden Erklärung, die nach überwiegender (und richtiger) Ansicht keine Willenserklärung ist.

---

1 Magnus, Dorothea: „Sterbehilfe und Demenz". *Neue Zeitschrift für Strafrecht* 2013, S. 1–6, 5; Steenbreker, Thomas: „Zivilrechtliche Unbeachtlichkeit eines ‚natürlichen Willens' für den Widerruf der Patientenverfügung". *Neue Juristische Wochenschrift* 2012, S. 3207–3211; Wilckens, Uwe: „Zweifelsfragen zum neuen Patientenverfügungsrecht". *Monatsschrift für Deutsches Recht* 2011, S. 143–145, 145; Beermann, Christopher: „Die Patientenverfügung". *Familie – Partnerschaft – Recht* 2010, S. 252–255, 254; Höfling, Wolfram: „Das neue Patientenverfügungsgesetz". *Neue Juristische Wochenschrift* 2009, S. 2849–2852, 2850; Olzen, Dirk: „Die gesetzliche Neuregelung der Patientenverfügung". *Juristische Rundschau* 2009, S. 354–358, 354, 357f.; Spickhoff, Andreas: „Rechtssicherheit kraft Gesetzes durch sog. Patientenverfügungen?". *Zeitschrift für das gesamte Familienrecht* 2009, S. 1949–1955, 1949; 1955; Merkel, Reinhard: „Zur Frage der Verbindlichkeit von Patientenverfügungen. Eine notwendige Ergänzung der bisher in Deutschland geläufigen Argumente". *Ethik in der Medizin*, 2004, S. 298–307, 302f.

2. Sodann ist zu berücksichtigen, dass das geltende (bürgerliche) Recht, in dessen Zentrum die Privatautonomie steht, der Möglichkeit, den eigenen, aber erst zukünftig zu fassenden Willen durch Erklärungen zu binden, grundsätzlich abgeneigt ist. Die Möglichkeit, durch Erklärung auszuschließen, einen künftigen Willen haben zu wollen oder nicht haben zu wollen, ist dem (bürgerlichen) Recht fremd, auch wenn es diese Abneigung nicht allgemein in einer Verbotsvorschrift artikuliert. Aber es gibt immerhin Andeutungen, die sich verallgemeinern lassen. Zwar passt das kategorisch nicht genau zum hier gegenständlichen Problem, weil die Patientenverfügung keine Willenserklärung ist. Aber auf der Suche nach parallelen und daher vergleichbaren Situationen im Recht der Willenserklärungen lassen sich § 2302 und § 137 S. 1 BGB nennen. Ersterer (der speziellere) ordnet an, dass ein Vertrag unwirksam (nichtig) sei, durch den sich jemand verpflichtet, eine Verfügung von Todes wegen zu errichten (bzw. das nicht zu tun) oder aufzuheben (bzw. das nicht zu tun). Die Vorschrift schützt die Testierfreiheit (eine der wichtigsten Ausprägungen der Privatautonomie) insofern, als das Vermögen betreffende, zweiseitige Bindungen nur durch gemeinschaftliches Testament oder Erbvertrag, nicht durch einen beliebigen anderen Vertrag herbeigeführt werden können.[2] Derselbe Gedanke wird nach einer in der Rechtsprechung akzeptierten Meinung auch auf die einseitigen Verfügungen von Todes wegen angewendet.[3] Niemand kann, so lautet der zu Grunde liegende Rechtsgedanke, seinen (künftigen letzten) Willen vorab und einseitig unabänderlich binden – Ausnahme von diesem Grundsatz ist der wirksame Abschluss eines Erbvertrages.
   Die zweite (allgemeinere) Vorschrift, § 137 S. 1 BGB, gehört zu den Grundvorschriften des Zivilrechts. Wer ein Recht innehat, das veräußert werden kann, kann nach dieser Regel in seiner Macht, dieses Recht zu veräußern, nicht durch ein Rechtsgeschäft beschränkt werden. Auch das sichert (unter anderem) die Privatautonomie und verhindert Selbstbeschränkung: Der Rechtsinhaber kann sich seiner Verfügungsfreiheit nicht gegenüber Dritten begeben (und dadurch einem veräußerbaren Gegenstand die Verkehrsfähigkeit nehmen, ihn gewisser-

2 Wolf, Manfred: In: Soergel, Hans Theodor et al. (Hrsg.): Bürgerliches Gesetzbuch. Mit Einführungsgesetz und Nebengesetzen. Kommentar. Bd. 23, Erbrecht III. Kohlhammer: Stuttgart 2002, § 2302 Rdnr 1.

3 Cf. nur die Entscheidung BayObLG: *Zeitschrift für das gesamte Familienrecht* 2001, 771, wonach die Bestimmung in einem Testament, jedes spätere Schriftstück sei ungültig, wegen § 2302 BGB nichtig sei. Ebenso Soergel-BGB/Wolf, § 2302 Rdnr 2.

maßen zu einer *res extra commercium* machen).[4] Auch diese Regel zeigt, dass einseitige Erklärungen nicht dazu führen können, dass eine unwiderrufliche Bindung eintritt.

Wie gesagt: Willenserklärungen sind nur wirksam, wenn sie von geschäftsfähigen Personen abgegeben werden – Patientenverfügungen dagegen setzen nicht Geschäfts- sondern Einwilligungsfähigkeit voraus, und deswegen können beide Vorschriften nicht direkt auf das hier zu diskutierende Problem angewendet werden. Aber es wird sich sagen lassen, dass es keinen überzeugenden bürgerlich-rechtlichen Grund gibt (und nur hierauf bezieht sich meine Kenntnis), eine Person, die in der Lage ist, ihre aktuellen Absichten kundzutun, nur deswegen an einer früheren, einseitigen Äußerung festzuhalten, weil beide Äußerungen einander inhaltlich widersprechen. Und (jetzt schließt sich ein rechtslogischer Schluss an) was für Willenserklärungen, die Rechtsfolgen nach außen haben, gilt, muss für Patientenverfügungen, die solche Außenwirkungen nicht haben (können), ebenfalls (erst recht) gelten. Auch das allgemeine Medizinrecht folgt dem für die Einwilligung in eine ärztliche Behandlung: Nur weil ein Patient einmal sein Einverständnis erklärt hat, darf ein späteres Widerstreben nicht mit „Das hätten Sie sich aber früher überlegen sollen; dafür ist es jetzt zu spät!“ übergangen werden.

3. Nach hier vertretener Ansicht kann zur Lösung jedoch nicht ausgewichen werden auf die ‚Vetofähigkeit‘, die das Recht Personen, die ärztlichen Eingriffen ausgesetzt werden sollen, auch ungeachtet der Frage zubilligt, ob diese Personen einwilligungsfähig sind (vgl. etwa §§ 1905 Abs. 1 Nr. 1, 1906 Abs. 3 BGB, § 8a S. 1 Nr. 4 S. 3 TPG). Das liegt daran, dass es im hier skizzierten Problem nicht darum geht, eine Behandlung gegen einen aktuellen (aber inferioren) ‚Willen‘ der betroffenen Person durchzuführen, sondern sie in Übereinstimmung mit dem, was sie aktuell von sich gibt, zu behandeln.
4. Die aus der bisherigen Rechtsprechung und Literatur zum geltenden Betreuungsrecht ableitbaren und das Problem der eventuellen Inferior-/Superiorität zweier Willensäußerungen möglichst schonend lösenden Prüfkriterien bei Patientenverfügungen lassen sich nach hier vertretener Ansicht in die folgenden vier

---

4 Hefermehl, Wolfgang: In: Soergel, Hans Theodor et al. (Hrsg.): Bürgerliches Gesetzbuch. Mit Einführungsgesetz und Nebengesetzen. Kommentar. Bd. 2, Allgemeiner Teil II. Kohlhammer: Stuttgart 1999, § 137 Rdnr 1.

Fragen[5] fassen, mit denen sich zahlreiche praktische Problemfälle lösen lassen dürften:

1. Trifft die vorab formulierte Erklärung auf die aktuelle Lebens- und Behandlungssituation zu?
2. Trifft sie eine Entscheidung über die anstehende ärztliche Maßnahme?
3. Sind die aktuellen Äußerungen des Patienten und der vorab in der Patientenverfügung geäußerte Wille kongruent?
4. Hat der Patient die konkrete Lebenssituation bei seinen Festlegungen mitbedacht?

Diese vier Kriterien und die Vorbemerkung Nr. 2 ermöglichen in Fall 1 (Walter Jens) folgende Antworten: (1) Die Festlegungen der (inhaltlich unklaren) Patientenverfügung gelten nicht für die aktuell zu entscheidende Frage. „Fortgeschrittene Demenz ist ein für mich nicht lebenswertes Schreckensszenario" ist eine (lediglich) unbestimmte Äußerung, die sich nicht auf eine konkrete Lebens- und Behandlungssituation bezieht. Über eine anstehende ärztliche Maßnahme (Antibiose bei Pneumonie) ist nicht zu entscheiden. Das aktuelle Verhalten stellt daher auch keinen ‚Widerruf' einer hinreichend konkreten Patientenverfügung dar, weil es nichts abzuändern gibt. Wer in einer solchen Situation die Behandlung unterlässt, macht sich strafbar und schadensersatzpflichtig.

(2) Gäbe es eine hinreichend bestimmte und auf die aktuelle Behandlungssituation zutreffende Patientenverfügung („Eine Antibiose bei Pneumonie im Zustand fortgeschrittener Demenz lehne ich ab"), wäre gleichwohl dem aktuellen Verhalten zu folgen (Inkongruenzfälle). Eine Äußerung bei vorhandener Einsichts- und Steuerungsfähigkeit (Patientenverfügung) und eine Äußerung bei nicht gegebener Einsichts- und Steuerungsfähigkeit stehen zueinander nicht in einem Über- und Unterordnungsverhältnis. Es handelt sich um verschiedene Äußerungen. Eine Befugnis aber, einen künftigen Willen bilden zu wollen oder nicht bilden zu wollen, existiert nicht (s. o. 2.); Wirksame Patientenverfügungen können lediglich den Fall eines (gar) nicht vorhandenen Willens betreffen. Diese Lage ist aber in Fall 1 nicht gegeben. Jeder aktuell von einem Rechtssubjekt geäußerte Wille, der anderen Rechtssubjekten nicht schadet, verdient Achtung, auch wenn er unvernünftig, unmotiviert, unverständlich, kindisch oder animalisch erscheint. Alles andere liefe darauf hinaus, annehmen zu dürfen, dass die

---

5 Herleitung und Zusammenstellung dieser Kriterien bei Diener, Jens: *Patientenverfügungen psychisch kranker Personen und fürsorglicher Zwang*. Duncker & Humblot: Berlin 2013, 97f.

betroffenen (dementen) Personen keine Rechtssubjekte wären. Das ist mit dem geltenden deutschen Recht nicht vereinbar.

Fall 2 ist (nach hier vertretener Ansicht) wie folgt zu lösen: Die Behandlung ist ärztlich indiziert. Die Patientin ist einsichts- und steuerungsunfähig. Ob die Behandlung dem mutmaßlichen Willen der Patientin entspricht, entscheidet sich danach, ob die Patientin selbst sich vom Normalbild des *in dubio pro vita* hat entfernen wollen. Diese Abweichung muss der Patient hinreichend deutlich ausdrücken (den Patienten trifft insoweit eine Äußerungslast). Das ist hier mangels einer Patientenverfügung nicht geschehen. Worauf die körperliche Abwehr sich bezieht, ist nicht sicher zu eruieren. Es kann nicht angenommen werden, dass sich darin der Wunsch, sterben zu wollen, manifestiert. Genau diese Fälle sind es, die dazu veranlassen, Patientenverfügungen zu verfassen. Geschieht das nicht, muss der Arzt seiner Pflicht zur Lebenserhaltung bei gegebener Indikation genügen. Das entscheidende Kriterium des Falles 2 ist daher m. E. nicht der Wille der Patientin, sondern die ärztliche Indikation zur Sondenernährung.

Christina Schües

Zusammenfassung der Diskussion

In der Diskussion über den Willen an seinen Randzonen und in unklaren Kontexten wurden eine Reihe von Fragen und Themen angesprochen, die sowohl für mögliche Kriterien von Willensäußerungen als auch für die medizinische Praxis weiterführend sind. Die Diskussion umkreiste vier große Themenbereiche und Fragestellungen:

1. Welchen Status hat eine Patientenverfügung für spätere Entscheidungen in der Phase der Demenz?
2. Implizit wurden in den Beiträgen und in der Diskussion verschiedene Ebenen des Willens unterschieden. Lassen sich verschiedenen Ebenen des Willens formulieren?
3. Wie kann können leib-sprachliche Äußerungen verstanden werden? Ließe sich eine Hermeneutik, ein interpretativer Zugang entwickeln? Kann überhaupt von einem Verhalten auf eine Willensäußerung geschlossen werden?
4. Welche Gründe gibt es für die Bewertung unterschiedlicher Lebensformen? Welche Form des Wollens bekommt mehr Gewicht?

Es war auffällig, dass die beiden Fälle nicht nur unterschiedlich gelagert sind, sondern zum Teil auch mit sehr unterschiedlichen Vorannahmen diskutiert wurden.

Welchen Status hat eine Patientenverfügung für spätere Entscheidungen in der Phase der Demenz?

Walter Jens führte ein intellektuelles Leben und äußerte im Zustand besonderer Urteilsfähigkeit, seinen Wunsch, sterben zu wollen, wenn er schwer dement werden sollte. Vor diesem Hintergrund hat er seine Patientenverfügung verfasst. Sein aktuelles Verhalten in der neuen Phase der Demenz ist aber, wie die Diskutanten/-innen bemerkten, keine Willensäußerung gegen die vormals geäußerte Ablehnung lebensverlängernder Maßnahmen. Es blieb strittig, ob ein aktuelles Verhalten der Lebensfreude als eine Willensäußerung betrachtet werden kann, die den früheren Willen außer Kraft zu setzen vermag. Zu unterschiedlich schien sein früheres Leben und Urteilsvermögen von dem in der Demenz. Doch welchen Status hat eine Patientenverfügung? Es wurde angemerkt, dass die Tatsache, dass man sich bezüglich eigener zukünftiger Wünsche oder des eigenen zukünftigen Wollens irren könne, kein Argument gegen die Abfassung einer Patientenverfügung sein kann. Dennoch bleibt die nicht nur aus ärztlicher Perspektive immer wieder gemachte Erfahrung, dass Menschen mit Altersbehinderungen viel besser umgehen können und ihre Lebensqualität bisweilen höher einschätzen, als sie es vorher vermutet hätten. Deshalb wird oft aufgegeben, was vormals antizipiert wurde.

In der juristischen Perspektive formuliert Schmidt-Recla sehr eindeutig, dass die Vokabel des ‚Widerrufs' nicht auf eine Patientenverfügung angewendet werden kann, da der Widerruf nur als Teil einer Vertragssituation gewertet wird. Hier geht es aber um die Rücknahme einer Einwilligungserklärung. Wie er in der Diskussion bekräftigte, ist nichts zu widerrufen, weil eine Patientenverfügung keine Willenserklärung in die Zukunft geben kann. Die einzige Ausnahme von diesem Grundsatz ist der Erbvertrag. Somit ist der Fall des Walter Jens ganz unproblematisch: Wer seine aktuellen Äußerungen in der Phase der Demenz unter Rekurs auf die vormals gemachte Patientenverfügung ignorieren und missachten würde, macht sich strafbar. Es gilt der vom Rechtssubjekt geäußerte Wille: Eine demente Person ist ein Rechtssubjekt, der geäußerte Wille muss nicht vernünftig sein; da es sich um einen Lebenswillen handelt, bedarf es keiner weiteren Beweislast.

Aus ethischer Perspektive passt dazu die von Rehbock angeführte These, dass nämlich der Lebenswille nicht explizit geäußert werden muss, da er sich im Faktum des Lebens selbst manifestiert. Nur der Sterbewille ist beweispflichtig. Und wenn es Zweifel gibt, dann nennt es der Jurist, so Schmidt-Recla in der Diskussion, eine Situation *non liquet*, nämlich eine, der es an Beweisen mangelt. In solch einer Situation ist der Wille unklar und somit nicht für eine Entscheidung belastbar. Der ‚Wille' ist in der Entscheidungskonstellation um medizinische Eingriffe sozusagen der ‚dritte Dominostein' neben der ‚Würde' und dem ‚Leben'.

Implizit wurden in den Beiträgen und in der Diskussion verschiedene Ebenen des Willens unterschieden. Lassen sich verschiedenen Ebenen des Willens formulieren?

In der Diskussion wurde eindringlich nach dem Verhältnis von Wissen und Wille gefragt. Weiß Frau D., dass sie sich mit der Nahrungsverweigerung umbringen kann? Kann sie die Folgen ihrer Weigerung überblicken?

Sollte man unterschiedliche Formen des Willens unterscheiden? Etwa den autonomen und den episodischen Willen, den langfristigen und den kurzfristigen Willen, den rationalen und den nicht-rationalen Willen? Welche ethischen Konsequenzen hätte es, wenn unter dem Gesichtspunkt der Würde oder Reflexionsfähigkeit ein langfristiger Wille über das kürzere sinnliche Glücklichsein entscheiden sollte? Welche Rolle hätte dann der mögliche antizipierte Würdeverlust, selbst wenn er im Stadium der Demenz und Lebensfreude gar nicht mehr verspürt wird?

Zu bedenken ist auch die besondere Zeitstruktur der Willensäußerungen im Fall A: Das in der Vergangenheit gegenwärtige Ich hatte über das zukünftige Leben, also das zukünftige Ich, antizipatorisch entschieden. Haben die beiden Ich dasselbe Niveau der Würde? Walter Jens weiß in der Gegenwart der Demenz nicht, was er damals über sein zukünftiges Ich geschrieben hatte. Diese Differenz der Fremdheit bleibt unthematisiert aus der Ichperspektive.

Als weitere Willensbegriffe wurden auch der Lebens- und der Sterbewille, der ‚natürliche Wille', eine rechtliche Kategorie, die im Sinne Hegels als natürlicher Trieb verstanden wird, und der personale Wille genannt und diskutiert. Hier wurde, z. B. von Jox, vertreten, dass der sogenannte natürliche Wille eher fallengelassen werden sollte, weil er nur als „dummy" im Sinne einer zugeschriebenen Lebensintentionalität und leiblich-sinnlichen Lebensregung in Diskussionen zu- oder abgeschrieben wird. Wer so argumentiert, wird Selbstbewusstsein und Rationalität als notwendige Bedingungen des Willens setzen.

Auf der Grundlage eines weiten Willensbegriffs, der nicht-rationale Formen menschlichen Strebens einschließt, vertrat Rehbock die Auffassung, dass sich das non-verbale, leibliche Verhalten sowohl von Walter Jens als auch von Frau D. als Ausdruck eines Wollens verstehen lässt, das durch andere zu respektieren ist. Sie machte zugleich deutlich, dass zwischen einem Lebens- und einem Sterbewillen eine wesentliche Asymmetrie besteht. Der Sterbewille ist beweispflichtig, der Lebenswille nicht.

Wie kann können leib-sprachliche Äußerungen verstanden werden? Ließe sich eine Hermeneutik, ein interpretativer Zugang entwickeln? Kann überhaupt von einem Verhalten auf eine Willensäußerung geschlossen werden?

Wenn Patientinnen oder Patienten sich nicht in Worten äußern können und wenn sie aus ärztlicher Perspektive als nicht entscheidungsfähig eingestuft werden, dann muss trotzdem versucht werden, ihren mutmaßlichen Willen zu erkennen, um medizinische Entscheidungen in ihrem Sinne zu treffen.

Kann vom Verhalten einer Person auf eine Willensäußerung geschlossen werden? Welche Art von Schlussfolgerung wäre das? Auf welcher Evidenz würde diese beruhen? Besonders der Fall von Frau D. und die Interpretation in den Kommentaren gaben Anlass zu Fragen. Es schien, so bemerkten Diskussionsteilnehmer, im Kommentar von Rehmann-Sutter eine Tendenz zu geben, von Frau D.s aktuellem körperlichen Verhalten auf eine Willensbekundung zu schließen. In mehreren Wortmeldungen wurde klargestellt, dass auf jeden Fall ein Nicht-Essen-Wollen nicht gleichgesetzt werden kann und darf mit dem Willen, nicht mehr leben zu wollen. In der Diskussion wurde aber auch mehrfach betont, dass wir auch unter Bedingungen der Nicht-Einwilligungsfähigkeit durch die leibliche

Kommunikation Verhalten als Ausdruck eines Willens wahrnehmen können. Aber auch dieses Modell, das nicht auf einem interpretativen Schließen beruht, könne trügerisch sein, wenn das „Wahrgenommene" interpretativ aufgeladen wird. Rehbock bemerkte, es bestehe hier, ähnlich wie im Fall des Lebenswillens, eine Asymmetrie: Essen wird zumeist selbstverständlich und richtig als Ausdruck des Essenwollens verstanden; aber wenn jemand *nicht* essen möchte, dann ist das interpretationsbedürftig. *Wahrzunehmen* ist nur, dass jemand nicht essen möchte; aber die Gründe dafür können nicht einfach im Verhalten mitgesehen werden. Es gibt eine Vorgeschichte, die Situation, der Geschmack oder die Vorlieben und weitere andere Möglichkeiten der Erklärungen, seien sie etwa medizinisch, biographisch oder sozial angelegt.

Damit eröffnete sich eine weitere Diskussionsebene im Hinblick auf die Klärung eines Verhaltens und seiner möglichen Gründe: die Relevanz der Vorgeschichte. Zur Vorgeschichte der Frau D. gehörte die Einweisung in die Institution. Zu vermuten ist, dass dies nicht freiwillig und nicht in Kenntnis der Umstände geschah. Das heißt, die Nahrungsverweigerung kann auch als Protest gegen diese Einweisung selbst verstanden werden, oder als Verwirrung in Anbetracht plötzlicher neuer Anforderungen in einer Institution, in der sie sich nicht auskennt. Ihr vorheriger Lebensbereich war emotional überschaubar zwischen Bett, Bad und Küche angelegt. Jetzt hat sie vielleicht noch nicht einmal erkannt, wo sie überhaupt ist. Das wäre eine „Totalkatastrophe". Angeregt wurde in der Diskussion, die Erklärungs- und Entscheidungsmöglichkeiten zu erweitern: Im Rahmen der Krankenhausroutine scheint die Entscheidung zugespitzt auf die Wahl ‚ja oder nein zur PEG-Sonde'. Aber vielleicht muss Frau D. nur in eine vertraute Umgebung gebracht werden, und diese Entscheidung müsste dann gar nicht mehr getroffen werden. So wurde weiter gefragt, auf welchen unterschiedlichen Bewertungskriterien die ärztlichen, ethischen oder juristischen Perspektiven beruhen? Das zu klären bedürfte einer umfassenden Analyse.

Welche Gründe gibt es für die Bewertung unterschiedlicher Lebensformen? Welche Form des Wollens bekommt mehr Gewicht?

Somit ist zu fragen: Wer bewertet letztendlich auf welcher Grundlage unterschiedliche Lebensformen? Welche Entwicklungsstufe des Wollens bekommt mehr Gewicht? Ist es der Wille, der auf der Grundlage von reiflichen Überlegungen und rationaler Reflexion getroffen wurde? Wie hätte z. B. Walter Jens selber über seine Situation in der letzten Lebensphase geurteilt, wenn er sich hätte sehen können? Hätte er einen Zugewinn an genussvollen Erlebnissen verspürt oder aber vielleicht darauf herabgeschaut, weil dieser Erlebnisfähigkeit die

Reflexion fehlte? An welche Bedingungen knüpfen wir ein würdevolles Leben? Ist Würde auch an ein menschliches Sein gebunden, dass ich mir selbst nicht wünsche? In diesem Zusammenhang wurde eine Herausforderung formuliert, nämlich auch unter „würdelosen" Bedingungen für Würde zu sorgen, statt auf Selbsttötung oder Sterbehilfe auszuweichen. Würde ohne Leben gibt es nicht, so lautete eine der formulierten Thesen. Somit können bzw. sollten menschenunwürdige Lebensbedingungen nicht durch den Tod beendet werden, um der Würde willen. Wenn der Wille fehlt, ist Lebenserhaltung nicht als unwürdig zu apostrophieren.

Literatur

Anonymus: „Verschiebung der Verantwortung am Lebensende". *Ethik in der Medizin* 23(2), 2011, S. 135–136.

Beermann, Christopher: „Die Patientenverfügung". *Familie – Partnerschaft – Recht* 2010, S. 252–255.

Deutsche Gesellschaft für Neurologie und Deutsche Gesellschaft für Psychiatrie, Psychotherapie, Psychosomatik und Nervenheilkunde: *S3-Leitlinie Demenzen*. 2009. Retrieved 15.01.2015, from http://www.dgppn.de/fileadmin/user_upload/_medien/download/pdf/kurzversion-leitlinien/s3-leitlinie-demenz-lf.pdf.

Diener, Jens: *Patientenverfügungen psychisch kranker Personen und fürsorglicher Zwang*. Duncker & Humblot: Berlin 2013.

Hefermehl, Wolfgang: „§ 137 BGB". In: Soergel, Theodor / Siebert, Wolf / Baur, Jürgen (Hrsg.): *Bürgerliches Gesetzbuch (Soergel-BGB)*. Band 2, Allgemeiner Teil 2, §§ 104–240. Kohlhammer: Stuttgart 1999.

Herwig, Marc: „Vorkämpfer der Sterbehilfe: Walter Jens hängt am Leben" *DPA*, 19. Juli 2009. Retrieved 15.01.2015, from http://www.n-tv.de/panorama/Walter-Jens-haengt-am-Leben-article417892.html.

Höfling, Wolfram: „Das neue Patientenverfügungsgesetz". *Neue Juristische Wochenschrift* 2009, S. 2849–2852.

Jens, Tilman: *Du sollst sterben dürfen*. Gütersloher Verlagshaus: Gütersloh 2015.

Jens, Tilman: *Demenz: Abschied von meinem Vater*. Goldmann: München 2010.

Jens, Walter / Küng, Hans: *Menschenwürdig sterben. Ein Plädoyer für Selbstverantwortung*. Piper: München 1995.

Jox, Ralf J. / Ach, Johann S. / Schöne-Seifert, Bettina: „Patientenverfügungen bei Demenz: Der ‚natürliche Wille' und seine ethische Einordnung". *Deutsches Ärzteblatt* 111(10), 2013, S. A394–A396.

Jox, Ralf J.: „Der ‚natürliche Wille' als Entscheidungskriterium: rechtliche, handlungstheoretische und ethische Aspekte". In: Schildmann, Jan / Fahr, Uwe / Vollmann, Jochen (Hrsg.): *Entscheidungen am Lebensende in der modernen Medizin: Ethik, Recht, Ökonomie und Klinik*. LIT: Berlin 2006, S. 69–86.

Jox, Ralf J.: „Bewusstlos, aber autonom?! – Ethische Analyse stellvertretender Entscheidungen für einwilligungsunfähige Patienten". *Ethik in der Medizin* 16, 2004, S. 401–414.

Kühlmeyer, Katja et al.: "Evaluating Nonverbal Behavior of Individuals with Dementia during Feeding: A Survey of the Nursing Staff in Residential Care Homes for Elderly Adults." *Journal of the American Geriatric Society*, Online first Nov 14, 2015, DOI: 10.1111/jgs.13822.

Küng, Hans: *Erlebte Menschlichkeit. Erinnerungen*. Piper: München 2013.

Magnus, Dorothea: „Sterbehilfe und Demenz". *Neue Zeitschrift für Strafrecht* 2013, S. 1–6.

Merkel, Reinhard: „Zur Frage der Verbindlichkeit von Patientenverfügungen. Eine notwendige Ergänzung der bisher in Deutschland geläufigen Argumente". *Ethik in der Medizin*, 2004, S. 298–307.

Olzen, Dirk: „Die gesetzliche Neuregelung der Patientenverfügung". *Juristische Rundschau* 2009, S. 354–358.

Quante, Michael: *Personales Leben und menschlicher Tod. Personale Identität als Prinzip der biomedizinischen Ethik*. Suhrkamp: Frankfurt a. M. 2002.

Rehbock, Theda: „Wie kann ich wissen, was du willst? Zur Bedeutung des Zusammenhangs zwischen Sprache und Leiblichkeit für die Ethik". In: Leeten, Lars (Hrsg.): *Moralische Verständigung. Formen einer ethischen Praxis*. Alber: Freiburg/München 2013, S. 171–208.

Seel, Martin: „Grenzfälle der Selbstbestimmung. Über die Teilnahme am Leben anderer". In: id.: *Paradoxien der Erfüllung. Philosophische Essays*. Fischer: Frankfurt a. M. 2006, S. 115–129.

Seel, Martin: *Sich bestimmen lassen. Studien zur theoretischen und praktischen Philosophie*. Suhrkamp: Frankfurt a. M. 2002.

Spickhoff, Andreas: „Rechtssicherheit kraft Gesetzes durch sog. Patientenverfügungen?". *Zeitschrift für das gesamte Familienrecht* 2009, S. 1949–1955.

Steenbreker, Thomas: „Zivilrechtliche Unbeachtlichkeit eines ‚natürlichen Willens' für den Widerruf der Patientenverfügung". *Neue Juristische Wochenschrift* 2012, S. 3207–3211.

Thomas von Aquin: *Summa theologica I–II, q.1 a.1*. Alfred Kröner Verlag: Stuttgart 1985.

Wilckens, Uwe: „Zweifelsfragen zum neuen Patientenverfügungsrecht". *Monatsschrift für Deutsches Recht* 2011, S. 143–145.

Wittgenstein, Ludwig: *Philosophische Untersuchungen*. Suhrkamp: Frankfurt a. M. 1971.

Wolf, Manfred: „§ 2302 BGB". In: Soergel, Theodor / Siebert, Wolf / Baur, Jürgen (Hrsg.): *Bürgerliches Gesetzbuch (Soergel-BGB)*. Band 23 Erbrecht 3, §§ 2274–2385. Kohlhammer: Stuttgart 2002.

II. Entscheidungskonstellationen

C) Informierte Einwilligung bei klinischen Studien

Damit es ethisch zu rechtfertigen ist, mit Menschen Experimente durchzuführen oder Untersuchungen mit ihnen anzustellen, gibt es eine Reihe von mittlerweile international anerkannten Kriterien. Die Forschung muss einen gesellschaftlichen Wert aufweisen; soweit sich Belastungen und Risiken nicht vermeiden lassen, müssen sie in einem ausgewogenen Verhältnis zum Nutzen für die betroffene Person selbst stehen; eine unabhängige Ethikkommission muss die Studie geprüft und zugelassen haben usw. In dieser Liste von Kriterien ist eines besonders wichtig, nämlich das Kriterium der Freiwilligkeit. Menschen müssen sich freiwillig zu einer Teilnahme an der Studie entscheiden können. D.h. sie müssen die Teilnahme, ohne dass für sie daraus Nachteile entstehen, auch ablehnen können. Man darf nicht mit Zwang oder Nötigung oder Druck zu einer Versuchsperson gemacht werden.[1] Was kann aber die Freiwilligkeit in den hochkomplexen Kontexten moderner klinischer Forschung bedeuten, die zudem als Studienteilnehmende Patienten benötigen, deren Handlungsfähigkeit in verschiedenen Hinsichten eingeschränkt sein kann?

Der *informed consent* soll hier als ein Instrument der Willensfeststellung in Grenzbereichen kritisch thematisiert werden. Seine Überzeugungskraft zur Legitimierung durch Verfahren beruht auf Prämissen, die nicht alle als selbstverständlich gelten können. Es werden im Folgenden zwei Fälle behandelt, bei denen es nicht klar ist, wie dieses Instrument in der Praxis zur Geltung kommen kann.

---

1 Schweizerische Akademie der Medizinischen Wissenschaften (Hrsg.): *Forschung mit Menschen. Ein Leitfaden für die Praxis.* Bern 2015; Lenk, Christian / Duttge, Gunnar / Fangerau, Heiner (Hrsg.): *Handbuch Ethik und Recht der Forschung am Menschen.* Heidelberg: Springer 2014.

Entsprechend ist es fraglich, ob die informierte Zustimmung als formelle Prozedur den „Willen“ von möglichen Studienteilnehmenden angemessen zuerst bilden und dann auch zum Ausdruck bringen kann. Die Fälle werden zunächst aus der Perspektive einer Forschungsethikkommission vorgestellt und sodann aus drei unterschiedlichen ethischen Perspektiven diskutiert.

Kurt Racké

Praxisbericht

Fall 1: Randomisierter Therapievergleich bei Patienten mit akuter schwerem Herzinfarkt

Bei einem akuten schweren Herzinfarkt liegt ein akuter thrombotischer Verschluss einer größeren Herzkranzarterie vor, was zu einer schwerwiegenden Unterversorgung des Herzmuskels führt, und letztlich – wenn die Versorgung nicht rasch wieder hergestellt wird – zu einem Absterben des Herzmuskelgewebes in dem entsprechenden Areal. Dieses Ereignis muss als lebensbedrohlich eingestuft werden, wobei als mögliche Todesursachen entweder bedrohliche Herzrhythmusstörungen wie Kammerflimmern oder ein akutes Herzversagen im Vordergrund stehen. Typischerweise sind spezifische Veränderungen im EKG zu beobachten, eine Anhebung der ST-Strecke, weshalb das Ereignis auch STEMI (*ST elevation myocardial infarction*) genannt wird.

Die Patienten empfinden in der Regel starke, beklemmende Brustschmerzen, die in die Schulter oder auch Bauchbereich ausstrahlen, eventuell verbunden mit deutlicher Atemnot. Diese Schmerzen halten in der Regel länger an, und die Situation wird von den Patienten meist auch als akut „lebensbedrohlich" empfunden.

Therapeutisch gilt es, den Verschluss des Herzkranzgefäßes so schnell wie möglich zu durchbrechen. Als Standardbehandlung entsprechend der aktuellen Leitlinien der Deutschen Gesellschaft für Kardiologie gilt eine perkutane Ballondilatation des Kranzgefäßes mit nachfolgender Stentplatzierung. Hierbei wird über einen Zugang mit Punktion einer Arterie in der Leiste unter Röntgenkontrolle ein Katheter bis in das betroffene Herzkranzgefäße geschoben. Schließlich wird an der Stelle des Verschlusses der Katheter Ballon-ähnlich aufgeblasen. Danach wird in dem wiedereröffneten Gefäßabschnitt ein Stent, ein stabiles Drahtgeflecht, entfaltet, um das Gefäß dauerhaft offen zu halten.

Seit einiger Zeit gibt es die Möglichkeit, vor diesem Eingriff zusätzlich den Thrombus aus der Herzkranzarterie mit einem speziellen Katheter abzusaugen. Mögliche Vorteile dieses zusätzlichen Eingriffs sind ein bessere Blutversorgung des unterversorgten Herzareals und damit ein besseres Langzeitergebnis für die Leistungsfähigkeit des Herzens. Das zusätzliche Risiko dieses Eingriffs ist eine Verschleppung von Thrombusmaterial im Blutkreislauf, was dann als schwerwiegende Komplikation einen Schlaganfall verursachen könnte.

Um die Wirksamkeit dieses zusätzlichen Eingriffs bewerten zu können, soll nun eine Studie durchgeführt werden, bei der die beiden Eingriffe verglichen werden sollen. Ein Teil der Patienten soll die bisherige Standardbehandlung allein erhalten; ein anderer Teil zusätzlich zur Standardbehandlung vorab die Thrombusentfernung mit dem hierfür entwickelten Spezialkatheter. Die Ergebnisse der beiden Behandlungen sollen verglichen werden. Um eine hohe wissenschaftliche Aussagekraft der Studie zu erzielen, sollen die Patienten zufällig einer der beiden Behandlungsoptionen zugewiesen werden.

In die Studie sollen Patienten eingeschlossen werden, die akut wegen ihrer Herzattacke in die Klinik eingewiesen wurden und bei denen im EKG die o.g. typische Veränderung als Zeichen eines schweren Herzinfarktes gesehen wurde. Der Sponsor der Studie hatte vorgesehen, die Patienten mit einer neunseitigen Informationsschrift aufklären zu lassen, die Grundlage dafür sein sollte, dass die Patienten „informiert" eine schriftliche Einwilligungserklärung abgeben könnten.

Fall 2: Randomisierte, Placebo-kontrollierte Prüfung der Wirksamkeit eines Arzneistoffes mit potentiell „anti-dementiver" Wirkung bei Patienten mit Demenz

Die gegenwärtigen Behandlungsoptionen für Patienten mit Demenz sind sehr begrenzt. Pharmazeutische Wirkstoffe, die den Krankheitsverlauf positiv beeinflussen sind bisher nicht verfügbar. Es stehen lediglich Substanzen als zugelassene Arzneimittel zur Verfügung, die eine zwar klinisch signifikante, dennoch aber nur relative moderate Verbesserung der kognitiven Leistungsfähigkeit erwirken.

Im Rahmen der klinischen Studie soll nun bei Patienten mit „milder bis moderater" Demenz eine Prüfsubstanz untersucht werden, für die es experimentelle Hinweise gibt, dass sie die kognitive Leistungsfähigkeit verbessern könnte. Bisher gibt es allerdings nur sehr wenige Daten über diese Prüfsubstanz aus vorgängigen Untersuchungen am Menschen. So besteht auch noch Unklarheit über die beste Dosis, weshalb in der der Ethikkommission vorgelegten Studie zwei unterschiedliche Dosierungen vorgesehen sind. Um eine hohe wissenschaftliche Aussagekraft der Studie zu erzielen, soll ein Drittel der Patienten nur mit einem Scheinmedikament (Placebo) behandelt werden und die Zuteilung zu den drei unterschiedlichen Behandlungen (Dosis 1, Dosis 2, Placebo) soll nach dem Zufallsprinzip erfolgen.

Hauptkriterium für den Einschluss der Patienten in die Studie ist eine Einschränkung der kognitiven Leistungsfähigkeit, die mit dem sogenannten Mini-Mental-Status-Test (MMST) erfasst werden soll. Bei diesem Test werden anhand eines einfachen Fragebogens die Orientierungsvermögen, das Gedächtnis, die Aufmerksamkeit, die Fähigkeit zu rechnen, die Sprache und eine geometrischkonstruktive Praxis erfasst und in der Summe mit maximal 30 Punkten bewertet (der Fragebogen ist hier zur Veranschaulichung abgedruckt). Patienten mit einem Score zwischen 14 und 24 können in die Studie eingeschlossen werden. Die Patienten haben noch keinen gesetzlichen Vertreter, d.h. sie gelten juristisch noch als einwilligungsfähig. Auf der anderen Seite wird aber in der Studienplanung das Vorhandensein einer zuverlässigen Betreuungsperson als ein weiteres Kriterium für eine Studienteilnahme gefordert. Daran wird deutlich, dass die Patienten für die Bewältigung des Alltags bereits eine Unterstützung brauchen.

Für die Aufklärung der Patienten hatte der Sponsor der Studie eine Informationsschrift mit 24 Seiten vorgesehen, in der die Prüfsubstanz vorgestellt und alle vorgesehenen Studienmaßnahmen (in erster Linie neuropsychologische Testungen) sowie mögliche Risiken der Studienteilnahme, Angaben zur Probandenversicherung sowie die geplante Erhebung und Verarbeitung der Studiendaten detailliert beschrieben wurden. Am Ende sollten die Patienten „informiert" eine schriftliche Einwilligung zur Studienteilnahme erteilen.

[Graphik 1]

Mini-Mental Status-Test (MMST)

Der MMST erlaubt anhand eines einfachen Fragebogens eine Abschätzung der kognitiven Fähigkeiten eines älteren Menschen. Erfasst werden z.B. Orientierung, Gedächtnis, Aufmerksamkeit und Rechnen, Sprache und konstruktive Praxis.

1. Testdauer	**ca 10 Minuten**
2. Auswertung	**Einfache Addition der vorgegebenen Punkte**
3.Interpretation	**30-27 Punkte** **keine Demenz** **26-18 Punkte** **leichte Demenz** **17-10 Punkte** **mittelschwere Demenz** **≤ 9 Punkte** **schwere Demenz**

[Graphik 2]

Mini-Mental Status-Test (MMST)

....

Name und Vorname des Patienten *Datum*

1. Orientierung

In welchem Jahr leben wir? ☐

Welche Jahreszeit ist jetzt? ☐

Welches Datum haben wir heute? ☐

Welchen Monat haben wir? ☐

In welchem Bundesland sind wir hier? ☐

In welchem Land? ☐

In welcher Ortschaft? ☐

Wo sind wir (in welcher Praxis / Altenheim)? ☐

Auf welchen Stockwerk? ☐

2. Merkfähigkeit

Fragen Sie den Patienten, ob Sie sein Gedächtnis prüfen dürfen. Nennen Sie dann drei verschiedenartige Dinge klar und langsam (ca 1 pro sec) "Zitrone, Schlüssel, Ball". Nachdem Sie allle drei Worte ausgesprochen haben, soll der Patient sie wiederholen. Die erste Wiederholung bestimmt die Wertung (vergeben Sie für jedes wiederholte Wort einen Punkt), doch wiederholen Sie den Versuch, bis der Patient alle drei Wörter nachsprechen kann. Maximal gibt es 5 Versuche. Wenn ein Patient nicht alle drei Wörter lernt, kann das Erinnern nicht sinnvoll geprüft werden.

Punkte 0-3 ☐

3. Aufmerksamkeit und Rechnen

Bitten Sie den Patienten, bei 100 beginnend in 7er Schritten rückwärts zu zählen. Halten Sie nach 5 Substraktionen (93, 86, 79, 72, 65) an und zählen Sie die in der richtigen Reihenfolge gegebenen Antworten. Bitten Sie daraufhin das Wort "Preis" rückwärts zu buchstabieren. Die Wertung entspricht der Anzahl von Buchstaben in der richtigen Reihenfolge (z.B. SIERP=5, SIREP=3). Die höhere der beiden Wertungen wird gezählt.

Punkte 0-5 ☐

4.Erinnern

Fragen Sie den Patienten, ob er die Wörter noch weiß, die er vorhin auswendig lernen sollte. Geben Sie einen Punkt für jedes richtige Wort.

Punkte 0-3 ☐

5. Benennen

Zeigen Sie dem Patienten eine Armbanduhr und fragen Sie ihn was das ist. Wiederholen Sie die Aufgabe mit einem Bleistift. Geben Sie einen Punkt für jeden erfüllten Aufgabenteil.

Punkte 0-3 ☐

6. Wiederholen

Bitten Sie den Patienten, den Ausdruck " Kein Wenn und Aber" nachzusprechen. Nur ein Versuch ist erlaubt.

Punkte 0-1 ☐

7. Dreiteiliger Befehl

Lassen Sie den Patienten den folgenden Befehl ausführen. " Nehmen Sie ein Blatt in die Hand, falten Sie es in der Mitte und legen Sie es auf den Boden." Geben Sie einen richtigen Punkt für jeden richtig ausgeführten Befehl.

Punkte 0-3 ☐

8. Reagieren

Schreiben Sie auf ein weißes Blatt in grossen Buchstaben: "Schließen Sie die Augen". Der Patient soll den Text lesen und ausführen. Geben Sie einen Punkt, wenn der Patient die Augen schließt.

Punkte 0-1 ☐

9. Schreiben

Geben Sie dem Patienten ein weißes Blatt, auf dem er für Sie einen Satz schreiben soll. Diktieren Sie den Satz nicht, er soll spontan geschrieben werden. Der Satz muß ein Subjekt und ein Verb enthalten und einen Sinn ergeben. Konkrete Grammatik und Interpunktion werden nicht verlangt.

Punkte 0-1 ☐

10. Abzeichnen

Zeichnen Sie auf ein weißes Blatt zwei sich überschneidene Fünfecke und bitten Sie den Patienten, die Figur genau abzuzeichnen. Alle 10 Ecken müßen vorhanden sein und 2 müßen sich überschneiden, um als ein Punkt zu zählen. Zittern und Verdrehen der Figur sind nicht wesentlich.

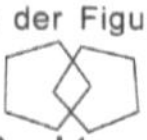

Punkte 0-1 ☐

Summe der Punkte .... ☐

Bert Heinrichs

Kommentar

In ihrer klassischen Theorie der informierten Einwilligung gehen Ruth Faden und Tom Beauchamp – ähnlich wie viele andere – vom Prinzip der Selbstbestimmung aus und identifizieren drei inhaltliche Bedingungen für selbstbestimmte Handlungen, nämlich: 1. Absichtlichkeit (*intentionality*), 2. Einsicht (*understanding*) und 3. Abwesenheit von beherrschendem Einfluss (*noncontrol*).[1] Nur wenn eine Handlung diese drei Bedingungen erfülle, könne sie als selbstbestimmt gelten. Die informierte Einwilligung bestimmen Faden und Beauchamp im Weiteren als eine bestimmte Art von selbstbestimmter Handlung, genauer als selbstbestimmte Autorisierung (*autonomous authorization*). Diese Auffassung führt dazu, dass die informierte Einwilligung als solitärer Akt einer einzelnen Person gedeutet wird, dessen Erfolg von der Qualität der Entscheidungsbasis abhängt. Dies hat zur Folge gehabt, dass der Fokus lange Zeit primär auf dem Komplex der Offenlegung von Informationen (*disclosure*) gelegen hat. Zahlreiche empirische Befunde zeigen, dass das Ziel einer maximal informierten Entscheidungsbasis häufig dramatisch verfehlt wird. Dies gilt nicht nur, aber natürlich auch und besonders für Szenarien wie die von Kurt Racké beschriebenen. Das Hauptproblem hat man darin gesehen – und sieht es vielfach noch –, wie sich die Informationslage der Probanden verbessern lässt. Nicht zuletzt Bereiche wie die Notfallforschung und die Demenzforschung lassen Zweifel aufkommen, ob dies wirklich eine sinnvolle Strategie ist.

In jüngerer Zeit haben Neil Manson und Onora O'Neill eine alternative Begründung der informierten Einwilligung vorgeschlagen, bei der – anknüpfend an John Austin und John Searle – der Begriff des erfolgreichen kommunikativen Akts ins Zentrum gerückt wird.[2] Ihre Grundthese lautet, dass die herrschende Auffassung von informierter Einwilligung in einem einseitigen Verständnis von Information und Informationsvermittlung gründet.[3] Dadurch werde verdeckt, dass die informierte Einwilligung eigentlich einen kommunikativen Akt zwischen Personen darstelle, der seinen Voraussetzungen und auch seinen Zielen

1 Faden, Ruth R. / Beauchamp, Tom L. / King, Nancy M. P: *A History and Theory of Informed Consent.* Oxford University Press: New York 1986, S. 235–273.

2 Manson, Neil C. / O'Neill, Onora: *Rethinking Informed Consent in Bioethics.* Cambridge University Press: Cambridge 2007.

3 Op. cit., 26–49.

nach nicht adäquat erfasst wird, wenn man nur eine beteiligte Partei in den Blick nimmt. Die vorherrschende simplifizierende Auffassung reduziert Information auf Informationsgehalt und Kommunikation auf das Übermitteln von Informationsgehalten. Die informierte Einwilligung wird in der Folge auf eine individuelle Entscheidung auf der Grundlage von Informationsgehalten verkürzt. Dies befördert die irrige Logik: „Je mehr Informationsgehalte, desto besser die Einwilligung". Dem stellen Manson und O'Neill eine Neubestimmung gegenüber, bei der nicht der Informationsgehalt und die Frage der optimalen Übertragung, sondern der kommunikative Akt als facettenreiches Ereignis zwischen Akteuren im Zentrum steht. Es geht demnach nicht oder zumindest nicht nur um „disclosure for decision-making", sondern um „transactions between agents".[4]

Legt man einen solchen Begründungsansatz zugrunde, dann hat dies weitreichende Konsequenzen für die Frage nach den Standards für die Aufklärung sowie für die Reichweite der Einwilligung. Dies wird besonders deutlich, wenn man die entsprechenden Maßgaben des *Nuremberg Code* sowie der *Declaration of Helsinki* betrachtet. Der *Nuremberg Code* stellt auf die Fähigkeiten der einwilligenden Person ab und sieht vor, dass diese „genügend Kenntnis von und Einsicht in die Bestandteile des betreffenden Gebiets haben muß".[5] Die *Declaration of Helsinki* enthält gar eine ausführliche Liste, die vorgibt, über was vor einem Forschungsprojekt alles aufgeklärt werden muss. Die Liste umfasst: „die Ziele, Methoden, Geldquellen, eventuelle Interessenkonflikte, institutionelle Verbindungen des Forschers, den erwarteten Nutzen und die potentiellen Risiken der Studie, möglicherweise damit verbundene Beschwerden, Bestimmungen für die Zeit nach Beendigung der Studie sowie alle anderen relevanten Aspekte der Studie"[6]. Beide Dokumente verfehlen den entscheidenden Punkt, indem sie außer Acht lassen, dass die Anforderungen für die Aussetzung eines Schutzanspruchs entscheidend von der Art des Anspruchs, den konkreten Gegebenheiten sowie den beteiligten Personen abhängen. Die Anforderungen für die Gültigkeit einer Einwilligung lassen sich mithin nicht allein anhand der Fähigkeiten der einwilligenden Person oder einer generischen Liste von Informationen bestimmen, sondern müssen die Art der Handlung sowie die einwilligungssuchende Person stets mit berücksichtigen. Während in einigen Fällen eine nicht verbalisierte Einwilligung ausreichend

---

4 Op. cit., 69.

5 Zitiert nach Mitscherlich, Alexander / Mielke, Fred (Hrsg.): *Medizin ohne Menschlichkeit. Dokumente des Nürnberger Ärzteprozess.* Fischer: Frankfurt a. M. 2004, 354.

6 World Medical Association: *Declaration of Helsinki – Ethical Principles for Medical Research Involving Human Subjects* (October 2013), retrieved 22.08.2014, from http://www.wma.net/en/30publications/10policies/b3/.

ist, gibt es andere Fälle – etwa schwere Körperverletzung – in denen kein noch so hoher Aufklärungsstandard ausreicht, um eine Einwilligung gültig zu machen. Das bedeutet natürlich nicht, dass vor dem Hintergrund eines solchen Begründungsansatzes die Aufklärung über die in Rede stehende Handlung gänzlich irrelevant wäre. Es bedeutet vielmehr, dass das eigentliche Problem bei inadäquater Information nicht darin besteht, dass eine unzureichende subjektive Entscheidungsbasis geschaffen wird, sondern dass die Einwilligung als intersubjektiver Akt scheitert. Daraus folgt, dass ein „je mehr desto besser"-Ansatz keine Lösung bringt. Schiere Informationsfülle ist keineswegs ein Garant für erfolgreiche Kommunikation. Manson und O'Neill bringen dies auf die prägnante Formel „adequate accuracy" statt „illusory completeness".[7]

Trotz ihrer Neubestimmung bleiben O'Neill und Manson mit ihrem Ansatz in gewisser Weise dem traditionellen Prinzip der informierten Einwilligung verbunden. Sie vertreten die Auffassung, das Problem der Einwilligungsunfähigkeit müsse durch einen moderaten Paternalismus in Verbindung mit dem Prinzip des Vertrauens gelöst werden.[8] Die Autoren wenden ihren eigenen Ansatz somit nur auf einen Aspekt des Problems konsequent an. Zu Recht machen sie darauf aufmerksam, dass es nicht auf die Information allein ankommt, sondern auf den kommunikativen Akt mit dem ihm eigenen normativen Standards. Ein zweiter Aspekt ist aber: Es kommt nicht auf die kognitiven Fähigkeiten des Einwilligenden (in der konkreten Situation) allein an, sondern wiederum auf den kommunikativen Akt. Ein solcher Akt kann auch dann erfolgreich sein, wenn bestimmte Informationen bezüglich der in Rede stehenden Handlung unverstanden bleiben. Es muss mithin nicht nur gelten: „adäquate Genauigkeit" hinsichtlich der Informationen, sondern auch „adäquate Ansprüche an die Fähigkeiten der einwilligenden Person".

Dies entspricht im Übrigen der alltäglichen Praxis vorübergehender Rechtsabtretungen – die ja keineswegs nur in der Medizin und medizinischen Forschung eine Rolle spielen. Ein nicht-medizinisches Beispiel kann vielleicht helfen, dies zu verdeutlichen. Nehmen wir an, eine Person möchte vorübergehend das Grundstück einer anderen Person betreten. Dafür benötigt sie grundsätzlich eine Einwilligung, ansonsten würde sie sich womöglich des Hausfriedensbruchs (§ 123 StGB) schuldig machen. In vielen Fällen wird man sehr geringe Anforderungen hinsichtlich der Aufklärung für ausreichend halten. Würde ein Nachbar bspw. fragen: „Kann ich meinen Fußball holen, er ist versehentlich über den Zaun geflogen?" dann wäre eine ausführliche Aufklärung sicher nicht erforderlich. Man

7 Manson / O'Neill, 90.
8 Op. cit., 154–182.

wäre vermutlich sogar irritiert, wenn er erklären würde: „Ich werde dafür ca. zwei Minuten brauchen; ich werde diesen Weg nehmen; es könnte sein, dass von jenem Strauch ein paar Blätter abreißen, wenn ich den Ball heraushole usw." In anderen Fällen liegt die Sache sicher anders. Würde der Nachbar etwa sagen: „Wir wollen einen Teich ausheben, dazu möchten wir einen Zugang durch Ihren Garten nutzen." dann würde man vermutlich umfassendere Informationen für angemessen halten. Würde er gar verheimlichen, dass das Ausheben mit einem Minibagger erfolgen soll, der die Wiese ruinieren wird, dann würde man wohl zu Recht von Täuschung sprechen. Eine eventuell gegebene Einwilligung würde man im Nachhinein als ungültig bezeichnen. Dieses Beispiel verdeutlicht, dass sich der Aufklärungsstandard nicht abstrakt festlegen lässt.

Eine Modifikation des Beispiels vermag zu zeigen, dass dies auch hinsichtlich der Fähigkeiten der einwilligenden Person gilt. Angenommen, der Gartenbesitzer leidet an einer milden Form von Demenz. Der Möglichkeit, in das Betreten des Grundstücks einzuwilligen, um den Ball zu holen, würde dies wohl kaum entgegenstehen. Im Fall der Teichgestaltung hingegen könnte man zu einem anderen Ergebnis kommen. Eine vollständige Würdigung muss zudem neben der einwilligenden Person und der in Rede stehenden Handlung auch noch die um Einwilligung ersuchende Person berücksichtigen. Handelt es sich um jemanden, den die einwilligende Person gut kennt und dem sie vertraut – im Beispiel etwa um einen seit langem bekannten Nachbarn –, ist die Sachlage anders zu bewerten als wenn es sich um eine gänzlich fremde Person handelt. Fraglich ist, was dies für die Forschungsethik im Allgemeinen und speziell für Fälle wie die von Kurt Racké skizzierten bedeutet.

Gerald Dworkin hat die Auffassung vertreten, im Bereich der Medizin komme der informierten Einwilligung deshalb eine besondere Bedeutung zu, weil es sich bei der Gesundheit um ein Primärgut handele.[9] Dieses Argument ist durchaus stichhaltig. Es wäre aber voreilig, daraus den Schluss zu ziehen, dass Menschen mit kognitiven Beeinträchtigungen – sei es aufgrund einer Demenz, sei es aufgrund einer akuten Notfallsituation – wegen der Wichtigkeit des Gutes Gesundheit grundsätzlich nicht in die Teilnahme an biomedizinischen Experimenten einwilligen können. Entscheidend ist, dass eine einwilligende Person und eine um Einwilligung ersuchende Person gemeinsam einen erfolgreichen kommunikativen Akt vollziehen, dessen Gelingensbedingungen maßgeblich von der konkreten Situation abhängen. Eine starre Festlegung des Inhalts von Aufklärungsverfahren, wie sie die *Declaration of Helsinki* vorsieht, ist daher nicht sinnvoll. Ebenso ist eine

---

9 Dworkin, Gerald: *The Theory and Practice of Autonomy.* Cambridge University Press: Cambridge 1988, 100ff.

standardisierte Überprüfung kognitiver Fähigkeiten durch ein Testverfahren wie den *MacCat*[10] als Prüfstein für die Einwilligungsfähigkeit problematisch.

Der Schutz vor einer objektiven Gefährdung, den das Nichtschadenprinzip ohne Zweifel verlangt, wird dadurch nicht in Frage gestellt. Im Gegenteil, die Begutachtung von Forschungsprotokollen durch unabhängige Ethik-Kommissionen gewährleistet gerade dies. Die Teilnahme an Experimenten – zumindest an solchen mit geringem Risikoprofil – ist daher eher mit dem Ball- als mit dem Bagger-Fall zu vergleichen. Eine Einwilligung durch die betroffenen Personen selbst muss also auch dann nicht grundsätzlich ausgeschlossen werden, wenn diese bspw. durch akute Schmerzen (wie im Szenario 1) oder durch eine beginnende Demenz (wie im Szenario 2) in ihren kognitiven Fähigkeiten beeinträchtigt sind. Entscheidend bleibt, dass ein Proband versteht, dass er an einer Studie teilnehmen soll und damit bestimmte Schutzansprüche vorübergehend preisgibt.

Natürlich hat auch ein solcher Ansatz Grenzen. Mit einer Einwilligung sind Verpflichtungen verbunden, die sowohl den Geber als auch den Empfänger einer Einwilligung betreffen. Ist eine Person grundsätzlich oder auch nur aktuell nicht in der Lage, solche Verpflichtungen zu erfüllen, dann kann sie keine Einwilligung erteilen.[11] Die prinzipielle Grenze der Einwilligung ist da erreicht, wo Kommunikation überhaupt nicht mehr zustande kommt. Dies kann bei fortgeschrittenen Formen der Demenz ohne Zweifel der Fall sein. Auch akut lebensbedrohliche Situationen können die Kommunikation gänzlich unmöglich machen. Fraglich ist, ob alternative Konzepte wie die antizipierte Einwilligung (in der Demenzforschung), die stellvertretende Einwilligung oder eine vorübergehend aufgeschobene Einwilligung (in der Notfallforschung) einen adäquaten Ersatz für den *first person consent* darstellen können. Solange Kommunikation noch stattfindet, kommt es auf die konkreten Gegebenheiten an. Man sollte die Fähigkeiten zu selbstbestimmten Lebensvollzügen bei Menschen mit kognitiven Beeinträchtigungen nicht unterschätzen – auch nicht in protektiver Absicht. Dies darf umgekehrt freilich nicht bedeuten, dass etablierte Schutzstandards im Interesse Dritter unterlaufen werden. Eine Neubestimmung der informierten Einwilligung, die den Gedanken des kommunikativen Akts ins Zentrum rückt, weist einen Mittelweg zwischen Selbstbestimmung einerseits und Schutz andererseits auf und vermag auf diese Weise zu Recht bemängelte Einseitigkeiten des etablierten Verständnisses zu überwinden.

---

10 MacArthur Competence Assessment Tool (MacCat). Folgende Webseite stellt detaillierte Informationen zu diesem Test bereit: http://www.macarthur.virginia.edu/treatment.html (retrieved 22.08.2014).

11 Manson / O'Neill, 93f.

Simone Aicher

Kommentar

Als dritte Person in der Diskussion kommt mir die Aufgabe zu, eine Verbindung zwischen dem ethischen Referat und den Praxisfällen herzustellen. Dabei nehme ich weitere begriffliche Differenzierungen vor und gehe näher auf die anthropologischen und kommunikativen Aspekte ein, die für die Einwilligung in klinische Studien relevant sind.

Bert Heinrichs nennt in seinem Vortrag zunächst die notwendigen Bedingungen der informierten Einwilligung (*informed consent*): (1) Absichtlichkeit (*intentionality*), (2) Einsicht (*understanding*), (3) Abwesenheit von beherrschendem Einfluss (*noncontrol*)[1]. Er kritisiert die bisher vorherrschende Einstellung, dass der *informed consent* in Form einer selbstbestimmten Autorisierung als solitärer Akt verstanden wird. Er argumentiert im Anschluss an Manson & O'Neill, dass ein komplexeres und interaktives Verständnis der Arzt-Patienten Kommunikation zugrunde gelegt werden müsse.[2] Während der Fokus in der Vergangenheit auf einer einseitigen Offenlegung von Informationen durch den Arzt für den Patienten/Probanden gelegen habe, müsse der Fokus vielmehr auf dem Erfolg des kommunikativen Aktes liegen.[3]

Kommunikation bedeute mehr als Informationsvermittlung, es gehe um eine Transaktion zwischen Akteuren[4], wobei laut Heinrichs jeweils die Art der Handlung und die Person mit ihren jeweiligen Fähigkeiten[5] mitberücksichtigt werden müsse. Es gehe mehr um die Adäquatheit des intersubjektiven Akts und nicht um eine vollständige Übermittlung von Informationen, die ohnehin immer nur scheinbar aber nie wirklich vollständig ist. Ein moderater Paternalismus[6] und ein Handeln gemäß dem Prinzip des Vertrauens[7] seien hier angezeigt. Heinrichs

1 Cf. Faden et al.

2 Cf. Manson / O'Neill.

3 Cf. Austin, John L.: *How To Do Things With Words.* The William James lectures delivered at Harvard University in 1955. Oxford University Press: London 1971.

4 Cf. Manson / O'Neill.

5 Cf. hierzu Nussbaum, Martha C.: *Gerechtigkeit oder Das gute Leben.* Suhrkamp: Frankfurt a. M. 1999.

6 Cf. hierzu Sartorius, Rolf E.: *Paternalism.* University of Minnesota Press: Minneapolis 1983.

7 Cf. hierzu Wiesemann, Claudia / Simon, Alfred: *Patientenautonomie. Theoretische Grundlagen, praktische Anwendungen.* Mentis: Münster 2013.

betont, es gehe nicht nur um kognitive Fähigkeiten der Probanden bei der Einwilligung und es müsse auch nicht alles vom Probanden verstanden werden, sondern es geht um adäquate Ansprüche an die Fähigkeiten der Person. Der *informed consent* habe eine große Bedeutung, weil Gesundheit ein Primärgut[8] sei, das besonders geschützt werden müsse. Heinrichs erklärt, dass sich Aufklärungsstandards nicht abstrakt festlegen ließen; sie seien abhängig von den Konsequenzen der Handlung, in die eingewilligt wird. Bei weniger wichtigen Entscheidungen würden mehr Einschränkungen in der Aufklärung hingenommen. Bei leicht eingeschränkter Einwilligungsfähigkeit seien zwar Eingriffe mit geringem Risikoprofil erlaubt, gravierendere Eingriffe allerdings nicht zu rechtfertigen. Bei einer starken Einschränkung der Kompetenz, insbesondere dort, wo Kommunikation mit der Person nicht mehr möglich ist, seien diesem Verfahren Grenzen gesetzt.

Ich werde diese Argumentation nun kommentieren. Zunächst sollte unterschieden werden zwischen einer Einwilligung in klinische Forschungsstudien und der Einwilligung im Rahmen einer Behandlung. Während wir es in der Forschung in erster Linie mit *Probanden* zu tun haben, geht es im Rahmen der Behandlung in erster Linie um den *Patienten*. Diese beiden Rollen sollten auseinandergehalten werden, denn sie beeinflussen die Beziehung, in der der Arzt zur anderen Person steht. Das gleiche gilt für die Rolle des *Arztes* und des *Forschers*, die auch in der Erklärung von Helsinki vermischt wird, wie Manson und O'Neill kritisch feststellen.[9]

Die Rollen getrennt zu halten, scheint mir auch deshalb wichtig, weil Menschen unterschiedlich viel *Vertrauen* in die *Forschung* und in die medizinische *Behandlung* haben können. Oft ist Vertrauen zudem eine höchst individuelle Angelegenheit, die stark mit Personenmerkmalen zusammenhängt und weniger mit objektiven Tatsachen. Das macht das Prinzip des Vertrauens missbrauchsanfällig.[10] Auch haben viele Personen zwar ein großes *Interesse* an Behandlung und Heilung, nicht aber an Forschung und Gewinnung neuer Erkenntnisse. Zudem sind die *Erwartungen* an die Behandlung und an die Forschung unterschiedlich.

Es unterscheiden sich auch die *Bedingungen*, unter denen geforscht und die Bedingungen, unter denen behandelt wird. Während in der Behandlung das primäre Ziel auf der *Heilung* des Patienten liegt, geht es bei der Forschung primär um einen *Zuwachs an Wissen*, den sich die Forschung erhofft. Die Motive, die Forscher und Arzt zum Handeln bewegen und die Zwecke ihres Handelns sind also verschieden. Es ist wichtig, dass der Proband dem Forscher eine Erlaubnis in

8 Dworkin, Ronald: *Taking Rights Seriously.* Harvard University Press: Cambridge 1977.
9 Cf. Manson / O'Neill.
10 Cf. dazu Wiesemann / Simon.

Form der informierten Einwilligung geben muss, bevor dieser an ihm forschen darf. Der Forscher steht nicht im Dienste des einzelnen Probanden, während der Arzt im Dienste des Patienten steht.

Eine wichtige Frage, die Heinrichs stellt, ist die nach der Art und Weise, wie die Aufklärung eines Probanden stattfinden soll. Dabei betont Heinrichs – in Anlehnung an Manson und O'Neill und in Abgrenzung zur Erklärung von Helsinki – dass es nicht so sehr auf die Menge an Information ankomme, sondern vielmehr auf die Qualität der Kommunikation und der Interaktionen mit dem Patienten. Zudem beschreibt er anschaulich in seinen Beispielen, dass der Aufklärungsstandard abhängig ist von der Art des Eingriffs (Ball vs. Bagger) und der Art der Beziehung (nachbarschaftliches Näheverhältnis).

Ein Problem dieser Argumentation besteht darin, dass unklar bleibt, welche *Kriterien* es für die Aufklärung des konkreten Probanden gibt, um diese Aufklärung als „adäquat" oder „angemessen" zu bezeichnen. *Wie viele* und *welche* Informationen müssen *wie* an den Probanden übermittelt werden, damit dieser eine kompetente Einwilligung in die klinische Studie abgeben kann? Dies hängt von verschiedenen Faktoren wie etwa der Intelligenz und dem Bildungsstand des Probanden ab. Manson & O'Neill schreiben dazu:

> Good communication takes account of what others already know, and of what they want and need to know at that time, in that context. Epistemically adequate communication is relevant communication, and has to be limited to what is appropriate to the actual context. Good communicative practice therefore always involves withholding information [...] that could have been conveyed.[11]

Die Autoren betonen also das Vorwissen und das Bedürfnis nach Wissen auf Seiten der Probandin oder des Probanden sowie den Kontext der gegenwärtigen Situation, die als Richtschnur für die Menge an Informationen dienen sollen. Forscherinnen und Forscher scheinen also die anspruchsvolle Aufgabe zu haben, die für die jeweiligen Probanden relevante Information herauszufiltern. Dafür müssen sie die Probandin oder den Probanden allerdings recht gut einschätzen können, wozu psychologische Schulung nötig wäre. Hilfreich wäre zudem, wenn Forschende die Probanden bereits kennen würden, um so ihr Vorwissen und ihr Bedürfnis nach Aufklärung besser einschätzen zu können. Eine solche Vertrautheit würde aber eventuell die Objektivität im Forschungsprozess beeinträchtigen und zu individuell sehr unterschiedlichen *Güteklassen* von Einwilligung führen, z. B. bei Probanden, die blindes Vertrauen haben und daher auf die Aufklärung verzichten und gar nicht wissen, worin sie einwilligen, was letztlich nicht als eine wertvolle Einwilligung

11 Manson / O'Neill, 63.

gelten kann. Einige Basisinformationen scheinen notwendigerweise gegeben werden zu müssen, bevor eine gültige Einwilligung zustande kommt. Die weiteren Informationen könnten hingegen den individuellen Bedürfnissen angepasst werden.

Darüber hinaus stellt sich die Frage, was einen erfolgreichen kommunikativen Akt zwischen Forschenden und Probanden kennzeichnet. Diese Frage beantworten Manson & O'Neill ganz ähnlich:

> [...] such acts succeed only where participants are sensitive to one another as agents with their own cognitive and practical commitments, and assume one another's adherence to a range of communicative, epistemic and ethical norms. [...] For example, being truthful, relevant and responsive to the intended audience's interests, may in some extents be sufficient for ethically sound informed consent practices.[12]

Trotz der Vertiefung des Verständnisses dessen, was einen gelungenen oder erfolgreichen Sprechakt zwischen Forscher und Proband kennzeichnet, bleiben wichtige und für die Forschungspraxis relevante Fragen offen: Was trägt der Proband/die Probandin zum Gelingen des kommunikativen Aktes bei? Fragt er/sie zum Beispiel kritisch nach bei lückenhaften oder unklaren Informationen und stellt damit sein/ihr Verstehen unter Beweis? Ein solcher Ansatz, der das aktive Nachfragen der Probandin fördert, erscheint mir sinnvoll, zumal die Verantwortung für die Übermittlung von Informationen und die „Dosis" der gegeben Informationen auf beide Schultern verteilt würde – also auf die des Forschers und des Probanden. Ein solches Vorgehen würde aber auch Zeit und Schulung auf beiden Seiten in Anspruch nehmen, was in der Praxis aufgrund der knappen zeitlichen Ressourcen vermutlich zu Schwierigkeiten führen würde. Zudem darf die Letztverantwortung für die Qualität der Aufklärung nicht an die Probanden abgegeben werden.

Eine weitere Frage ist die nach den weiteren Fähigkeiten, die neben den kognitiven eine Rolle bei der Kommunikation zwischen Arzt und Patient spielen. Hier wären etwa sprachliche Faktoren wie die Muttersprache des/der Betroffenen und kommunikative Aspekte wie etwa die sprachliche Sozialisation zu berücksichtigen. Auch der emotionale Zustand des Probanden/der Probandin, die Selbstreflexion und der Zugang zu seinen/ihren Gefühlen (z. B. Ängste vor Operationen oder in Stresssituationen) sowie die soziale Situation (Abhängigkeit vom Umfeld, soziale Rolle) müssten hier berücksichtigt werden, um den kommunikativen Akt gelingen zu lassen.

Eine dritte Frage ist, inwieweit die Beeinträchtigung bestimmter Fähigkeiten durch die Krankheit und die besondere Vulnerabilität des Patienten mitberücksichtigt werden sollen. Wer ist verantwortlich für den Schutz vor Manipulation,

---

12 Op. cit., 66.

Überredung, Erpressung und möglichen fremden Interessen? Sollte es zum Beispiel einen unabhängigen Berater für den Probanden geben, z. B. den behandelnden Arzt, der vom Forscher verschieden und unabhängig sein muss oder einen nahen Angehörigen? Um diese Fragen möglichst konkret zu beantworten, betrachte ich nun die beiden Praxisfälle näher. Dabei beschäftigen mich vor allem die Voraussetzungen der Kommunikation und die Motive des Handelns auf Seite des Patienten bzw. des Forschers.

Im ersten Fall geht es um einen Patienten, der einen Herzinfarkt erleidet. Es handelt sich hierbei um eine Akutsituation: Wenn nicht unmittelbar entschieden und gehandelt wird, verstirbt der Patient. Eine Entscheidung muss also getroffen werden, damit die unmittelbare Bedrohung abgewendet werden kann. Die Konsequenzen der Entscheidung haben kurzfristige und langfristige Wirkungen.

Der Zustand des Patienten zum Zeitpunkt der Einwilligung zeichnet sich also durch akute Schmerzen und Lebensgefahr aus. Starke Schmerzen und die Angst vor dem Tod können die Wahrnehmung und das Verhalten, insbesondere die Kommunikationsfähigkeit des Patienten beeinflussen. Dieser ist durch den Zustand der akuten Lebensbedrohung möglicherweise nicht zu einer kompetenten Entscheidung oder zur Kommunikation dieser Entscheidung fähig. Seine Wahrnehmung kann durch starke Emotionen wie Angst und Panik verzerrt und seine Entscheidungs- und Handlungsfähigkeit eingeschränkt sein. Fraglich ist, wie viele Informationen eine Person in diesem Zustand und in dieser Akutsituation aufnehmen, verarbeiten und verstehen kann und insbesondere auch will (Belästigung, Qual). Fraglich ist auch, wie sehr sich eine solche Person in ihrer Freiheit eingeschränkt fühlt. Wie stark wird sie von den Auswirkungen der Krankheit bestimmt? Wie stark ist sie vom Arzt abhängig?

Schließlich kommt der Patient zum Arzt, weil er von ihm gerettet und geheilt werden möchte. Er will die beste Behandlung bekommen. Dabei nimmt er sich in erster Linie als Patient wahr, weil er an einer akuten Krankheit leidet, die mit Schmerzen und Lebensgefahr einhergeht. Der Patient ist sehr vulnerabel und erfüllt die drei Bedingungen der informierten Einwilligung nur unzureichend und ist in seiner Fähigkeit Entscheidungen zu treffen vermutlich eingeschränkt sowie nicht in der Lage, eine Nutzen-Risiko Abwägung zu treffen. Hingegen möchte die Forscherin etwas Neues herausfinden. Sie will die zu erforschende Behandlung ausprobieren. Ihre Interessen müssen denen des Patienten nicht widersprechen, können sich aber widersprechen.

Im zweiten Fall geht es um eine Person mit milder bis moderater Demenz, die zum Zeitpunkt der Einwilligung gewisse Einschränkungen der kognitiven Leistungsfähigkeit (getestet mit dem Mini Mental Status-Test) und insbesondere Defizite in der Orientierung aufweist. Sie hat allerdings noch keinen gesetzlichen

Vertreter, ist also juristisch einwilligungsfähig (Kompetenz). Eine zuverlässige Betreuungsperson ist vorhanden (Bindung). Die Situation ist anders als im Fall des Herzinfarktes. Es ist von einer chronischen Verschlechterung des Zustands der Person auszugehen. Eine Entscheidung muss nicht getroffen werden, damit eine akute Gefahr abgewendet wird. Vielmehr geht es um eine Entscheidung, die langfristig zu einer Besserung oder zum Verhindern einer Verschlechterung führen könnte und an die gewisse Hoffnungen von Seiten des Betroffenen aber häufig auch der Angehörigen geknüpft sind.

Daher scheint mir der Dreh- und Angelpunkt in diesem Fall die zuverlässige Bezugsperson zu sein, die zwar nicht für den Kranken entscheidet[13] – weil dieser ja noch kompetent ist auch wenn er kognitive Defizite aufweist – die aber bei der Aufklärung und in der Arzt-Patienten-Kommunikation hilft und so die Güte der Entscheidungsfindung beeinflussen kann. Dabei muss die Bezugsperson dem Probanden so nahe stehen, dass er Vertrauen zu ihr hat und sie muss den Probanden und seine Vor- und Lebensgeschichte kennen, um im Sinne eines kohärentistischen Ansatzes der Identität eine Fortsetzung und ein Anknüpfen an die früher gehegten Wünsche und vertretenen Meinungen des Probanden zu ermöglichen.

Gerade die Veränderungen in der Persönlichkeit bei Menschen mit einer Demenzerkrankung können zu Verunsicherungen dahingehend führen, was der Proband wirklich will, vor allem wenn sich sein früherer Wille von seinem aktuellen Willen unterscheidet und sich „critical interests" und „experiential interests" gegenüberstehen.[14] Gerade deshalb sollte die Aufklärung des Probanden über die Studie zusammen mit der Bezugsperson durchgeführt werden, die die Informationen gegebenenfalls so aufbereitet und so vermittelt, dass sie adäquat für den Probanden sind. So können, wie auch Manson & O'Neill es fordern, die Relevanz der Informationen sowie das Vorwissen und das Bedürfnis nach Wissen auf Seiten des Probanden neben dem Kontext der gegenwärtigen Situation bei der Aufklärung mitberücksichtigt werden.

Allerdings sollte die Bezugsperson unbedingt darüber aufgeklärt werden, dass es nicht um ihre eigene Meinung zur Forschung geht, sondern darum herauszufinden, was der Proband will. Dies stellt vor allem auch Anforderungen an die Fähigkeiten der Bezugsperson: Diese muss von sich und ihren eigenen Interessen absehen und sich in den Dienst des demenzerkrankten Angehörigen stellen können. Zudem muss sie über kommunikative Fähigkeiten verfügen, um die

---

13 Cf. Buchanan, Allen E. / Brock, Dan W.: *Deciding for Others. The Ethics of Surrogate Decision Making*. Cambridge University Press: Cambridge et al. 1989.

14 Cf. die Dworkin-Dresser-Debatte: Dworkin, Ronald: *Life's Dominion. An Argument about Abortion, Euthanasia, and Individual Freedom*. Vintage Books: New York 1994.

vom Forscher vermittelten und in der Broschüre angeführten Informationen zu verstehen und weiterzugeben. Die Broschüre sollte dabei in Zusammenarbeit mit Demenzkranken und Angehörigen von Demenzkranken entwickelt und gegebenenfalls bebildert werden. Nur so kann sichergestellt werden, dass die relevanten Informationen gegeben und in verständlicher Form vermittelt werden.

Einige *offene Fragen* bleiben also auch in diesem Fall: Wie kann und soll die Beziehung zwischen Demenzerkranktem und Bezugsperson überprüft werden, um Missbrauch zu vermeiden und die Person zu schützen? Hier geht es um „weiche" Faktoren wie etwa Vertrauen, Nähe, Wissen über Meinungen und Wünsche der „früheren" und der „aktuellen" demenzkranken Person und die Sensibilität für die Bedürfnisse der Person sowie ein Verständnis der Erkrankung. Schließlich steht bei der Demenzerkrankung auch noch die Frage im Raum, ob die betroffene und die angehörige Person beide krankheits- und behandlungseinsichtig sind oder ob die Erkrankung oder das Risiko zu erkranken gar verleugnet werden.[15] Außerdem bleibt die Frage, wie die Bezugsperson als Vermittlerin geschult werden kann und soll und ob diese vielleicht überfordert oder zu sehr mit sich und ihren Wünschen für den kranken Angehörigen beschäftigt ist, was bei familiären Näheverhältnissen nicht selten der Fall ist.

Zusammenfassend lässt sich festhalten, dass die Fähigkeit, Entscheidungen zu treffen, in beiden Fällen eingeschränkt ist, weshalb eine informierte Einwilligung in eine klinische Forschungsstudie ethisch fragwürdig ist. Die Fähigkeit Entscheidungen zu treffen wird im zweiten Fall aktiv unterstützt durch das Vorhandensein der Bezugsperson und der Broschüre. Im ersten Fall ist eine Förderung der Fähigkeit Entscheidungen zu treffen wesentlich schwieriger, weil die äußeren Bedingungen und Möglichkeiten sowie der Mangel an Zeit und die akuten Schmerzen des Patienten Hindernisse für eine umfassende Aufklärung darstellen. Die Güte der Einwilligung ist daher im zweiten Fall als höher zu betrachten als die im ersten Fall. Es scheint mir sinnvoll, bei der Einwilligung zwischen verschiedenen Güteklassen zu differenzieren, um das Gelingen des kommunikativen Akts besser beurteilen zu können. Ähnlich wie Nussbaum im Anschluss an Aristoteles argumentiert, denke ich, dass es wichtig ist, die Entscheidungsfähigkeit in solchen Situationen zu fördern, wobei ich allerdings nicht so weit gehen würde zu sagen, dass es nötig sei, dass die Regierung „alle Hindernisse beseitigt [...], die zwischen diesem Bürger und der vollen Entfaltung seiner Fähigkeiten stehen".[16]

---

15 Vollmann, Jochen: *Patientenselbstbestimmung und Selbstbestimmungsfähigkeit. Beiträge zur klinischen Ethik*. Kohlhammer: Stuttgart 2008.

16 Nussbaum, 43.

Übersicht über die beiden Fälle aus der Praxis

Diagnose/Krankheit	Zustand der Person zum Zeitpunkt der Einwilligung	Geplante Behandlung/Intervention	Studienbeschreibung
Herzinfarkt	• Akute Schmerzen • Lebensgefahr	Aufklärung über Risiken und Vorteile von zwei Verfahren: 1. Vor der Standardbehandlung wird ein Aspirationskatheder zum Absaugen von Thrombusmaterial eingesetzt, empfohlen von der Gesellschaft für Kardiologie 2. Kein Aspirationskatheder vor der Standardbehandlung	Randomisierte Studie (Zufall)
Demenz (mild bis moderat)	• Einschränkungen der kognitiven Leistungsfähigkeiten (getestet), Defizite in Orientierung • Noch kein gesetzlicher Vertreter, also juristisch einwilligungsfähig (Kompetenz) • Zuverlässige Betreuungsperson vorhanden (Bindung)	Einsatz einer Prüfsubstanz mit experimentellen Hinweisen, dass die kognitive Leistungsfähigkeit verbessert wird Einsatz einer Informationsschrift mit 24 Seiten mit Informationen zu Prüfsubstanz, Studienmaßnahmen, Risiken, Versicherungsschutz, Datenschutz	Randomisierte, doppelblinde, placebo-kontrollierte Studie mit zwei Dosisarmen

Theda Rehbock

Kommentar

Beide hier diskutierten Fälle vergegenwärtigen in je besonderer Weise die ethische Problematik des *informed consent* im Kontext medizinischer Forschung an Patienten, deren Urteils- und Entscheidungsvermögen durch ihre Erkrankung beeinträchtigt ist. Zum einen (1) stellen sich angesichts dieser Problematik grundsätzliche Fragen, die das Verständnis des *informed consent* und den zugrunde liegenden Begriff der Autonomie betreffen. Zum anderen (2) machen diese Fälle auf die spezifische Problematik medizinischer Forschung aufmerksam. Diese Problematik ist, wie Simone Aicher zu Recht betont, von rein therapeutischen Kontexten zu unterscheiden, vor allem sofern von verschiedenen Seiten fremde Interessen ins Spiel kommen. Schließlich (3) ist zu fragen, ob und wie Praktiken des *informed consent* in solchen Situationen auf ethisch akzeptable Weise konkret durchzuführen und zu gestalten sind.

1. *Grundsätzliches.* In der Geschichte der Einführung des *informed consent* in die medizinische Praxis wurde diese Maßnahme zunächst primär als Mittel verstanden, Patientinnen, Patienten oder Probanden vor Schäden und unzumutbaren Risiken zu schützen. Niemand würde sich freiwillig einer medizinischen Maßnahme unterziehen, die ihr oder ihm massiven Schaden zufügen würde, so die zugrunde liegende Annahme. In therapeutischen Kontexten wurde (und wird bis heute) für die Notwendigkeit der Aufklärung und Zustimmung des Patienten häufig damit argumentiert, dass nur dadurch das für den Erfolg der Behandlung notwendige *commitment* gewährleistet werden kann. Es handelt sich hierbei also um „beneficence based justifications of the consent requirement".[1]

Dagegen ist zum einen einzuwenden, dass die Verpflichtung zur Fürsorge für den Patienten oder Probanden schon sehr viel früher greifen muss, sofern zumindest Optionen, die eindeutig Schaden oder unzumutbare Risiken mit sich bringen, von vornherein gar nicht zur Entscheidung angeboten werden dürfen und schon im Vorfeld zu verwerfen sind. Hier gilt der alte Satz: *Zuallererst* nicht schaden (*primum nil nocere*). Das gilt für die Forschung an kranken Menschen in ganz

---

1 Faden et al., 222. Dort heißt es weiter: „Particularly in early writings, informed consent is treated as a *means of minimizing risk of harm* to subjects."

besonderem Maße. Da hat die ärztliche Verpflichtung, hier und jetzt für die Gesundheit, die Sicherheit und das Wohlbefinden dieses einen individuellen Patienten zu sorgen, absoluten Vorrang gegenüber dem Forschungsinteresse, so sehr die Forschung potentiellen zukünftigen Patienten dienlich sein mag. Bezogen auf die gegebenen Fälle bedeutet das: Wenn im ersten Fall die Standardbehandlung relativ verlässlich, bewährt und risikoarm ist, während der Vorteil der zusätzlichen Katheterisierung relativ unsicher und das Risiko gravierender Komplikationen (Schlaganfall) relativ hoch ist, dann ist aus ärztlicher Sicht ernsthaft zu fragen, ob dem Patienten diese Option und die Entscheidung darüber überhaupt zugemutet werden darf oder ob eine solche Studie aus therapeutischen-fürsorgeorientierten Gründen nicht schon im Vorhinein, etwa durch die Ethikkommission abzulehnen ist. Ähnliches gilt im zweiten Fall, falls die „Prüfsubstanz" mit Nebenwirkungen verbunden ist, die die Gesundheit gefährden oder das Wohlbefinden des Patienten erheblich einschränken können.

Fürsorgeorientierte Begründungen des *informed consent* verkennen zum anderen den tieferen Grund für die Achtung der Autonomie, die sich auf den Patienten als Mensch bzw. *als Person* bezieht, und die, entgegen einer weit verbreiteten Meinung, als eine nicht nur *eigenständige*, sondern *unbedingt gültige* moralische Grundforderung anzusehen ist. Versteht man, wie Ruth R. Faden und Tom L. Beauchamp sowie Beauchamp und James F. Childress es tun, Autonomie und Fürsorge *(beneficence)* als zwar eigenständige, aber nur *prima facie* gültige Prinzipien, so ist es denkbar, dass die Forderung des „respect for autonomy" durch Fürsorge- oder Gerechtigkeitserwägungen im Einzelfall „übertrumpft" oder außer Kraft gesetzt werden kann.[2] Das ist zum Beispiel dann der Fall, wenn die für „autonomous choices" notwendigen kognitiven Fähigkeiten *(capacities)* nicht vorhanden sind, wenn die Einwilligungsfähigkeit *(competence)* fehlt. Eben dadurch finden nach meiner Einschätzung, sozusagen durch die Hintertür, fragwürdige paternalistische Tendenzen wieder Eingang in diese Konzeption.[3] Die Überprüfung der Einwilligungsfähigkeit mag zwar in bestimmten Zweifelsfällen hilfreich sein für die Frage, *wie* (in welcher Weise) die Autonomie des Patienten zu achten ist, ob oder wie zum Beispiel eine rechtlich wirksame informierte Zustimmung

---

2 Cf. Loc. cit. I.1, besonders den Abschnitt „Balancing Moral Principles and Rights", 16–19.

3 Cf. zu dieser Kritik im Einzelnen: Rehbock, Theda: *Personsein in Grenzsituationen. Zur Kritik der Ethik medizinischen Handelns*. Paderborn 2005, Kap. X; Rehbock, Theda: „Wie kann ich wissen, was du willst? Zur Bedeutung des Zusammenhangs zwischen Sprache und Leiblichkeit für die Ethik". In: Leeten, Lars (Hrsg.): *Moralische Verständigung. Formen einer ethischen Praxis*. Freiburg et al. 2013, S. 171–208.

zu einer Maßnahme erfolgen kann. Hierbei handelt es sich jedoch nur um *eine* mögliche Form der Achtung der Autonomie, die weder auf die Respektierung von „autonomous choices“[4] zu reduzieren noch von dem Vorhandensein bestimmter Fähigkeiten abhängig zu machen, sondern – als Achtung der Person, ihrer Würde und ihres Willens – viel umfassender und fundamentaler zu verstehen ist. Es geht, kurz zusammengefasst, um eine kommunikative und interaktive Praxis des Umgangs mit sich selbst und mit dem Anderen, die durch eine Grundhaltung der Selbstachtung und wechselseitigen Achtung aufseiten aller Beteiligten geprägt ist und die sich in einem Verhalten manifestiert, das der personalen menschlichen Existenzform angemessen ist, welche Kant folgendermaßen kennzeichnet: „Die *vernünftige Natur existiert als Zweck an sich selbst.* So stellt sich notwendig der Mensch sein eigenes Dasein vor.“[5] Unmittelbar auf diese Kennzeichnung der menschlichen Existenzform folgt die bekannte Selbstzweckformel des kategorischen Imperativs: „Handle so, daß du die Menschheit sowohl in deiner Person als in der Person eines jeden anderen, jederzeit zugleich als Zweck, niemals bloß als Mittel brauchst.“[6]

Häufig wird diese Formel verkürzt im Sinne eines „Instrumentalisierungsverbotes“ so verstanden, als dürften Menschen überhaupt nicht als Mittel zu Zwecken anderer dienen, was absurd wäre. Denn Menschen sind sich gegenseitig ständig zu Zwecken anderer nützlich und auch wechselseitig darauf angewiesen, da zwar jeder sein Leben *selbst* führen muss, dies aber niemals *alleine* kann. Jeder ist dafür immer mehr oder weniger auf die Unterstützung anderer angewiesen. Gerade die Einsicht, dass der Andere, wie ich, als „Zweck an sich selbst“ existiert, impliziert, dass, „wenn jene Vorstellung bei mir *alle* Wirkung tun soll“, dass seine Zwecke „auch soviel möglich *meine* Zwecke sein“ müssen, wie Kant es ausdrückt.[7] Diese Formulierung macht aber auch deutlich, dass es sich hierbei notwendigerweise um eine Form der Selbstbestimmung, besser gesagt: der moralischen Autonomie handelt. Staat und Gesellschaft können und müssen zwar den Einzelnen durch rechtliche oder soziale Sanktionen äußerlich dazu nötigen, anderen nicht zu schaden und nicht in ihre Freiheit einzugreifen. Sie können und dürfen aber weder versuchen, die entsprechende moralische Gesinnung zu erzwingen, noch darüber bestimmen, ob, in welcher Weise und wie weitgehend ich anderen helfe, sie unterstütze und ihre Zwecke zu meinen eigenen mache. Das liegt ganz

4 Faden / Beauchamp / Childress.
5 Kant, Immanuel: *Die Metaphysik der Sitten.* Suhrkamp: Frankfurt a. M. 1968[1797], 429.
6 Kant, 429.
7 Loc. cit., 430.

im freien Ermessen des Einzelnen. Jeder Versuch, ihn dazu zu zwingen oder zu nötigen, missachtet seine moralische Autonomie und damit seine Würde. Denn dadurch würde seine Existenz darauf *reduziert*, Mittel für die Zwecke anderer zu sein. Das würde bedeuten, ihn „*bloß* als Mittel", statt „*immer zugleich* als Zweck" zu sehen und zu behandeln. Aus dieser Perspektive ist die übliche Praxis medizinischer Forschung am Menschen, vor allem im klinischen Bereich, nach meiner Einschätzung sehr kritisch zu betrachten.

2. *Achtung der Autonomie im Kontext medizinischer Humanexperimente.* Die ethische Problematik klinischer Studien besteht nicht lediglich darin, dass sie mit einem potentiellen Schaden und Gesundheitsrisiko für die Probanden verbunden sind. Viel entscheidender ist, dass sie nicht primär zum Wohl des Probanden selbst erfolgen, dass vielmehr die Zwecke und Interessen Dritter ins Spiel kommen. Wenn im rein ärztlich-therapeutischen Kontext der Patient nicht entscheidungsfähig ist, so ist in den meisten Fällen stellvertretendes Entscheiden und Handeln im Interesse des Betreffenden nicht nur erlaubt, sondern moralisch geboten; seine Zustimmung kann, von besonderen Grenzfällen abgesehen, unterstellt werden. Im Fall der Zustimmung zur Teilnahme an medizinischer Forschung aber ist genau dies nicht möglich; diese Zustimmung ist deshalb nicht delegierbar, sondern allein durch den Betroffenen selbst möglich. Das gilt *unbedingt*, unabhängig davon, wie hoch das damit verbundene potentielle Risiko für ihn ist. Aus diesem Grund ist in meinen Augen zu fragen, ob die Teilnahme an klinischen Studien im Fall unmittelbar lebensbedrohlicher Situationen, wie im ersten Fall, oder im Fall krankheitsbedingter Gefährdung der mentalen Gesundheit und der Persönlichkeit, wie im zweiten Fall, nicht prinzipiell ausgeschlossen werden sollte.

Würde nicht damit die Möglichkeit medizinischer Forschung, die doch ihrerseits das Leben und die Gesundheit zukünftiger Patienten möglicherweise retten könnte, auf unzumutbare Weise eingeschränkt? In Uppsala fand 2010 eine Konferenz des *Centre for Research Ethics & Bioethics* (CRB) zum Thema „Is Medical Ethics Really in the Best Interest of the Patient?" statt. Auf Grund weitgehender Einschränkungen medizinischer Forschung durch gesetzliche Regulierungen, Ethikkommissionen usw. müssten Tausende, ja Millionen Menschen sterben, die durch den unbehinderten medizinischen Fortschritt hätten gerettet werden können, so wurde hier von einigen Rednern (Don Chalmers, Simon Whitney, Carl Schneider) argumentiert. Doch was steht auf dem Spiel, wenn die Freiheit medizinischer Forschung am Menschen so weitgehend liberalisiert wird, wie es von diesen Kritikern gewünscht wird? Auf dem Spiel stehen nicht lediglich das Leben und die Gesundheit der Probanden, wie gesagt, und auch nicht lediglich die Würde des Einzelnen, sondern eine durch wechselseitige Achtung und Selbstachtung konstituierte „moralische Kultur“ (Kant) des Umgangs mit sich selbst und mit dem Anderen würde dadurch bedroht und in Frage gestellt. Eine solche Kultur mag weniger sinnlich wahrnehmbar und greifbar sein als das Leben und die Gesundheit, sie ist aber nicht weniger real und bedeutsam, im Gegenteil! Nur im Rahmen einer solchen gemeinsam geteilten moralischen Kultur kann sich im eigentlichen Sinne freies, menschliches Leben und Handeln entfalten, während ein allein dem Ziel der Selbsterhaltung sich unterwerfendes Streben in höchstem Maß unfrei und inhuman wird.[8]

3. *Konsequenzen für die Praxis des* informed consent *im Fall klinischer Studien.* In beiden Fällen ist daher aus meiner Sicht die Teilnahme an klinischen Studien prinzipiell abzulehnen. Auf Grund der für das körperliche und geistige Leben unmittelbar bedrohlichen Erkrankung sollte es ausschließlich darum gehen, in ärztlich-therapeutischer Haltung aus den zur Verfügung stehenden Alternativen die für das Wohl des Patienten optimale und seinem Willen entsprechende Therapie zu wählen. Das ist in beiden Fällen schon schwierig genug, da auf Grund eingeschränkter Urteilsfähigkeit der Aufwand der Beratung mit dem Patienten und mit den Angehörigen zwecks Willensbildung besonders hoch ist bzw. sein sollte. Den Patienten und seine Angehörigen in dieser existenziell bedrohlichen Situation mit der Frage nach ihrer Bereitschaft zur Studienteilnahme zu konfrontieren, ist für diesen Prozess der Entscheidungsfindung im Interesse des Patienten unweigerlich ein gravierender Störfaktor – völlig abgesehen davon, dass das dafür notwendige Studium einer 9- bzw. 24-seitigen Informationsschrift völlig unzumutbar ist. Ganz allgemein ist zu fragen, ob etwa an Universitätskliniken das ärztlich-therapeutische Handeln nicht allzu sehr mit Forschungsinteressen und kommerziellen Interessen der Pharmaindustrie verwoben ist, wenn beispielsweise für die Beratung und Therapie zuständige Ärztinnen und Ärzte zugleich für klinische Studien und für die Aufklärung potentieller Studienteilnehmer/-innen und ihrer Patient/-innen zuständig sind. Sind damit Rollen- und Interessenkonflikte zum Nachteil der Patient/-innen nicht strukturell sozusagen vorprogrammiert?

8 Diese Einsicht verbindet über die Jahrhunderte hinweg so unterschiedliche Denker/-innen wie Aristoteles, Kant und Hannah Arendt.

Christoph Rehmann-Sutter

Zusammenfassung der Diskussion

Für die Zulässigkeit der im ersten Fall vorgestellten Studie wurde argumentiert, dass es sich dabei nicht um ein reines Forscherinteresse handelt, sondern möglicherweise sogar um ein Interesse der Patientinnen und Patienten selbst, die mit der Studienbehandlung (Standard plus Katheter) behandelt werden, weil es nach anekdotischer Evidenz alles in allem bessere Wirkungen zeigen kann, zusätzlich zur Standardbehandlung vorgängig eine Katheterabsaugung zu machen. Man weiß das allerdings nicht mit Sicherheit, weswegen eben eine Studie gemacht werden soll, worin man unter kontrollierten Bedingungen das kombinierte Behandlungsprotokoll mit der Standardbehandlung tatsächlich vergleichen kann. Man weiß nicht, welches Behandlungsprotokoll sicherer ist. Die fehlende oder eingeschränkte Entscheidungsfähigkeit der Patienten/-innen in der Situation eines Herzinfarkts sei deshalb kein Grund, hier eine Missachtung der Selbstzweckhaftigkeit des Menschen zu vermuten. Es komme hier nicht auf den Willen der Probanden/-innen *in actu* an, sondern auf den Nutzen für den Patienten insgesamt, den zu erreichen als sein unterstellter Wille angenommmen werden müsse.

Die Einwilligung als Kommunikation zwischen Personen ausschließlich an Informationen zu binden, wurde in der Diskussion als unplausibel beurteilt. Die langen Patientenaufklärungen können kein Verständnis der Situation erwirken, in der die betroffenen Personen entscheiden sollen. Es sei sogar ein „maximaler Selbstbetrug" der Forschenden, so wurde es von einem Teilnehmer in der Diskussion bezeichnet. Sie geben damit vor, vollständig zu informieren, tun es aber faktisch gerade nicht. Es sei wichtig zu sehen, dass die Einwilligung (das „Ich will") im Forschungskontext nicht ein Selbstschutz vor Schaden ist, sondern umgekehrt den Sinn hat, einen Schutzanspruch vorübergehend preiszugeben.

Im ersten Fall wird die Willensbildung auch durch den Faktor Zeit erschwert. Es herrscht hoher Druck und es ist wenig Zeit. Im zweiten Fall gibt es viel Zeit und unerwünschten Wirkungen könnte auch mit Maßnahmen begegnet werden. Das Problem dort sei aber die Kränkung durch den Mini Mental Test. Wenn jemand schon durch diesen Test geschickt worden ist, weiß er oder sie, dass man an seinen oder ihren geistigen Fähigkeiten zweifelt. Eine Kommunikation ist dann dadurch erschwert, die aber für die Willensbildung im *informed consent* dann wieder notwendig wäre.

Manson und O'Neill wurde zugestimmt, dass Einwilligung immer gegenüber jemandem erfolgt, und dass deshalb die Beziehung wichtig ist. Wenn sich die Patientin ihrer Ärztin gegenüber sieht, vertraut sie ihr einfach deshalb *prima facie*, weil sie davon ausgeht und in einer Situation der Abhängigkeit ausgehen muss, dass die Ärztin in ihrem besten Interesse handelt. Wenn die Ärztin in einer für die Patientin verdeckten Weise die Rolle wechselt und *incognito* zur Forscherin wird, entsteht eine Täuschung. Die Bitte um Einwilligung zur Studienteilnahme ist daher auch als ein für die Patientin deutlich sichtbares Zeichen dafür zu begrüßen, dass es sich jetzt um eine Forschungsuntersuchung handelt, und dass sich die Beziehungskonstellation zwischen ihr und der Ärztin verwandelt. Die Ärztin hat von nun an zwei Herzen in ihrer Brust: eines ist das einer Fürsorgeperson, das andere ist das einer Forscherin, die nach Vermehrung von verallgemeinerbarem Wissen strebt. Die Rolle der Einwilligung wird allerdings traditionell anders eingeschätzt, nämlich als Legitimierungsinstrument für den Eingriff. Wenn man dieses Verständnis absolut setzen würde, wie es im Nürnberger Codex von 1947 vorgesehen war, könnte man mit Menschen, deren Einwilligungsunfähigkeit durch eine Erkrankung, durch das kindliche Alter oder durch einen Unfall eingeschränkt ist, keine Studien machen, weil dann die Legitimierung des Eingriffs notwendigerweise fehlen muss. Sie könnte höchstens mit zweifelhaften Ersatzstrukturen (die Krücke der „stellvertretenden" Zustimmung) gleichsam herbeikonstruiert werden. Die diskutierten Fälle zeigten, dass die Wirklichkeit der klinischen Forschung in ethischer Hinsicht bedeutend komplexer ist.

Die Diskussion hat deutlich gemacht, dass für die Willensbildung eine *Wissensbildung* wichtig ist. Informationsschriften sollen nicht ausufern, sonst stellen sie aus Sicht der Betroffenen eine gezielte Desinformation dar. Wissen ist nicht Information oder Text auf einem Papier. Wissen ist nie abzukoppeln von Verständnis. Das situationsadäquat relevante Wissen ist aber als wesentlich anzusehen, wenn den Personen, deren Einwilligungsfähigkeit zwar eingeschränkt ist, aber nicht völlig fehlt, auch Respekt entgegengebracht werden soll. Die Antwort auf die Probleme der Wissensbildung für die Willensbildung ist deshalb nicht die Flucht in das Vertrauensprinzip, sondern die echte Kommunikation.

Literatur

Austin, John L.: *How To Do Things With Words.* The William James lectures delivered at Harvard University in 1955. Oxford University Press: London 1971.

Buchanan, Allen E. / Brock, Dan W.: Deciding for Others. The Ethics of Surrogate Decision Making. Cambridge University Press: Cambridge; New York 1989.

Dworkin, Gerald: *The Theory and Practice of Autonomy.* Cambridge University Press: Cambridge 1988.

Dworkin, Ronald: *Life's Dominion. An Argument about Abortion, Euthanasia, and Individual Freedom.* Vintage Books: New York 1994.

Dworkin, Ronald: *Taking Rights Seriously.* Harvard University Press: Cambridge 1977.

Faden, Ruth R. / Beauchamp, Tom L. / King, Nancy M. P: *A History and Theory of Informed Consent.* Oxford University Press: New York 1986.

Kant, Immanuel: *Die Metaphysik der Sitten.* Suhrkamp: Frankfurt a. M. 1968[1797].

Lenk, Christian / Duttge, Gunnar / Fangerau, Heiner (Hrsg.): *Handbuch Ethik und Recht der Forschung am Menschen.* Heidelberg: Springer 2014.

Manson, Neil C. / O'Neill, Onora: *Rethinking Informed Consent in Bioethics.* Cambridge University Press: Cambridge 2007.

Mitscherlich, Alexander / Mielke, Fred (Hrsg.): *Medizin ohne Menschlichkeit. Dokumente des Nürnberger Ärzteprozess.* Fischer: Frankfurt a. M. 2004.

Nussbaum, Martha C.: *Gerechtigkeit oder Das gute Leben.* Suhrkamp: Frankfurt a. M. 1999.

Rehbock, Theda: „Wie kann ich wissen, was du willst? Zur Bedeutung des Zusammenhangs zwischen Sprache und Leiblichkeit für die Ethik". In: Leeten, Lars (Hrsg.): *Moralische Verständigung. Formen einer ethischen Praxis.* Freiburg / München 2013, S. 171–208.

Rehbock, Theda: *Personsein in Grenzsituationen. Zur Kritik der Ethik medizinischen Handelns.* Paderborn 2005.

Sartorius, Rolf E.: *Paternalism.* University of Minnesota Press: Minneapolis 1983.

Schweizerische Akademie der Medizinischen Wissenschaften (Hrsg.): *Forschung mit Menschen. Ein Leitfaden für die Praxis.* Bern 2015.

Vollmann, Jochen: *Patientenselbstbestimmung und Selbstbestimmungsfähigkeit. Beiträge zur klinischen Ethik.* Kohlhammer: Stuttgart 2008.

Wiesemann, Claudia / Simon, Alfred: *Patientenautonomie. Theoretische Grundlagen, praktische Anwendungen.* Mentis: Münster 2013.

World Medical Association: *Declaration of Helsinki – Ethical Principles for Medical Research Involving Human Subjects* (October 2013), retrieved 22.08.2014, from http://www.wma.net/en/30publications/10policies/b3/.

Thorsten Moos, Christoph Rehmann-Sutter, Christina Schües

Ausblick auf weiterführende Forschungsfragen

Das Thema der Randzonen des Willens ist besonders virulent, wenn anstehende Entscheidungen als eine Zumutung empfunden werden. Dies kann im Zusammenhang schwieriger Fälle in der medizinischen Praxis der Fall sein. An den Randzonen situiert sind Menschen, die als nicht einwilligungsfähig betrachtet werden. An den Randzonen sind auch Entscheidungen zu verorten, die als unzumutbar gelten können, weil sie ‚zu groß' sind und die entscheidenden Personen jeweils in Normenkonflikte bringen. Wird der Wille ins Spiel gebracht, hat dies eine Wirkung auf die Entscheidungssituation: Insbesondere wird mit dem Rekurs auf den Willen die Urheberschaft des Einzelnen betont, der dadurch in seiner Person anerkannt und respektiert wird. Die in den Beiträgen dieses Buches eröffneten Forschungsperspektiven setzten voraus, dass das besondere Augenmerk auf diese Entscheidungszumutungen an den Randzonen des Willens Aufschlüsse über die Konfigurationen des Willens und seine unterschiedlichen Problemhorizonte geben wird.

Die Ausgangshypothese, dass sich über den Willen als anthropologische Entität einiges dadurch lernen lässt, dass man ihn an seinen Randbereichen aufsucht und analysiert, hat sich für diese erste Forschungsphase bewährt. So erwiesen sich die Reflexionen und Analysen über den Willen des Kindes, über den Willen von Menschen mit Demenz wie auch über den Willen psychisch kranker Menschen durchaus als erschließungskräftig für die dritte Fallkonstellation, nämlich die Einwilligung in hochkomplexe klinische Studien durch einwilligungsfähige Menschen.

Auf der Grundlage der Beiträge dieses Bandes gilt es nun, für den weiteren Forschungsweg die genannte Ausgangsthese zu verschärfen und einige Desiderate aufzuzeigen.

I. Verschärfung der Ausgangsthese

Im Rückblick auf die Beiträge dieses Bandes lässt sich für weitere Forschungsvorhaben die Ausgangsthese verschärfen. Was der Wille sei, kann nicht nur von seinen Randbereichen fruchtbar analysiert werden; vielmehr ist festzustellen, dass der Wille mindestens im Bereich der Medizinethik in der Regel von seinen Randbereichen aus konstruiert, konstitutiert und verstanden wird. Erst in den Randbereichen wird das, was der Wille sei, zumeist überhaupt problematisch; erst in den Randbereichen sind die Praktiken der Willensabforderung komplex und der Gestaltung bedürftig. Diese Verschiebung der Perspektive hat sich in allen Beschreibungshinsichten ergeben. Für den Willen am Ort des Einzelnen konnte die Phänomenologie des voll entwickelten und funktionsfähigen Willens aus der Kenntnis der psychiatrischen Störungen des Willens heraus entwickelt werden. Das Recht, verstanden als „Systemstelle" des Willens, legt weder einen Begriff des Willens zugrunde, noch besitzt es einen Begriff ‚normaler' Einwilligungsfähigkeit. Vielmehr wird nur geregelt, wann ein Mensch als nicht mehr einwilligungsfähig zu gelten hat. Einwilligungsfähigkeit bedeutet also das Nichtvorhandensein von Nichteinwilligungsfähigkeit. Auch hinsichtlich der sozialen Praktiken des Wollens zeigte sich, dass erst in den Randzonen des Willens die eigentliche Vielfalt von Willensabforderungspraktiken (*informed consent*, mutmaßlicher Wille, natürlicher Wille, Lebenswille) virulent wird. In normalen Behandlungsverläufen wird hingegen selten explizit nach dem Patientenwillen gefragt. Vielmehr wird dieser stillschweigend vorausgesetzt und allenfalls performativ zum Ausdruck gebracht. Gegenüber der Ausgangsthese, das Wesen des Willens offenbare sich an seinen Randbereichen, lässt sich also die wesentlich verschärfte These formulieren, der Wille *bestehe* über weite Strecken nur an seinen Randbereichen. Die spezifische Zuschreibung von Urheberschaft, die als Wille bezeichnet wird, wird nicht nur ethisch wie anthropologisch insbesondere dann thematisiert, wenn es um Randbereiche geht; auch die mit Willen bezeichnete soziale Praxis hat ihre zentralen Orte in diesen Randbereichen. Diese These mag etwas überpointiert sein, gleichwohl lohnt es sich, ihre tatsächliche Tragweite auszuloten.

Hier sind allerdings zwei Vorbehalte zu benennen. In der Analyse des Willens von seinen Randbereichen her besteht die Gefahr, dass durch diese Fokussierung der Blick verzerrt wird. So sollte gefragt werden, wie sich die Analyse verändert, wenn man nicht von den Randbereichen, sondern von einem fraglos gegebenen Willen ausgeht, dessen Urheberschaft klar erscheint, der deutlich geäußert wurde und zu einer haltbaren und haftbaren Entscheidung führt. Ob dies aber tatsächlich der „Normalfall" des Willens ist, daran bestehen nach den Einsichten dieses Bandes begründete Zweifel. Eine weitere begriffliche Engführung könnte drohen, wenn der Wille nur im Bereich der Medizinethik untersucht wird. Wird lediglich die Urheberschaft des Willens betont, dann besteht die Gefahr, dass die Differenz zwischen Urheberschaft und Äußerung eingeebnet wird. Werden die Randzonen des Willens von der Medizinpraxis und –ethik her gedacht, werden deren spezifische normative Strukturen als Voraussetzungen mitgeführt. Bei Generalisierungen hin zu einer allgemeinen Anthropologie des Willens ist also Vorsicht geboten.

II. Weiterentwicklung der Heuristik des Willens

In den Texten des vorliegenden Bandes wird der Wille nicht nur in der *Perspektive der ersten Person* diskutiert, auch die *Systemstelle des Willens* und die *Praktiken des Willens* gehören zu den wichtigen Beschreibungshinsichten. Der Wille ‚existiert' nicht nur am Ort der ersten Person. Er wird in komplexen sozialen Praktiken der Willensgenese, der Willensdeutung und der Willensabforderung erzeugt, letzteres etwa in der Einholung von Einwilligungen in der Klinik oder in der Niederschrift von Patientenverfügungen. Zudem erbringt der individuelle Wille eine erhebliche Leistung für das Rechtssystem, für das Medizinsystem und für den sozialen Nahbereich. Unter „Willen" ist mindestens der individuelle Entschluss an einem konkreten sozialen Ort gemeint, der selbst gesellschaftlich und kulturell eingebettet ist in einem Kontext funktional ausdifferenzierter Subsysteme der Gesellschaft, sowie in einem institutionellen Arrangement, das Prozeduren der Willenserzeugung, Willensabforderung und Willensbehaftung ermöglicht. Wird der Wille zugleich am Ort des Individuums, an seiner „Systemstelle" wie auch als soziale Praxis in den Blick genommen, ist von vorneherein eine ungleich komplexere Analyselandschaft impliziert, als wenn nur von Autonomie die Rede wäre.

Dabei zeigt sich auf allen drei Beschreibungsebenen neuer Forschungsbedarf: Auf der Ebene der Beschreibung des Willens am Ort des Individuums, die traditionell am reichsten ausgestaltet ist, ist besonders ein kultursensibler Blick auf den Willen gefragt. Was passiert, wenn etwa im Kontext der Einwilligungen zu medizinischen Behandlungen Menschen ein Wille abgefordert wird, denen das Konzept des Willens aufgrund ihrer persönlichen Bildungsgeschichte und kulturellen Vorprägung nicht einleuchtet? Ein zweiter interessanter Aspekt ist die Verbindung von Willen und Bildung: Inwieweit ruht der Wille auf einer gefestigten personalen Identität, die sich in einem längeren Bildungsprozess herausgebildet hat, und inwieweit ist auch eine der bisherigen „Wollensgeschichte" entgegengesetzte Willensbestimmung legitim und akzeptabel? In der zweiten Beschreibungshinsicht, den Systemstellen des Willens, ist noch eingehender die Leistung des Willens insbesondere im Medizin- und Rechtssystem, aber auch im sozialen Nahbereich (etwa der Familie) zu klären. Wie verschiebt die Willensäußerung eines Kindes, etwa dessen Verweigerung, die Verantwortungslasten in der Familie? Zum anderen – auch dies eine soziologische Frage – ist der Zusammenhang zwischen der individuellen Willensbildung und den sozialen Orten und Institutionen der Willensabforderung besser zu beschreiben. Forschungsbedarf besteht schließlich auch in der dritten Beschreibungsperspektive, den sozialen Praktiken des Willens. Hier steht die Forschung erst am Anfang; es öffnet sich ein weites Forschungsfeld, etwa in der Beschreibung und Analyse von Willensabforderungspraktiken im Krankenhaus oder von Willensbehaftungspraktiken im Kontext der Familie bis hin zur Rechtspflege.

III. Willensabforderungspraktiken

Der medizinischen Intervention geht die Einwilligungserklärung der Patientinnen oder Patienten voraus. Selbst wenn die Einwilligung nicht leicht zu bekommen ist, so wird dennoch ein Wille gefordert – er wird den Betroffenen geradezu abgefordert. Denn nur er legitimiert, dass ein Eingriff im Einverständnis mit der betroffenen Person stattgefunden hat.

Die Untersuchung des Willens erfordert somit neben der empirischen auch eine konzeptionelle Klärung von Willensabforderungspraktiken, insbesondere die Klärung des Begriffs und der Bedingungen der Willensabforderung selbst. Strukturen der Doppelung des Willens (A will, dass B einen Willen kundtut; A mutet B zu, einen Willen haben zu müssen; A will B als Subjekt anerkennen) bedürfen der Präzisierung. Worin besteht der dieser Begriffskonstruktion entsprechende praktische Akt – kann man etwa sagen, dass Bs Wille durch die Willensabforderung allererst hervorge*rufen* wird? Wie unterscheiden sich die Kontexte? Wird der Wille gleichermaßen in Familie und Recht abgefordert? Was folgt normativ aus den Beantwortungen dieser Fragen? Ist es immer besser, einen Willen zu haben, als keinen zu haben? Muss, darf oder kann man wollen? Wie ist der sich entwickelnde Wille zu verstehen? In diesem Zusammenhang ließen sich eine ganz Reihe von Praktiken des Nichtwollens untersuchen: a) Praktiken der Missachtung des Willens, b) die dialogische Einwirkung auf den Willen (wir wollen nicht, dass du das willst), c) etwas wird nicht gewollt, d) die explizite oder implizite Willensverweigerung (Ich will nicht wollen), e) die vielen Formen der Begehrens- oder Wünschensäußerung, die aufgrund ihrer zeitlichen Variabilität oder ihrer wenig dezidierten Artikulationsform nicht als Willensäußerungen wahrgenommen werden. Und sicherlich ließen sich noch weitere Variablen des Willen, Wollens, Nichtwollens differenzieren. Es gilt, die Topographie der Randzonen des Willens auf die unterschiedlichen Bereiche des Nichtwollens, die im medizinethischen Kontext unmittelbar relevant sind, zu erweitern.

IV. Terminologische Klärungen

Nicht nur die Frage nach der Situation, in der schlicht jemand keinen Willen hat und äußert, auch die Fragen nach den unterschiedlichen Willensweisen und -begriffen bedarf der Präzisierung in weiterer Forschung. Die Unterscheidung zwischen *Wünschen*, *Willen* und *Wollen* fordert eine terminologische Klärung. Insbesondere die Frage, inwieweit das Wollen im Gegensatz zum Wünschen an unmittelbare Handlungs-Ansätze gebunden sein soll, ist in institutionalisierten und medial vermittelten Handlungszusammenhängen zu präzisieren. Weitere einschlägige Begriffe sind die des Lebensentwurfs oder der Entscheidung, die wiederum vom Willen und vom Wünschen abgegrenzt werden müssen.

V. Freiheit des Willens

Es stellt sich an den Randzonen des Willens vielfach die Frage, wie ein Wille an Freiheit gebunden ist und ob ein Wille auch „unfrei", „falsch", „illegitim" oder „inauthentisch" sein kann. Inwieweit ist der Wille einer Jugendlichen mit Anorexie, keine Nahrung zu sich zu nehmen, zu respektieren, auch wenn dies zu ihrem Tod führt? Gibt es Formen des Respekts für eine Person, die sich womöglich als Missachtung des Willens der Person artikulieren? Gibt es Krankheitsbilder, zu denen eine Erkrankung des Willens gehört (Beispiel Anorexie)? Mit der Frage nach dem Willen ist also sofort die alte Frage nach der Willensfreiheit (im Gegenüber zur Handlungsfreiheit) gestellt. Allerdings ist diese Frage nicht mehr auf Ebene der Diskussion zwischen den Neurowissenschaften und der Philosophie anzusiedeln. Die Frage nach dem freien Willen kehrt vielmehr wieder als die Frage danach, ob (1.) die Willensbildungskapazitäten am Ort des Einzelnen, (2.) die „Systemstelle", d.h. die ethische und rechtliche Last, die der Wille zu tragen hat, und (3.) die sozialen Praktiken der Generierung des Willens und der Behaftung auf dem Willen zueinander passen, also ein Mindestmaß an Adäquatheit aufweisen. Aber wie genau könnten solche Adäquatheitsverhältnisse formuliert werden? Wann ist etwa die Prozedur der Einholung einer Einwilligung so verfasst, dass sie der rechtlichen und moralischen Last auf dem Willen nicht mehr angemessen ist? Wie sind soziale Praktiken der Willensabforderung zu gestalten, wenn die Fähigkeit zur Willensbildung am Ort des Einzelnen eben nicht mehr vollständig, sondern nur noch reduziert vorhanden ist? Die Frage nach der Freiheit des Willens tritt aus dem Bereich der Metaphysik, der Wissenschafts- und der Erkenntnistheorie hinüber in das Feld der Gestaltung sozialer Praktiken, sowie der ethisch- und rechtlich-normativen Übereinkünfte darüber, welche Verantwortungslasten mit der Zuschreibung von Urheberschaft in Medizin und Recht verbunden sind. Möglicherweise brauchen wir die Konfigurationen der Dialektik, der Dialogizität oder des Dritten, um komplexe Willenskonstellationen zu denken, in denen womöglich gefordert ist, einen Willen in einer Hinsicht zu missachten, um ihn aber in einem anderen Sinne gerade zur Geltung zu bringen. Dass solche Konstellationen offensichtlich hochgradig missbrauchsanfällig sind, zeigt gerade die Notwendigkeit einer sorgfältigen ethischen Reflexion von Willenspraktiken.

In diesem Bereich gehört auch das immer wieder beachtete Problemfeld der Zuschreibung der Einwilligungsfähigkeit. Das Phänomen der Überforderung oder Überlastung des Willens ist keines, dass sich am Ort des Einzelnen festmachen ließe, in dem dieser generell als einwilligungsfähig oder nicht einwilligungsfähig klassifiziert werden könnte. Vielmehr ist Einwilligungsfähigkeit im ethischen Sinne relativ zum Verhältnis zwischen der Situation der Willensabforderung und der Kapazitäten des Einzelnen zu bestimmen. Das heißt nicht, dass es nicht sehr wohl psychiatrisch zu behandelnde Störungen des Willens gäbe. Das heißt aber, dass der Verlauf der Grenze von und der Übergänge zwischen Einwilligungsfähigkeit und Nichteinwilligungsfähigkeit, also die Topographie der Randzonen des Willens, deutlich komplexer ist als die binäre Zuschreibung von Einwilligungsfähigkeit und Nichteinwilligungsfähigkeit. Sie ist auch noch deutlich komplexer als eine graduelle Skala von voll entwickelter Einwilligungsfähigkeit über verminderte Stufen bis zu deren Abwesenheit. Vielmehr muss davon ausgegangen werden, dass die Fähigkeit, einen Willen zu bilden, also die Urheberschaft für etwas zu übernehmen, relativ zum Aufgabenbereich, zur Situation, zum Umfang des zu Entscheidenden und zur übertragenen Verantwortungslast zu bestimmen ist.

Dabei gebührt der Erzeugung der Unterscheidung von Kern- und Randzonen des Willens eigene Aufmerksamkeit. Wer schreibt Einwilligungsfähigkeit und Nichteinwilligungsfähigkeit zu? Wie sind solche Zuschreibungsprozesse zu beschreiben, wie sind Kriterien dieser Zuschreibung systematisch zu entwickeln, und wie sind die Praktiken dieser Zuschreibung institutionell wie professionsethisch verankert? Wie sieht die entsprechende Praxis von Richterinnen, Betreuern, Ärztinnen, Pflegenden, Seelsorgern u.a. aus? Welchen bedeutungskonstitutiven gesellschaftlichen, politischen oder kulturellen Normen unterliegen die entsprechenden Zuschreibungen und Unterscheidungen? Müssen wir bei der tradierten Praxis der individuellen Zuschreibung und der „stellvertretenden Einwilligung“ bleiben? Oder sollte diese letzte Frage anders gestellt werden?

VI. Verantwortung und Willen

Die Verklammerung von Willen und Verantwortung hat traditionell mit Haftung und Schuldzuweisung zu tun. Wenn nun Konfigurationen und Randbereiche des Willens neu erforscht und gedacht werden müssen, dann stehen auch die Begrifflichkeiten und Zuschreibungspraktiken von Verantwortung zur Disposition. Der

Begriff der Verantwortung wurde besonders in den letzten 20 Jahren in verschiedenen Bereichen (Technik, Ökologie, Medizin) ausgiebig diskutiert. Varianten einer individuellen oder aber einer kollektiven Verantwortung wurden in den Kontext zu Frage über die mehrpolige Dimensionalität der Verantwortungsstruktur gestellt. Wenn der „belastbare Wille" als Konzept nicht mehr für die Legitimation eines Handlung haftbar gemacht werden kann, dann gilt dieses auch für die enge Verknüpfung zwischen Willensentscheidung und Verantwortungsübernahme. Wie ließe sich Verantwortung an den Randzonen des Willens denken? Diese Diskussionen sollten mit den hier verhandelten Willensproblematiken an den Randzonen verbunden und fortgeführt werden.

VII. Zeitstruktur des Willens

Wer über Verantwortung spricht, hat auch die Zeitdimensionen von Vergangenheit, Gegenwart und Zukunft im Blick. Gleichermaßen ist viel deutlicher, als es bislang in der Forschung gemacht wurde, die komplexe Zeitstruktur des Willens zu berücksichtigen. Sie besteht (i) aus dessen innerer Zeitstruktur, (ii) der Verbindung zwischen Willen und diachroner Identität sowie (iii) der zeitlich ausgedehnten Prozesse der Willenserzeugung. Weiter umfasst die Zeitstruktur des Willens (iv) die Dimensionen der Äußerungen, die über die zur Vergangenheit gewordene Gegenwart nachträglich, zur Rechtfertigung der vormals vollzogenen Entscheidung und Handlung, gemacht werden. Zum Beispiel im Zusammenhang der persönlichen Identität heißt etwas zu wollen, sich als denjenigen zu bestimmen, der in Zukunft dieses oder jenes gewollt haben wird (Futur-II-Struktur des Willens). Für die Ermittlung des mutmaßlichen Willens – etwa im Kontext einer Therapieentscheidung am Lebensende – wird gefragt, ob diejenigen, die den betreffenden Menschen früher kannten, etwas darüber aussagen können, was er heute wollen würde. In der Frage nach dem Kindeswillen bei einer geschwisterlichen Gewebespende ist es von Bedeutung, ob die Eltern, die jetzt ihre Entscheidung fällen, davon ausgehen können, dass das Kind sich später die Entscheidung wird zueignen können, die ihm jetzt als Wille zugeschrieben wird. Mit dem Begriff des Willens verbinden sich also hochkomplexe zeitliche Konstellationen und Abläufe, die einzeln analysiert werden können. Hierbei sind biographische Aspekte und gesellschaftliche Zeitregime ebenso zu berücksichtigen wie institutionelle und rechtliche Rahmenbedingungen. Dabei ist z. B. wichtig, dass ein Unterschied zwischen Ethik und Recht darin besteht, dass das Recht eine nachträgliche Zustimmung begrifflich nicht kennt. Für das Recht zählt nur der belastbare Wille in der Vergangenheit bzw. Gegenwart. Somit deutet der Blick auf Zeitstrukturen auch auf die Unterschiede zwischen den Disziplinen.

VIII. Einbezug weiterer Disziplinen

Zu einer angemessenen Willenserforschung sind mehrere Disziplinen notwendig: Insbesondere die kulturgeschichtliche und philosophische Erschließung der Willensdiskurse dürfte Einblick verleihen in die das heutige Verständnis des Willens präformierenden, als implizites Wissen in Willensabforderungspraktiken eingehenden Traditionsbestände. Hierzu gehören die Anfänge des Diskurses über den Willen und das Streben der Seele in der Antike, die enge Verklammerung des Willens mit der Vernunft, aber auch die theologischen Konnotationen des Willensbegriffs, wie sie etwa in die kantische Autonomiekonzeption eingegangen sind. Weiter gehören dazu die Erforschung des Willens und seiner Pathologien im Wilhelminischen Kaiserreich oder auch der Willensdiskurs in der Lebensberatungsliteratur des 20. Jahrhunderts. Ebenso lohnt es sich, Paralleldebatten in den Kulturwissenschaften, etwa zum Begriff des Autors, für den Willensbegriff auszuwerten.

IX. Achtungspraktiken

Mit der Einsicht in die Grenzen des Willenskonzepts verbindet sich schließlich eine weitere ethische Frage: Welche Praktiken der Achtung der Person gibt es jenseits des Respekts für die individuelle Willensentscheidung? Es könnte sein, dass die Zentrierung der Achtung der Personenwürde auf die Achtung des Willens eine deskriptive wie normative Engführung darstellt, die es vielleicht gerade im Kontext der Medizin zu überwinden gälte. Das wäre dann der Fall, wenn es noch andere Achtungspraktiken der Personenwürde gibt, die sich nicht auf den Willen beziehen. Solche werden z. B. im Kontext der Palliativmedizin thematisiert, etwa wenn es um die Achtung von Präferenzen und Geschmacksvorlieben geht, die nicht als aktuale oder mutmaßliche Willensentschlüsse verstanden werden können. Um eine Engführung auf den geäußerten und belastbaren Willen zu vermeiden, gilt es also einerseits, normativ einen größeren Bereich von Praktiken überhaupt als Achtung der Würde des Einzelnen zu rekonstruieren, und andererseits deskriptiv das Vorhandensein solcher umfangreicherer Praktiken in gesellschaftlichen und institutionellen Kontexten wahrzunehmen.

Insgesamt ist mit der Thematisierung des Willens ein Forschungsfeld eröffnet, das zwar auf lange Reflexionstraditionen der Philosophie, der Theologie, der medizinischen Ethik, der Sozial-, Human- und Kulturwissenschaften sowie der interdisziplinären Anthropologie von Menschen zurückgreifen kann. Aber es verspricht auch, unmittelbar relevante und aufgrund des Fortschritts etwa in der Medizin zunehmend relevanter werdende Problemlagen einer Klärung näher zu bringen. Außerdem stellt die Problemgliederung in drei Beschreibungshinsichten, verschiedene Fallkonstellationen und weitere kategoriale Unterscheidungen – wie zwischen Wollen und Nichtwollen oder zwischen Wollen und Wünschen – einen ausbaufähigen Forschungsweg dar.

Personenverzeichnis

A
Aardema, Frederick 175
Ach, Johann S. 203, 299
Achter, Victor 144
Adams, Erin 74
Aicher, Simone 35, 334–341
Ainsworth, Mary D. Salter 69
Aksan, Nazan 69
Alkemeyer, Thomas 191–192, 194, 200, 207
Althof, Wolfgang 77
Altobelli, Laura 128–129
Amelung, Knut 161
Anton, Lorena 254
Appelbaum, Paul S. 177, 181
Arendt, Hannah 26, 346
Aristoteles 113, 119, 307, 346
Arsenio, William F. 74
Asendorpf, Jens B. 74
Asquith, Glenn H. 206
Augustinus 18, 27, 55, 157, 206–207
Austin, John L. 329, 334
Axt-Piscalar, Christine 18

B
Bagattini, Alexander 33, 277–279
Bahro, Rudolf 249
Baldus, Christian 160
Barden, R. Christopher 66
Bartky, Sandra 120–121
Basso, Keith 224
Beauchamp, Tom L. 11, 23, 173, 176, 184, 197, 329, 343–344
Beck, Ulrich 27, 195
Becker, Howard 253
Beckmann, Rainer 151, 156, 159, 161, 165
Beermann, Christopher 164, 311
Benhabib, Seyla 20
Berger, Peter L. 27
Berghmans, Ron 176
Bergmann, Andreas 160
Bernat, Erwin 161
Bieri, Peter 15, 47
Biller-Andorno, Nikola 176, 179
Binding, Karl 162
Birmingham, C. Laird 175
Birnbacher, Dieter 97
Bischof-Köhler, Doris 68–69, 72
Bittner, Rüdiger 103–104, 107
Blasi, Agosto 69
Blinder, Barton J. 175
Bloch, Ernst 106
Boetticher, Axel 57
Boisen, Anton 206
Boothe, Brigitte 91
Bourdieu, Pierre 190, 218–219
Brehm, Jack W. 82
Briggs, Jean L. 225
Brock, Dan W. 176, 339
Bröckling, Ulrich 22
Bronisch, Thomas 100
Bruner, Jerome 227
Buchanan, Allen E. 176, 339
Buchmann, Marlis 82
Budde, Gunilla 191
Busch, Lina 263
Byrne, Diane F. 71

C
Caesar, Julius 48
Cain, Carole 226
Calkins, Susan D. 72
Candee, Dan 64, 76
Chalmers, Don 345
Chandler, Michael 79

Chapman, M. 68
Childress, James F. 11, 23, 173, 184, 197, 343–344
Coeppicus, Rolf 164
Coester-Walten, Dagmar 12
Colombetti, Giovanna 116
Conrad, Klaus 51
Conradi, Elisabeth 17
Coors, Michael 207
Coulter, Angela 26
Crockett, Lisa J. 81
Csordas, Thomas 223
Cumella, Edward J. 175

D

Damásio, Antonio 54
Damon, William 77
Deci, Edward L. 75
Dettenborn, Harry 12
Diener, Jens 164, 314
Döbert, Rainer 79
Dölken, Clemens 155
Doering, Bettina 77
Dörries, Andrea 270
Dornes, Martin 76
Dülmen, Richard van 19, 192
Dumont, Louis 248
Durkheim, Émile 245
Duttge, Gunnar 323
Dworkin, Gerald 179, 332, 335, 339

E

Ebbesen, Ebbe B. 72
Eccles, Jacquelynne S. 49
Eisenberg, Nancy 64
Elkind, David 283
Ellsäßer, Gabriele 79
Engelhardt, H. Tristram Jr. 179
Erasmus von Rotterdam 18, 157
Ernst, Jean-Philippe 181–182
Eyrich, Matthias 33, 263–269, 280–281, 287

F

Fabes, Richard A. 64
Faden, Ruth R. 23, 176, 329, 334, 343–345
Fangerau, Heiner 323
Feinberg, Joel 179
Feinstein, Robert E. 182
Feuerstein, Günter 195
Fichter, Manfred M. 175
Fost, Norman 180
Foucault, Michel 190
Fox, Nathan A. 72
Frankfurt, Harry G. 16, 52, 67, 70, 113
Frauenknecht, Sabine 175
Freist, Dagmar 191
Freud, Sigmund 74
Fricker, Miranda 103
Fröhlich, Uwen 162
Fuchs, Thomas 23, 29, 43–61, 192, 196, 210

G

Gal, Susan 254
Gallagher, Shaun 117, 121–122
Geertz, Clifford 190, 223
Geertz, Hildred 225
Gehring, Petra 194–195
Geldhof, G. John 70
Gert, Bernard 77, 284
Gilbert, Margaret 257
Gilligan, Carol 17
Gisel, Pierre 19, 26
Glaser, Barney G. 199
Gläser, Jochen 199
Goffman, Erving 190
Gold, Jason 74
Goldman, Alvin 117
Goldstein, Joseph 17
Gollwitzer, Peter M. 48
Goodwin, Marjorie H. 225
Graf, Friedrich W. 18
Graubner, Bernd 174

Grisso, Tom 177, 181
Grøn, Lone 225–226
Gropp, Walter 160
Grotius, Hugo 150
Gudat, Heike 92, 105
Guirimand, Frédéric 102
Gummerum, Michaela 82
Gutmann, Thomas 155

H
Hager, Johannes 156
Haidt, Jon 243
Harris, Paul L. 69
Hattenhauer, Christian 150
Heckhausen, Heinz 48
Hedlund, Susanne 175
Hefermehl, Wolfgang 313
Heidegger, Martin 230
Heinrichs, Bert 35, 329–333
Heintz, Monica 32–33, 190, 241–260
Hermann, Helena 176
Herrmann, Wilhelm 19
Herwig, Marc 295
Hirsch, Mathias 283
Hirschman, Albert 255
Hoche, Alfred 162
Hoffman, Martin L. 70
Höfling, Wolfram 164, 311
Hofmann, Irmgard 202
Hollan, Douglas W. 195
Holland, Dorothy 226
Holodynski, Manfred 72
Holzberger, Doris 70
Hommel, Bernhard 53
Hopf, Christl 69
Huber, Lara 194
Hufen, Friedhelm 198, 207
Humphrey, Caroline 243
Husserl, Edmund 99

I
Illhardt, Franz Josef 20, 197

J
Jackson, Michael 228
Jager, Yoel 182
Janzarik, Werner 48
Jaspers, Karl 53
Jens, Tilman 295, 308–309
Jens, Walter 34–35, 297
Jhering, Rudolf von 159
Jonas, Hans 16, 286
Joost, Detlef 160
Jox, Ralf J. 12, 21, 34, 58, 163, 202–203, 293–299

K
Kalitzkus, Vera 17
Kant, Immanuel 15–16, 18, 21, 26, 35, 47, 74–75, 77, 103, 157, 284, 344, 346
Kern, Bernd-Rüdiger 161–162
King, Nancy M. P. 329
King, Robert A. 68
Klein, Andreas 23
Kleinman, Arthur 228
Kleinman, Joan 228
Kligman, Gail 254
Knobe, Joshua 244
Kochanska, Grazyna 69
Köchy, Kristian 23
Koenig, Amy L. 69
Kohlberg, Lawrence 17, 64–65, 67, 70, 74, 76
Konrad, Monica 17
Konstantakopoulos, George 177
Krappmann, Lothar 76
Krasmann, Susanne 22
Kray, Jutta 72
Krettenauer, Tobias 74
Krones, Tanja 31, 171–186
Kühlmeyer, Katja 298
Kühn, Anna-Lisa 19
Küng, Hans 295, 297
Kutzer, Klaus 164–165

L
Laidlaw, James 216–217, 244–245
Laing, Ronald D. 110
Lalonde, Chris 79
Lambek, Michael 243
Landau, Peter 150
Lange, Hermann 149
Laudel, Grit 199
Laufs, Adolf 154, 157–158
Lawler, Edward E. 49
Leenhardt, Maurice 135, 141–142
Lemke, Thomas 22
Lenk, Christian 323
Levinson, Jack 21
Lévi-Strauss, Claude 190
Levy, Robert I. 225
Lewis, Marc D. 70
Libet, Benjamin 24
Lindemann, Gesa 30, 135–145, 203, 208–209
Locke, John 15–16, 46
Lopez, Amy 182
Luther, Martin 18, 157, 206–207
Lutz, Catherine 224
Lyons, Michelle 78

M
Mackenzie, Catriona 20, 127
Magee, Helen 26
Magnus, Dorothea 164–165, 311
Malti, Tina 74, 82
Manson, Neil 35, 329–331, 333–337, 339, 348
Markowitsch, Hans 158
Marson, Daniel C. 176
Mattingly, Cheryl 24, 32, 109, 197, 215–240
Mayring, Philipp 199
McIntyre, Alasdair 221, 226–230
McLeod, Carolyn 20
Mead, Margaret 241
Merkel, Adolf 148
Merkel, Reinhard 163, 311
Merleau-Ponty, Maurice 115, 118, 122–123, 136, 306
Meyer-Nikele, Marion 77
Micali, Stefano 15
Mielke, Fred 330
Mill, John Stuart 16
Mischel, Walter 72
Mitchell, Christine 179
Mitscherlich, Alexander 330
Mittelstraß, Jürgen 14
Mol, Annemarie 22, 196
Montada, Leo 66
Moos, Thorsten 9–40, 190–214, 286–288, 351–359
Moreira, Tiago 194
Moritz, Heinz Peter 270
Moye, Jennifer 176
Müller, Sandra V. 53
Murdoch, Iris 221–224, 230–231, 233–234
Murphy, Keith M. 21, 192, 195, 204, 216, 241

N
Nassehi, Armin 193
Nauck, Friedemann 196–198, 211
Nichols, Shaun 244
Niederland, William G. 283
Nietzsche, Friedrich 23, 103, 108, 157, 245
Noam, Gil 79
Nucci, Larry P. 64
Nunner-Winkler, Getrud 29, 33, 63–89, 280–285
Nussbaum, Martha 221, 224, 334, 340

O
O'Kane, Claire 83, 281
O'Neill, Onora 11, 20, 35, 329–331, 333–337, 339, 348
Ochs, Elinor 225

O'Connor, Kieron 175
Oerter, Rolf 72
Oetker, Hartmut 149
Oevermann, Ulrich 190
Ohly, Ansgar 155
Ohnsorge, Kathrin 92, 105
Oldershaw, Anna 177
Olzen, Dirk 163, 311
Oppenheimer, Angelika 130
Ortner, Sherry 218–219
Oser, Fritz 77

P
Parsons, Talcott 284
Pasquini, Marcelo C. 264
Paulus 59
Pearce, John 12
Pelagius 18
Perner, Josef 71
Pesch, Otto H. 18, 207
Petzold, Hilarion G. 17, 43
Piaget, Jean 17, 68
Plessner, Helmuth 136
Polanyi, Michael 191
Porter, Lyman W. 49
Porz, Rouven C. 17, 25
Prinz, Jesse 116
Prinz, Wolfgang 67
Proulx, Travis 79
Proust, Marcel 56–57
Pulsifer, Michael A. 266

Q
Quadflieg, Norbert 175
Quante, Michael 11, 309

R
Racké, Kurt 35, 325–328
Radke Yarrow, Marian 68
Ramsay, Rosalind 176
Rasanayagam, Johan 246, 248
Rauscher, Thomas 160
Reader, Soran 111
Reckwitz, Andreas 21, 190–193, 200
Reddy, William 217, 229
Rehbinder, Manfred 148
Rehbock, Theda 34–35, 192, 202, 306–310, 342–346
Rehmann-Sutter, Christoph 9–40, 63, 91–112, 271, 300–305, 347–348, 351–359
Reuband, Karl Heinz 76
Reuter, Stephanis 78
Riha, Ortrun 162
Ringel, Erwin 100–101
Robbins, Joel 216, 243
Robinson, Jenefer 116–117
Rosaldo, Renato 224
Ross, Lainie 21
Roth, Gerhard 67, 158
Ryan, Richard M. 75
Rydstrom, Helle 244

S
Sanathara, Visant A. 175
Sartorius, Rolf E. 334
Sato, Yasuhiro 177
Schaider, Andreas 198
Schatzki, Theodore 190
Schiemann, Gottfried 150
Schleiermacher, Friedrich 18, 207
Schmidt, Robert 190–191, 199–200
Schmidt-Recla, Adrian 30–31, 34–35, 63, 80, 147–169, 202, 311–315
Schmitz, Dagmar 181–182
Schmitz, Hermann 138
Schneider, Carl 345
Schneider, Wolfgang 65, 72
Schöne-Seifert, Bettina 11, 110, 203, 299
Schopenhauer, Arthur 74, 103, 157–158
Schües, Christina 9–40, 63, 270–276, 287, 316–320, 351–359

Schütz, Alfred 190
Schwab, Dieter 157, 164
Schwartz, Norbert H. 70
Schwarzkopf, Grit 23
Scott, Brianna M. 70
Scully, Jackie L. 17, 25
Searle, John 329
Seebaß, Gottfried 15
Seel, Martin 310
Seifart, Carola 197
Seiler, Hans Hermann 149
Selman, Robert L. 71
Sevilla, Julián 266
Shakespeare, William 55
Shapiro, Tamar 278
Sheets-Johnstone, Maxine 119
Sherwin, Susan 20
Sieper, Johanna 43
Silber, Thomas J. 180
Simon, Alfred 196–198, 211, 334–335
Simon, Herbert 242
Singer, Wolf 158
Singer, Wolfgang 67
Singg, Sangeeta 80, 280
Slaughter, Virginia 78
Smetana, Judith G. 64
Smith, Ruth 225
Sodian, Beate 71, 73
Sokol, Bryan 74
Solomon, Robert C. 66
Spickhoff, Andreas 162–163, 311
Stäubli, Lucia 92
Stederoth, Dirk 23
Steenbreker, Thomas 163, 311
Strathern, Marilyn 140–141,
Strauss, Anselm L. 199
Streeck, Nina 110
Styczynski, Jan 80, 266

T

Tanner, Jakob 192–193
Taupitz, Jochen 12
Taylor, Carolyn 225
Taylor, Charles 110, 119–120, 190, 220–221, 230–231
Tellenbach, Hubertus 50
Theunissen, Michael 29
Thomae, Hans 46
Thomas, Nigel 83, 281
Thomas von Aquin 298
Thompson, Evan 116
Thompson, Ross A. 67, 69
Throop, Jason 21, 192, 195, 204, 216, 225, 241
Tietjens Meyers, Diana 30, 113–131
Tillich, Paul 19
Todd, Rebecca 70
Tödt, Ilse 238, 259
Toombs, Kay 123–124
Trachsel, Manuel 31, 171–186
Troeltsch, Ernst 19
Tugendhat, Ernst 16
Turiel, Elliot 64
Tymstra, Tjeerd 272

U

Ulsenheimer, Klaus 155–156, 159, 161

V

Vogt, Peter 18
Vollmann, Jochen 20, 340

W

Walker, Alice 104
Walker, Margaret U. 25
Wang, Z. 264
Weilert, Katharina 12
Weinert, Franz E. 65
Wesley, John 18
Wetzels, Peter 76
White, Geoffrey M. 224
White, Terence Hanbury 148
Whitney, Simon 345

Wicklund, Robert A. 82
Widlok, Thomas 246
Wieck-Noodt, Brunhild 160
Wiesemann, Claudia 12, 21, 334–335
Wigfield, Allan 49
Wikan, Unni 229
Wilckens, Uwe 163, 311
Wild, Verina 31, 171–186
Wimmer, Hans 71
Wittgenstein, Ludwig 103, 107, 143, 309
Wohlrab, Doris 77
Wolf, Manfred 312
Wuketis, Franz M. 67
Wundt, Wilhelm 17

X

Xu, Xiaowen 70

Z

Zahn-Waxler, Carolyn 68
Zarnow, Christopher 207
Zinzendorf, Nikolaus Graf 18

Autorenverzeichnis

Simone Aicher, M.A. promoviert am Institut für Pädagogik an der Universität Regensburg und war Testleiterin am dortigen Zentrum für Sprache und Kommunikation, Lehrgebiet Deutsch als Fremdsprache.

Alexander Bagattini, Dr., ist wissenschaftlicher Mitarbeiter am Lehrstuhl für Praktische Philosophie der Ludwig-Maximilians-Universität München.

Matthias Eyrich, Prof. Dr., ist Oberarzt an der Universitäts-Kinderklinik Würzburg.

Thomas Fuchs, Prof. Dr. Dr., ist Karl Jaspers-Professor für Philosophische Grundlagen der Psychiatrie und Psychotherapie an der Klinik für Allgemeine Psychiatrie der Universitätsklinik Heidelberg.

Bert Heinrichs, Prof. Dr., ist Professor für Ethik und Angewandte Ethik am Institut für Wissenschaft und Ethik (IWE) der Rheinischen Friedrich-Wilhelms-Universität Bonn sowie Arbeitsgruppenleiter im Institut für Ethik in den Neurowissenschaften (INM-8) am Forschungszentrum Jülich.

Monica Heintz, Dr., ist Maître de conférences (Associate Professor) am Département d'Anthropologie der Université Paris Ouest.

Ralf J. Jox, PD Dr. Dr., ist Privatdozent für Ethik in der Medizin am Institut für Ethik, Geschichte und Theorie der Medizin der Ludwig-Maximilians-Universität München.

Tanja Krones, PD Dr., Dipl. Soz., ist Leitende Ärztin Klinische Ethik und Geschäftsführerin des Klinischen Ethikkomitees des Universitätsspitals Zürich.

Gesa Lindemann, Prof. Dr., ist Professorin am Institut für Sozialwissenschaften der Carl von Ossietzky Universität Oldenburg.

Cheryl Mattingly, Prof. Dr., ist Professor of Anthropology am Department Occupational Science and Therapy der University of Southern California.

Diana Tietjens Meyers, Prof. Dr., ist emeritierte Professorin der Philosophie an der University of Connecticut.

Thorsten Moos, Dr., ist Leiter des Arbeitsbereichs „Religion, Recht und Kultur“ an der Forschungsstätte der Evangelischen Studiengemeinschaft e.V. (FEST).

Gertrud Nunner-Winkler, Prof. Dr., war Leiterin der Arbeitsgruppe „Moralforschung“ am Max-Planck-Institut für Kognitions- und Neurowissenschaften und außerplanmäßige Professorin an der Ludwig-Maximilians-Universität München.

Kurt Racké, Prof. Dr., ist Professor am Institut für Pharmakologie und Toxikologie der Rheinischen Friedrich-Wilhelms-Universität Bonn.

Theda Rehbock, Prof. Dr., ist außerplanmäßige Professorin am Institut für Philosophie der Technischen Universität Dresden.

Christoph Rehmann-Sutter, Prof. Dr., lehrt Theorie und Ethik der Biowissenschaften am Institut für Medizingeschichte und Wissenschaftsforschung der Universität zu Lübeck.

Adrian Schmidt-Recla, Prof. Dr., ist außerplanmäßiger Professor an der Juristenfakultät der Universität Leipzig.

Christina Schües, Prof. Dr., forscht am Institut für Medizingeschichte und Wissenschaftsforschung der Universität zu Lübeck und ist außerplanmäßige Professorin am Institut für Philosophie und Kunstwissenschaft der Leuphana Universität Lüneburg.

Manuel Trachsel, Dr. Dr., ist Oberassistent am Institut für Biomedizinische Ethik und Medizingeschichte der Universität Zürich.

Verina Wild, Dr., ist Mitarbeiterin am Lehrstuhl Philosophie IV der Ludwig-Maximilians-Universität München und Oberassistentin am Institut für Biomedizinische Ethik und Medizingeschichte der Universität Zürich.

Praktische Philosophie *kontrovers*

Herausgegeben von Christina Schües

Band 1 Rudolf Rehn / Christina Schües / Frank Weinreich (Hrsg.): Der Traum vom *besseren* Menschen. Zum Verhältnis von praktischer Philosophie und Biotechnologie. 2003.

Band 2 Hans Friesen / Karsten Berr (Hrsg.): Angewandte Ethik im Spannungsfeld von Begründung und Anwendung. 2004.

Band 3 Frank Weinreich: Anspruchsvolle Schlüsse. Zur Reichweite ethischer Konzepte in Anwendungsfragen der neuen Biotechnologien. 2005.

Band 4 Christian Zeuch: Die Realität des moralischen Bewußtseins. Über die Möglichkeit einer subjektivitätstheoretisch begründeten Ethik im Anschluß an Kant und Fichte. 2005.

Band 5 Miriam Eilers / Katrin Grüber / Christoph Rehmann-Sutter (Hrsg.): Verbesserte Körper– gutes Leben? Bioethik, Enhancement und die Disability Studies. 2012.

Band 6 Thorsten Moos / Christoph Rehmann-Sutter / Christina Schües (Hrsg.): Randzonen des Willens. Anthropologische und ethische Probleme von Entscheidungen in Grenzsituationen. 2016.

www.peterlang.com

www.ingramcontent.com/pod-product-compliance
Ingram Content Group UK Ltd.
Pitfield, Milton Keynes, MK11 3LW, UK
UKHW041827290926
8980IPUK00002B/108